本教材第4版曾获首届全国教材建设奖全国优秀教材二等奖

国家卫生健康委员会"十四五"规划教材

全国高等学校教材

供本科护理学类专业用

健康评估

第 5 版

U0208183

主　编　孙玉梅　张立力　张彩虹

副主编　朱大乔　施齐芳　陈利群

编　者　（以姓氏笔画为序）

王　娟　（广东药科大学护理学院）

王柏山　（辽宁中医药大学附属医院）

朱大乔　（上海交通大学护理学院）

朱光泽　（长春中医药大学附属医院）

刘扣英　（南京医科大学护理学院）

关丽明　（中国医科大学附属第一医院）

江　华　（北京大学护理学院）

孙玉梅　（北京大学护理学院）

孙雪芹　（蚌埠医学院护理学院）

纪代红　（大连大学附属中山医院）

李　萍　（石河子大学医学院护理系）

李　静　（山东大学护理与康复学院）

杨兴益　（山西医科大学汾阳学院）

张　薇　（中国人民解放军海军军医大学护理学院）

张立力　（南方医科大学护理学院）

张彩虹　（海南医学院国际护理学院）

陆敏敏　（复旦大学护理学院）

陈利群　（复旦大学护理学院）

林蓓蕾　（郑州大学护理与健康学院）

周　薇　（广西中医药大学护理学院）

赵艳琼　（内蒙古医科大学护理学院）

施齐芳　（西安交通大学护理学院）

桂庆军　（南华大学衡阳医学院）

高井全　（丽水学院医学院）

高学琴　（哈尔滨医科大学附属第二医院）

梁春光　（锦州医科大学护理学院）

喻姣花　（华中科技大学同济医学院附属协和医院）

谢　姣　（吉林大学护理学院）

编写秘书　江　华　（北京大学护理学院）

　　　　　杨智慧　（南方医科大学护理学院）

人民卫生出版社

·北　京·

图书在版编目（CIP）数据

健康评估 / 孙玉梅，张立力，张彩虹主编 . —5 版 . —北京：人民卫生出版社，2021.11（2024.10重印）

ISBN 978-7-117-32416-8

I.①健… Ⅱ.①孙… ②张… ③张… Ⅲ.①健康 – 评估 – 医学院校 – 教材 Ⅳ.①R471

中国版本图书馆 CIP 数据核字（2021）第 230926 号

| 人卫智网 | www.ipmph.com | 医学教育、学术、考试、健康，购书智慧智能综合服务平台 |
| 人卫官网 | www.pmph.com | 人卫官方资讯发布平台 |

健 康 评 估
Jiankang Pinggu
第 5 版

主　　编：孙玉梅　张立力　张彩虹
出版发行：人民卫生出版社（中继线 010-59780011）
地　　址：北京市朝阳区潘家园南里 19 号
邮　　编：100021
E - mail：pmph @ pmph.com
购书热线：010-59787592　010-59787584　010-65264830
印　　刷：人卫印务（北京）有限公司
经　　销：新华书店
开　　本：850×1168　1/16　印张：27
字　　数：799 千字
版　　次：2002 年 8 月第 1 版　　2021 年 11 月第 5 版
印　　次：2024 年 10 月第 7 次印刷
标准书号：ISBN 978-7-117-32416-8
定　　价：98.00 元

第七轮修订说明

2020 年 9 月国务院办公厅印发《关于加快医学教育创新发展的指导意见》(国办发〔2020〕34 号),提出以新理念谋划医学发展、以新定位推进医学教育发展、以新内涵强化医学生培养、以新医科统领医学教育创新,并明确提出"加强护理专业人才培养,构建理论、实践教学与临床护理实际有效衔接的课程体系,加快建设高水平'双师型'护理教师队伍,提升学生的评判性思维和临床实践能力。"为更好地适应新时期医学教育改革发展要求,培养能够满足人民健康需求的高素质护理人才,在"十四五"期间做好护理学类专业教材的顶层设计和规划出版工作,人民卫生出版社成立了第五届全国高等学校护理学类专业教材评审委员会。人民卫生出版社在国家卫生健康委员会、教育部等的领导下,在教育部高等学校护理学类专业教学指导委员会的指导和参与下,在第六轮规划教材建设的基础上,经过深入调研和充分论证,全面启动第七轮规划教材的修订工作,并明确了在对原有教材品种优化的基础上,新增《护理临床综合思维训练》《护理信息学》《护理学专业创新创业与就业指导》等教材,在新医科背景下,更好地服务于护理教育事业和护理专业人才培养。

根据教育部《关于加快建设高水平本科教育 全面提高人才培养能力的意见》等文件要求以及人民卫生出版社对本轮教材的规划,第五届全国高等学校护理学类专业教材评审委员会确定本轮教材修订的指导思想为:立足立德树人,渗透课程思政理念;紧扣培养目标,建设护理"干细胞"教材;突出新时代护理教育理念,服务护理人才培养;深化融合理念,打造新时代融合教材。

本轮教材的编写原则如下:

1. **坚持"三基五性"** 教材编写坚持"三基五性"的原则。"三基":基本知识、基本理论、基本技能;"五性":思想性、科学性、先进性、启发性、适用性。

2. **体现专业特色** 护理学类专业特色体现在专业思想、专业知识、专业工作方法和技能上。教材编写体现对"人"的整体护理观,体现"以病人为中心"的优质护理指导思想,并在教材中加强对学生人文素质的培养,引领学生将预防疾病、解除病痛和维护群众健康作为自己的职业责任。

3. **把握传承与创新** 修订教材在对原有教材的体系、编写体裁及优点进行继承的同时,结合上一轮教材调研的反馈意见,进一步修订和完善,并紧随学科发展,及时更新已有定论的新知识及实践发展成果,使教材更加贴近实际教学需求。同时,对于新增教材,能体现教育教学改革的先进理念,满足新时代护理人才培养在知识结构更新和综合能力提升等方面的需求。

4. **强调整体优化** 教材的编写在保证单本教材的系统和全面的同时,更强调全套教材的体系性和整体性。各教材之间有序衔接、有机联系,注重多学科内容的融合,避免遗漏和不必要的重复。

5. 结合理论与实践 针对护理学科实践性强的特点,教材在强调理论知识的同时注重对实践应用的思考,通过引入案例与问题的编写形式,强化理论知识与护理实践的联系,利于培养学生应用知识、分析问题、解决问题的综合能力。

6. 推进融合创新 全套教材均为融合教材,通过扫描二维码形式,获取丰富的数字内容,增强教材的纸数融合性,增强线上与线下学习的联动性,增强教材育人育才的效果,打造具有新时代特色的本科护理学类专业融合教材。

全套教材共 59 种,均为国家卫生健康委员会"十四五"规划教材。

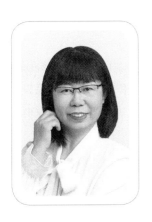

孙玉梅,博士在读,北京大学护理学院副教授。从事护理学专业教学和科研工作20余年,曾先后担任国家规划教材本科护理学类专业《健康评估》的副主编、主编及研究生护理学专业《高级健康评估》主编等工作。

主要研究领域为混合式教学的理论与实践、慢性病病人的自我管理与认知功能。所负责的健康评估课程先后被评为北京市优质本科课程、国家级线上线下混合式一流本科课程;所主讲的健康评估MOOC课程被评为国家精品在线开放课程/国家级线上一流本科课程;所负责的高级健康评估被评为医药学研究生精品课程。所主编的《健康评估》(第4版)先后被评为北京大学优秀教材、北京市优秀教材、首届全国教材建设奖"全国优秀教材(高等教育类)二等奖"。

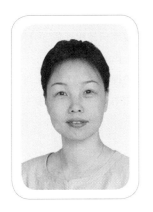

张立力,博士,南方医科大学护理学院院长、教授、博士生导师。从事护理教学、科研和管理工作30年。兼任教育部高等学校护理学类专业教学指导委员会委员、教育部护理学专业认证工作委员会委员、中国妇幼保健学会助产士分会常务委员、广东省本科高校护理学专业教学指导委员会主任委员等职务。担任《中华护理教育》《中国全科医学》《解放军护理杂志》和《护理学报》编委。

主要研究方向是肿瘤护理和护理教育。主持和参与科技部重点攻关项目、广东省自然基金等课题30余项,发表中英文论文150余篇;主持健康评估国家一流金课。获教育部课程思政教学名师、广东省南粤优秀教师、南方医科大学教学名师等称号;获中华护理学会科技奖、广东医学科技奖、广东省科技进步奖4项;获教育部、广东省教学成果奖4项。作为主编之一的《健康评估》(第4版)被评为首届全国教材建设奖"全国优秀教材(高等教育类)二等奖"。

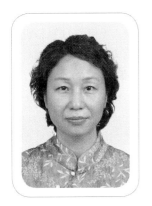

张彩虹,博士,海南医学院副校长、教授、硕士生导师。兼任教育部高等学校护理学类专业教学指导委员会委员、卫生健康职业教育教学指导委员会委员。

主要研究方向为护理教育、慢性病管理。先后主持国家级、省厅级科研项目20多项,以第一作者/通讯作者在国内外核心期刊发表学术论文50多篇,其中SCI收录5篇,发明国家专利4项。分别获全国教材建设先进个人奖、全国优秀教材(职业教育与继续教育类)二等奖、中华护理学会科技奖三等奖1项、海南省科技进步三等奖2项、省级教学成果二等奖1项、校级教学成果一等奖2项。参编全国护理本、专科规划教材20部,其中主编2部,副主编10部。曾先后获得海南省优秀中青年教师、海南省优秀教师、海南省"515人才工程"第一层次人才、南海名家及领军人才等荣誉称号。

副主编简介

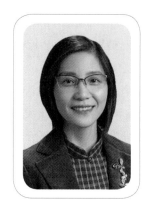

朱大乔，博士，上海交通大学护理学院副教授、硕士生导师。《中西医结合护理》杂志副主编、《解放军护理杂志》编委。

主要研究方向为高等护理教育与慢病管理。先后主持国家社会科学基金、国家自然科学基金、上海市自然科学基金等项目。以第一作者或通讯作者发表论文 50 余篇，主编、副主编专著和教材 10 余部。获 2021 年上海交通大学"教书育人奖"三等奖。

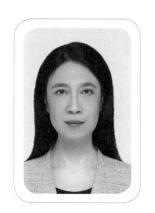

施齐芳，博士，西安交通大学副教授、内科护理学教研室主任、硕士生导师。陕西省护理学会糖尿病护理专业委员会副主任委员。主要承担健康评估、内科护理学、高级健康评估、循证护理学等护理专业课程的教学工作。

主要研究领域为慢性病管理与康复、内科护理学及护理教育。主持、参与国家级和省部级等科研项目 8 项。以第一作者或通讯作者在国内外核心期刊发表论文 40 余篇。副主编、参编专著和国家规划教材 12 部。

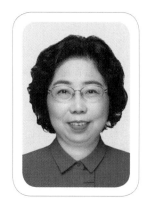

陈利群，复旦大学护理学院副教授、硕士生导师，九三学社社员。目前主要承担健康评估、内科护理学、社区护理等课程的教学。担任《护理研究》《上海医药》杂志编委。

主要研究方向为社区护理、老年护理。作为第一负责人承担了 11 项科研项目，在各级护理期刊上以第一作者或通讯作者发表各种论文 70 余篇。参加高等教育"十五""十二五""十三五"规划教材《健康评估》的编写。

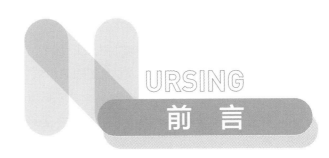

前言

随着科学技术的快速发展和社会经济水平的迅速提高,人们的卫生保健需求也在不断提高,健康中国战略为我国护理事业的发展提供了新的契机,对高等护理人才的需求不断增加。健康评估作为护理学专业必修的主干课程之一,是将医学与护理学的基础知识过渡到临床护理学知识的重要桥梁课程。同时,该课程在加深学生对护理学专业的理解,提高专业认同感,培养学生临床思维能力和评判性思维能力,树立救死扶伤、尊重和爱护护理对象的利他精神等方面发挥着重要的作用。2002 年《健康评估》首版教材在来自国内多所院校编委的共同努力下编写完成,改变了我国高等学校本科护理学专业多年无相应教材的历史,受到同行的好评。为适应我国高等护理教育不断发展的需要,在全国高等学校护理学类专业评审委员会组织下,启动本教材第 5 版的修订工作。

本次修订传承上版的优势和基本框架,并根据本轮教材编写的总体指导思想和编写原则,在对部分内容进行调整以外,重点在编写形式方面进行了修订:

1. **常见症状问诊** 减少了皮肤黏膜出血和脱水两个症状,同时将心理社会常见症状中的社交孤立修改为孤独感。

2. **调整部分章节的篇幅** 本次修订对内容进行了"瘦身",同时调整了部分图表,并依据最新研究进展、行业指南等更新了相关章节的内容。

3. **学习目标** 本版在学习目标中将素质目标单独提出,按照知识、能力和素质目标分别呈现,有助于对学生人文素质要求的重视和培养。

4. **导学案例与思考** 更加突出对学生反思意识、临床思维与评判性思维能力的培养,并进行了适当的删减,主要起到抛砖引玉的作用。

5. **知识链接** 以更加多元的形式,包括知识链接、知识拓展、学科前沿、历史长廊等,以期达到拓展学生知识面、引发思考、激励创新的目的,更好地发挥教材的价值引领、品格塑造作用,尤其是对学生严谨求实、勇于探索的科学精神的感染与传承。

6. **丰富的数字资源** 在数字资料部分除了常规的课件、自测题等,还提供了丰富的操作视频、动画演示、彩色图表以及其他重要的参考资源,以帮助学生更好地理解教材的相关内容。读者通过扫描章内的二维码即可方便获取。其中的自测题均提供了参考答案,完成测试后可及时得到反馈。

7. **辅导教材** 本次修订依然保留了旨在帮助学生更好地学习和掌握本教材内容的重点、难点及体格检查等实践学习指导的纸质辅导教材。但对其中的内容进行了适当的调整,原有的自测题移至数字资源,发挥信息技术的优势,缩减了纸质辅导教材的篇幅。此外,辅导教材的重点、难点中,采用了思维导图等形式便于学生的复习巩固。

本教材的编写是在前 4 版基础上的不断更新与完善,在此谨对历版主编和编写团队为本教材各版次编写所付出的辛勤劳动和引领示范作用表示最崇高的敬意。本版教材的顺利完成离不开全体编委的辛勤工作及相关院校的关心和支持,一并致以最诚挚的感谢。

本教材在编写内容与形式方面有较多调整,难免有疏漏和不足之处,殷请广大师生和读者不吝赐教,惠予指正。

孙玉梅　张立力　张彩虹

2021 年 10 月

目 录

NURSING

第一章

绪 论

01章 数字内容

学 习 目 标

- **知识目标：**
  1. 解释健康评估的重要意义。
  2. 描述健康评估的主要内容与方法。
- **能力目标：**
  能够根据课程特点结合以往的学习习惯，制订切实有效的学习计划和学习方法。
- **素质目标：**
  1. 表现出浓厚的学习兴趣，良好的职业自豪感、社会责任感及利他精神。
  2. 具有严谨求实的科学态度，乐于思考、敢于质疑的科学精神。

不论您是在校的学生,临床一线的医护人员,抑或是对健康评估感兴趣的其他专业人员,当您翻开这本书的时候,一定充满了期待,期待它可以带给您专业的知识、技能,让您对健康有更深刻的理解,尤其是能够对健康状况作出准确的判断。在开始本课程学习之前,同学们应该已经学习了解剖学、生理学、生物化学、病理学等基础医学知识以及护理学导论、护理学基础等相关知识,这对本课程的学习至关重要,因为这些基础知识是学习本课程的基础。本章主要是帮助同学们对本课程有一个较全面的了解,以便于安排好学习计划,在有限的学习时间内有更大的收获。

一、健康评估的概念与重要性

顾名思义,健康评估可以简单地理解为是对一个人的健康状况作出评判。但要真正准确理解其内涵,需要从护理程序以及整体护理理念的角度来看。护理程序包含评估、诊断、计划、实施与评价5个循环往复的步骤。从中可以看出,评估是启动护理程序的第一个步骤,有了全面系统的评估之后,才能正确作出护理诊断,进而制订及实施护理计划。而最后一步的评价,其中很重要的环节是通过对护理对象健康状况的评估来判断所实施的护理措施是否有效,可能存在的问题在哪里,由此可见,评估贯穿于护理程序的始终。

从临床护理的角度,健康评估(health assessment)是系统地收集和分析护理对象的健康资料,以明确其健康状况、所存在的健康问题及其可能的原因,明确其护理需要,进而作出护理诊断的过程。健康评估是实施整体护理的基础和保证,是护士执行护理程序所必备的能力。健康评估作为护理学专业学生的核心课程,是帮助学生将医学基础知识、护理学基础知识过渡到临床护理学知识的重要桥梁。前期已经学习过的基础知识将通过本课程的学习化为解释和解决临床实际问题的重要法宝,帮助同学们顺利掌握健康评估的能力和技巧,更从容地面对临床上的患者,距离专业的护理人员更近一步,为今后成为一名优秀的护理人员奠定坚实的基础。

早在南丁格尔时期,人们就已经意识到评估在护理实践中的重要性。Florence Nightingale 非常强调护理观察的重要性。她认为护士需要具有收集资料的技能,如观察和记录生命体征的能力。同时,她还强调通过与护理对象的交流以获取其健康与疾病相关信息是非常重要的。此外,她认为环境是影响护理对象健康状况的重要因素,在评估时还应该评估护理对象的生活环境。在她的著作中,还提到评估不仅是收集资料,还要能够对所收集的资料进行分析和解释。美国护士协会和澳大利亚护理联合会分别于 1980 年和 1983 年宣称护士必须具备整体护理评估的能力。1993 年国际护士协会亦认为护士拥有护理评估技能是高质量护理的标准之一。随着整体护理理念与实践的不断深入,护理对象的范围已经从患者扩展到健康人,从个体扩展到家庭、社区等群体,健康评估的内涵也在不断扩展。护理学专业由原来的二级学科升为一级学科后,为我国护理专业的发展提供了更为广阔的空间,也提出了更高的要求。健康评估作为当代护士必须具备的核心能力之一,已是不争的事实,并在临床实践过程中发挥了重要的作用,彰显了护理学专业的独特价值。对护理对象的健康状况及可能的相关因素进行全面、系统、深入、精准的评估已经成为护理实践的重要组成部分。

在临床护理实践中,如果护士不能准确地进行健康相关资料的收集,缺乏对健康资料进行综合、分析、解释和诊断性推理的能力,就不可能在制订护理计划之前确认护理对象所存在的护理诊断/问题,其护理干预的行为也随之失去了科学的基础。因此,系统地研究健康评估的基本理论、基本知识和基本技能,是护理实践的重要内容。护士应该将在护理实践中通过评估确认护理对象对健康问题的生理、心理及社会等方面的反应,并在此基础上作出护理诊断的行为视为护理专业自主的、独特的、有别于医疗诊断的职责和临床护理工作的有机组成部分。护理学专业的学生可以通过线上、线下等多种学习途径和形式,将相关的理论知识与临床实践密切结合,扎实掌握健康评估的基本知识、基本理论与基本技能,为后续临床护理学课程的学习打下坚实的基础。

Note:

二、健康评估课程的目标要求

本课程旨在培养同学们能够以整体护理理念为指导,具备全面、系统、准确、动态地对护理对象的健康相关资料进行收集、分析和整理,以及确定其现存或潜在的护理诊断/问题的能力。要实现上述目标要求,不仅需要同学们掌握相关的知识和技能,更重要的是培养和不断提升发现问题、解决问题的临床思维能力和评判性思维能力;具有救死扶伤,尊重、关心和爱护护理对象的仁爱之心和利他精神;具有严谨求实的科学态度,善于观察、勇于探索和乐于创新的科学精神。本书各章节均提出了具体的知识、能力和素质目标要求,希望同学们能够在学习目标的指引下,达到更好的学习效果。

三、健康评估课程的内容

健康评估是指从健康资料的收集、整理和分析,直至作出护理诊断的全部过程。此外,还包括评估资料的记录与书写。本课程的具体内容如下:

1. **问诊** 问诊是护士通过对护理对象或知情者进行有目的、有计划的系统询问,从而获得护理对象健康史等相关资料的交谈过程。在问诊过程中,所获得的护理对象对机体功能异常和病理变化的主观感受,称为症状(symptoms),如发热、心前区不适、咳嗽等。问诊看似简单,但全面系统、真实准确的问诊则需要掌握相应的技巧、熟悉问诊的内容,以及丰富的临床经验和相应的理论知识作为基础。此章主要介绍问诊的原则与技巧、问诊的主要内容、常见症状的问诊,其中常见症状的问诊将在其常见病因、发生机制、临床表现及对患者的身心影响的基础上,从护理的角度提出问诊的要点及相关的护理诊断,以期通过常见症状问诊进一步培养同学们全面系统而又重点突出地进行健康史的采集,并根据所获得的健康史等资料,分析和判断患者现存或潜在的护理诊断/问题的能力。

2. **体格检查** 体格检查是护士运用自己的感官或借助听诊器、电筒、体温表、血压计、叩诊锤等简单的辅助工具对受检者进行细致的观察和系统的检查,以了解其身体状况的最基本的检查方法。通过体格检查所发现的异常征象称为体征(sign),如淋巴结肿大、湿啰音、心界扩大等。体格检查不需要复杂的设备和程序,经济实用、易于实施,但具有很强的技术性,并需要有扎实的解剖学、生理学以及病理学等医学知识作为基础。初学者必须经过系统、严格的训练,反复实践才能熟练掌握。否则,不仅难以发现护理对象可能存在的异常体征,还可因动作不协调、手法不规范而给护理对象带来或增加不必要的痛苦。本章的主要内容包括体格检查的方法、内容,正常表现,常见异常体征的特点、发生机制及临床意义等。

3. **心理与社会评估** 人的心理与社会属性决定了健康的内涵不仅是没有躯体疾病,还包括心理和社会的完好状态。此章主要介绍心理与社会评估的内容与方法。心理与社会资料多采用访谈法进行收集,但由于其真实性易受多种因素影响,应结合护士的观察来综合判断,必要时可借助评定量表以及心理测验等方法进行评估。

4. **实验室检查** 实验室检查是运用物理、化学、生物学等实验技术,对护理对象的血液、体液、分泌物、排泄物及组织细胞等标本进行检验,获得反映机体功能状态、病理生理变化等资料,用以判断机体的健康状况,协助疾病诊断、确定治疗原则和制订护理措施,以及进行效果评价及预后推测等。实验室检查不仅是健康评估中客观资料的重要来源,同时,实验室检查中的标本采集、保存与运送等也主要由护士完成。护士不仅需要熟悉临床常用实验室检查项目的参考范围、常见异常改变的临床意义,还需要掌握不同标本采集与处理的具体方法及注意事项等。随着实验室检查技术的不断更新,实验方法和检测手段也在不断推陈出新,因此,要保持不断学习的心态。对于初学者,重要的是熟悉和掌握临床常用的实验室检查技术和项目特点,建立良好的临床思维和评判性思维习惯。此外,由于不同的检查仪器和设备之间存在差异,因此不同实验室所采用的参考范围会有所不同。在临床实践过程中,应加以注意。

5. **心电图检查** 用心电图机将心脏活动过程中的生物电变化记录下来所获得的曲线,即为心电图。记录和观察心电曲线的变化及其与临床疾病之间的关系是心电图检查所要学习的主要内容。此章主要介绍心电图的基本知识、正常心电图和常见异常心电图的图形特点及临床意义、心电图的描记与分析、心电监护等。其中心电图的基本知识有助于同学们对正常心电图及常见异常心电图特点的理解和识别,建议同学们给予充分的重视。

6. 影像学检查 影像学检查包括放射学检查、核医学检查和超声检查3部分。影像学检查的结果为护理诊断/问题的确定提供重要的线索和依据。此外,相关检查前的准备以及检查后的观察与处理等也是护理工作的内容之一。本章主要介绍了不同影像学检查的基本原理,常见检查项目的检查前准备与护理、正常表现以及常见异常表现的临床意义。

7. 护理诊断的思维方法和步骤 健康评估的主要目的之一是根据所收集的资料形成护理诊断。这一过程是一个对所收集资料进行审核、整理和分析,进而最终形成护理诊断的临床思维过程。本章主要介绍了在形成护理诊断过程中应遵循的诊断性思维的基本原则、常用的思维方法以及形成护理诊断的步骤。尽管此章放在了后面,同学们可以提前进行学习,有助于在其他相关章节学习过程中,逐渐建立起良好的思维习惯,提升自己的临床思维能力以及确定护理诊断的科学性和准确性。

8. 护理病历书写 护理病历是护理对象的健康状况及其变化、所接受的护理措施及其效果等的全面记录,是护理活动的重要文件,不仅反映护理工作质量、为护理教学及科研等提供重要资源、促进临床思维能力培养等,同时还具有法律效力,是重要的文件。在临床实践过程中,必须遵照护理病历的书写原则和要求进行不同护理病历的书写。

四、健康评估课程的学习方法与要求

健康评估具有非常强的实践性,在本课程的学习过程中,不仅有理论知识的学习,同时还包括实际操作技能的训练以及临床实践场所的见习和实践。为了帮助同学们更好地掌握相关的知识和技能,对本课程的学习提出以下建议和要求:

1. 明确健康评估的目的和意义。希望同学们能够认同健康评估对临床护理工作的重要意义,以饱满的热情和浓厚的兴趣进入学习状态。

2. 深入领会健康评估所涉及的护理理念和理论框架,理解不同理论框架的优势和不足。

3. 第二章所涉及的是主观资料的收集方法与内容。对于问诊方法,应结合以往有关沟通技巧、礼仪等相关知识,深入思考如何根据问诊对象的具体情况选择适宜的沟通方式和技巧;应借助相关的护理理论,以整体护理的理念来理解不同内容的问诊目的和要求,而非死记硬背,只有这样才能够根据实际情况灵活调整和处理。常见症状的问诊是问诊方法与技巧在更有针对性的临床情景中的具体应用,需要结合以往的解剖学、生理学、病理生理学等基础知识,充分理解症状的发生机制、临床特点及其对患者的身心影响,然后在此基础上,提出针对该症状的问诊要点及相关护理诊断。同学们可以通过情景模拟的形式进行演练,不断提升自己的问诊技巧和能力,也会更深刻地理解疾病相关知识、临床思维习惯的养成等对问诊的重要意义。

4. 第三章体格检查部分,是本课程的重点内容之一。建议先明确各部分检查的项目、具体检查方法、注意事项、正常情况下的表现、是否存在生理变异、常见异常表现的特点以及哪些护理对象会出现这样的表现等。对于体格检查的技能训练,需要在理论知识的指导下,不断地反复练习,才能逐渐达到熟练的程度。

5. 第四章心理与社会评估部分应在明确心理与社会评估的重要意义及常用方法的基础上,掌握心理-社会评估的主要内容、资料收集的具体方法及注意事项。心理-社会评估涉及的内容比较多,在临床实际工作中,应结合具体情况,灵活应用。

6. 第五章至第七章所涉及的实验室检查、心电图检查及影像学检查等辅助检查,在学习过程中,可以根据不同章节内容的特点,形成有效的学习和复习策略。对于实验室检查部分,应掌握标本采集、保存和送检的要求及注意事项,临床常用实验室检查项目、参考范围及临床意义等。心电图检查部分,可以在掌握心电图形成的基本原理基础上,理解正常心电图的特点、常见异常心电图的表现,同时还要求能够正确进行心电图的描记。影像学检查部分,建议在理解不同影像学检查基本原理的基础上,熟悉其在临床的主要应用范围、检查前后的注意事项、正常组织及其常见病变的图像特点等。

7. 第八章涉及的是临床思维过程,在学习相关的理论知识基础上,建议以临床的实际案例进行演练,逐渐理解在临床思维过程中所运用的思维方法,以及不同思维方法的优势和不足,最终实现提高自己临床诊断性思维的能力。

8. 对于护理病历书写,应在掌握护理病历书写的基本原则和要求的基础上,通过临床实践对护理病历书写进行不断地练习和反思。

9. 每章前的学习目标可以帮助同学们明确本章学习的重点要求,有助于检验自己的学习效果。章后的思考题多以反思、比较、综合、推断等为主,旨在引导同学们建立良好的评判性思维和提升临床思维能力。希望同学们可以触类旁通,实现对相关知识的深度学习。

10. 本教材的数字内容中提供了比较丰富的数字资源,包括 PPT 课件、自测题、彩色图片、视频、动画等,同学们可以充分利用,以辅助对相关知识的理解和学习。

(孙玉梅)

URSING

第二章

问　诊

02章　数字内容

─── 学 习 目 标 ───

● **知识目标：**

1. 解释问诊的目的、基本原则与技巧。

2. 阐述问诊的主要内容、目的及注意事项等。

3. 描述常见症状的概念、临床特点及问诊要点。

4. 解释常见症状的发生机制及其对患者的可能影响。

● **能力目标：**

1. 能根据问诊对象的具体情况恰当地运用问诊的方法和技巧进行健康史的采集。

2. 能根据所收集的健康史提出可能的护理诊断 / 问题。

● **素质目标：**

1. 具有强烈的专业价值感、自豪感和社会责任感。

2. 具有尊重、关心和爱护护理对象的职业精神。

3. 具有严谨求实的科学态度，善于观察、乐于思考、勇于探索、敢于质疑的科学精神。

第一节　概　　述

患者,女,72岁,糖尿病病史10余年,近期自觉视物模糊,由女儿陪同前来就诊。

请思考:

1. 对于该患者,你会有哪些疑问? 这些疑问与健康评估有怎样的关系?

2. 哪些问题是可以通过询问获得的? 通过询问可以获得哪些信息?

3. 在询问过程中,需要采取哪些技巧或注意哪些问题?

一、问诊目的与意义

问诊(inquiry)是通过对护理对象或知情者进行有目的、有计划的系统询问,从而获得护理对象的健康相关资料,通过综合分析而作出临床判断的一种方法,是健康史(history of health)采集的主要手段。

问诊的目的是获得护理对象对自身健康状况的主观感受,了解疾病的发生、发展、诊治和护理经过,既往健康状况、曾患疾病的情况,以及由此产生的生理、心理、社会等方面的反应。通过问诊所获得的健康史是明确护理对象的护理需求以及确定护理诊断的重要依据。有时,仅通过问诊就可以准确提出护理对象的某些护理诊断。如一位慢性阻塞性肺疾病(COPD)的患者出现痰液黏稠、不易咳出,即可作出"清理呼吸道无效"的护理诊断。

通过问诊可以为明确体格检查的重点、实验室检查等辅助检查的选择提供线索和依据。如上述所说的 COPD 患者在全面体格检查的基础上,应将胸、肺部检查作为重点检查部位,而血常规、胸部 X线检查、肺功能则是其辅助检查的重点。不论技术手段如何发展,全面系统的问诊与体格检查在判断健康状况、确定病因中均发挥着重要作用。在实验室检查、影像学检查等技术手段快速发展的今天,更需要重视问诊与体格检查的重要性,以便更有针对性地选择辅助检查项目。

问诊是启动护理工作的第一步,也是护士与护理对象建立积极的治疗性关系的重要时机。护士要充分重视首因效应,在问诊过程中展示出良好的职业素养和专业形象,以取得护理对象的信任。问诊过程不仅是为了收集和分析资料,还可以提供必要的健康指导、情感和精神支持,帮助护理对象树立战胜疾病的信心,有时交流本身也具有治疗作用。

二、问诊内容

通过问诊可获得护理对象有关生理、心理、社会及文化等方面与健康状况相关的重要信息。由于社会文化背景以及临床实践场所的不同,问诊内容的侧重点会有所差异。护士应根据所处的临床情景调整问诊的内容及详略程度。一般来讲,对于初次接诊的护理对象应进行全面系统的问诊,以便对其健康状况进行全面系统的评估;对于再诊的护理对象可以在以往问诊资料的基础上进行补充询问。而对于病情急重的护理对象则应注意在短时间内获得重要的信息,以便及时救治,待病情稳定后再补充其他信息。全面系统的问诊是根据临床情景不同而进行有选择的重点问诊的基础。本节主要以住院患者为例介绍全面系统问诊的内容,为此本节的护理对象均以患者表示。此外,由于所采取的理论框架不同,问诊内容的组织形式等也存在一定的差异。目前临床应用较多的组织形式是生理 - 心理 - 社会模式和功能性健康型态模式两种。

(一) 生理 - 心理 - 社会模式

该模式主要是在对传统的生物 - 医学模式进行修订的基础上,增加并强调了心理与社会评估的

 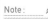

内容。

1. **基本资料** 基本资料包括患者的姓名、性别、年龄、职业、民族、籍贯、婚姻状况、文化程度、宗教信仰、家庭地址及电话号码、医疗费用支付方式、入院时间、入院诊断、入院类型、入院方式、资料来源的可靠性及收集资料的时间。若资料来源不是患者本人,则应注明与患者的关系。

性别、年龄、职业、民族、籍贯、婚姻状况等可为某些疾病提供有用的信息,职业、文化程度、宗教信仰等有助于了解患者对健康的态度及价值观,可作为进一步收集健康史资料的依据。

2. **主诉**(chief complaint) 为患者感觉最主要、最明显的症状或体征及其性质和持续时间,即患者此次就诊的主要原因。确切的主诉可初步反映病情轻重缓急以及主要的健康问题。主诉应高度概括,力求用词简明扼要,如"低热、咳嗽3年,咯血3天"。记录主诉应使用反映患者所感受到的症状或体征的语言,而非疾病诊断,如"患高血压病5年"应陈述为"发现血压高5年"。对当前无明显症状或体征,诊断资料和入院目的十分明确者,也可以用以下方式记录,如"胸片发现右肺阴影1周""乳腺癌术后半年,第5次化疗"等。

3. **现病史**(history of present illness) 是有关患者自患病以来健康问题的发生、发展、演变和诊疗、护理全过程的描述,是健康史的主体部分。其内容如下:

(1) 起病情况与患病时间:起病情况包括在何种情况下起病以及起病的缓急。每种疾病的起病或发生都有其特点。不同疾病的起病因素不同,如脑血栓形成常发生于睡眠时;而脑出血常发生于情绪激动或紧张时。有的疾病起病急骤,如脑出血、心绞痛、急性胃肠穿孔等;有的疾病起病缓慢,如结核、肿瘤等。患病时间是指自起病至就诊或入院的时间。缓慢起病者,患病时间可按数年、数月或数日计算;急骤起病者,患病时间可按小时、分钟计算;起病时间难以确定者,需仔细询问、分析后再作判断。

(2) 病因与诱因:主要是指与本次发病有关的病因(外伤、中毒、感染等)和诱因(气候变化、环境改变、情绪波动、饮食起居失调等)。很多情况下,患者或知情者很难判断,更多的是需要医护人员依据经验进行详细追问。

(3) 主要症状的特点:询问的要点包括症状出现的部位、性质、持续时间、发作频率、严重程度及有无使其加重或减轻的因素等。了解这些特点可为寻找病因提供重要依据,同时也是确定护理诊断及制订相应护理措施的重要依据。如上腹痛常提示为胃、十二指肠或胰腺病变;右下腹痛则多为阑尾炎所致;心绞痛和心肌梗死所致疼痛多在心前区与胸骨后或剑突下,可向左肩和左臂内侧放射;肺梗死所致胸痛位于胸骨后,向颈、肩部放射。

(4) 伴随症状:指与主要症状同时或随后出现的其他症状。伴随症状常可为确定病因、完善护理措施提供重要线索,如胸痛伴咳嗽、咳痰或咯血者提示为肺部疾病所致;腹泻伴呕吐,则可考虑为饮食不洁或误食毒物所致的胃肠炎。对伴随症状也应详细询问其特点,包括与主要症状之间的关系。

(5) 病情的发展与演变:指患病过程中主要症状/体征等的变化或新症状/体征的出现,如有心绞痛病史的患者,原本其疼痛经休息或含服硝酸甘油后可缓解,若本次发作性疼痛加重而且经休息或含服硝酸甘油不缓解,则应考虑急性心肌梗死的可能。

(6) 诊疗和护理经过:包括疾病发生后患者所采取的措施、曾接受的诊疗及护理、所采取措施的效果等。这些内容不仅反映了患者对疾病的态度、重视程度以及应对方式,同时也为判断病因及选择护理措施提供了参考依据。对于曾服用的药物应问明药物名称、用药途径、剂量及时间等,记录时所提及的药物名称、曾做的诊断应以双引号进行标注。

知 识 拓 展

问诊小技巧——COLDSPA

现病史的问诊是初学者学习的重点,也是学习中的难点,由于缺乏足够的疾病知识和临床经验而难以发现更多有价值的信息和线索。但如果理解了现病史的目的和意义,掌握了一定的技巧,可以起到事半功倍的效果。国外学者将现病史问诊内容按照如下顺序进行排列:症状的特点(Character)、起病(Onset)、部位(Location)、持续时间(Duration)、严重程度(Severity)、加重与缓解因素(Pattern)、可能的病因(Associated factors),取其英文单词的首字母组成了"COLDSPA"来帮助记忆。国内则将其总结为七字口诀等,如"起病时间缓急因,主要症状演变情,伴随症状不要忘,诊治经过要详细"等。

4. 既往史(past history) 是指患者既往的健康状况及患病/住院的经历等。收集既往史的主要目的在于了解患者过去所存在的健康问题、求医经验及其对自身健康的态度等。患者过去所患疾病可影响其目前健康状况及需求,同时,通过对其过去健康问题反应的了解可以预测其对目前及将来健康问题的可能反应。因此,既往史的收集可以为制订和选择今后的治疗与护理方案提供重要的依据。

既往史包括以下内容:①既往的健康状况。②曾患疾病的时间、主要表现、诊疗经过及转归情况等。对于糖尿病、冠状动脉粥样硬化性心脏病(简称冠心病)等慢性病,应注意询问其自我管理行为及疾病控制情况。③有无外伤史、手术史以及住院经历等。有者应详细询问时间、原因,手术名称,外伤的诊疗与转归等。④过敏史:有无对食物、药物或其他接触物的过敏史。若有,应详细询问并记录发生时间、过敏原和过敏反应的具体表现。

5. 日常生活状况 其主要目的在于了解患者是否存在可能影响健康的不良习惯和行为,并根据患者不同的生活习惯找出适宜的方法帮助其维持和恢复健康。此外,还应注意疾病对其日常生活的影响,因此,应询问其患病前后的变化。主要内容如下:

(1)饮食与营养型态:①膳食基本情况,包括每日餐次、进食量、饮食种类;②有无特殊饮食(软食、流食、半流食、高蛋白饮食、低脂饮食等)及其可能的原因;③饮水情况;④营养状况:对营养状况的自我感知,有无食欲及体重等方面的变化。

(2)排泄型态:包括排便、排尿的次数、量、性状和颜色,有无异常改变及可能的原因,有无辅助排便、留置导尿等特殊情况。

(3)休息与睡眠型态:指睡眠、休息及放松的方式与习惯。主要内容包括平素睡眠有无规律、每日睡眠时间、晚间入睡及晨起的时间、是否午睡、是否需要药物或其他方式辅助睡眠、醒后是否感觉精力充沛,以及此次患病后有无睡眠规律及睡眠质量的改变等。

(4)日常生活活动与自理能力:①自理能力,是指完成日常活动,包括进食、穿衣、洗漱、如厕、做饭、购物等的能力。应注意有无自理能力受限,受限的范围、程度、原因及表现,有无使用辅助器具等。②日常活动,包括日常的主要活动形式、有无规律的身体锻炼活动、活动的强度及持续时间等。

(5)个人嗜好:主要询问有无烟、酒、麻醉品或其他特殊嗜好。若有,应详细询问应用的时间、摄入量以及有无戒除等。

6. 个人史 主要包括以下内容:

(1)出生及成长情况:包括出生地、居住地与居留时间(尤其是疫源地和地方病流行地区)、传染病接触史及预防接种史等。这些信息对于传染病及地方性疾病的患者来说尤为重要。对于儿童应详细了解其出生、喂养、生长发育等情况。

(2)月经史:对于青春期后的女性应询问其月经初潮年龄、月经周期和经期的天数、经血的量和颜色、经期症状、有无痛经和白带异常及末次月经日期。对于已绝经妇女还应询问其绝经年龄。记录格式如下：

$$初潮年龄\frac{行经期（天）}{月经周期（天）}末次月经时间（LMP）或绝经年龄$$

（3）婚育史：包括婚姻状况、结婚年龄、配偶的健康状况、性生活情况等；女性应询问妊娠与生育次数和年龄，人工或自然流产的次数，有无死产、手术产、产褥热，计划生育状况；男性应询问有无生殖系统疾病等。

7. 家族史（family history）　主要是了解其直系亲属，包括父母、兄弟、姐妹及子女的健康状况、患病及死亡情况。特别应注意询问有无遗传性、家族性、传染性疾病或同样疾病病史，以及直系亲属死亡年龄及死因等，以明确遗传、家庭及环境等因素对患者目前的健康状况与需求的影响。

8. 心理-社会状况　心理-社会状况评估是健康评估的重要内容之一，涉及的内容也较为广泛，包括认知功能、情绪、自我概念、对疾病的认识、应激与应对、价值观与信念、职业状况、生活与居住环境、家庭关系等。具体的问诊方法与内容见"第四章心理与社会评估"。

（二）功能性健康型态模式

功能性健康型态（functional health patterns, FHPs）是 Majory Gordon 于 1987 年提出，由涵盖生理、心理和社会不同层面的 11 个功能型态组成。由于该模式充分体现了整体护理的理念，具有鲜明的护理专业特点，并有助于护理诊断的确定，作为收集和组织健康评估资料的主要理论框架，受到护理专业人员的普遍认可。11 个功能型态的主要内容如下：

（1）健康感知与健康管理型态（health perception-health management pattern）：涉及个体的健康观念与如何管理自己的健康，主要包括个体对自身健康状况的认识和感受，以及为维护自身健康所采取的健康照顾行为和计划。

（2）营养与代谢型态（nutritional and metabolic pattern）：涉及个体食物和液体的摄入与利用，以及可能影响食物和液体的摄入与利用的因素，包括营养状态、体液平衡、组织完整性和体温调节 4 个方面。

（3）排泄型态（elimination pattern）：涉及个体排便与排尿的功能，包括个体自觉的排泄功能状态、排泄时间、方式、量和质的改变或异常以及泻药或排泄辅助器具的使用情况（各种引流装置亦包括在其中）。

（4）活动与运动型态（activity-exercise pattern）：涉及个体日常生活活动、休闲娱乐、锻炼方式及与之相关的活动能力、活动耐力与日常生活自理能力。

（5）睡眠与休息型态（sleep-rest pattern）：涉及个体睡眠、休息和放松的模式，主要包括个体对 24 小时中睡眠与休息的质与量的感知、睡眠与休息是否充分、白天精力是否充沛以及促进睡眠的辅助手段和药物的使用情况。

（6）认知与感知型态（cognitive-perceptual pattern）：是指个体的神经系统对外界各种感官刺激的感受能力以及大脑对接收到的各种刺激的反应和判断能力。前者主要包括视觉、听觉、味觉、嗅觉、触觉和痛觉，后者主要包括思维能力、语言能力、定向力与意识状态等。

（7）自我概念型态（self-concept pattern）：涉及个体对自己的个性特征、社会角色和身体特征的认识与评价，并受价值观、信念、人际关系、文化和他人评价等因素的影响。

（8）角色与关系型态（role-relationship pattern）：涉及个体在生活中的角色及与他人关系的性质，包括个体对其家庭、工作和社会角色的感知。

（9）性与生殖型态（sexual-reproductive pattern）：主要涉及个体的性别认同、性角色行为、性功能和生育能力。

（10）压力与压力应对型态（coping-stress tolerance pattern）：涉及个体对压力的感知与处理，包括个体对压力的适应或不适应的反应、对压力的认知与评价及其应对方式。

（11）价值与信念型态（value-belief pattern）：涉及个体的文化和精神世界，主要包括价值观、健康信念、人生观和宗教信仰等。

每个功能性健康型态既包括主观资料，也包括客观资料，如健康感知与健康管理型态中的主观资料包括对疾病的认识、疾病对日常生活的影响、吸烟与饮酒史等，其客观资料包括患者的身高、体重、外貌、仪表、血压等。

国内习惯依据资料收集的方法不同将问诊所获得的主观资料与体格检查等客观资料分开进行收集、组织和书写。为了更好地体现护理专业的特点，发挥该模式的优势，又能符合我国医护人员的工作习惯，部分医疗机构主要将该模式用于指导主观资料的收集（问诊），其中的基本资料、主诉、现病史与既往史的内容同生理-心理-社会模式，而其余问诊内容则采取功能性健康型态的模式。

三、问诊方法与技巧

问诊不仅是一种收集资料的手段，更是一门艺术。为使问诊有效进行，达到预期目的，护士必须遵循一定的原则，运用相应的技巧。问诊技巧不仅与收集资料的数量和质量密切相关，而且还关系到能否成功建立治疗性护患关系。因此，护士必须认真学习和掌握问诊的方法和技巧，并在实践过程中不断积累经验。

（一）基本原则

1. 环境须安静、舒适和具有私密性。注意保护患者的隐私，最好不要在有陌生人时进行问诊。必要时，应注意请亲属或其他相关人员回避。

2. 尊重、关心和爱护患者。应注意举止端庄、态度和蔼，问诊前进行必要的解释和说明，征得患者同意后再进行问诊。如为其他相关人员或患者亲属，在征得同意的同时应明确其与患者的关系。对患者始终保持关切的态度，问诊前帮助患者采取舒适的体位；在问诊过程中，应密切观察患者有无躯体不适或情绪反应，及时予以适当调整和处理。

3. 努力营造一种宽松、和谐的氛围，消除患者紧张不安的情绪。

4. 恰当地运用沟通技巧，以确保资料的全面性、真实性和准确性。如为急症、重危患者，则需进行重点评估，边评估边进行抢救。

（二）问诊前的准备

在问诊进行前，护士应做好如下准备：

1. **问诊内容的准备**　应熟练掌握问诊的主要内容及询问的先后顺序等。必要时，可将问诊提纲写在纸上，以免遗漏。

2. **预测可能出现的问题**　根据事先已了解的患者的基本情况，预测问诊过程中可能遇到的问题及相应的处理措施。如患者的病情较重，可能无法一次完成，应明确需要优先收集的内容，其他资料可以暂缓收集。

3. **选择适宜的环境和时机**　确保患者能够不受干扰地描述自身的健康状况，必要时可与患者商量后确定。

（三）问诊过程中的常用方法与技巧

1. **做好解释说明及自我介绍**　一般从礼节性交谈开始，然后说明自己的职责及问诊的目的。可以使用恰当的语言（包括肢体语言）表明自己愿意尽己所能帮助患者解除或缓解病痛和满足要求。这将有助于建立良好的护患关系，缩短护患之间距离。

2. **应循序渐进，逐渐展开**　一般从主诉的询问开始，如"您哪儿不舒服？""您这次就诊的主要目的是什么？"然后，再通过一系列问题逐步深入了解其本次患病的可能原因、有关症状的特点、处理经过等，完成现病史的问诊，再逐一完成其他内容的问诊。其中，对现病史的采集是问诊的重点和难点。对于初学者来说，由于缺乏足够的专业知识和临床经验，往往无法进行深入细致、全面系统而又重点突出的问诊。这是很正常的，不要因此而气馁，通过深入学习、反复演练和反思，不断积累经验，提升问诊能力。

3. 采取适当的提问形式 问诊过程中,应根据具体情况采取适当的提问形式。①开放式问题:提问没有可供选择的答案,可以使患者对有关问题进行更详细的描述,如"发热后,您是如何处理的?"其缺点是患者可能抓不住重点,甚至离题而占用大量时间。②闭合式问题:可以用简单的一两个词,或"是""否"就能回答的问题,如"您的年龄?""您吸烟吗?"等。除年龄、性别等特定问题外,闭合式问题还用于患者存在焦虑、语言受限或身体不适等情况下。其缺点是不利于患者表达自己的感受及提供额外信息,使获得的资料不够准确和全面。若问诊中过多使用,还会使问诊对象产生压抑感、被动感,不利于其对问诊的主动参与。

在询问敏感问题时,应注意采用委婉的提问方式,以消除患者对回答这类问题的顾虑。如"许多患者都很关心心疾病对性功能可能的影响,您对这方面有什么疑问吗?"

此外,还要注意避免暗示性提问。所谓暗示性提问是一种能暗示提问者倾向性的提问方式,如"您的呕吐物是不是鲜红色的?"此时,患者可能会为了迎合提问者而随声附和。可以改为"您的呕吐物是什么颜色?"

4. 避免使用医学术语 问诊时应使用患者或其他问诊对象能够理解和熟悉的词汇,避免使用医学术语,否则容易造成误解,甚至交流的中断。如对心脏病患者询问"您有阵发性夜间呼吸困难吗?"患者会因为不能理解而难以回答,可以改为"您在夜间睡眠时,有无突然憋醒或者其他不舒服的情况?"

5. 采取接受和尊重的态度 对患者的遭遇表示同情,对患者的情绪和行为表示理解和认可,如"作为一个母亲,我很理解您的选择。"可根据情况给予患者恰当的肯定、赞扬和鼓励等,自然地调节患者的心理情绪,使其受到启发和鼓舞,能够积极提供信息。如"您在这样的情况下,能够一直坚持规律饮食,非常难得!"切不可用带有责备的语气,如"您怎么不遵照医嘱乱用药?"以免影响患者的情绪,造成护患之间的不快与隔阂。

当患者回答不确切时,要耐心启发,并给予充分的时间思考和回答问题。对不愿回答的问题,不要强迫其回答。若为重要的资料,则需向患者做好解释,解除其顾虑。

6. 切入/重回主题 在问诊过程中,经常遇到患者抓不住重点、离题或试图回避谈及某种问题等情况。如果断然中断谈话或改变话题,会令对方不舒服甚至产生敌对情绪而破坏问诊的气氛。此时,必须运用相应技巧帮助对方回到原来的主题,并就重点问题展开描述。如"您的经历太丰富了,以后可以跟您好好聊聊。嗯,现在说说您用药的情况,好吗?"

7. 非语言性沟通技巧 在问诊过程中,除要掌握语言性沟通技巧外,还应善于运用非语言性沟通技巧,如与问诊对象保持合适的距离、目光的接触、微笑与点头、必要的手势、触摸、沉默及倾听等。恰当地运用非语言沟通技巧有助于消除与问诊对象之间的障碍,使问诊对象感到轻松自如,易于交流。

8. 及时核实信息 为确保所获得的资料的准确性,在问诊过程中必须对含糊不清、存有疑问或矛盾的内容进行核实。常用的核实方法有:

(1) 澄清:要求患者对模棱两可或模糊不清的内容作进一步的解释说明。如"您说您感到压抑,请具体说一下是怎样的情况,好吗?""您说您的父母都有冠心病,他们是怎样知道自己得了冠心病的?"

(2) 复述:以不同的表述方式重复患者所说的内容。如"您说的是 3 天前开始不爱吃东西,特别是油腻的食物,容易恶心,曾经吐过 1 次,是这样吗?"

(3) 反问:以询问的口气重复患者所说的话,不仅可避免加入自己的观点,还可鼓励患者提供更多的信息。如"您说您夜里睡眠不好?"反问也可以用于描述患者的非语言行为,并询问其原因。如"我注意到您总是向窗外看,有什么原因吗?"

(4) 质疑:用于患者所说的与问诊者所观察到或其前后所说的内容不一致时。如"您说您对自己的病没有任何顾虑,可您的眼睛却红红的,能告诉我这是为什么吗?"

(5) 解析:对患者所提供的信息进行分析和推论,并与患者交流。如"您因为担心住院费用太高,所以才不愿意住院治疗的,是这样吗?"患者可以对问诊者的解析加以确认、否认或提供另外的解释等。

9. 问诊结束时,应有所暗示或提示 在问诊即将结束时,问诊人员应有所暗示或提示,如看看表或对问诊内容作出结语等,切忌突然结束话题。同时,可告知患者下一步的护理计划以及患者需要做的准备等。

四、特殊情况问诊

在问诊过程中,可能会遇到患者缄默不语、伤心哭泣、充满敌意,或病情危重、语言障碍、文化差异等情况。护士必须掌握面对这些特殊情况时的问诊技巧,必要时应对问诊的环境安排、内容及时间的选择等进行适当调整。

(一) 情绪异常

1. 愤怒与敌意 患者因罹患疾病,可能表现出愤怒和不满,对情绪失去控制而迁怒于他人,通过语言、自虐行为、与医护人员不合作等方式表达其内心的愤怒。病情恶化、经济和家庭问题的困扰等可进一步加重患者的愤怒情绪。不论何种情形,护士均应采取坦然、平静、理解和不卑不亢的态度,尽量找到患者发怒的原因并予以说明,注意切勿使其迁怒他人或医院其他部门。不要因自己受到委屈而耿耿于怀,更不能对患者发怒。对于愤怒的患者,提问应缓慢而清晰,问诊内容主要限于现病史。对涉及个人史及家族史或其他可能比较敏感的问题,询问要十分谨慎,或分次进行,以免触怒患者。一旦患者情绪失控,护士应注意自身安全。

2. 焦虑与抑郁 患者在患病后可因疼痛、角色改变、对疾病或诊疗过程的不恰当理解等困扰而产生焦虑情绪。问诊过程中,应注意患者有无焦虑情绪。对于焦虑者应耐心倾听并鼓励其讲出自己的感受,注意其语言和非语言行为所表现出的各种异常线索,以确定问题性质。给予适当的宽慰和保证,但应注意分寸。抑郁也是临床常见的异常情绪,应予以重视。问诊时可较多采用直接提问,并应注意与患者的感情交流,努力成为其朋友,以便逐渐找出其抑郁的原因。对疑有抑郁症者应请精神科会诊。

3. 缄默与忧伤 引起缄默的可能原因有:①患者因疾病而使情绪难以控制,或护士所提问题触及其敏感处而致伤心;②对护士的提问不满而沉默不悦;③护士过多、过快的直接提问使患者惶惑而被动。患者若因患病而伤心、哭泣、情绪低落,护士应予以安抚、理解及适当等待,待患者镇定后再继续询问。对于因交谈不当引起者,护士应及时察觉,予以避免。

(二) 老年人与儿童

1. 老年人 老年人因体力、视力、听力等功能的减退,或存在反应缓慢、思维障碍等问题,可能对问诊有一定影响。可采取以下技巧:①先用简单清晰、通俗易懂的一般性问题提问;②减慢语速,提高音量,使患者有足够时间思考、回忆,必要时做适当的重复;③采取面对面的交流方式,使患者能看清问诊者的表情及口型等;④注意观察患者的反应,判断其是否听懂,有无思维障碍、精神失常等,必要时,可向亲属或朋友收集和补充相关资料。

2. 儿童 小儿由于不能自述病情及其他健康史资料,多由家长或监护人提供。所提供的健康史材料是否可靠,与他们观察小儿的能力、接触的密切程度有关,对此应予以注意并在病历记录中说明。要认真地对待家长所提供的每个症状,因家长最了解情况,最能早期发现小儿病情的变化。6岁以上的儿童,可让儿童补充叙述一些有关病情的细节,但应注意其记忆及表达的准确性。

(三) 病情危重与临终患者

1. 病情危重者 若病情危重,为争取时间,重点应放在对目前主要问题的评估,而且要边评估边给予抢救处理,对于与目前紧急情况无关或关系不大的资料(如日常生活状况等)可在以后补充完善。

经初步处理,病情稳定后,再进行详细询问。若病情危重、病痛或治疗等导致语言表达受限时,可适当应用非语言表达方式,突出重点以缩短交谈时间,在做简明扼要的询问和重点检查后,应立即实施抢救,其余资料可由亲属或其他来源获得。虽病情危重,但病情许可时应尽可能以患者本人为直接问诊对象。病情危重者反应变慢,甚至迟钝,不应催促。

2. **临终患者** 护士在临床工作中经常要与临终患者接触。为了回避与"死亡"相关的问题而使交谈显得过于谨慎与沉重。在临床上,很多患者知道自己的预后,部分患者虽不知情,但有可能从其他途径感知自己的预后。因此,护士应首先了解患者是否知晓病情与预后,然后根据患者的具体情况进行问诊。回答患者提出的问题时,应力求中肯可靠,同时给予患者情感上的支持。

(四)认知功能与语言沟通障碍

认知功能障碍常继发于颅脑疾病、代谢紊乱、药物不良反应和严重失眠。认知功能障碍者因不能回答护士的问题,从而使问诊难以进行。护士应通过询问患者的亲属、目击者或其他医务人员获取相关信息。但与患者之间不能进行正常的语言沟通并不意味着患者一定存在认知障碍,听力受损、语言障碍等均可影响语言沟通。此时,护士可借助书面形式或手势与患者进行沟通。

(五)文化差异

不同文化背景下,在语言及非语言沟通方式、对疾病的表达与反应等方面可能存在差异。护士应注意自己与患者之间可能的文化差异,理解和尊重他人的文化。如果存在误解或交流困难,应向在跨文化交流方面富有经验的人士寻求帮助。

1. **交谈距离与触摸** 交谈时,双方身体间的距离在不同文化背景中是不同的。如中东地区,交谈双方彼此的距离很近,而英国人却倾向于保持更远的距离。触摸是非语言行为中最亲密的一种形式,具有鼓励和关爱的作用,有助于建立相互信任的关系。但触摸被接受的程度与表现的形式在不同文化背景中亦有所不同,即使文化背景相似的人对于触摸的感受也存在较大的差异。因此,在应用触摸技巧时应加以注意。

2. **目光接触** 目光是人在交往时的一种无声语言,往往可以表达有声语言难以表达的意义和情感。合适的目光接触表明交谈者关注谈话的内容,对谈话感兴趣,有利于交谈的进行。没有目光接触可能被理解为逃避、没有安全感和漫不经心的表现。但在某些文化中,目光接触可能被视为粗俗、鲁莽、具有攻击性的举止,尤其在异性间。

3. **表达情感或疼痛的方式** 人们表达情感或疼痛的方式也存在着文化上的差异。如许多英国人或印第安人疼痛时不会用哭泣来表达,以免被视为孩子气或自我放纵;反之,拉美国家的人们则被允许以身体或语言的方式表达自己的疼痛。

对于可能存在文化差异的患者,可以征询其个人意愿,如询问其"更愿意如何称呼?""习惯使用何种语言?""是否介意朋友、陌生人、医护人员触碰您身体?"等,同时也要注意观察其行为表现,如与他人谈话的方式、彼此之间的距离、有身体接触时的反应等。

作为初学者,在面对复杂的临床情景时,往往会感到无措,这是很正常的。每一位医护人员都是在不断地学习—实践—反思的过程中逐渐积累经验,由初学者成长为经验丰富的临床专家。当我们怀着一颗为他人解除病痛之苦的仁爱之心,就会自觉地付出更多的努力成为一名优秀的医护人员。

(孙玉梅)

第二节 常见症状问诊

 导学案例与思考

患者,男,69岁,半个月前受凉后出现畏寒、发热,体温最高39.9℃,最低39℃,随后出现咳嗽、咳痰,为白色黏液痰,痰中带血,先后就诊于当地卫生院及县医院,给予抗感染等治疗后体温正常,仍伴咳嗽、咳痰,血常规提示白细胞 10.31×10^9/L,中性粒细胞 86%,淋巴细胞 14%。

请思考:

1. 什么是发热?发热是如何发生的?

2. 该患者的发热有哪些特点?这些特点对寻找发热原因有无帮助?

3. 针对该患者,问诊时应重点收集哪些资料?

一、发热

发热(fever)是指机体在致热原作用下,或各种原因所致体温调节中枢功能障碍,使产热增多、散热减少,体温升高超出正常范围。

(一) 发生机制

正常人体温受体温调节中枢调控,并通过神经、体液因素使产热和散热过程保持动态平衡,以维持体温的恒定。正常体温在不同个体间稍有差异,且受活动程度、进餐、情绪、昼夜节律、环境温度等内外因素的影响而略有波动。各种原因导致产热增加或散热减少,则出现发热。

1. 致热原性发热 致热原是导致发热的最主要因素。致热原包括外源性和内源性两类。

(1) 外源性致热原(exogenous pyrogen):包括体外的各种微生物病原体及其产物,以及某些体内产物,如炎性渗出物、无菌性坏死组织、抗原 - 抗体复合物等。外源性致热原不能通过血 - 脑脊液屏障作用于体温调节中枢,而是通过激活血液中的中性粒细胞、嗜酸性粒细胞和单核 - 吞噬细胞系统,使其产生并释放白细胞介素、肿瘤坏死因子和干扰素等内源性致热原。

(2) 内源性致热原(endogenous pyrogen):可通过血 - 脑脊液屏障直接作用于下丘脑的体温调节中枢,使体温调定点上升。体温调节中枢对体温加以重新调节,一方面通过垂体内分泌因素使代谢增加,或运动神经使骨骼肌紧张性增高或阵挛(表现为寒战),使产热增多;另一方面通过交感神经使皮肤血管及竖毛肌收缩,排汗停止,散热减少,进而使机体的产热与散热过程在新的调定点水平达到平衡。

2. 非致热原性发热 由于体温调节中枢直接受损,如颅脑外伤、出血、炎症等;或存在引起产热过多,如剧烈运动或癫痫持续状态、甲状腺功能亢进症等;或散热减少,如广泛性皮肤病、阿托品中毒等,影响正常体温调节过程,使产热大于散热,引起发热。

(二) 病因

根据病因不同可分为感染性发热和非感染性发热两类,以感染性发热多见。

1. 感染性发热(infective fever) 各种病原体,如细菌、病毒、支原体、立克次体、螺旋体、真菌、寄生虫等引起的感染,不论是急性或慢性、局部性或全身性,均可出现发热。

2. 非感染性发热(non-infective fever) 主要有下列常见原因:①无菌性坏死物质吸收,如大面积烧伤、内出血、大手术、肢体坏死、心肌梗死、恶性肿瘤、溶血反应等;②抗原-抗体反应,如风湿热、血清病、药物热、结缔组织病等;③内分泌与代谢障碍,如甲状腺功能亢进症、严重脱水等;④皮肤散热障碍,如广泛性皮炎、慢性心力衰竭等;⑤体温调节中枢功能失常,如中暑、安眠药中毒、脑出血、颅脑外伤等;⑥自主神经功能紊乱,如夏季低热、精神紧张、女性月经前或妊娠初期低热等。

(三) 临床表现

1. 发热的分度 按发热高低(以口腔温度为准)可分为:①低热,37.3~38℃;②中等度热,38.1~39℃;③高热,39.1~41℃;④超高热,41℃以上。

2. 热程 根据发热期的长短可分为:①急性发热,即发热病程少于 2 周,起病急,常见于各种急性感染;②长期发热,即发热持续 2 周以上,见于伤寒、结核、结缔组织疾病、淋巴瘤等。

3. 发热的临床过程与特点

(1) 体温上升期:主要表现为皮肤苍白、无汗、畏寒或寒战。特点为产热大于散热,使体温上升。体温上升的方式有 2 种:①骤升型,即体温在数小时内达 39~40℃或以上,常伴寒战,小儿多伴有惊厥,

Note:

见于疟疾、大叶性肺炎、败血症、流行性感冒、急性肾盂肾炎、输液或某些药物反应;②缓升型,即体温逐渐上升,在数日内达到高峰,多不伴有寒战,见于伤寒、结核病等。

(2) 高热期:主要表现为皮肤潮红、灼热、皮肤和口唇干燥、呼吸深快,开始出汗并逐渐增多。特点为产热与散热过程在较高水平上保持相对平衡,体温上升达高峰后保持一定时间,持续时间因病因不同而不同,如疟疾可持续数小时,流行性感冒可持续数天,伤寒则可持续数周。

(3) 体温下降期:主要表现为出汗多、皮肤潮湿。特点为散热大于产热,体温随病因消除而降至正常水平。体温下降的方式有两种:①骤降型,即体温于数小时内迅速降至正常,见于疟疾、急性肾盂肾炎、大叶性肺炎、输液反应等;②渐降型,即体温在数天内逐渐降至正常,见于伤寒、风湿热等。

4. 热型(fever type) 为患者发热期间绘制于体温单上的体温曲线类型。不同病因所致发热的热型可有不同,常见热型如下:

(1) 稽留热(continued fever):体温高达 39~40℃,持续数天或数周,24 小时内波动范围不超过 1℃。见于伤寒、大叶性肺炎高热期(图 2-2-1)。

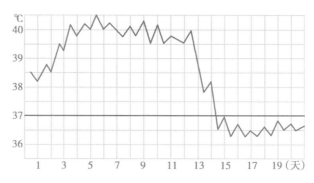

图 2-2-1　稽留热示意图

(2) 弛张热(remittent fever):体温常高达 39℃ 以上,24 小时内波动范围超过 2℃,最低时也在正常水平以上。见于败血症、风湿热、重症肺结核、化脓性感染等(图 2-2-2)。

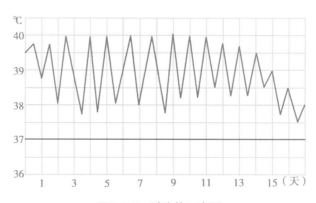

图 2-2-2　弛张热示意图

(3) 间歇热(intermittent fever):体温骤升达高峰后持续数小时,又骤降至正常水平;无热期(间歇期)可持续 1 天至数天,高热期与无热期反复交替出现。见于疟疾、急性肾盂肾炎等(图 2-2-3)。

(4) 回归热(recurrent fever):体温骤升达 39℃ 或以上,持续数天后又骤降至正常水平。高热期与无热期各持续若干天后规律性交替 1 次。见于回归热、霍奇金病、周期热等(图 2-2-4)。

(5) 波状热(undulant fever):体温渐升至 39℃ 或以上,数天后又渐降至正常水平;持续数天后体温又逐渐升高,如此多次反复,故又称"反复发热"。常见于布鲁氏菌病(图 2-2-5)。

(6) 不规则热(irregular fever):发热的体温曲线无一定规律。可见于结核病、风湿热、支气管肺炎等(图 2-2-6)。

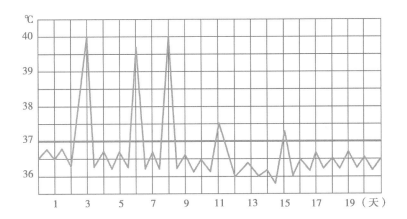

图 2-2-3 间歇热示意图

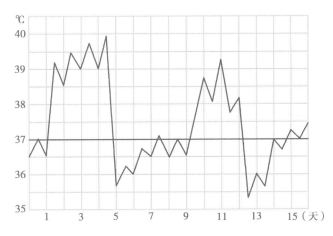

图 2-2-4 回归热示意图

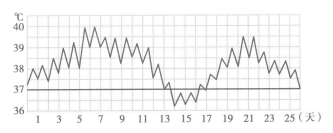

图 2-2-5 波状热示意图

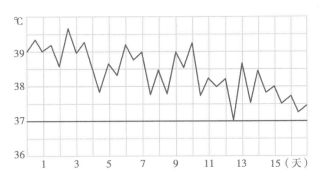

图 2-2-6 不规则热示意图

Note:

（四）对患者的影响

急性发热时易引起舌炎、齿龈炎、口腔黏膜干燥、食欲减退、恶心、呕吐、腹胀、便秘等；体温上升期和高热期可致神经系统兴奋性增高（烦躁不安、头晕、头痛、失眠、谵妄、幻觉）、心率加快、呼吸加快、尿量减少及比重增高、分解代谢增强、血糖升高等，小儿高热者易发生惊厥；体温下降期由于大量水、电解质排出，易致电解质失衡；长期发热时可致体重减轻；高热或长期发热患者可出现焦虑甚至恐惧情绪。

（五）问诊要点

1. 发热的特点　起病缓急、发热程度、热程和热型；有无伴随症状。

2. 病因与诱因　有无与发热相关的疾病，如各种病原体所致的感染性疾病，脏器梗死或大手术、结缔组织病、甲状腺功能亢进症、严重脱水、中暑等非感染性疾病；有无传染病接触史；有无受凉、环境温度过高等诱因。

3. 发热对患者的影响　急性发热者有无食欲减退、恶心、呕吐等消化道症状；高热者有无谵妄或幻觉等意识障碍；小儿有无惊厥；大量出汗者有无脱水等；长期发热者有无体重减轻等营养失调的表现；患者可能出现的心理情绪改变等。

4. 诊疗与护理经过　已接受过的诊断性检查项目及结果。已采用的治疗或护理措施，包括有无使用退热药物或其他药物，药物的名称、剂量、给药途径及疗效；有无采用其他降温措施如物理降温及疗效等。

（六）相关护理诊断／问题

1. 体温过高　与病原体感染有关；与体温调节中枢功能障碍有关。

2. 体液不足　与体温下降期出汗过多有关；与液体量摄入不足有关。

3. 营养失调：低于机体需要量　与长期发热所致机体物质消耗增加有关；与营养物质摄入不足有关。

4. 有电解质失衡的危险　与长期发热所致体液丢失有关。

5. 口腔黏膜完整性受损　与发热所致口腔黏膜干燥有关。

6. 焦虑　与担心疾病预后不良、长期发热不愈有关。

7. 潜在并发症：惊厥。

（喻姣花）

二、疼痛

疼痛（pain）是一种与实际或潜在组织损伤相关或类似的不愉快的感觉和情绪体验。疼痛既是一种生理感觉，又包括对这一感觉的情感反应。前者即痛觉，是个人的主观知觉体验，受性格、情绪、经验及文化背景等因素的影响；后者又称为痛反应，是机体对疼痛刺激所产生的生理及心理变化，如呼吸急促、血压升高和不愉快的情绪等。疼痛通常具有警示作用，提示机体作出保护性的行为，寻求帮助和避免进一步的损伤。而不愉快的情绪体验则会对个体的生理、心理和社会功能产生不利影响。

（一）发生机制

疼痛是一种复杂的生理、心理活动，受个人先前的疼痛经验、对疼痛的态度、情绪状态、动机以及社会文化背景等多种因素的影响。疼痛的发生机制可分为生理机制和心理机制两种。

1. 生理机制　外界或体内的伤害性刺激（机械、化学、冷热）达到一定程度时，受损组织以及外周伤害性感受器释放出各种内源性致痛物质，如 P 物质、前列腺素和钾离子等；伤害性感受器受到致痛物质的刺激后发出冲动，沿痛觉通路（头面部、躯干四肢、内脏）传入纤维传入脊髓背角的痛觉初级整合中枢，换元后继续上传至丘脑，从丘脑上传至大脑皮质的感觉中枢和运动中枢等多个部位，共同参与疼痛的调控，包括痛觉的程度、定位、情绪体验及机体的其他反应等。

2. 心理机制　疼痛的神经矩阵理论（neuromatrix theory of pain）认为疼痛是大脑对外界所输入的

Note：

神经信号进行多维度加工的产物。外界刺激仅仅是触发了与疼痛相关联的"疼痛矩阵(pain matrix)"网络,该神经网络包括下丘脑、初级躯体感觉皮质、次级躯体感觉皮质、岛叶、前扣带回和前额叶皮质等脑区。这些脑区涉及疼痛的不同维度,如情绪维度、感觉维度等,从而对疼痛进行调控。

（二）疼痛的分类

1. **按疼痛原因**　分为创伤性疼痛(nociceptive pain)、炎性疼痛(inflammatory pain)、神经病理性疼痛(neuropathic pain)、癌痛(cancer pain)和精神(心理)性疼痛(psychogenic pain)。

2. **按疼痛持续时间**　①急性疼痛:起止时间明确,不超过3个月,多为数分钟、数小时或数天;②慢性疼痛:持续时间3个月以上,若持续2年以上一般认为属于永久性疼痛。

3. **按受累部位**　可分为头痛、胸痛、腹痛、腰背痛和关节痛等。此外,根据受累部位及支配神经的种类可分为:①躯体痛(somatic pain),与躯体感觉神经受到刺激有关,一般定位明确;②内脏痛(visceral pain),与支配内脏的自主神经受到刺激有关,定位模糊,多为钝痛,累及躯体感觉神经时,可出现牵涉痛;③中枢痛(central pain),由于中枢神经系统本身受损所造成的自发痛(spontaneous pain)和诱发痛(evoked pain)。

4. **按疼痛性质**　分为刺痛、灼痛、酸痛、刀割样痛和压榨样痛等。

5. **按疼痛程度**　分为微痛、轻度疼痛、中度疼痛、重度疼痛和剧烈疼痛。

6. **综合分类法**　国际疼痛研究会提出的慢性疼痛五轴分类法是目前最为综合的慢性疼痛分类方法,其目的在于标准化地描述相关的疼痛综合征。五轴分类法按疼痛部位、病变系统、发生类型和特征、时间和强度、病因五个轴进行综合分类。

（三）病因与临床表现

疼痛不仅是一种症状,更是一种多维度的疾病,并被现代医学列为第五大生命体征。从发病机制不难看出,疼痛的病因繁多,其临床表现也因病因不同而异。这里仅对常见病因及其临床表现加以介绍。

1. **头痛**　头痛(headache)是指外眦、外耳道与枕后隆突连线以上部位的疼痛,而上述连线以下至下颌部的疼痛则称为面痛(facial pain),但广义的头痛也包含面痛。根据2018年发布的国际头痛疾病分类第3版(ICHD-3)正式版,将头痛分为以下3类:①原发性头痛;②继发性头痛;③痛性颅神经病变和其他面痛及其他类型头痛。其中以原发性头痛最常见。临床常见的类型有:

（1）偏头痛(migraine):因血管和中枢神经系统功能紊乱及遗传因素所致。表现为搏动性头痛,疼痛呈发作性,多为单侧;程度多为中至重度;可伴恶心、呕吐;光、声或活动可加重头痛,安静休息可缓解。

（2）紧张型头痛(tension-type headache):因肌肉收缩、血管运动调节异常、精神因素所致,好发于青年女性。表现为头部双侧呈压迫性或紧箍样疼痛,程度为轻至中度,可伴有精神紧张、抑郁或焦虑不安,是临床上最常见的慢性疼痛。

（3）三叉神经自主神经性头痛(trigeminal autonomic encephalitis):包括丛集性头痛、阵发性偏侧头痛、短暂单侧神经痛样头痛发作、持续偏侧头痛和可能的三叉神经自主神经性头痛。多表现为单侧疼痛,常位于眼眶部、前额部、颞部,呈阵发性、波动性;可伴有同侧自主神经功能障碍症状,如球结膜充血、眼睑水肿、流泪、鼻塞、流涕、前额和面部出汗、瞳孔缩小、烦躁不安等。

（4）三叉神经痛(trigeminal neuralgia):因三叉神经微血管压迫导致神经脱髓鞘所致。表现为阵发性剧烈疼痛,持续数秒到1~2分钟,局限于三叉神经分布区域,多为右侧,间歇时间可长达数月或数年,具有发作性、局限性和间歇性的特点;多为刀割、针刺、撕裂、烧灼或电击样痛,程度剧烈;进餐、说话、洗脸、刷牙、刺激扳机点(面部局限性皮肤敏感区)等可诱发或激发疼痛发作。

2. **胸痛**　主要因胸部疾病所致。胸痛的程度因个体痛阈值的不同而有所差异,与病情轻重程度不完全一致。不同病因所致胸痛的临床表现各异。

（1）胸壁疾病:常见于急性皮炎、皮下蜂窝织炎、带状疱疹、肋间神经炎等。胸痛常固定于病变部

Note：

位,局部有压痛;胸壁皮肤发生炎症性病变时局部呈红、肿、热、痛表现;带状疱疹神经痛呈自发性闪电样、刀割样或撕裂样;肋间神经痛呈阵发性灼痛或刺痛。

(2)心血管系统疾病:常见于冠心病(心绞痛、心肌梗死)、主动脉夹层动脉瘤、肺梗死等。心绞痛所致的胸痛表现为绞榨样痛并有重压窒息感,多位于胸骨后方、心前区或剑突下,可向左肩和左臂内侧放射,甚至达环指与小指,也可放射于左颈或面颊部,发作时间短暂,休息或含服硝酸酯类药物后缓解,劳力或精神紧张时诱发;心肌梗死引发的胸痛较心绞痛更为剧烈,持续时间长,休息或含服硝酸酯类药物后不易缓解,伴恐惧、濒死感;主动脉夹层动脉瘤引发的胸痛表现为突然发生胸背部撕裂样剧痛或锥痛,向下腹、腰部与两侧腹股沟和下肢放射性传导,可伴面色苍白、烦躁不安、大汗淋漓及濒死感;肺栓塞患者则表现为胸膜炎样胸痛或心绞痛样胸痛,常伴呼吸困难与发绀。

(3)呼吸系统疾病:肺炎、支气管肺癌、胸膜肿瘤等疾病累及胸膜是引起胸痛的常见原因。疼痛位于受累侧胸部,胸膜炎引发的疼痛可为隐痛、钝痛和刺痛;自发性气胸引发的胸痛可呈撕裂样;支气管肺癌引发的胸痛呈持续剧烈发作。呼吸系统疾病的患者常因咳嗽或深呼吸而加重胸痛。

(4)食管疾病:常见于食管炎、食管癌、食管裂孔疝及纵隔病变。食管疾病引发的胸痛多表现为食管或胸骨后隐痛,进食时发作或加剧,服用抗酸剂和促动力药物可减轻或消失;食管肿瘤导致持续而严重的胸背疼痛,常伴吞咽困难。

(5)其他:肝胆疾病及膈下脓肿引发的胸痛多位于右下胸部,侵犯膈肌中心部时放射至右肩部。

3.腹痛 多因腹内组织或器官受到某种强烈刺激或损伤所致,也可由胸部疾病及全身性疾病引起。腹痛的性质和程度,既受病变性质和病变严重程度影响,也受神经和心理因素影响。

(1)消化系统疾病:常见于胃肠道、肝胆、胰腺等疾病。

1)胃肠道疾病:胃、十二指肠疾病引起的腹痛多位于中上腹,呈隐痛、钝痛、灼痛、胀痛甚至剧痛,伴厌食、恶心、呕吐、嗳气、反酸等;胃、十二指肠溃疡则表现为周期性、节律性上腹痛,当发生急性穿孔时可突发中上腹剧烈腹痛,呈刀割样或烧灼样痛,并迅速蔓延至全腹,表现为腹肌强直、明显压痛和反跳痛的急性弥漫性腹膜炎体征;小肠疾病引起的腹痛多位于脐部或脐周,伴腹胀、腹泻等;大肠疾病引起的腹痛多位于腹部一侧或双侧;急性阑尾炎早期疼痛在脐周或上腹部,常有恶心、呕吐,以转移性右下腹痛为特点。

2)肝胆疾病:肝癌引发的肝区疼痛多位于右上腹或中上腹,疼痛呈持续性钝痛、胀痛或刺痛;癌肿累及膈肌时,疼痛可牵涉至右肩背部;当肝癌结节发生坏死、破裂引起腹腔内出血时,可出现右上腹突发剧痛,常伴急腹症表现;急性胆囊炎、胆石症引发的胆绞痛多位于右上腹部,疼痛呈阵发性加剧,发作前常有饱餐或进油腻食物史,可放射至右肩、肩胛和背部,可伴有恶心、呕吐、厌食;胆道蛔虫引发的疼痛表现为阵发性剑突下钻顶样疼痛,痛时患者辗转不安、呻吟不止、大汗淋漓,可伴有恶心、呕吐等。

3)胰腺疾病:急性胰腺炎引发的腹痛位于上腹正中偏左,疼痛呈持续性钝痛或刀割样疼痛,阵发性加剧,严重时两侧腰背部有放射痛,常在暴饮暴食、大量饮酒后突然发作,屈曲抱膝位可缓解疼痛;胰腺癌常见的首发症状为上腹痛,呈隐痛、钝痛或胀痛,中晚期因肿瘤侵犯到腹膜后神经丛腹痛剧烈,持续性发作,向腰背部放射,仰卧位时疼痛明显,屈膝卧位时疼痛稍有缓解。

(2)泌尿系统疾病:常见于结石移动、肾肿瘤血凝块、坏死的肾乳头等因素引起的肾及输尿管绞痛。肾绞痛多位于腰部或上腹部,呈突发性钝痛或隐痛,阵发性加重,多在深夜及凌晨发作,剧痛难忍,可伴恶心、呕吐、面色苍白、冷汗,甚至休克。

(3)其他:胸腔疾病所致的腹部牵涉痛;妇科疾病引发的下腹痛;全身性疾病所致的腹痛;中毒与代谢障碍引发的腹痛。

4.腰背痛 多因腰段脊柱及周围软组织的先天性畸形、损伤、炎症、退变、肿瘤及邻近组织器官病变所致。

(1)脊椎骨折时,可出现骨折部位的压痛和叩痛,伴有脊椎畸形、活动障碍。

Note:

（2）腰椎间盘突出症表现为腰痛，并可放射至臀部，多伴有坐骨神经痛，呈慢性、反复性发作，劳累、咳嗽、喷嚏时疼痛加重，休息后症状减轻，可伴有下肢麻木、冷感或间歇性跛行。

（3）脊椎肿瘤引发的腰背痛表现为顽固性剧烈疼痛，持续性发作，休息和药物均难以缓解，并有放射性神经根痛。

（4）腰肌劳损引发的疼痛表现为腰骶部酸痛、钝痛，休息时缓解，劳累后加重。

（5）其他：胸腔、腹腔、盆腔的内脏疾病可因牵涉痛而引起腰背痛。

5. 关节痛 多因外伤、感染、自身免疫疾病所致的关节炎症、代谢性骨病、退行性骨关病及骨关节肿瘤所致。

（1）急性外伤性关节炎：外伤后出现受损关节疼痛、肿胀和功能障碍。

（2）化脓性关节炎：病变关节持续疼痛，各个方向的被动活动均引起剧烈疼痛，关节功能严重障碍。

（3）风湿性关节炎：病变关节出现红、肿、热、痛，肿胀时间短，消失快，呈游走性。

（4）退行性关节炎：早期表现为步行、久站和天气变化时病变关节疼痛，休息后缓解，晚期病变关节疼痛加重，持续并向他处放射。

（四）对患者的影响

疼痛的临床表现具有多样性和差异性，不同个体对疼痛的感受不同，同一个体在不同时期、不同状态下对疼痛的反应也存在差异。患者对疼痛的感受与其疼痛的经历、性别、年龄、人格特征、社会和家庭背景、受教育程度、身心健康状况、职业等因素相关。

疼痛给患者带来一系列生理、心理和社会层面的改变，对其工作、生活造成一定的影响。疼痛可引起血压升高、血糖升高、心率加快、血液黏滞度增加、水钠潴留等一系列生理改变，进而可加重原发病情；也可导致自主神经功能紊乱，出现失眠、多梦、食欲减退、恶心、呕吐、消化功能障碍等。急性疼痛可引起烦躁不安等情绪；慢性疼痛者可出现抑郁、焦虑甚至躯体化障碍等情绪和心理问题。使用药物镇痛可出现药物不良反应甚至产生依赖性。

（五）疼痛测评工具

疼痛是患者的一种感觉与情绪体验，主观性强，临床上多采用患者自述式的疼痛评估工具。

1. 视觉模拟量表（visual analogue scale，VAS） 在一张纸上画一条 10cm 的横线，横线的一端为"0"，表示无痛；另一端为"10"，表示剧痛；中间部分表示不同程度的疼痛。让受检者根据自我感受在横线上相应位置做一标记，检查者测量"无痛"端至标记点的距离即为疼痛的程度。目前常用的一种改良版 VAS 疼痛测量尺，有正（受检者视面）反（检查者视面）两面，正面有从"无痛"到"剧痛"之间可移动的标尺，背面有"10~0"的数字（图 2-2-7），当受检者移动标尺确定自己疼痛强度位置时，检查者在尺的背面看到具体数字。

2. 数字评分量表（numerical rating scale，NRS） 临床常用的测量疼痛程度的方法。直接用"0~10"这组数字表示疼痛的程度，"0"表示无痛，"10"表示剧痛。受检者根据自我感受选择一个数

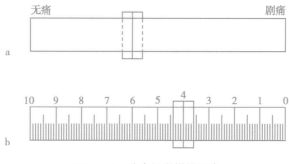

图 2-2-7 改良视觉模拟量表

a. 受检者视面；b. 检查者视面。

字代表其疼痛的程度。

3. 语言评分量表（verbal rating scale, VRS） 受检者根据自我感受选择不同程度的形容词，口述描绘疼痛的程度，如无痛、轻微、中度、重度痛和剧痛等。该量表有 4 级评分、5 级评分、6 级评分、12 级评分和 15 级评分。临床常用的是 4 级评分（无痛、轻度痛、中度痛、重度痛）和 5 级评分（无痛、轻度痛、中度痛、重度痛、剧痛）。

4. 简版 McGill 疼痛问卷（short-form MPQ, SF-MPQ） 在 McGill 疼痛问卷的基础上简化而成，敏感可靠且费时较少。该问卷由疼痛评级指数（pain rating index, PRI）、VAS 和即时疼痛强度评分（present pain intensity, PPI）三部分组成，其中 PRI 包括对疼痛描述的 11 个感觉类和 4 个情感类词，受检者根据 0（无痛）、1（轻度痛）、2（中度痛）、3（重度痛）逐一做标记，并结合 VAS 和 PPI 的分数，三部分的总和即为疼痛的程度，分数越高疼痛越重。

知 识 拓 展

疼痛日记评分法

在疼痛治疗试验中为减少记忆偏倚（这种记忆偏倚会影响总体回顾性疼痛分级的可靠性），疼痛日记逐渐成为评估疼痛相关症状的标准。参与者通常被要求每天一次或多次完成疼痛和相关症状的检测，一般持续 1~2 周。由于疼痛感受每天都可能有很大变化，与疼痛的回顾性检测相比，根据疼痛日记进行叠加的疼痛分级（平均值）被证实能更可靠和敏感地反映治疗效果。目前的临床研究热衷于电子日记，相较于用纸、笔记录，电子日记（如采用 PDA、手机或类似的设备记录的日记）可自动生成日记的日期和时间，自动拒绝错误数据，在患者的依从性和满意度以及可靠性方面均具有明显优势。

(六) 问诊要点

1. 疼痛的特点 起病缓急、持续时间、疼痛部位、疼痛性质、疼痛程度、发作情况；有无牵涉性、放射性或转移性疼痛；有无加重或缓解因素等。必要时，可借助上述的疼痛测评工具进行评估。

2. 病因与诱因 有无与疼痛有关的疾病史、外伤史、手术史、药物过敏史、传染病接触史等；有无诱发因素，如搬重物、湿冷天气、感染、过劳、情绪激动、体位性疲劳、饮食习惯等；有无心理功能障碍，如焦虑、抑郁、恐惧等。

3. 疼痛对患者的影响 有无因疼痛影响休息、睡眠、日常生活、工作和社会交往；有无因疼痛引起的应激反应、加重原发病情；有无疼痛所致的肢体功能障碍或强迫体位；有无恐惧、焦虑、抑郁或愤怒等情绪；有无滥用止痛药物或止痛药物依赖等。

4. 诊疗与护理经过 已接受的诊断性检查项目及结果。已采用的治疗或护理措施，包括是否使用止痛药物，药物的名称、剂量、给药途径、疗效与不良反应；是否采用其他止痛措施及疗效。

(七) 相关护理诊断 / 问题

1. **急性／慢性疼痛** 与各种伤害性刺激作用于机体引起的不适有关。
2. **睡眠型态紊乱** 与疼痛有关。
3. **焦虑** 与疼痛频繁发作有关；与长期慢性疼痛有关。
4. **恐惧** 与剧烈疼痛有关。

（喻姣花）

三、水肿

水肿（edema）是指人体组织间隙过量积液而引起的组织肿胀。根据波及的范围分为全身性水肿（anasarca）与局限性水肿（localized edema）。液体在组织间隙内弥漫性分布时，称全身性水肿；液体积聚在局部组织间隙时,称局限性水肿。若皮肤水肿,指压后出现凹陷者,称为凹陷性水肿(pitting edema);若皮肤水肿,伴皮肤苍白、干燥,指压后无凹陷者,称为非凹陷性水肿(non-pitting edema)。组织间隙内液体积聚量较少,体格检查时不易发现,称为隐性水肿(latent edema);当组织间隙内液体积聚量达 4~5kg 以上时,外观和指压凹陷明显,称为显性水肿(apparent edema)。液体积聚在体腔内称为积液(effusion),如胸腔积液、腹腔积液、心包积液等,是水肿的特殊形式。通常所说的水肿不包括脑水肿、肺水肿等内脏器官的局部水肿。

(一) 发生机制

正常人体组织间隙液体量相对恒定,主要依赖于血管内外液体交换和机体内外液体交换平衡。如果这两种平衡被破坏,就有可能导致组织间隙或体腔中过多体液积聚而引起水肿。

1. 血管内外液体交换失衡　正常情况下,组织液的生成与重吸收处于动态平衡状态,在毛细血管动脉端有效滤过压(毛细血管内静水压 + 组织液渗透压与毛细血管的血浆胶体渗透压 + 组织液静水压之间的差值) 为正,促使液体滤出毛细血管,并因此导致有效滤过压逐渐下降,至毛细血管静脉端的有效滤过压为负,促使组织间隙内的液体回流至毛细血管。当上述因素发生改变,引起组织间液的生成过多或回吸收过少,则可形成水肿。形成水肿的常见原因:①毛细血管静水压增高,如心功能不全、血栓形成或栓塞、肿瘤压迫局部静脉及血容量增加;②毛细血管壁通透性增高,如局部炎症或过敏、缺氧、酸中毒等,导致毛细血管的胶体渗透压下降,组织间隙的胶体渗透压升高;③血浆胶体渗透压降低,通常继发于低蛋白血症,如肾病综合征等;④淋巴液或静脉回流受阻,如丝虫病、恶性肿瘤等。

2. 体内外液体交换失衡　正常人主要通过肾小球滤过和肾小管重吸收来维持体内外液体的平衡。当肾小球滤过率下降和 / 或肾小管重吸收增多,致使肾脏排水和排钠减少,可因水钠潴留导致水肿。

(二) 病因与临床表现

不同疾病引起的水肿,其初发部位、扩展过程和分布特点各有不同。

1. 全身性水肿

(1) 心源性水肿(cardiac edema):常见于右心衰竭、缩窄性心包炎。水肿特点为首先出现于身体低垂部位,能起床活动者最早出现于踝内侧,经常卧床者则最早出现于腰骶部。行走活动后明显,休息后减轻或消失。水肿为对称性、凹陷性。常伴有右心衰竭的临床表现,如颈静脉怒张、肝大、肝颈静脉回流征阳性,严重者可出现胸腔积液、腹腔积液、心包积液等。

(2) 肾源性水肿(renal edema):常见于各型肾炎和肾病。水肿特点为晨起时眼睑与颜面水肿,以后可发展为全身水肿。常伴有高血压、尿常规异常、肾功能损害等表现。肾病综合征患者常呈中度或重度水肿,指压凹陷明显,常伴有浆膜腔积液。

临床上肾源性水肿与心源性水肿常需鉴别,鉴别要点见表 2-2-1。

表 2-2-1　心源性水肿与肾源性水肿的鉴别

项目	肾源性水肿	心源性水肿
初始部位	从眼睑、颜面开始,蔓延至全身	从低垂部位开始,向上蔓延至全身
发展速度	发展迅速	发展较缓慢
水肿性质	软而移动性大	较坚实,移动性小
伴随改变	高血压、尿常规异常、肾功能异常	心脏增大、心脏杂音、肝大、颈静脉怒张

(3) 肝源性水肿(hepatic edema):常见于失代偿期肝硬化。水肿的特点是以腹腔积液为主要表现,全身水肿较轻。若患者长时间保持坐位或立位,或因其他原因致使下肢静脉明显淤血,下肢可出现明显水肿。颜面部和上肢常无水肿。常有肝功能减退及门静脉高压的表现。

(4) 营养不良性水肿(nutritional edema):常见于长期慢性消耗性疾病、营养缺乏、蛋白丢失过多等所致的低蛋白血症者。其特点为水肿分布多从组织疏松处开始,然后扩展至全身,以低垂部位明显。水肿发生前常有消瘦、体重减轻等表现。

(5) 黏液性水肿(mucous edema):常见于甲状腺功能减退者。其特点为非凹陷性水肿,以口唇、眼睑及下肢胫骨前较明显,与组织间隙亲水物质增加有关。

(6) 经前期综合征(premenstrual syndrome,PMS):其特点为多于经前 7~14 天出现眼睑、踝部、手部轻度水肿,可伴有乳房胀痛及盆腔沉重感,月经来潮后消退。

(7) 药物性水肿:由肾上腺皮质激素、雄激素、雌激素、胰岛素等药物应用引起水钠潴留所致。水肿于用药后发生,停药后消退,主要表现为下肢或颜面部水肿,重者出现全身性水肿。

(8) 特发性水肿(idiopathic edema):主要见于育龄期妇女,原因不明,可能与内分泌功能失调导致毛细血管通透性增加及直立体位的反应异常有关。水肿常发生在身体低垂部位,多为轻中度,常在晚间出现下肢水肿,休息后减轻或消失,可伴有自主神经功能紊乱的表现。立卧位水负荷试验有助诊断。

(9) 其他:包括醛固酮增多症等内分泌代谢疾病所引起的水肿,以及因环境、体质及体位因素等引起的功能性水肿,如老年性水肿、旅行者水肿、长期站立位所引起的水肿等。

2. 局限性水肿 由于各种原因引起的局部静脉、淋巴回流受阻或毛细血管壁通透性增加等所致。常见于局部炎症或过敏、肢体静脉血栓形成或血栓性静脉炎、上下腔静脉阻塞综合征、丝虫病等。

(三) 对患者的影响

不同病因引起的水肿对患者的影响会有不同,其影响大小取决于水肿的部位、程度、发生速度和持续时间。全身性水肿常见的影响有:①体重增加。无论是显性水肿还是隐性水肿,均可因液体潴留而致体重增加。轻度水肿,体重可增加 5%;中度水肿,体重可增加 10%;重度水肿,体重可增加 10% 以上。②尿量减少。患者因严重血容量不足、肾功能受损等致肾小球滤过率下降而发生少尿,甚至无尿。③皮肤改变。长期持续水肿引起水肿区组织、细胞营养不良,或因严重水肿致液体渗出,易发生皮肤溃疡或继发感染,且伤口不易愈合。④其他影响。心脏前负荷增加,使心排血量增大,血压升高,脉搏增快,可出现活动后呼吸困难,重者可发生急性肺水肿;中至大量胸腔积液或大量腹腔积液者多取强迫半坐位,可伴有呼吸困难;心脏前负荷增加与呼吸困难可致活动受限。

(四) 问诊要点

1. 水肿的特点 水肿发生的时间、首发部位、发展顺序、速度、性质、持续时间、程度及局部表现;与活动和体位的关系;加重或缓解的因素等。

2. 病因与诱因 有无与水肿发生有关的心脏疾病(如右心衰竭)、肾脏疾病(如各型肾炎和肾病等)、肝脏疾病(如肝硬化)、慢性消耗性疾病、内分泌代谢性疾病(如甲状腺功能减退等);有无蛋白质摄入不足;有无使用激素类药物;有无剧烈运动、劳累、精神紧张、感染;女性患者还应询问水肿是否与月经周期及体位有关。

3. 水肿对患者的影响 近期体重增减的情况;有无尿量减少;严重水肿者有无皮肤水疱、破溃或继发感染;严重全身性水肿者有无血压升高、脉搏增快、活动后呼吸困难;大量胸、腹腔积液者有无活动受限、强迫坐位及呼吸困难。

4. 诊疗与护理经过 已接受的诊断性检查项目及结果。已采用的治疗或护理措施,包括每日水、钠摄入情况;有无饮食、饮水限制及其实施情况;是否应用利尿剂,药物的名称、给药途径、剂量、疗效与不良反应。

(五) 相关护理诊断 / 问题

1. 体液过多 与右心功能不全所致水钠潴留有关。

2. 皮肤完整性受损 / 有皮肤完整性受损的危险 与水肿所致组织、细胞营养不良有关。

3. 活动耐力下降 与胸、腹腔积液所致呼吸困难有关;与心功能不全所致容量负荷过重有关。

4. 潜在并发症:急性肺水肿。

(喻姣花)

四、呼吸困难

呼吸困难(dyspnea)是指患者主观感到空气不足、呼吸费力,客观上表现为呼吸用力,重者可出现鼻翼扇动、张口呼吸、端坐呼吸、发绀、辅助呼吸肌参与呼吸运动,可伴有呼吸频率、深度、节律的改变。

(一)病因与发生机制

1. 呼吸系统疾病 ①气道狭窄或阻塞:支气管哮喘、慢性阻塞性肺疾病,以及喉、气管、支气管的炎症、水肿、肿瘤或异物等;②肺部疾病:肺炎、肺脓肿、肺水肿、肺结核、弥漫性肺间质疾病等;③胸廓、胸膜腔疾病:严重胸廓畸形、肋骨骨折、广泛性胸膜增厚、大量胸腔积液、气胸等;④神经肌肉疾病:急性炎症性脱髓鞘性多发性神经病、重症肌无力累及呼吸肌,药物导致呼吸肌麻痹等;⑤膈肌运动障碍:膈肌麻痹、大量腹腔积液、腹腔巨大肿瘤、妊娠晚期等。

呼吸系统疾病主要通过引起肺通气和/或换气功能障碍,造成机体缺氧和/或二氧化碳潴留,从而导致呼吸困难。①当气道狭窄或阻塞时,气道阻力增高而引起阻塞性通气不足;当胸廓与膈肌的运动障碍,神经肌肉疾病时,呼吸肌的力量减弱而引起限制性通气不足。②当肺组织弥漫性病变、肺血管病变或胸膜腔疾病压迫肺组织时,引起呼吸面积减少,通气血流比例失调等,从而导致肺换气功能障碍。

2. 心血管系统疾病 各种原因所致的左心和/或右心衰竭、心包积液、原发性肺动脉高压、肺栓塞等。左心衰竭和严重的右心衰竭均可引起呼吸困难,以左心衰竭所致呼吸困难更为严重和多见。

左心衰竭引起呼吸困难的发生机制为:①肺淤血使气体弥散功能降低,引起肺换气功能障碍;②肺泡张力增高,刺激牵张感受器,通过迷走神经反射兴奋呼吸中枢;③肺泡弹性减退,使肺活量减少;④心肌收缩力降低,使肺循环压力增高,反射性刺激呼吸中枢。

右心衰竭引起呼吸困难的发生机制为:①体循环淤血、肝脏淤血肿大以及胸、腹腔积液,使呼吸运动受限,肺气体交换面积减少;②右心房与上腔静脉压增高,刺激压力感受器,反射性兴奋呼吸中枢;③血氧含量减少,酸性代谢产物增加,刺激呼吸中枢。

疾 病 知 识

肺血栓栓塞症

肺血栓栓塞症(pulmonary thromboembolism, PTE)是肺栓塞的最常见类型,是指来自静脉系统或右心的血栓阻塞肺动脉或其分支所致疾病,常常是许多疾病的严重并发症。引起PTE的血栓主要来源于下肢的深静脉血栓形成。PTE主要症状为呼吸困难、胸痛、晕厥、咯血、烦躁不安、惊恐甚至濒死感等。不明原因的呼吸困难是PTE最常见的症状,多于栓塞后即刻出现,尤以活动后明显。由于急性PTE的临床表现缺乏特异性,容易被漏诊和误诊,近年来越来越引起国内外医学界的关注。

---

3. 中毒 主要由于代谢性酸中毒、药物中毒、化学毒物中毒等引起。

(1)代谢性酸中毒:尿毒症、糖尿病酮症酸中毒时,血中酸性代谢产物增多,刺激颈动脉体、主动脉体化学感受器,或者直接刺激呼吸中枢引起呼吸困难。

(2)药物中毒:吗啡、巴比妥类、有机磷杀虫药中毒时,可抑制呼吸中枢,致使呼吸运动减弱,肺通气量降低,严重时可导致低氧血症,并可伴有二氧化碳潴留。

(3)化学毒物中毒:常见于一氧化碳、亚硝酸盐和苯胺类及氰化物中毒。一氧化碳中毒时,吸入的一氧化碳与血红蛋白结合形成碳氧血红蛋白,失去携氧能力;亚硝酸盐和苯胺类中毒时,血红蛋白变为高铁血红蛋白,失去携氧能力;氰化物中毒时,氰离子抑制细胞色素氧化酶的活性从而抑制细胞呼吸,导致组织缺氧引起呼吸困难,严重时引起脑水肿抑制呼吸中枢。

4. 血液系统疾病 重度贫血、高铁血红蛋白血症等,使红细胞携氧量减少,血氧含量降低,组织缺氧,而引起呼吸困难。

5. 神经、精神性疾病 如颅脑外伤、脑肿瘤、脑出血、脑炎、脑膜炎等神经系统疾病,可因颅内压增高和脑部供血减少,致呼吸中枢兴奋性降低。精神因素,如焦虑症、癔症引起的呼吸困难,其发生机制多为过度通气而引起呼吸性碱中毒所致,严重时可出现意识障碍。

(二) 临床表现

1. 肺源性呼吸困难(pulmonary dyspnea) 临床上常分为3种类型:

(1) 吸气性呼吸困难(inspiratory dyspnea):表现为吸气显著费力、吸气时间延长,严重者因呼吸肌极度用力,胸腔负压增大,吸气时出现胸骨上窝、锁骨上窝和肋间隙明显凹陷,称为"三凹征"(three depression sign),可伴有干咳和高调吸气性喉鸣。常见于喉、气管、主支气管大气道的狭窄与阻塞,如急性喉炎、喉水肿、喉癌、气管肿瘤或气管内异物等。

(2) 呼气性呼吸困难(expiratory dyspnea):表现为呼气费力、缓慢、呼气时间明显延长,听诊可闻及呼气期哮鸣音。由于肺组织弹性减弱和 / 或小支气管的狭窄或阻塞所致。常见于慢性支气管炎(喘息型)、慢性阻塞性肺疾病、支气管哮喘等。

(3) 混合性呼吸困难(mixed dyspnea):表现为吸气与呼气均费力、呼吸浅快,可伴有呼吸音异常或病理性呼吸音。常见于重症肺炎、弥漫性肺间质疾病、大面积肺栓塞、重症肺结核、大量胸腔积液、气胸等。

2. 心源性呼吸困难(cardiac dyspnea) 主要由于心力衰竭引起。左心衰竭所致呼吸困难因肺淤血的程度不同而有不同的表现,主要有:

(1) 劳力性呼吸困难:活动时出现或加重,休息时减轻或消失。起初仅在剧烈运动后出现,随着肺淤血程度加重,逐渐发展到轻微活动即会出现。

(2) 端坐呼吸:肺淤血达到一定程度时,患者不能平卧,被迫采取半坐位或端坐体位呼吸。

(3) 夜间阵发性呼吸困难:①急性左心衰竭时,患者常可出现夜间睡眠中突感胸闷气急,被迫坐起,惊恐不安。轻者数分钟至数十分钟后症状逐渐减轻、消失;重者可见端坐呼吸、面色发绀、大汗、咳粉红色泡沫痰,两肺底或全肺出现湿啰音,有哮鸣音(称为"心源性哮喘"),心率增快,可有奔马律。②右心衰竭所致呼吸困难的程度较左心衰竭轻,多见于肺源性心脏病、某些先天性心脏病或由左心衰竭发展而来。

3. 中毒性呼吸困难 代谢性酸中毒时多表现为深长而规则的呼吸,可伴有鼾音,称为酸中毒深大呼吸;吗啡、巴比妥类药物中毒时,呼吸缓慢、变浅,伴有呼吸节律异常,如潮式呼吸或间停呼吸;亚硝酸盐或急性一氧化碳中毒时可引起深而慢的呼吸。

4. 血源性呼吸困难 重度贫血时,由于严重缺氧,平静状态患者可气短、呼吸困难,伴心率增快。休克或大出血时,由于缺氧和血压下降刺激呼吸中枢,也可导致呼吸加快。

5. 神经、精神性呼吸困难 神经性呼吸困难表现为呼吸慢而深,常伴有呼吸节律异常,如呼吸遏制(吸气突然停止)、双吸气样(抽泣样)呼吸。精神性呼吸困难表现为呼吸快而浅,伴有叹息样呼吸,以及口周、肢体麻木或手足搐搦等呼吸性碱中毒的表现。

(三) 对患者的影响

呼吸困难时因能量消耗增加,加之本身的缺氧、缺血可致患者活动耐力下降,日常生活活动受到不同程度的影响,严重呼吸困难者甚至不能与人交谈。此外还可有紧张、焦虑、恐惧等情绪反应,以及睡眠障碍。

(四) 问诊要点

1. 呼吸困难的特点 起病缓急、发作时间及严重程度,憋气为吸气性、呼气性还是混合性;昼夜有无差别;加重或缓解因素;有无发热、胸痛、咯血、意识障碍等伴随症状。

2. 病因与诱因 有无明确的诱因;有无与呼吸困难发生相关的心、肺等基础疾病史;有无感染、接触过敏原;有无化学毒物接触史;有无吗啡等用药史;是否为精神因素引起的呼吸困难;有无吸烟史;家族中有无类似疾病患者等。

3. 呼吸困难对患者的影响 重点是有无日常生活活动能力受限及其程度,此为临床评估呼吸困难严重程度的依据,并据此分为轻、中、重三度。①轻度:可在平地行走,登高及上楼时气急,中度或重度体力活动后出现呼吸困难;②中度:平地慢步行走时中途需休息,轻体力活动时出现呼吸困难,完成日常生活活动需他人帮助;③重度:洗脸、穿衣甚至休息时也感到呼吸困难,日常生活活动完全依赖他人帮助。

也可以采用改良的英国医学研究理事会(MRC)的呼吸困难指数进行评估:0级指仅在费力运动时出现呼吸困难;1级指平地快步行走或步行爬小坡时出现呼吸困难;2级指由于气短,平地行走时比同龄人慢或者需要停下来休息;3级指平地行走100m左右或数分钟后需要停下来喘气;4级指因严重呼吸困难不能离开家,或穿脱衣服时出现呼吸困难。

此外,还应注意患者有无紧张、焦虑或恐惧等情绪,以及有无睡眠障碍等。

4. 诊疗与护理经过 已接受的诊断性检查及结果。已采用的治疗或护理措施,重点是有无使用氧疗,氧疗的流量、浓度及其效果;所用药物的名称、剂量、疗效等。

(五)相关护理诊断 / 问题

1. 低效性呼吸型态 与上呼吸道梗阻有关;与胸腔积液有关。

2. 活动耐力下降 与呼吸困难致缺氧和能量消耗增加有关。

3. 气体交换受损 与心肺功能不全所致通气血流比例失调、气体交换面积减少等有关。

4. 沐浴 / 穿着 / 进食 / 如厕自理缺陷 与呼吸困难致日常生活活动能力受限有关。

5. 言语沟通障碍 与重度喘息有关;与机械通气有关。

(赵艳琼)

五、咳嗽与咳痰

咳嗽(cough)是呼吸道受到刺激后引发的紧跟在短暂吸气后的一种保护性反射动作。通过咳嗽可以清除呼吸道分泌物或异物。借助咳嗽将呼吸道内过多的分泌物或肺泡内的渗出液排出体外的过程称为咳痰(expectoration)。咳嗽、咳痰是临床最常见的症状之一。

(一)发生机制

1. 咳嗽 来自耳、鼻、咽、喉、支气管、胸膜等感受区的刺激,经迷走神经、舌咽神经和三叉神经的感觉神经纤维传入延髓咳嗽中枢,咳嗽中枢再将冲动经由喉下神经、膈神经和脊髓神经等运动神经向下传导,分别引起咽肌、膈肌和其他呼吸肌的运动来完成咳嗽动作。

2. 咳痰 正常支气管黏膜腺体和杯状细胞只分泌少量黏液,使呼吸道黏膜保持湿润。当呼吸道发生炎症时,黏膜充血、水肿,黏液分泌增多,毛细血管壁通透性增加,浆液渗出。此时,含红细胞、白细胞、巨噬细胞、纤维蛋白等的渗出物,与黏液、吸入的尘埃和某些组织破坏物等混合而形成痰液,可随咳嗽动作排出。当肺淤血和肺水肿时,肺泡和小支气管内有不同程度的浆液漏出,也可引起咳痰。

(二)常见病因

1. 呼吸道疾病 当鼻咽部至小支气管整个呼吸道黏膜受到刺激时,均可引起咳嗽。常见病因包括:①感染,是引起咳嗽、咳痰最常见的病因,如急性上呼吸道感染、肺炎、慢性支气管炎、支气管扩张症等;②肿瘤,如支气管肺癌或转移性癌等;③其他,如支气管哮喘等变态反应性疾病、呼吸道异物吸入等。

2. 胸膜疾病 各种原因所致的胸膜炎、胸膜间皮瘤、自发性或外伤性气胸等。

3. 心血管系统疾病 二尖瓣狭窄或其他原因所致的左心衰竭引起肺淤血或肺水肿时,因肺泡及支气管内有浆液性或血性渗出物,可引起咳嗽和咳痰。右心或体循环静脉栓子脱落造成肺栓塞时也可引起咳嗽。

4. 中枢神经系统疾病 可见于脑炎、脑膜炎等中枢神经系统病变。

5. 其他因素 包括习惯性咳嗽、心理性咳嗽、药物因素(如血管紧张素转化酶抑制剂)引起的慢性咳嗽、胃食管反流性疾病所致咳嗽等。

（三）临床表现

1. 咳嗽

（1）病程：按病程咳嗽可分为急性咳嗽（<3 周）、亚急性咳嗽（3~8 周）和慢性咳嗽（>8 周）。

（2）性质：根据是否伴有咳痰，可分为干性咳嗽和湿性咳嗽。①干性咳嗽：咳嗽无痰或痰量极少，常见于急性或慢性咽喉炎、急性支气管炎初期、气道受压狭窄、胸膜疾病、原发性肺动脉高压以及二尖瓣狭窄等；②湿性咳嗽：咳嗽伴有咳痰，常见于慢性支气管炎、支气管扩张症、肺炎、肺脓肿和空洞型肺结核等。

（3）时间与规律：①突发性咳嗽，常由于吸入刺激性气体或异物、淋巴结或肿瘤压迫气管或支气管分叉处所引起；②发作性咳嗽，可见于百日咳、支气管哮喘（咳嗽变异性哮喘）等；③长期慢性咳嗽，多见于慢性支气管炎、支气管扩张症、肺脓肿及肺结核；④夜间咳嗽：常见于左心衰竭、咳嗽变异性哮喘；⑤清晨或改变体位时的咳嗽，常见于慢性支气管炎、支气管扩张症、肺脓肿等。

（4）音色：即咳嗽声音的特点。包括：①咳嗽声音嘶哑，多为声带炎症或肿瘤压迫喉返神经所致；②鸡鸣样咳嗽，表现为连续阵发性剧咳伴有高调吸气回声，多见于百日咳、会厌、喉部疾患，气管受压；③金属音咳嗽，常见于纵隔肿瘤、主动脉瘤或支气管癌直接压迫气管所致；④咳嗽声音低微或无力，见于严重肺气肿、声带麻痹、声带水肿及极度衰弱者。

2. 咳痰

（1）性状：①黏液性痰，痰液黏稠、无色透明或稍白，多见于急性支气管炎、支气管哮喘及大叶性肺炎的初期，也可见于慢性支气管炎、肺结核等；②浆液性痰，痰液稀薄、多泡沫、细胞成分少，见于肺水肿；③脓性痰，痰液质黏稠，含脓细胞、坏死组织等，见于化脓性细菌性下呼吸道感染；④血性痰，即痰中带血，由于呼吸道黏膜受侵害、损害毛细血管或血液渗入肺泡所致。

（2）颜色与气味：痰的颜色取决于其所含的成分。①无色透明痰，见于急性支气管炎、支气管哮喘；②白色黏液痰，见于慢性支气管炎、支气管哮喘；③铁锈色或褐色痰，为典型肺炎球菌肺炎、肺梗死的特征；④黄色或黄绿色痰，为含有大量脓细胞所致，提示化脓性感染；⑤红色或粉红色痰，见于支气管肺癌、肺结核、肺淤血；⑥绿色痰，见于铜绿假单胞菌感染；⑦黑色痰，见于大量灰尘、肺尘埃沉着病；⑧痰白黏稠且牵拉成丝难以咳出，提示有真菌感染；⑨粉红色泡沫痰，是肺水肿的特征；⑩恶臭痰，提示有厌氧菌感染，见于支气管扩张症、肺脓肿。

（3）痰量：健康人很少有痰。痰量少者仅数毫升，见于急性呼吸道炎症；痰量多者，可达数百毫升，常见于支气管扩张症、肺脓肿和支气管胸膜瘘，且排痰与体位有关。痰量多时，静置后可出现分层现象：上层为泡沫，中层为浆液或浆液脓性，下层为坏死物质。

3. 伴随症状 不同病因所致咳嗽的伴随症状不同。①伴发热：多见于急性上、下呼吸道感染，肺结核、胸膜炎等；②伴胸痛：多见于肺炎、胸膜炎、支气管肺癌、肺栓塞和自发性气胸等；③伴呼吸困难：多见于喉水肿、喉肿瘤、支气管哮喘、慢性阻塞性肺疾病、重症肺炎、肺结核、大量胸腔积液、气胸、肺淤血、肺水肿及气管或支气管异物等；④伴咯血：常见于支气管扩张症、肺结核、肺脓肿、支气管肺癌、二尖瓣狭窄、支气管结石、肺含铁血黄素沉着症等。

（四）对患者的影响

长期或剧烈咳嗽可致呼吸肌疲劳、酸痛，头痛，失眠，使患者惧怕有效咳嗽和咳痰；同时因食欲减退、机体能量消耗增加，可导致患者明显消瘦。剧烈咳嗽可致脏层胸膜破裂发生自发性气胸，或致呼吸道黏膜上皮受损而出现咯血；也可使腹腔压力增加，致使胸腹部手术缝合口裂开；骨质疏松者可因剧烈咳嗽导致肋骨骨折等。不能有效咳痰者，痰液潴留促使呼吸道的微生物繁殖增长，可诱发或加重肺部感染；同时阻塞支气管，使肺通气与换气功能受损。

剧烈咳嗽容易引起患者恐惧情绪；慢性反复性咳嗽、咳痰则影响患者正常的工作和生活，易引起焦虑或抑郁情绪。

（五）问诊要点

1. 咳嗽与咳痰的特点 起病缓急、发生的时间、咳嗽的性质、持续时间、音色；有无咳痰；痰液的性质、痰量、气味及其与体位的关系;能否有效咳嗽与咳痰;伴随症状及其表现等。

2. 病因与诱因 有无与咳嗽、咳痰相关的疾病史,如呼吸系统、心血管系统、中枢神经系统及胃食管反流性疾病;有无可致咳嗽的药物使用史;有无吸烟史及粉尘接触史等;与气候变化等有无关系。

3. 咳嗽对患者的影响 重点为长期或剧烈咳嗽可能带来的呼吸肌疲劳、睡眠不佳、食欲减退、日常生活受限及情绪反应;近期胸、腹部手术者手术缝合口的情况;剧烈咳嗽者有无自发性气胸或咯血等并发症的表现。

4. 诊疗与护理经过 已接受的诊断性检查及结果。已采用的治疗或护理措施,包括是否服用过止咳、祛痰或其他药物,药物的名称、剂量及疗效;促进排痰的措施及疗效,如体位排痰等。

(六) 相关护理诊断 / 问题

1. 清理呼吸道无效 与痰液黏稠有关;与极度衰竭所致无力咳嗽有关;与胸、腹部手术后引起的无效咳嗽有关。

2. 活动耐力下降 与长期频繁咳嗽或机体组织缺氧有关。

3. 睡眠型态紊乱 与夜间频繁咳嗽有关。

4. 营养失调:低于机体需要量 与长期频繁咳嗽所致能量消耗增加、营养摄入不足有关。

5. 潜在并发症:自发性气胸。

(高学琴)

六、咯血

 ———————————————— 导学案例与思考 ————————————————

患者,男,28 岁。近 1 个月来间断发热、咳嗽、咳痰,多为黏液性脓痰,体温最高可达 38℃左右。昨日发现咳出黏痰中带血丝,未引起注意,今日劳累后自觉胸闷、喉部痒感,咳嗽后咳出血痰 10 余次,量约 50ml,遂由同事送医院就诊。

请思考:

1. 如何判断该患者是咯血,还是呕血?

2. 问诊时应重点询问哪些内容?

咯血(hemoptysis)是指喉及喉以下的呼吸道及肺的任何部位的出血,经口腔咯出。

(一) 病因与发生机制

咯血病因很多,主要见于呼吸系统和心血管系统疾病。

1. 呼吸系统疾病 为咯血常见病因。

(1) 支气管疾病:常见于支气管扩张症、支气管肺癌、支气管内膜结核和慢性支气管炎等。其发生机制主要是炎症、肿瘤等致支气管黏膜或毛细血管通透性增加,或黏膜下血管破裂所致。

(2) 肺部疾病:常见于肺结核、肺炎、肺脓肿等;也可见于肺寄生虫病、肺真菌病、肺泡炎等。我国引起咯血的首要原因仍为肺结核,其发生机制多为结核病变使毛细血管通透性增加,血液渗出,导致痰中带血或小血块;若病变累及小血管致管壁破溃,则造成中等量咯血;若空洞壁肺动脉分支形成的小动脉瘤破裂,或继发的结核性支气管扩张形成的动静脉瘘破裂,则造成大量咯血,可危及生命。肺炎咯血的发生则为炎症致肺泡毛细血管通透性增加或黏膜下小血管壁破溃而出现痰中带血或咯血。

2. 心血管系统疾病 较常见于二尖瓣狭窄,其次为原发性肺动脉高压症,也可见于肺栓塞、肺血管炎等。心血管系统疾病引起咯血可表现为小量咯血或痰中带血、大量咯血、粉红色泡沫样血痰和黏稠暗红色血痰。其发生多由于肺淤血使肺泡壁或支气管内膜毛细血管破裂,或支气管黏膜下层支气管静脉曲张破裂所引起。

3. 全身性疾病 ①血液病:原发性血小板减少性紫癜、急性白血病、血友病等;②急性传染病:流行性出血热、肺出血型钩端螺旋体病等;③风湿免疫性疾病:系统性红斑狼疮、结节性多动脉炎等;④其他:气管或支气管子宫内膜异位症,抗凝血药物及毒物,各种有创性检查及治疗等,均可引起咯血。

（二）临床表现

1. 咯血量 与受损血管的性质及数量有直接关系,与病情的严重程度不完全一致。咯血量大小的标准尚无明确的界定,一般可分为:①小量咯血,每日咯血量在100ml以内,仅表现为痰中带血;②中等量咯血,每日咯血量在100~500ml,咯血前多有喉部痒感、胸闷、咳嗽等先兆症状,咯出的血多为鲜红色,伴有泡沫或痰,呈碱性;③大量咯血,每日咯血量达500ml以上或1次咯血100ml以上,常伴有呛咳、脉搏细速、出冷汗、呼吸急促、面色苍白、紧张不安和恐惧感。

2. 颜色和性状 因肺结核、支气管扩张症、肺脓肿和出血性疾病所致咯血,其颜色为鲜红色;铁锈色血痰可见于肺炎球菌肺炎,也可见于肺吸虫病和肺泡出血;砖红色胶冻样痰见于典型的肺炎克雷伯菌肺炎;肺栓塞引起的咯血为黏稠暗红色血痰;二尖瓣狭窄所致咯血多为暗红色;左心衰竭所致咯血为浆液性粉红色泡沫痰。

3. 伴随症状 不同病因所致咯血的常见伴随症状有:①伴发热,多见于肺结核、肺炎、肺脓肿、流行性出血热、肺出血型钩端螺旋体病、支气管肺癌等;②伴胸痛、呼吸困难,多见于肺炎球菌肺炎、肺结核、肺栓塞(梗死)、支气管肺癌等;③伴呛咳,多见于支气管肺癌、支原体肺炎、气道异物等;④伴慢性咳嗽、脓痰,多见于支气管扩张症、肺脓肿、空洞型肺结核继发细菌感染等;⑤伴皮肤黏膜出血,可见于血液病、风湿病、肺出血型钩端螺旋体病和流行性出血热等;⑥伴杵状指(趾),多见于支气管扩张症、肺脓肿、支气管肺癌等;⑦伴黄疸:须注意钩端螺旋体病、肺炎球菌肺炎、肺栓塞等。

（三）对患者的影响

大量咯血者因血液在支气管内滞留或失血,可产生各种并发症,常见为:①窒息。大量咯血时血液从鼻腔涌出,常可阻塞呼吸道导致窒息,为直接致死的重要原因。患者表现为大咯血过程中咯血突然减少或中止,继而气促、胸闷、烦躁不安、紧张、惊恐、大汗淋漓、颜面青紫,重者意识障碍。常发生于急性大咯血、极度衰竭无力咳嗽、应用镇静或镇咳药及精神极度紧张者。②肺不张。多因血块堵塞支气管所致。表现为咯血后出现呼吸困难、胸闷、气急、发绀,呼吸音减弱或消失。③继发感染。因咯血后血液滞留于支气管所致。表现为咯血后发热并体温持续不退、咳嗽加剧,伴局部干、湿啰音。④失血性休克。表现为大咯血后出现脉搏增快、血压下降、四肢湿冷、烦躁不安、少尿等。

无论咯血量多少,患者均可能产生不同程度的紧张不安、焦虑或恐惧。

（四）问诊要点

1. 确认是否为咯血 少量咯血者需与口腔、鼻咽部出血相鉴别。鼻出血多自鼻孔流出,常在鼻中隔前下方发现出血灶;鼻腔后部出血量较多时,易与咯血混淆,此时因血液自后鼻孔沿软腭与咽后壁下流,患者有咽部异物感,鼻咽镜检查有助于确诊。大量咯血需与呕血鉴别,见表2-2-2。

表2-2-2　咯血与呕血的鉴别

鉴别	咯血	呕血
病因	心、肺疾病病史	胃病或肝硬化病史
出血前兆	咽部痒感、胸闷、咳嗽等	上腹部不适、恶心、呕吐等
出血方式	咳出	呕出,可呈喷射性
颜色及性状	泡沫状,鲜红色	无泡沫,呈暗红色或棕色
混杂物	痰液	食物残渣、胃液
酸碱反应	碱性	酸性
黑便	除非经下咽血液量较多,否则无	有,呕血停止后仍持续数日
出血后痰的性状	常有血痰数日	无痰

2. **咯血的特点**　起病情况、持续时间、每日咯血次数及咯血量、颜色与性状以及伴随症状。

3. **病因与诱因**　有无与咯血相关的呼吸系统、心血管系统或其他系统疾病;有无职业粉尘接触史、吸烟史;有无应用抗凝药物及毒物等。

4. **咯血对患者的影响**　大量咯血者有无窒息、继发感染、肺不张、失血性休克等并发症的表现;有无因少量持续咯血所致的精神不安或失眠;有无焦虑、恐惧等负性情绪。

5. **诊疗与护理经过**　已接受的诊断性检查及结果。已采用的治疗或护理措施,包括是否使用止血药物,药物的名称、剂量及效果;大量咯血时采取的措施及疗效。

(五) 相关护理诊断 / 问题

1. **有窒息的危险**　与大咯血引起气道阻塞有关。

2. **焦虑**　与反复咯血久治不愈有关。

3. **恐惧**　与大量咯血或咯血不止有关。

4. **体液不足**　与大量咯血引起循环血量减少有关。

5. **潜在并发症**:窒息、肺不张、失血性休克。

(高学琴)

七、发绀

发绀(cyanosis)是指血液中还原血红蛋白增多,使皮肤和黏膜呈青紫改变的一种表现,常发生于皮肤较薄、色素较少和毛细血管较丰富的部位,如口唇、鼻尖、面颊、甲床、舌等处。休克者发绀较轻,易被忽视。

(一) 病因与发生机制

发绀是由于血液中血红蛋白氧合不全,还原血红蛋白的绝对量增加所致。

1. **血液中还原血红蛋白绝对值增加**　当毛细血管内的还原血红蛋白的绝对量超过50g/L时,即可出现发绀,也称为真性发绀。通常动脉血氧饱和度(SaO_2)<85%时,舌面和口腔黏膜的发绀明确可见。但发绀并不一定准确反映动脉血氧饱和度下降的情况,如红细胞增多症者,SaO_2>85%也可出现发绀,而严重贫血(血红蛋白 <60g/L)者,即使 SaO_2 明显降低,也不足以引起发绀。根据病因不同可分为中心性发绀和周围性发绀。

(1) 中心性发绀:由于心、肺疾病导致动脉血氧饱和度降低引起的发绀,可分为肺性发绀和心性混合性发绀。①肺性发绀:由于呼吸功能不全、肺氧合作用不足所致。常见于呼吸道阻塞、阻塞性肺气肿、弥漫性肺间质纤维化、急性呼吸窘迫综合征、肺淤血、肺栓塞等。②心性混合性发绀:由于心脏与大血管间有异常通道,使部分静脉血未经肺脏氧合即经异常通道流入体循环动脉血液中,当分流量超过心排血量的1/3时,即可出现发绀。常见于发绀型先天性心脏病,如法洛四联症、艾森曼格综合征等。

(2) 周围性发绀:由于周围循环血流障碍所致。①淤血性周围性发绀:因体循环淤血、周围血流缓慢,组织消耗过多的氧所致。常见于右心衰竭、渗出性心包炎等。②缺血性周围性发绀:因循环血量不足、心排血量减少和局部血流障碍,引起周围组织缺血、缺氧所致。常见于严重休克、血栓闭塞性脉管炎、雷诺病(Raynaud disease)等。

(3) 混合性发绀:中心性发绀与周围性发绀并存。常见于心力衰竭或心、肺疾病合并周围循环衰竭者。

2. **血液中存在异常血红蛋白衍生物**　由于血液中含有高铁血红蛋白、硫化血红蛋白等异常血红蛋白,使部分血红蛋白丧失携氧能力。当血液中的高铁血红蛋白达 30g/L,硫化血红蛋白达 5g/L 时,可使皮肤黏膜类似发绀色,也属于发绀的范畴。

(1) 高铁血红蛋白血症:包括先天性和后天获得性,先天性高铁血红蛋白血症者自幼即有发绀,通常有家族史,身体一般状况较好;后天获得性高铁血红蛋白血症以各种化学物质或药物中毒所致者多见,常见于苯胺、硝基苯、伯氨喹、亚硝酸盐、磺胺类等中毒。

(2) 硫化血红蛋白血症：为后天获得性，发生于服用含硫药物或化学品后，一般认为患者须同时有便秘或服用含硫药物在肠内形成大量硫化氢为先决条件。

（二）临床表现

1. 起病情况　心、肺疾病所致发绀随疾病进展缓慢出现；药物或化学药品中毒所致高铁血红蛋白症者发绀急骤出现且多为暂时性的；先天性心脏病或先天性高铁血红蛋白血症者通常自出生或幼年即出现发绀。

2. 临床特点

(1) 中心性发绀：表现为全身性发绀，除四肢与颜面外，也可见于舌、口腔黏膜和躯干皮肤。发绀部位皮肤温暖，常伴有杵状指(趾)及红细胞增多。

(2) 周围性发绀：表现为肢体末端与下垂部位发绀，如肢端、耳垂与鼻尖，发绀部位皮肤温度低，按摩或加温后发绀可消退。

(3) 高铁血红蛋白血症发绀：病情急剧，静脉血呈深棕色，经氧疗发绀不能改善，静脉注射亚甲蓝或大量维生素 C 可使发绀消退。分光镜检查可证明血中高铁血红蛋白的存在。

(4) 硫化血红蛋白血症发绀：发绀持续时间长，可达数月以上，血液呈蓝褐色，即使将患者血液与空气充分接触，仍然不能变为鲜红色。

3. 伴随症状　①伴呼吸困难：多见于重症心、肺疾病及急性呼吸道梗阻、大量气胸等；②伴杵状指(趾)：提示病程较长，主要见于发绀型先天性心脏病及某些慢性肺部疾病；③伴意识障碍：主要见于某些药物或化学物质中毒、休克、急性肺部感染或急性心力衰竭等；④伴心悸、晕厥、胸痛、咳嗽：多见于心、肺疾病；⑤伴蹲踞：为法洛四联症的典型表现。

（三）对患者的影响

发绀患者由于缺氧可出现呼吸困难、活动耐力下降、疲乏、焦虑或恐惧等。神经系统对缺氧的反应最敏感，急性缺氧患者多先有兴奋、欣快感、定向力下降，继而出现运动不协调、头痛、乏力等；慢性缺氧患者易疲劳、嗜睡、注意力不集中等。严重缺氧者可致烦躁不安、惊厥、昏迷甚至死亡。

（四）问诊要点

1. 发绀的特点　包括发病年龄、起病缓急、持续时间、发绀的分布与范围，使其加重或减轻的因素及伴随症状等。

2. 病因与诱因　有无与发绀相关的呼吸系统、心血管系统疾病等；有无摄入可引起发绀的药物、化学品或变质蔬菜，或在持久便秘的情况下过多食用蛋类或含硫药物等。

3. 发绀对患者的影响　重点为有无呼吸困难及其程度；有无活动耐力下降；有无焦虑或恐惧等负性情绪。

4. 诊疗或护理经过　已接受的诊断性检查及结果；所采用的治疗或护理措施及效果。

（五）相关护理诊断 / 问题

1. 活动耐力下降　与肺功能不全所致低氧血症有关。

2. 气体交换受损　与心功能不全所致肺淤血有关；与肺部疾病所致氧合作用不足有关。

3. 低效性呼吸型态　与呼吸系统疾病所致肺泡通气、换气、弥散功能障碍有关。

4. 焦虑 / 恐惧　与缺氧所致呼吸困难有关。

（高学琴）

八、心悸

心悸(palpitation)是一种自觉心脏跳动的不适感或心慌感。心悸既可以是病理性的，也可以是生理性的。心悸时，可有心律失常发生，而心率和心律正常者亦可感心悸。

（一）病因与发生机制

心悸发生机制尚未完全清楚，一般认为心脏活动过度是心悸发生的基础，常与心率、心律、心肌收缩力及心排血量改变有关,并受神经体液调节、精神因素的影响。

心悸的病因很多,除心脏本身病变外,某些全身性疾病也可引起心悸。

1. **心脏搏动增强** 心脏搏动增强引起的心悸,可为生理性或病理性。

(1)生理性:常见于健康人剧烈运动或精神过度紧张时,饮酒、喝浓茶或咖啡后,妊娠,应用某些药物如肾上腺素、麻黄碱、咖啡因、阿托品、甲状腺片等。

(2)病理性:常见于高血压性心脏病、主动脉瓣关闭不全、二尖瓣关闭不全等所致的心室肥大,以及其他可引起心率加快、搏动增强、心排血量增加的疾病,如甲状腺功能亢进症、贫血、发热等。

2. **心律失常** 各种原因引起的心动过速(窦性心动过速、阵发性室上性或室性心动过速)、心动过缓(高度房室传导阻滞、窦性心动过缓或病态窦房结综合征)或其他心律失常(期前收缩、心房扑动或颤动),均可出现心悸。

3. **心力衰竭** 各种原因引起的心力衰竭均可出现心悸。

4. **自主神经功能紊乱** 如心脏神经官能症、β 受体亢进综合征、更年期综合征等。

(二)临床表现

心悸可短暂存在,也可持续存在。短暂发作时,可自行终止;持续发作时,常需在治疗干预后方可终止。患者在初次、突发、紧张、焦虑及注意力集中时症状明显,慢性心律失常患者逐渐适应后症状可不明显。生理性心悸持续时间较短,可伴有胸闷等不适,一般不影响正常生活。病理性心悸持续时间较长或反复发作,常伴有胸闷、气急、呼吸困难、晕厥等。此外,可伴有原发病的表现,如心悸伴心前区不适,多见于冠心病(如心绞痛、心肌梗死)、心肌炎、心包炎等。

(三)对患者的影响

患者可因心悸而出现焦虑、恐惧、失眠等,进而影响其工作、学习、睡眠、日常生活及人际交往。少数严重心律失常所致者可发生猝死,此时多有血压降低、大汗、意识障碍、脉搏细速不能触及等表现。

(四)问诊要点

1. **心悸的特点** 起病情况、持续时间、发作频率、性质及其程度;加重或缓解的因素;有无伴随症状及其表现。

2. **病因与诱因** 有无与心悸相关的疾病史,如心脏疾病、贫血、甲状腺功能亢进症、自主神经功能紊乱等;有无应用肾上腺素、麻黄碱、咖啡因、阿托品、甲状腺片等药物;有无诱发因素,如剧烈活动、情绪紧张、饮酒等。

3. **心悸对患者的影响** 有无焦虑、恐惧等负性情绪;有无失眠;有无因心悸而影响正常工作、学习、日常生活及人际交往。

4. **诊疗与护理经过** 已接受的诊断性检查及其结果。已采用的治疗或护理措施,包括是否应用药物,药物的名称、剂量、用法及效果;采用电复律、人工起搏等治疗及疗效。

(五)相关护理诊断/问题

1. **活动耐力下降** 与心悸发作所致疲乏无力有关。

2. **睡眠型态紊乱** 与心悸发作所致不适有关。

3. **焦虑/恐惧** 与担心疾病预后不良有关。

4. **知识缺乏**:缺乏心悸发作预防等知识。

5. **舒适度减弱** 与心悸发作所致的不适有关。

(高学琴)

九、恶心与呕吐

恶心(nausea)为一种上腹部不适、紧迫欲吐的感觉。呕吐(vomiting)是通过胃的强烈收缩迫使胃或部分小肠内容物经食管、口腔排出体外的现象。

（一）病因与发生机制

呕吐是一个复杂的反射动作,可分为恶心、干呕和呕吐 3 个阶段。呕吐时,首先胃窦部持续收缩,胃逆蠕动致胃底充盈,继而贲门开放,腹肌与膈肌收缩,腹压升高,迫使胃内容物急速地向上反流,经食管、口腔排出体外。若胃逆蠕动较弱或贲门未开,则仅为恶心。

呕吐中枢位于延髓,包括神经反射中枢和化学感受器触发带。神经反射中枢接受来自消化道、大脑皮质、内耳前庭、冠状动脉及化学感受器触发带传入的冲动,直接支配呕吐动作;化学感受器触发带接受来自血液的各种化学性刺激,如外源性的化学物质、药物或内生代谢产物,并由此发出神经冲动,传至呕吐中枢引发呕吐。引起恶心与呕吐的病因很多,根据发生机制的不同可分为以下 3 类:

1. 反射性呕吐（reflex vomiting） 是指来自内脏末梢神经的冲动,经自主神经传入纤维刺激呕吐中枢引起的呕吐。

（1）咽部受刺激:如吸烟、剧烈咳嗽、鼻咽部炎症等。

（2）胃肠道疾病:如急性或慢性胃炎、消化性溃疡、急性胃扩张、幽门梗阻、急性阑尾炎、肠梗阻等。

（3）肝、胆、胰腺疾病:如急性肝炎、肝硬化、急性或慢性胆囊炎、急性胰腺炎等。

（4）腹膜及肠系膜疾病:如急性腹膜炎、肠系膜淋巴结炎等。

（5）其他系统疾病:如青光眼、屈光不正、肾输尿管结石、急性肾盂肾炎、急性心肌梗死、心力衰竭、急性盆腔炎等。

2. 中枢性呕吐（central vomiting） 是指来自中枢神经系统或化学感受器的冲动,刺激呕吐中枢而引起的呕吐。

（1）中枢神经系统疾病:①颅内感染,如各种脑炎、脑膜炎等;②颅脑损伤,如脑挫裂伤、颅内血肿等;③脑血管疾病,如偏头痛、脑出血、脑梗死、高血压脑病等;④颅内肿瘤,如脑膜瘤、胶质瘤等。

（2）全身性疾病:如尿毒症、糖尿病酮症酸中毒、低钠血症及妊娠引起的呕吐等。

（3）中毒:如一氧化碳、乙醇、有机磷杀虫剂、鼠药等中毒。

（4）药物:如洋地黄、抗肿瘤药物、某些抗生素等的不良反应。

（5）精神性因素:如胃肠神经官能症、癔症、神经性厌食等。

3. 前庭功能障碍性呕吐 常伴有听力障碍、眩晕等症状,见于迷路炎、梅尼埃病、晕动病等。

（二）临床表现

1. 恶心 常伴有面色苍白、出汗、流涎、血压降低、心动过缓等迷走神经兴奋症状。恶心常是呕吐的先兆,但也可仅有恶心无呕吐,或仅有呕吐无恶心。

2. 呕吐 因病因不同,呕吐发生的时间、与进食的关系、呕吐物的特点、呕吐物的性质等方面各有其特点。

（1）呕吐发生的时间:晨起呕吐见于育龄妇女的早孕反应,也可见于尿毒症、慢性乙醇中毒或功能性消化不良等;鼻窦炎患者因起床后脓液经鼻后孔流出刺激咽部,亦可致晨起恶心、干呕;幽门梗阻者呕吐常在夜间出现。

（2）与进食的关系:进食过程中或餐后即刻发生的呕吐,可能为精神因素所致;餐后 1 小时以上呕吐称延迟性呕吐,提示胃张力下降或胃排空延迟;餐后较长时间或数餐后呕吐,见于幽门梗阻,呕吐物可有隔夜宿食;餐后近期出现呕吐,特别是集体发病者,多由食物中毒所致。

（3）呕吐的特点:喷射状剧烈呕吐,且多无恶心先兆,伴剧烈头痛和不同程度的意识障碍,多为颅内高压性疾病所致;呕吐与头部位置改变有密切关系,伴有眩晕、眼球震颤及恶心,多由前庭功能障碍性疾病所致。

（4）呕吐物的性质:幽门梗阻者呕吐物多有酸臭味;梗阻平面在十二指肠乳头以上者常不含胆汁,在此平面以下者常含大量胆汁;低位小肠梗阻者呕吐物常有粪臭味;上消化道出血呕吐物常呈咖啡色样;有机磷农药中毒者呕吐物有大蒜味。

3. 伴随症状 ①伴腹痛、腹泻:多见于急性胃肠炎、细菌性食物中毒、霍乱、副霍乱等;②伴右上

Note:

腹痛及发热、寒战或黄疸:常见于急性胆囊炎或胆石症;③伴头痛或意识障碍:多见于颅内高压症或青光眼;④伴眩晕、眼球震颤:应考虑前庭器官疾病。

（三）对患者的影响

频繁、剧烈的呕吐可导致患者脱水、代谢性碱中毒、低氯血症、低钠血症、低钾血症等水、电解质及酸碱平衡紊乱。长期严重呕吐还可引起营养不良。婴幼儿、老人、病情危重和意识障碍者,呕吐时易因误吸而致肺部感染或窒息。

（四）问诊要点

1. **恶心与呕吐的特点** 起病缓急、发生的时间、持续时间、频率,呕吐方式;与进食、药物、情绪等的关系;呕吐物的量、颜色、性状、气味;有无伴随症状及其表现。

2. **病因与诱因** 有无与恶心、呕吐相关的疾病史,如急性或慢性胃炎、幽门梗阻、脑炎、脑膜炎、脑肿瘤、青光眼、尿毒症等;有无服用洋地黄、抗肿瘤药物等;有无晕动病或妊娠等。

3. **对患者的影响** 剧烈、频繁呕吐者有无水、电解质、酸碱平衡失调;长期频繁呕吐有无营养不良;对于婴幼儿、老人、病情危重及意识障碍呕吐者应注意有无导致其误吸的危险因素如体位。

4. **诊疗与护理经过** 已接受的诊断性检查及结果。所采用的治疗方法及采取的护理措施,包括服用过的药物名称、剂量及其效果;其他减轻恶心与呕吐的措施及效果。

（五）相关护理诊断/问题

1. **舒适度减弱:恶心/呕吐** 与急性胃炎有关;与幽门梗阻有关;与服用药物有关等。

2. **体液不足/有体液不足的危险** 与呕吐所致体液丢失过多和/或摄入量不足有关。

3. **营养失调:低于机体需要量** 与长期频繁呕吐和食物摄入量不足有关。

4. **有误吸的危险** 与呕吐物误吸入肺内有关。

5. **潜在并发症:肺部感染;窒息。**

（周 薇）

十、吞咽困难

 ———————— 导学案例与思考 A ————————

患者,男,65 岁。半年前自觉进食后轻微哽噎感,饮水后症状缓解,因症状轻微且断续出现,未予诊治。近 2 个月来症状加重,难咽干硬食物,只能进食面条、粥等半流质。近 1 个月来,进食半流质也困难,伴胸骨后烧灼感,胸背部疼痛。发病以来,患者消瘦、乏力,精神、食欲欠佳,睡眠差。

请思考:

1. 该患者的吞咽困难有什么特点? 其最可能的原因是什么?

2. 问诊时还应重点询问哪些信息?

吞咽困难（dysphagia）是指食物从口腔至胃运送过程中受阻而产生咽部、胸骨后或食管部位的梗阻停滞感。吞咽困难可由中枢神经系统疾病、口咽部疾病、食管疾病引起,也可由吞咽肌肉的运动障碍所致。假性吞咽困难并无食管梗阻的基础病变,仅表现为咽喉部、胸骨后的堵塞感、不适感,不影响进食。

（一）病因与发生机制

依据发生机制不同,可分为机械性吞咽困难和动力性吞咽困难。两者可同时存在于同一疾病中,但以其中某一发病机制为主。

1. **机械性吞咽困难** 是指吞咽食物的管腔发生狭窄引起的吞咽困难。正常食管壁具有弹性,管腔直径可扩张至 4cm 以上。各种原因使管腔扩张受限至小于 1.3cm 时,则可出现吞咽困难。常见病因有:①食管异物或食团过大。②口咽及食管疾病所致的管腔狭窄,如扁桃体炎、咽后壁脓肿、咽部肿瘤等;食管良性肿瘤、食管癌、食管炎症、食管蹼以及食管下端黏膜环(Schatzki ring)等。③纵隔肿瘤或脓肿、主动脉瘤、左心房肥大等腔外病变压迫管腔所致的外压性狭窄。

2. 动力性吞咽困难 是指随意的吞咽动作发生困难,使食物不能顺利从口腔运送至胃。其发生机制包括:①吞咽启动困难,见于口咽肌麻痹、口腔咽部炎症、唾液缺乏等;②咽、食管横纹肌功能障碍,见于脑血管病、延髓麻痹、重症肌无力、有机磷农药中毒、皮肌炎、甲亢性肌病等;③食管平滑肌功能障碍,见于食管痉挛、系统性硬化症、糖尿病或酒精中毒性肌病、贲门失弛缓症等;④其他,可见于焦虑症、抑郁症、癔症等精神心理疾病,也可见于缺铁性吞咽困难(Plummer-Vinson syndrome)、狂犬病、破伤风、肉毒杆菌食物中毒等。

(二) 临床表现

1. 吞咽困难 吞咽困难的病因不同,其临床表现各异。根据发生部位不同,可分为口咽性吞咽困难和食管性吞咽困难。①口咽性吞咽困难:也称高位性吞咽困难,其特点为食物由口腔进入食管的过程受阻,阻滞于口腔及咽喉部。可见于口咽部及位置较高的食管蹼等所致的机械性吞咽困难,也可见于脑血管病、帕金森病、延髓麻痹、重症肌无力等所致的动力性吞咽困难。②食管性吞咽困难:也称低位性吞咽困难,主要由食管肿瘤、狭窄或痉挛等引起,表现为吞咽时食物阻滞于食管的某一段。

机械性吞咽困难以进食固体食物时明显,若狭窄逐渐加重,可发展为进食流质食物吞咽困难,直至难以下咽。动力性吞咽困难者通常无液体、固体之分。但吞咽反射性动力障碍者,吞咽液体比固体食物更加困难。

食管癌所致的吞咽困难呈进行性,病程较短。食管良性肿瘤所致者症状较轻,或仅表现为一种阻挡感。贲门失弛缓症的吞咽困难病程偏长,反复发作,发病多与精神因素有关,进食时需大量饮水以助于食下咽,后期有反食症状。若不进食时也感到咽部或胸骨上凹部位有上下移动的物体堵塞,应注意癔症球的可能。

食管上段吞咽困难可见于食管癌、胸骨后甲状腺肿、食管结核等;中段梗阻常为食管癌、纵隔占位性病变压迫食管、食管良性狭窄、食管息肉、食管黏膜下肿瘤等引起;食管下段吞咽困难主要由癌肿、贲门失弛缓症等疾病所致。

2. 伴随症状 ①伴声音嘶哑:提示喉返神经受累,多见于食管癌纵隔浸润、主动脉瘤、肿大淋巴结及肿瘤压迫喉返神经。②伴呛咳:见于脑神经疾病、食管憩室、贲门失弛缓症等,因潴留的食物反流所致;也可见于食管 - 支气管瘘或重症肌无力所致的咀嚼与吞咽困难。③吞咽疼痛:见于急性扁桃体炎、急性咽炎、口腔炎和口腔溃疡等。④伴胸骨后疼痛:见于食管炎、食管溃疡、食管异物、晚期食管癌等。⑤伴呼吸困难:见于纵隔肿物,大量心包积液压迫食管和气管。

(三) 对患者的影响

因患者进食困难,可出现脱水、电解质紊乱及营养不良表现,也可出现焦虑、抑郁等负性情绪反应。

(四) 问诊要点

1. 吞咽困难的特点 有无诱因;病程长短;有无加重或缓解的因素及伴随症状。

2. 病因与诱因 有无与吞咽困难相关的疾病及传染病接触史等。

3. 对患者的影响 有无脱水、电解质紊乱、营养不良及焦虑或抑郁。

4. 诊疗与护理经过 已接受的诊断性检查及结果;已采用的治疗或护理措施及其效果。

(五) 相关护理诊断 / 问题

1. 吞咽障碍 与食管狭窄有关;与脑血管疾病所致的吞咽功能障碍等有关。

2. 营养失调:低于机体需要量 与吞咽困难所致进食减少有关。

3. 有体液不足的危险 与吞咽困难所致饮水量不足有关。

4. 急性疼痛:吞咽疼痛 与口咽部炎症有关;与食管病变等有关。

5. 焦虑 与慢性吞咽困难迁延不愈有关。

6. 有误吸的危险 与吞咽功能障碍所致饮水呛咳等有关。

7. 潜在并发症:窒息。

 —————————— 导学案例与思考 B ——————————

护士对患者"吞咽困难"的症状进行了如下的问诊:

问诊要点	具体问题	患者的回答
特点	"您吞咽困难是什么样的感觉?"	"吞咽食物的时候不顺畅,总感觉食管里有东西堵着,吞不下去,又吐不出来。"
起病时间	"您是从什么时候开始出现吞咽困难?"	"大约半年前。"
发展变化	"这半年来一直都是这样吗?"	"半年前不是很明显,有时吃东西感觉吞得不顺畅,近2个月来逐渐加重。"
严重程度	"程度有多重? 对您有多大影响?"	"2个月前我开始吃不下米饭、馒头这些食物,只能吃面条和粥,近1个月来,面条和粥也难吞下去。"
加重/缓解因素	"什么情况下您感觉吞咽困难更严重? 什么情况下吞咽困难会缓解一些? 您都尝试过哪些方法减轻吞咽困难?"	"如果吃干硬的食物会更严重,喝水、米汤等会好一些,吞不下去的时候我会喝一些水。"
伴随症状	"除了吞咽困难,您还有哪些其他不舒服?"	"还感觉到前胸位置疼痛,就好像被热水烫伤一样的痛,另外胸背部也痛。"
对患者的影响	"这种情况发生后,您觉得对您的生活造成了哪些影响?"	"我全身都没力气,不想吃东西,晚上也睡不好,这半年来我瘦了十几斤。老伴2年前去世了,孩子们工作都很忙,他们要请假来照顾我,真担心影响他们的工作。"

请思考:

1. 护士的问诊是否恰当? 有哪些建议?

2. 根据护士问诊获取的资料,患者目前可能的护理诊断/问题有哪些?

(周 薇)

十一、呕血与黑便

呕血(hematemesis)是上消化道疾病(指屈氏韧带以上的消化道,包括食管、胃、十二指肠、肝、胆、胰及胃空肠吻合术后的空肠上段疾病)或全身性疾病所致的上消化道出血,血液经口腔呕出。常伴有黑便,严重时可有急性周围循环衰竭的表现。黑便(melena)则指上消化道出血时,部分血液经肠道排出,因血红蛋白在肠道内与硫化物结合成硫化亚铁,使粪便呈黑色。由于黑便附有黏液而发亮,类似柏油,又称为柏油样便。一般呕血多伴有黑便,而黑便不一定伴有呕血。

(一) 病因

1. 消化系统疾病

(1) 食管疾病:反流性食管炎、食管憩室炎、食管癌、食管异物、食管-贲门黏膜撕裂综合征、食管损伤等。

(2) 胃及十二指肠疾病:最常见于消化性溃疡,其次见于服用非甾体抗炎药或应激所致急性糜烂性出血性胃炎及慢性胃炎、胃癌等。

(3) 肝、胆、胰腺疾病:肝硬化门静脉高压所致食管-胃底静脉曲张破裂出血。肝癌、肝动脉瘤破裂、胆囊或胆道结石、胆囊癌、胆管癌、胰腺癌、胰腺脓肿或囊肿等均可引起出血,进入十二指肠,可发生呕血或黑便。

2. 全身性疾病

(1) 血液系统疾病:血小板减少性紫癜、过敏性紫癜、白血病、血友病、霍奇金淋巴瘤、遗传性毛细血管扩张症、弥散性血管内凝血及其他凝血机制障碍等。

(2) 感染性疾病:流行性出血热、钩端螺旋体病、登革热、急性重型肝炎、败血症等。

(3) 结缔组织病:系统性红斑狼疮、皮肌炎、结节性多动脉炎累及上消化道等。

(4) 其他:尿毒症、肺源性心脏病、呼吸衰竭等。

上述病因中,以消化性溃疡最为常见,其次为食管或胃底静脉曲张破裂,再次为急性糜烂性出血性胃炎和胃癌。

(二) 临床表现

1. 呕血与黑便　呕血与黑便的表现与出血的部位、出血量、出血速度等有关。通常幽门以上部位出血以呕血为主,并伴有黑便;幽门以下部位出血,多以黑便为主。若出血量大、出血速度快,多表现为呕血与黑便;出血量小、出血速度缓慢,可仅表现为黑便而无呕血。胃内潴留血量达 250~300ml 时,可引起呕血;每日出血量 50~70ml 时,可有黑便;每日出血量在 5ml 以上时,可有粪便隐血试验阳性。

呕血的颜色取决于出血的部位、出血量以及血液在胃内停留时间。出血位于食管、血量多、在胃内停留时间短,则血色鲜红或为暗红色,常混有凝血块;当出血量较少或在胃内停留时间长,血红蛋白与胃酸作用形成酸化正铁血红蛋白,呕吐物可呈棕褐色或咖啡渣样。黑便的颜色与性状主要取决于出血量及肠蠕动的快慢。出血量大或肠蠕动快时,血液在肠道内停留时间短,形成暗红色或紫红色稀便;反之,血液在肠道内停留时间长,形成较稠厚的黑便。

2. 伴随症状　①伴周期性、节律性上腹部疼痛,多见于消化性溃疡;②伴无明显规律性上腹痛、进行性消瘦或贫血,多见于胃癌;③伴脾大、腹壁静脉曲张或有腹腔积液,多见于肝硬化;④伴黄疸、寒战、发热及右上腹绞痛,多见于胆道疾病;⑤伴皮肤黏膜出血,多见于血液系统疾病、急性传染病等。

(三) 对患者的影响

患者常有紧张、焦虑甚至恐惧等心理反应,长期反复的呕血与黑便可引起贫血。大量呕血和黑便可引起周围循环衰竭,其程度与出血量有关。①轻度出血:出血量不超过 500ml,占有效循环血量的 10%~15%,患者可出现畏寒、头晕等,血压与脉搏无变化;②中度出血:出血量 800~1 000ml,占有效循环血量的 20% 以上,患者可有头昏、乏力、面色苍白、四肢厥冷、出冷汗、心悸、脉搏增快、血压下降等急性失血的症状;③重度出血:出血量超过 1 500ml,占有效循环血量的 30% 以上,患者可出现脉搏细速、尿量减少、呼吸急促等休克的表现。此外,大量呕血与黑便可出现氮质血症、发热等表现。

(四) 问诊要点

1. 确定是否为呕血与黑便　判断呕血时,应排除口腔、鼻咽部出血或咯血。判断黑便时,应排除因食用过多肉类、动物血、动物肝脏而致的黑便,此类黑便隐血试验可阳性,但素食后即转为阴性。此外,口服铁剂、铋剂、活性炭或中药也会出现黑便,应注意鉴别。

2. 呕血与黑便的特点及严重程度　起病情况,呕血与黑便的次数、量、颜色、性状及其变化,以此可粗略判断出血量。由于呕血常混有呕吐物,黑便常混有粪便,失血量难以估计,临床多根据患者的全身反应估计出血量,如由卧位变为坐位或立位时出现头晕、黑矇、心悸、口渴、冷汗等提示血容量不足,出血量较大。此外,若患者排便次数增加、量增多、颜色变红、粪便变稀薄等提示出血加重;反之减轻。

3. 病因与诱因　有无与呕血和黑便相关的疾病史,如消化性溃疡、肝硬化、急性胃黏膜病变等;有无应用激素类药物;有无化学毒物接触史或不洁饮食史;有无传染病患者接触史等。

4. 对患者的影响　有无周围循环血量不足的表现;有无紧张、焦虑和恐惧等负性情绪。

5. 诊疗与护理经过　已接受的诊断性检查及结果。已采用的治疗或护理措施,包括使用药物,药物的名称、剂量、给药途径与疗效;有无采取其他的止血措施及效果。

（五）相关护理诊断/问题

1. **外周组织灌注无效** 与上消化道出血所致的血容量不足有关。

2. **活动耐力下降** 与呕血和黑便所致的贫血有关。

3. **恐惧** 与大量呕血和黑便有关。

4. **知识缺乏**:缺乏有关预防呕血和黑便的知识。

5. **潜在并发症**:休克。

（王 娟）

十二、便血

便血(hematochezia)是指消化道出血,血液自肛门排出的现象。便血颜色可呈鲜红、暗红或黑色。消化道出血每日在 5~10ml 以内者,无肉眼可见的粪便颜色改变,需用隐血试验才能确定,称为隐血便。

（一）病因

1. 下消化道疾病

(1) 小肠疾病:肠结核、肠伤寒、急性出血性坏死性肠炎、钩虫病、克罗恩病(Crohn disease)、小肠肿瘤、空肠憩室炎或溃疡、肠套叠等。

(2) 结肠疾病:急性细菌性痢疾、阿米巴痢疾、血吸虫病、溃疡性结肠炎、结肠憩室炎、结肠癌、结肠息肉等。

(3) 直肠肛管疾病:直肠肛管损伤、直肠息肉、直肠癌、痔、肛裂、肛瘘等。

2. 上消化道疾病 参见本节"呕血与黑便"的相关内容。

3. 全身性疾病 参见本节"呕血与黑便"的相关内容。

（二）临床表现

1. 便血 多为下消化道出血,其临床表现与出血部位、出血量、出血速度及血液在肠腔内停留时间等有关。出血量多、速度快或在肠道停留时间短者呈鲜红色或淡红色便;出血量小、速度慢,血液在肠道内停留时间长者可为暗红色便。直肠、肛门或肛管出血,血色鲜红附于粪便表面(如肛裂),或为便后有鲜血滴出(如痔疮)。急性细菌性痢疾、溃疡性结肠炎为黏液血便或脓血便;阿米巴痢疾为暗红色果酱样便。

2. 伴随症状 ①伴腹痛:慢性反复上腹痛,呈周期性和节律性,出血后疼痛减轻,见于消化性溃疡;上腹绞痛或黄疸者考虑胆道出血;腹痛时排血便或脓血便,便后腹痛减轻,见于细菌性痢疾、阿米巴痢疾或溃疡性结肠炎。②伴里急后重,即肛门坠胀感,感觉排便未净,排便频繁,但每次排便量甚少,且排便后未感轻松,提示病变侵犯直肠、肛门,见于痢疾、直肠炎及直肠癌。③伴发热,常见于感染性疾病,如败血症、流行性出血热、钩端螺旋体病。④伴全身出血倾向,见于急性传染性疾病及血液疾病,如急性重型肝炎、流行性出血热、白血病、过敏性紫癜、血友病等。

（三）对患者的影响

短时间大量便血,可致急性失血性贫血及周围循环衰竭,但临床少见。长期慢性便血可出现乏力、头晕、活动后心悸气促等贫血症状。大量便血易引起恐惧,长期便血者多有焦虑。

（四）问诊要点

1. 便血的特点 便血起病情况与持续时间,便血的次数、量、颜色、性状及其变化;有无加重或缓解的因素及伴随症状。

2. 病因与诱因 有无与便血相关的急性细菌性痢疾、结肠癌、直肠癌、痔疮、肛裂等消化系统疾病;有无白血病等全身性疾病等。

3. 对患者的影响 有无乏力、头晕、活动后心悸与气促等贫血的表现;有无焦虑或恐惧等情绪。

Note:

4. 诊疗与护理经过　已接受的诊断性检查及结果;已采用的有关便血的治疗或护理措施及效果。

（五）相关护理诊断/问题

1. 活动耐力下降　与便血所致贫血有关。

2. 体液不足　与大量便血引起体液丢失过多、液体摄入不足有关。

3. 焦虑　与长期便血病因不明有关。

4. 恐惧　与大量便血有关。

（王　娟）

十三、腹泻

 ———————————————— 导学案例与思考 ————————————————

患者,男,35 岁。1 个月前不明原因出现腹泻,每日 4~5 次,未予重视。近 4 天症状加重,腹泻次数增多,每日排便 7~8 次,有黏液脓血,伴左下腹痛,便后可缓解。起病以来体重下降 3kg,为求进一步诊治来院就诊。

请思考:

1. 哪些原因可以引起腹泻?

2. 该患者的腹泻有什么特点? 最可能的病因是什么?

3. 腹泻会给患者带来哪些影响?

———

腹泻(diarrhea)是指排便次数较平时增加,且粪质稀薄,容量及水分增加,可含未消化的食物、黏液、脓血及脱落的肠黏膜等异常成分。根据病程可分为急性腹泻和慢性腹泻,病程不足 2 个月者为急性腹泻,超过 2 个月者为慢性腹泻。

（一）发生机制

腹泻的发生机制复杂,常为多种因素共同作用的结果。从病理生理的角度可归纳为以下几个方面:

1. 渗出性腹泻　血管、淋巴管、黏膜因受到炎症、溃疡、肿瘤浸润等损害,局部血管通透性增加,致使蛋白质、血液渗出及黏液分泌增加而引起的腹泻。见于细菌性痢疾、急性肠炎、溃疡性结肠炎、克罗恩病、肠肿瘤等。

2. 分泌性腹泻　因胃肠黏膜上皮细胞内异常的离子转运,导致肠道分泌过多的水与电解质以及肠黏膜吸收功能受抑制而引起的腹泻。霍乱弧菌外毒素引起的大量水样腹泻即属于典型的分泌性腹泻。也可见于阿米巴痢疾、细菌性痢疾、溃疡性结肠炎等。

3. 渗透性腹泻　因肠内容物渗透压增高,阻碍肠内水分与电解质的吸收而引起的腹泻。如乳糖酶缺乏,乳糖不能水解即形成肠内高渗。服用盐类泻剂或甘露醇等引起的腹泻亦属此型。

4. 吸收不良性腹泻　因肠黏膜吸收面积减少或吸收障碍所引起,如小肠大部分切除术后、吸收不良综合征、小儿乳糜泻、成人乳糜泻等。

5. 动力性腹泻　由于肠蠕动亢进致肠内食糜停留时间缩短,未被充分吸收所致的腹泻,如肠炎、甲状腺功能亢进症、糖尿病、胃肠功能紊乱等。

（二）病因

1. 急性腹泻

(1) 肠道疾病:常见的是由病毒、细菌、真菌、原虫、蠕虫等感染所引起的肠炎及急性出血性坏死性肠炎,以及克罗恩病或溃疡性结肠炎急性发作、急性缺血性肠病等。

(2) 急性中毒:食用毒蕈、河豚、鱼胆等食物,或砷、磷、铅、汞等化学物质。

（3）全身性感染：败血症、伤寒或副伤寒、钩端螺旋体病等。

（4）其他：变态反应性肠炎、过敏性紫癜；服用某些药物如氟尿嘧啶、利血平及新斯的明等；某些内分泌疾病，如肾上腺皮质功能减退危象、甲状腺危象。

2. 慢性腹泻

（1）肠源性疾病：如慢性细菌性痢疾、肠结核、慢性阿米巴痢疾等感染性疾病，以及溃疡性结肠炎、克罗恩病、肠肿瘤、结肠多发性息肉和吸收不良综合征等非感染性疾病等。

（2）胃、胰及肝、胆源性疾病：如慢性萎缩性胃炎、胃大部切除、慢性胰腺炎、胰腺癌、肝硬化门静脉高压和胆囊切除术后等。

（3）全身性疾病：甲状腺功能亢进症、肾上腺皮质功能减退、系统性红斑狼疮和尿毒症等。

（4）药物性腹泻：服用利血平、甲状腺素、洋地黄类药物、某些抗肿瘤药物和抗生素等。

（5）神经功能紊乱：如肠易激综合征等。

（三）临床表现

由于腹泻的病因与发生机制不同，其起病缓急与病程，以及排便次数、粪便量和性状等腹泻特点也各不相同。

1. 起病情况　急性腹泻起病急骤，病程较短，多为感染或食物中毒所致。慢性腹泻起病缓慢，病程较长，多见于慢性感染、非特异性炎症、吸收不良、消化功能障碍、肠道肿瘤或神经功能紊乱等。细菌性痢疾、肠炎等腹泻前多有不洁饮食史或传染病患者接触史；溃疡性结肠炎急性发作前多有疲劳、暴饮暴食等。

2. 腹泻特点　急性感染性腹泻常有腹痛，进食后24小时内发病，每天排便数次甚至数十次，多呈糊状或水样便，少数为脓血便；慢性腹泻表现为每天排便次数增多，可为稀便，亦可带黏液、脓血。渗出性腹泻者粪便量少，可有黏液或脓血，多伴有腹痛与发热；分泌性腹泻无明显腹痛，多为水样便，量大，无黏液及脓血，与进食无关；渗透性腹泻与吸收不良性腹泻者粪便含有未消化的食物、泡沫，可有恶臭，不含黏液、脓血，禁食后可缓解。

3. 伴随症状　①伴发热：多见于急性细菌性痢疾、伤寒、肠结核、克罗恩病、溃疡性结肠炎急性发作期、败血症等。②伴腹痛：多见于细菌性痢疾、伤寒、溃疡性结肠炎等肠道炎症性病变或肠道痉挛等。小肠疾病所致者腹痛多位于脐周；结肠疾病所致者腹痛多位于下腹部，便后可缓解。③伴里急后重：多见于细菌性痢疾、直肠炎、直肠肿瘤等。④伴明显消瘦：多见于胃肠道恶性肿瘤、胃大部切除术后以及吸收不良综合征者，也可因为长期慢性腹泻导致消化吸收障碍所致。

知 识 拓 展

溢出性腹泻

溢出性腹泻，又称矛盾性腹泻、积粪性腹泻、假性腹泻，是指在排便时由于粪块嵌塞于直肠腔内难以排出，但有少量水样粪质绕过粪块自肛门排出，酷似"腹泻"，是由慢性便秘发展而成的一种特殊表现，多见于老年人，尤其是患有神经系统疾病或腹泻 - 便秘交替改变的患者。通过腹部查体和直肠指诊可以检查到粪块堵塞，结合问诊所获得的信息即可作出判断。

（四）对患者的影响

急性腹泻者因短期内排便次数多、粪便含水量大，可致脱水、电解质紊乱及代谢性酸中毒，排便频繁者可因粪便刺激肛周皮肤引起肛周皮肤糜烂与破损，严重腹泻还会影响患者休息与睡眠。长期慢性腹泻可引起营养不良、多种维生素缺乏、体重下降，甚至营养不良性水肿等。严重腹泻或病情迁延不愈者可出现焦虑或抑郁等负性情绪。

（五）问诊要点

1. 腹泻的特点 起病缓急、病程长短，腹泻的次数、量、颜色、性状及气味；有无使腹泻加重或减轻的因素及伴随症状。

2. 病因与诱因 有无摄入不洁或有毒的食物；有无化学毒物和传染病接触史；是否患有与腹泻有关的疾病，或使用可致腹泻的药物。

3. 腹泻对患者的影响 急性严重腹泻者有无脱水、低钾或低钠血症及代谢性酸中毒的表现；有无肛周皮肤完整性受损、休息和睡眠异常；长期慢性腹泻者有无营养不良；严重或长期慢性腹泻者有无焦虑或抑郁等。

4. 诊疗与护理经过 已接受的诊断性检查及其结果。已采用的治疗或护理措施及效果，包括是否使用止泻药物，药物的名称、剂量、给药途径；是否采取其他有助减轻或缓解腹泻的措施等。

（六）相关护理诊断/问题

1. 腹泻 与肠道感染有关；与胃大部切除有关。

2. 体液不足 与腹泻所致体液丢失过多有关。

3. 营养失调：低于机体需要量 与消化吸收障碍有关；与呕吐等所致摄入减少有关。

4. 有皮肤完整性受损的危险 与排便次数增多及排泄物对肛周皮肤刺激有关。

5. 焦虑 与慢性腹泻迁延不愈有关。

（王 娟）

十四、便秘

导学案例与思考

患者，女，70岁。2年前出现大便干结，排出乏力，伴腹胀，精神倦怠，口干，心烦失眠，长期服用便秘通口服液，能保持3~5天排1次大便。1周前因吃炒花生后，7天未解大便，腹胀，曾3次上厕所排便均未排出，且每次排便时出现头晕不适，为求进一步诊治来院就诊。

请思考：

1. 该患者的哪些表现符合便秘的特点？最可能的原因是什么？

2. 便秘给患者带来了以及可能带来哪些影响？

便秘（constipation）指排便次数减少，一般每周少于3次（每2~3天或更长时间排便1次），伴排便困难、粪便干结。

（一）发生机制

食物在消化道经消化吸收后，剩余的食糜残渣从小肠输送至结肠，在结肠内再将大部分水分和电解质吸收后形成粪团，借助于结肠的集团运动输送至乙状结肠及直肠，在直肠膨胀产生机械刺激，引起便意，通过一系列的排便活动将粪便排出体外。

排便过程的生理活动包括：①粪团在直肠内膨胀所致的机械性刺激，引起便意及排便反射和随后一系列肌肉活动；②直肠平滑肌的推动性收缩；③肛门内、外括约肌的松弛；④腹肌与膈肌收缩使腹压增高，最后将粪便排出体外。若上述任一环节存在缺陷即可导致便秘。

（二）病因

1. 功能性便秘

（1）进食量少、食物缺乏纤维素或水分不足，对结肠运动的刺激减少。

（2）因工作紧张、生活节奏过快、工作性质和时间变化、精神因素等使正常的排便习惯受到影响。

（3）结肠运动功能紊乱：常见于肠易激综合征，系由结肠及乙状结肠痉挛引起，部分患者可表现为便秘与腹泻交替。

（4）腹肌及盆底肌张力不足致排便动力不足，如多次妊娠、年老体弱及长期卧床。

（5）其他：长期滥用泻药造成对药物的依赖，致使肠道失去正常的排便反射；结肠冗长，粪团内水分被过多吸收。

2. 器质性便秘

（1）直肠或肛门病变致排便疼痛而惧怕排便，或引起肛门括约肌痉挛导致便秘，如肛裂、溃疡、痔疮或肛周脓肿。

（2）结肠完全或不完全性梗阻：结肠良性、恶性肿瘤，克罗恩病，先天性巨结肠等；各种原因引起的肠粘连、肠扭转、肠套叠等；腹腔或盆腔内肿瘤压迫肠管导致机械性梗阻，如子宫肌瘤。

（3）全身性疾病使肠肌松弛、排便无力，如尿毒症、糖尿病、甲状腺功能减退症、脑血管意外、截瘫等。

（4）铅中毒等引起肠肌痉挛而导致便秘。

（5）药物不良反应：应用吗啡类药、抗胆碱能药、钙通道阻滞剂、神经阻滞剂、镇静剂、抗抑郁药等使肠肌松弛引起便秘。

（三）临床表现

1. 便秘 自然排便次数减少，粪便量少，粪便干结，难以排出，或粪便并不干硬，也难以排出。严重者排出粪便坚硬如羊粪，排便时可有左腹部或下腹痉挛性疼痛及下坠感，可在左下腹触及痉挛的乙状结肠。长期便秘者可因痔加重及肛裂而有大便带血或便血。

2. 伴随症状 ①伴呕吐、腹胀、肠绞痛多见于各种原因引起的肠梗阻；②伴腹部包块多见于粪块或结肠肿瘤、肠结核及克罗恩病等；③伴精神紧张多见于功能性便秘；④便秘与腹泻交替多见于肠易激综合征、肠结核、溃疡性结肠炎等。

（四）对患者的影响

粪便过于坚硬，排便时可引起肛门疼痛甚至肛裂，或因用力排便所致直肠、肛门过度充血，久之易引发痔疮。慢性长期便秘者因肠道毒素吸收可引起头昏、食欲减退、口苦、乏力等全身症状，并可出现排便紧张或焦虑以及与此相关的滥用泻药甚至泻药依赖，使便秘加重。原有冠心病者因用力排便而加重心肌缺血，可诱发心绞痛或心肌梗死，甚至导致猝死；原有高血压者也可因用力排便使血压升高诱发脑出血。

（五）问诊要点

1. 便秘的特点 每日或每周排便次数、排便量、粪便性状、排便是否费力及程度等以确定是否便秘，起病情况与病程、持续抑或间歇发作，使其加重或缓解的因素等。

2. 病因与诱因 有无胃肠道疾病或胃肠道手术史；有无代谢病、内分泌病、慢性铅中毒等；有无使用可致便秘的药物或长期服用导泻药；是否存在精神紧张、环境改变、不良饮食习惯、饮水或活动量过少等诱发因素。

3. 对患者的影响 有无肛周疼痛、肛裂或痔疮；有无头昏、食欲减退、乏力等全身症状；有无滥用泻药或泻药依赖；有无与排便困难有关的紧张或焦虑情绪。

4. 诊疗与护理经过 已接受的诊断性检查及结果。已采用的治疗或护理措施及效果，包括有否应用导泻药，药物的名称、剂量、给药途径及效果；有无采取其他缓解便秘的措施等。

（六）相关护理诊断/问题

1. 便秘 与饮食中纤维素量过少有关；与运动量过少有关；与排便环境改变有关；与长期卧床有关；与精神紧张有关等。

2. 慢性疼痛 与粪便过于干硬、排便困难有关。

3. 有皮肤完整性受损的危险 与便秘所致肛周组织损伤有关。

4. 知识缺乏：缺乏有关预防便秘及促进排便的知识。

5. 焦虑 与长期排便困难有关。

（王 娟）

十五、黄疸

黄疸(jaundice)是由于胆色素代谢障碍,血清中胆红素浓度增高,使皮肤、黏膜及巩膜发黄的症状和体征。正常血清总胆红素(total bilirubin,TB)浓度为 3.4~17.1μmol/L。当血清总胆红素浓度升高至17.1~34.2μmol/L 时,临床不易察觉,称隐性黄疸;当超过 34.2μmol/L 时出现临床可见的黄疸,即显性黄疸。

（一）病因与发生机制

机体内的胆红素主要来源于血红蛋白。正常红细胞的平均寿命约 120 天,血液中衰老的红细胞经单核巨噬细胞系统破坏和分解,在组织酶的作用下转变为游离胆红素,又称为非结合胆红素(unconjugated bilirubin,UCB)。非结合胆红素与血清蛋白结合后在血液中被运送,因不溶于水,不能从肾小球滤过,所以尿液中不会出现非结合胆红素。

非结合胆红素经血液循环运至肝脏,被肝细胞摄取,在肝细胞内经葡萄糖醛酸转移酶的催化作用,与葡萄糖醛酸结合,形成结合胆红素(conjugated bilirubin,CB)。结合胆红素为水溶性,可通过肾小球滤过从尿液中排出。结合胆红素经毛细胆管随胆汁排入肠道之后,经肠内细菌的分解与还原作用形成尿胆原。尿胆原大部分从粪便排出,称为粪胆原。小部分尿胆原被肠黏膜吸收入血,经门静脉回流到肝脏,其中大部分再次转变为结合胆红素,又随胆汁排入肠内,形成"胆红素的肠肝循环"。小部分被肠道重吸收的尿胆原进入体循环,由肾脏随尿排出(图 2-2-8)。正常情况下,血中胆红素浓度保持相对恒定,TB 3.4~17.1μmol/L,其中 CB 0~3.4μmol/L,UCB 1.7~10.2μmol/L。

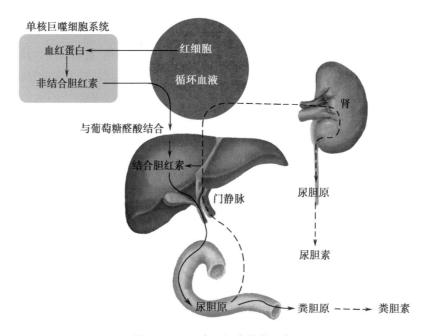

图2-2-8 正常胆红素代谢示意图

胆红素生成过多,肝细胞对胆红素的摄取、结合、排泄障碍,或肝内、肝外胆道阻塞等,均可致血清总胆红素浓度增高而发生黄疸。根据黄疸的发生机制不同,将其分为以下 4 种类型:

1. **溶血性黄疸(hematogenous jaundice)** 由于大量红细胞的破坏,形成的非结合胆红素增加,超过了肝细胞的摄取、结合与排泄能力。同时溶血所致的贫血、缺氧及红细胞破坏产物的毒性作用,导致肝细胞对胆红素的代谢能力下降,使非结合胆红素在血中潴留,超过正常水平而出现黄疸(图2-2-9)。主要见于:①先天性溶血性贫血,如海洋性贫血、遗传性球形红细胞增多症等;②后天获得性溶血性贫血,如自身免疫性溶血性贫血、新生儿溶血、不同血型输血后的溶血以及蛇毒、毒蕈、蚕豆病等引起的溶血。

Note:

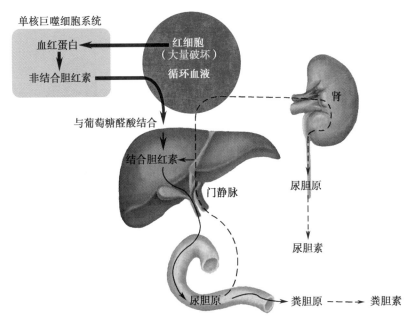

图 2-2-9 溶血性黄疸发生机制示意图

2. **肝细胞性黄疸**（hepatocellular jaundice） 由于各种疾病致肝细胞严重损伤,导致肝细胞对胆红素的摄取、结合及排泄功能降低,血中的非结合胆红素增加。而未受损的肝细胞仍能将部分非结合胆红素转化为结合胆红素。但因肝细胞肿胀、坏死,压迫毛细胆管和胆小管以及胆栓的阻塞使胆汁排泄受阻,从而使部分结合胆红素反流入血液循环中,致血中结合胆红素亦增加而出现黄疸(图 2-2-10)。主要见于各种导致肝细胞严重损害的疾病,如病毒性肝炎、中毒性肝炎、肝硬化、钩端螺旋体病、败血症等。

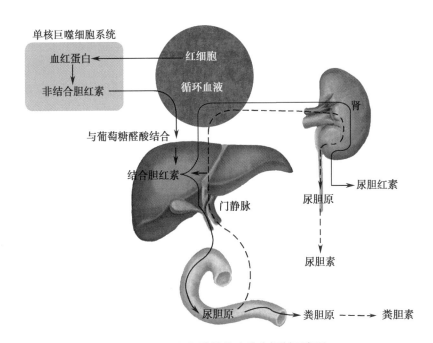

图 2-2-10 肝细胞性黄疸发生机制示意图

3. **胆汁淤积性黄疸**（cholestatic jaundice） 由于各种原因引起胆道阻塞,使阻塞上方胆管内压力增高、胆管扩张,最终导致小胆管与毛细胆管破裂,胆汁中的胆红素反流入血,使血中结合胆红素升高。也可因胆汁分泌功能障碍、毛细胆管的通透性增加而引起黄疸(图 2-2-11)。胆汁淤积可分为

Note:

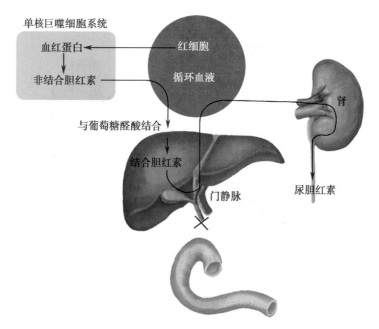

图 2-2-11　胆汁淤积性黄疸发生机制示意图

肝内性和肝外性。①肝内性胆汁淤积:可分为肝内阻塞性胆汁淤积和肝内胆汁淤积。前者见于肝内泥沙样结石、癌栓、寄生虫病(如华支睾吸虫病);后者见于病毒性肝炎、药物性胆汁淤积(如氯丙嗪、甲基睾酮和口服避孕药等)、原发性胆汁性肝硬化、妊娠期复发性黄疸等。②肝外性胆汁淤积:可由胆总管结石、狭窄、肿瘤、炎性水肿及蛔虫阻塞等引起。

4. 先天性非溶血性黄疸　临床较少见,系由肝细胞对胆红素的摄取、结合和排泄有缺陷所致的黄疸,如 Gilbert 综合征、Crigler-Najjar 综合征、Dubin-Johnson 综合征等。

(二) 临床表现

1. 黄疸的主要特点　与病因及发生机制密切相关,包括皮肤黏膜黄染的程度、颜色,有无皮肤瘙痒,粪便的颜色,实验室检查等。

(1) 溶血性黄疸:一般为轻度黄疸,皮肤黏膜呈浅柠檬黄色,不伴皮肤瘙痒。急性溶血常表现为寒战、高热、头痛、呕吐、腰痛等,伴有不同程度的贫血和血红蛋白尿(尿呈浓茶色或酱油色),尿隐血试验阳性。严重者可发生急性肾功能衰竭;慢性溶血常伴贫血及脾大。实验室检查血清总胆红素增加,以非结合胆红素增高为主,结合胆红素基本正常,尿结合胆红素定性试验阴性,尿胆原增加,尿液颜色加深。粪胆原增高,粪便颜色加深。

(2) 肝细胞性黄疸:皮肤、黏膜呈浅黄至深金黄色,可有皮肤瘙痒,常伴乏力、食欲减退、肝区不适或疼痛,严重者可有昏迷、出血倾向、腹腔积液等肝脏原发病的表现。实验室检查血清结合胆红素与非结合胆红素均增高,尿结合胆红素定性试验阳性,有胆红素尿(尿呈深黄色)。此外,血液生化检查有肝功能受损的表现。

(3) 胆汁淤积性黄疸:黄疸多较严重,皮肤呈暗黄色,胆道完全梗阻者可为深黄色,甚至黄绿色,伴皮肤瘙痒及心动过缓。尿液颜色加深如浓茶,粪便颜色变浅,胆道完全梗阻者粪便可呈白陶土色。胆汁淤积性黄疸者血清总胆红素增加,实验室检查以结合胆红素增高为主,尿结合胆红素定性试验阳性,尿胆原和粪胆原减少或缺如。

2. 伴随症状与体征　①伴发热:见于急性胆管炎、肝脓肿、病毒性肝炎、急性溶血等。②伴肝大:轻至中度肝大,质地软而有压痛者可见于病毒性肝炎;肝大明显,质地坚硬,有压痛,表面可触及不规则结节,常提示肝癌;肝脏质地硬者,表面有小结节,边缘不整齐者见于肝硬化。③伴腹痛:伴右上腹阵发性绞痛,见于胆道结石、胆管蛔虫等;若持续性右上腹胀痛或钝痛,见于慢性肝炎、肝癌、肝脓肿。

④伴脾大:可见于病毒性肝炎、肝硬化、疟疾、败血症、钩端螺旋体病等。⑤伴胆囊肿大:提示胆总管梗阻,常见于胆总管结石、胆总管癌、胰头癌、壶腹癌等。⑥伴腹腔积液:可见于肝硬化失代偿期、急性重型肝炎、肝癌等。

疾 病 知 识

新生儿葡萄糖 -6- 磷酸脱氢酶缺乏症

　　红细胞葡萄糖 -6- 磷酸脱氢酶(G-6-PD)缺乏症是引起新生儿病理性黄疸的主要原因之一,可引起新生儿溶血性贫血及黄疸。G-6-PD 缺乏症是由于红细胞内缺乏葡萄糖 -6- 磷酸脱氢酶引起的一种溶血性贫血,是世界上最常见的一种遗传性红细胞酶病,在全球广泛分布。在我国此病分布规律为"南高北低",以云南、海南、广东、广西、福建、四川、江西、贵州等省、自治区的发病率较高。部分危重症患儿如未及时治疗可引起胆红素脑病甚至死亡。

　　(三) 对患者的影响

　　黄疸者可因皮肤黏膜黄染产生焦虑、恐惧等负性情绪或自卑心理,也可因皮肤瘙痒引起皮肤抓痕或失眠。

　　(四) 问诊要点

　　1. **黄疸的特点**　起病急缓、持续时间、黄染的部位与色泽、粪和尿的颜色;是否伴有皮肤瘙痒及其程度;伴随症状。注意排除由于进食过多胡萝卜、橘子等富含胡萝卜素的食物,或长期服用米帕林(阿的平)、呋喃类等含黄色素的药物所致的皮肤黄染。

　　2. **病因与诱因**　有无溶血性贫血;有无肝、胆、胰等病史;有无传染病接触史等。

　　3. **黄疸对患者的影响**　有无因皮肤黏膜黄染所致的焦虑、恐惧情绪或自卑心理;有无因皮肤瘙痒所致的皮肤抓痕或失眠。

　　4. **诊疗与护理经过**　已接受的诊断性检查及结果;已采用的治疗或护理措施及效果。

　　(五) 相关护理诊断 / 问题

　　1. **舒适度减弱:皮肤瘙痒**　与胆红素排泄障碍有关;与血中胆盐增高有关。

　　2. **体像紊乱**　与黄疸所致皮肤、黏膜和巩膜黄染有关。

　　3. **皮肤完整性受损 / 有皮肤完整性受损的危险**　与皮肤瘙痒有关。

　　4. **焦虑**　与皮肤、黏膜和巩膜黄染有关。

　　5. **睡眠型态紊乱**　与黄疸所致皮肤瘙痒有关。

(周　薇)

十六、血尿

　　血尿(hematuria)是指尿液中红细胞排泄异常增多。尿液外观颜色正常、需经显微镜检查方能确定者,称为镜下血尿。尿液外观呈洗肉水色或血色,称为肉眼血尿。

　　(一) 病因与发生机制

　　各种原因导致泌尿器官损伤出血而形成血尿,包括泌尿系统感染、结石、免疫损伤、运动损伤等,血容量不足及血管因素等导致的组织缺血坏死,某些化学品或药物损害,凝血功能障碍等。

　　1. **泌尿系统疾病**　急性或慢性肾小球肾炎、各种间质性肾炎、尿路感染、多囊肾、尿路先天畸形以及泌尿系统结石、结核、肿瘤和外伤等。

　　2. **全身性疾病**　①感染性疾病:败血症、猩红热、钩端螺旋体病和丝虫病等;②血液系统疾病:白血病、再生障碍性贫血、血小板减少性紫癜、过敏性紫癜、血友病等;③免疫与自身免疫性疾病:系统性红斑狼疮、结节性多动脉炎、皮肌炎、类风湿关节炎等引起肾损害时;④心血管系统疾病:亚急性感染性心内膜炎、急进性高血压、慢性心力衰竭等。

3. **尿路邻近器官疾病**　急性或慢性前列腺炎、急性盆腔炎、宫颈癌、急性阑尾炎、直肠和结肠癌等。

4. **化学因素**　包括可致血尿的磺胺药、环磷酰胺、肝素等化学药物以及汞、铅、镉等重金属化学物质损害尿路。

5. **运动损伤**　突然剧烈运动使肾脏过度移动、挤压、血管牵扯扭曲所致的运动性血尿。

(二) 临床表现

1. **血尿**　血尿的主要表现是尿液的颜色改变。镜下血尿者尿液颜色如常人。肉眼血尿者尿液的颜色则因不同的出血量及出血部位而异。每升尿液含血量超过 1ml 时,尿液呈淡红色洗肉水样;严重出血者尿液可呈血液状。肾脏出血者,尿液与血液混合均匀,呈暗红色;膀胱或前列腺出血者尿液颜色鲜红,有时可见血凝块。

血尿因含红细胞而呈红色,但红色尿不一定是血尿,需仔细辨别,如尿呈暗红色或酱油色,不浑浊,无沉淀,镜检无或仅有少量红细胞,为血红蛋白尿;尿液呈棕红色或葡萄酒色,不浑浊,镜检无红细胞,为卟啉尿;服用大黄、利福平、酚磺肽等药物,或进食辣椒、甜菜、人工色素等也可排出红色尿液,镜检无红细胞。

知 识 链 接

血尿的诊断标准

血尿的诊断标准包括:①新鲜尿液不离心,直接镜检,每 2~3 个高倍视野红细胞 >1 个。②尿沉渣镜检,每高倍视野红细胞 >3 个。③肉眼血尿,提示每升尿液中出血量超过 1ml。

由于病变的部位不同,血尿可以出现在排尿开始时、排尿终末时或排尿全程。临床通过三杯尿试验可以将全程血尿进行分段观察,起始段血尿(排尿开始时为血尿,之后血尿颜色逐渐变淡或消失)提示病变在尿道;终末血尿(排尿终末时才出现)提示出血部位在膀胱颈部、三角区或后尿道的前列腺和精囊腺;全程血尿(排尿全程都是血尿)提示血尿来自肾脏或输尿管。

2. **伴随症状**　①伴疼痛:为泌尿系统结石的特征性临床表现,也可见于泌尿系统肿瘤、肾结核或肾盂肾炎;②伴膀胱刺激征(尿频、尿急和尿痛):多见于急性膀胱炎,也可见于急性肾盂肾炎、急性前列腺炎、膀胱结核或肿瘤等;③伴出血:见于血液系统疾病如白血病、血小板减少性紫癜、血友病等;④伴发热:见于急性肾盂肾炎、肾结核、钩端螺旋体病等;⑤伴水肿、高血压、蛋白尿:见于肾小球肾炎;⑥伴乳糜尿:见于慢性肾盂肾炎、丝虫病等;⑦伴排尿困难:见于前列腺炎、前列腺癌。

(三) 对患者的影响

无论是镜下血尿,或是肉眼血尿,均可能引起患者焦虑、紧张等负性情绪。

(四) 问诊要点

1. **血尿的特点**　起病的情况与病程;尿液颜色、有无血凝块;持续或间歇发作及伴随症状。

2. **病因与诱因**　有无与血尿有关的疾病;是否服用过可致血尿的药物,或接触过可致血尿的化学物质等。

3. **血尿对患者的影响**　有无因血尿而致的紧张或焦虑等情绪。

4. **诊疗与护理经过**　已接受的诊断性检查及结果;已采用的治疗与护理措施及效果。

(五) 相关护理诊断 / 问题

1. **急性疼痛**　与泌尿系统结石有关。

2. **排尿障碍**　与前列腺炎、前列腺癌导致的尿路阻塞有关。

3. **焦虑**　与预感自身受到疾病威胁有关。

(张立力)

Note:

十七、尿潴留

患者,男,70岁,在乘坐国际航班飞行9个小时后,出现排尿困难,腹胀难忍,全身是汗,表情十分痛苦。同航班的医生甲和医生乙获悉后,根据现场条件制作简易穿刺导尿工具,医生甲不停地根据膀胱积尿情况调整导尿工具的位置和角度,医生乙咬住吸管,用嘴帮老人吸出尿液,经过半个多小时,共吸出尿液700~800ml。最终老人的病情得到缓解,飞机降落后,老人被送医治疗。

请思考:

1. 该患者发生了什么情况?最可能原因是什么?

2. 对两位同行医生的做法,你有哪些感受和启发?

尿潴留(urinary retention)是指膀胱排空不完全或者停止排尿。尿液完全不能从膀胱排出,称为完全性尿潴留;若膀胱排空不完全,排尿后残余尿量大于100ml,称为不完全性尿潴留。尿潴留大多是在排尿困难的基础上进一步发展而来。

(一) 发生机制与常见病因

排尿(micturition)是尿液在膀胱贮存到一定量后,一次性地通过尿道排出体外的过程。正常人膀胱容量为300~500ml。当膀胱内的容量达到200~400ml时,膀胱内压增高,膀胱内壁压力感受器受到刺激而兴奋,冲动沿盆神经传导至骶髓的低级排尿中枢,同时向上传到脑干和大脑皮质的高级排尿中枢,产生尿意。大脑皮质对脊髓排尿中枢具有抑制和调节作用,如果无合适的排尿时机或环境,可通过抑制脊髓低级排尿中枢的活动,不产生排尿反射;反之,排尿中枢发放冲动沿盆神经传出到达膀胱,引起逼尿肌收缩,尿道内括约肌松弛,尿道内压力下降,低于膀胱内压,尿液进入上部尿道。此时,尿液还可以刺激尿道的感受器,产生兴奋性冲动,沿盆神经再次传到脊髓排尿中枢进一步加强其活动,并反射性地控制阴部神经的活动,使尿道外括约肌开放,于是尿液在强大的膀胱内压力的驱使下排出膀胱。排尿时,膈肌和腹肌的收缩也能产生较高的腹压,从而增加膀胱的压力,加快尿液的排出。

排尿的任何环节出现障碍,如脊髓反射弧或大脑皮质功能障碍、尿液排出通路受阻,逼尿肌或尿道括约肌功能的异常等均可导致排尿困难和尿潴留。根据其发生机制不同可分为机械性梗阻和动力性梗阻2类。

1. 机械性梗阻 是指参与排尿的神经及肌肉功能正常,但在膀胱颈至尿道外口的某一部位存在梗阻性病变。

(1) 膀胱病变:如膀胱颈挛缩、膀胱颈部肿瘤、膀胱结石、膀胱内异物等所致的膀胱颈梗阻。

(2) 尿道病变:如尿道炎症或损伤后所致的尿道狭窄,尿道结石、肿瘤或异物所致的尿道梗阻。

(3) 前列腺病变:如前列腺增生、前列腺肿瘤。

(4) 其他病变:如盆腔肿瘤、子宫肌瘤、妊娠子宫等周围组织的压迫所致的尿道狭窄。

2. 动力性梗阻 由于排尿中枢或周围神经损害导致排尿动力障碍所引起的尿潴留。

(1) 神经系统病变:中枢或周围神经系统器质性或功能性病变可影响正常排尿反射,是尿潴留的常见病因,见于颅脑或脊髓肿瘤、脊膜膨出、脊髓或马尾神经损伤、糖尿病和周围神经炎等。

(2) 手术或麻醉:中枢或骨盆手术致盆神经损害或功能障碍。

(3) 药物作用:如阿托品、山莨菪碱等松弛平滑肌的药物可引起尿潴留。

(4) 其他:如低钾血症、精神紧张、不适应的排尿环境或排尿方式等。

(二) 临床表现

1. 急性尿潴留 表现为突然发生的、短时间膀胱充盈,患者下腹部膨隆、胀痛难忍,尿意迫切却不能自行排出。有时部分尿液从尿道溢出,但下腹部疼痛仍不能减轻。常见于外伤、手术或麻醉后,使用解痉药物等。

2. 慢性尿潴留　起病缓慢,也可无明显症状,常有少量排尿,一般无下腹疼痛。当有大量残余尿时,可出现少量持续排尿,称为假性尿失禁,因膀胱内尿液充盈过度溢出而致。常见于尿道梗阻性病变、膀胱输尿管反流、神经源性膀胱等。

3. 伴随症状　①伴尿频、尿急、排尿踌躇和射尿无力:见于前列腺增生、前列腺癌;②伴腹部绞痛、下腹部绞痛并向大腿会阴方向放射:见于膀胱颈部结石;③伴血尿:主要见于后尿道损伤、尿道结石、膀胱颈部结石和某些血液病等;④伴运动、感觉等神经功能障碍:可见于颅脑或脊髓肿瘤,脑血管疾病,脊柱肿瘤、结核或骨折等中枢神经系统疾病。

（三）对患者的影响

急性尿潴留患者因尿液无法排出可致下腹疼痛、烦躁和辗转不安,异常痛苦。由于贮积的尿液有利于细菌的生长繁殖,易发生尿路感染。长期尿潴留引起膀胱过度膨胀,压力增高,可发生输尿管反流,双侧输尿管及肾积水,最终导致肾功能受损。此外,留置尿管是临床解决尿潴留常用的方法,但由此可给患者带来疼痛不适,并可能增加尿路感染的机会。

（四）问诊要点

1. 尿潴留的特点　发生时间、起病缓急、持续时间、加重或缓解的因素;有无伴随症状等。

2. 病因与诱因　有无与尿潴留相关的疾病、手术、用药史或精神紧张等。

3. 尿潴留对患者的影响　有无下腹胀痛、烦躁和辗转不安;有无尿频、尿急、尿痛等尿路感染的表现,尤其是留置导尿者。

4. 诊疗与护理经过　已接受的诊断性检查及结果;已采用的治疗或护理措施,包括用药以及其他促进排尿的措施与效果。

（五）相关护理诊断/问题

1. 尿潴留　与尿道梗阻有关;与神经系统病变有关;与服用药物有关;与精神紧张有关等。

2. 舒适度减弱　与尿液无法正常排出有关。

3. 潜在并发症:尿路感染。

（张立力）

十八、尿失禁

尿失禁(urinary incontinence)是指膀胱内尿液失去控制而自行从尿道排出的现象。尿失禁可以是暂时的,也可以是持续的,尿液可大量流出,也可点滴而出。尿失禁可以发生在任何年龄和性别,以女性及老年人多见。

（一）发生机制与常见病因

正常膀胱的贮尿功能,有赖于膀胱逼尿肌的顺应性使膀胱贮尿时的内部压力维持在足够低的水平,而尿道括约肌与其周围组织的张力足够高,可阻止膀胱内尿液外漏。各种原因使膀胱逼尿肌异常收缩或膀胱过度充盈致膀胱内压升高超过正常尿道括约肌的张力,或尿道括约肌因各种原因麻痹、松弛导致尿道阻力过低,均可使尿液无法在膀胱内积存而自动流出,形成尿失禁,称为真性尿失禁。

国际尿控协会(ICS)将尿失禁分为压力性尿失禁、急迫性尿失禁、混合性尿失禁、充溢性尿失禁、反射性尿失禁、不稳定性尿道关闭功能不全和完全性尿道关闭不全等类型。本教材采用NANDA护理诊断对尿失禁的分类,并据此分类将尿失禁的病因与发生机制分述如下:

1. 压力性尿失禁　指喷嚏、咳嗽或运动等腹压增高时出现的不自主排尿现象(<50ml)。压力性尿失禁多见于老年女性及有盆腔或尿路手术史者。其发生与尿道括约肌张力减低或骨盆底部尿道周围肌肉和韧带松弛,导致尿道阻力过低有关。

2. 反射性尿失禁　为在一定可预测的间隔,膀胱充盈到一定量时的不自主排尿。脊髓外伤、脊髓肿瘤、多发性硬化等所致的骶髓低级排尿中枢水平以上脊髓完全性损伤是反射性尿失禁的主要病因。由于骶髓排尿中枢水平以上的脊髓完全性损伤,致使低级排尿中枢与高级排尿中枢间的联系中断,而骶髓低级排尿中枢的排尿反射仍然存在,当膀胱内尿液潴留,内压增高时,尿液被迫流出。

3. 急迫性尿失禁　指有强烈的尿意时立即出现的不自主排尿状态。急迫性尿失禁见于中枢神经系统疾病,如脑血管意外、脑瘤、多发性硬化和帕金森病,以及膀胱局部炎症或激惹所致的膀胱功能失调,如下尿路感染、粪便嵌顿、前列腺增生及子宫脱垂等。大脑皮质对脊髓低级排尿中枢的抑制减弱,或因膀胱局部炎症、出口梗阻的刺激,致使膀胱逼尿肌张力增高、反射亢进,膀胱收缩不受控制是其发生的主要原因。

4. 功能性尿失禁　因身体功能或认知功能受损而导致的不自主排尿状态。功能性尿失禁多发生于罹患严重关节炎、脑血管病变、痴呆或使用利尿剂、抗胆碱能等药物者,其泌尿器官并无器质性损害,尿失禁多系不能及时排尿所引起。

5. 溢出性尿失禁　指尿液从过度充盈的膀胱中溢出,又称为假性尿失禁。由于各种原因使膀胱排尿出口梗阻或膀胱逼尿肌失去正常张力,引起尿液潴留,膀胱过度充盈,膀胱内压超过尿道阻力时,尿液持续或间断溢出。常见于下尿路梗阻,如前列腺增生、膀胱颈梗阻、尿道狭窄等,以及神经系统病变,如脊髓损伤早期的脊髓休克阶段、脊髓肿瘤及糖尿病等导致的膀胱瘫痪等。

上述类型尿失禁有时可并存,常见如压力性尿失禁伴急迫性尿失禁。

(二) 临床表现

1. 尿失禁　不同类型的尿失禁其临床表现不尽相同。

(1) 压力性尿失禁:当咳嗽、打喷嚏、大笑、跑跳、举重物等腹压骤然增高时,即可有少量尿液不自主地由尿道口溢出。压力性尿失禁根据严重程度可分为轻度、中度和重度。①轻度:仅在咳嗽、打喷嚏、抬重物时出现尿溢出;②中度:在走路、站立、轻度用力时出现尿失禁;③重度:无论直立或卧位时都可发生尿失禁。

(2) 反射性尿失禁:在感觉不到尿意的情况下,突然不自主地间歇性排尿,排尿前可出现出汗、颜面潮红或恶心等交感反应。

(3) 急迫性尿失禁:尿意紧急,多来不及如厕即有尿液不自主流出,常伴尿频和尿急。

(4) 功能性尿失禁:虽能感觉到膀胱充盈,但由于精神障碍、运动障碍、环境因素或药物作用,不能及时排尿而引起不自主排尿,每次尿量较大。

(5) 溢出性尿失禁:尿失禁的量可以很小,但常持续滴漏,致使漏出的总量较大。体格检查常有膀胱充盈,排尿后膀胱残余尿量常增加。患者多出现排尿困难,甚至尿潴留的表现。

2. 伴随症状　①伴膀胱刺激征及脓尿:主要见于急性膀胱炎;②伴便秘或排便失禁:见于神经源性膀胱;③伴进行性排尿困难:见于前列腺增生、前列腺癌等;④伴肢体瘫痪:若同时伴有肌张力增高、腱反射亢进、病理反射阳性等,见于上运动神经元病变;⑤伴慢性咳嗽、气促:多见于慢性阻塞性肺疾病。

(三) 对患者的影响

意识清晰的尿失禁者,由于不能控制排尿及常需他人帮助而感到不安或自卑,常试图通过限制液体摄入量来减少尿失禁的发生。长期尿失禁可影响个体的正常社会生活,尤其是老年人。有研究表明尿失禁与老年孤独、自卑、抑郁症、性生活障碍等密切相关。此外,尿液刺激皮肤可引起皮炎,局部皮肤潮湿可致皮肤浸渍,受压后易发生压力性损伤。老年人因为尿急导致跌倒和骨折的危险性也增加。

(四) 问诊要点

1. 尿失禁的特点　尿失禁发生的时间、每次尿量、间断抑或持续发生、排尿前有无尿意或诱因,以及伴随症状等。

2. 病因与诱因　有无与尿失禁相关的疾病、手术或用药史及环境因素等。

3. 尿失禁的严重程度　尿失禁的严重程度可采用国际尿失禁咨询委员会尿失禁问卷(ICI-Q-LF)进行测评。该问卷根据尿失禁发生的频度将尿失禁分为 0~5 级:0 级者从来不漏尿;1 级者每周大约漏尿 1 次或经常不到 1 次;2 级者每周漏尿 2 次或 3 次;3 级者每天大约漏尿 1 次;4 级者每天漏尿数次;

5级者持续漏尿。

4. 尿失禁对患者的影响 有无因尿失禁限制液体摄入;有无自卑或抑郁;有无因潮湿刺激发生皮炎;长期卧床者有无压力性损伤;有无因尿失禁影响正常的社会交往等。

5. 诊疗与护理经过 已接受的诊断性检查及结果。已采用的治疗或护理措施,包括用药或采取其他减少尿失禁发生的措施,如盆底肌训练、膀胱训练、使用吸收性或收集性尿失禁用具及其效果。

（五）相关护理诊断/问题

1. 压力性尿失禁 与尿道括约肌张力减低有关;与骨盆底部肌肉和韧带松弛有关。

2. 急迫性尿失禁 与中枢神经系统和膀胱局部病变所致膀胱收缩不受控制有关。

3. 情境性低自尊/有情境性低自尊的危险 与不能自主控制尿液排出有关。

4. 皮肤完整性受损/有皮肤完整性受损的危险 与尿液浸渍有关。

5. 有跌倒的危险 与尿急有关。

（张立力）

十九、眩晕

眩晕(vertigo)是患者感到自身或周围环境物体旋转或摇动的一种主观感觉障碍(有学者认为其属于一种运动性幻觉,或运动性错觉),常伴有客观的平衡障碍,一般无意识障碍。

（一）病因与发生机制

躯体在任何情况下,都会寻求保持一种平衡状态,其实现主要是通过视觉、本体觉和前庭器官,分别将躯体位置的信息经感觉神经传入中枢神经系统,整合后作出位置的判断,并通过运动神经传出,调整位置,维持平衡。其中任何传入环节的功能异常都会导致位置判断错误,进而引发眩晕。根据病因不同可分为周围性眩晕(peripheral vertigo)、中枢性眩晕(central vertigo)和其他原因所致眩晕。

1. 周围性眩晕 也称耳性眩晕,是指内耳前庭至前庭神经颅外段之间的病变所引起的眩晕。常见的病因有梅尼埃病、迷路炎、药物中毒、晕动病等。

2. 中枢性眩晕 也称脑性眩晕,是指因前庭神经颅内段、前庭神经核及其纤维联系、小脑、大脑等病变所引起的眩晕。常见病因:①颅内血管性疾病,如脑动脉粥样硬化、椎-基底动脉供血不足、高血压脑病、小脑或脑干出血等;②颅内占位性病变,如听神经瘤、小脑肿瘤及颅内其他部位肿瘤;③颅内脱髓鞘疾病及变性疾病,如多发性硬化、延髓空洞症等;④其他,如癫痫、脑震荡、脑挫伤及脑寄生虫病等。

3. 其他原因所致的眩晕 ①眼源性眩晕,如屈光不正、青光眼等眼病所引起的眩晕,以及由于观看屏幕时间过长和/或距离过近而引起的屏幕性眩晕;②全身疾病性眩晕,如高血压、低血压、心律失常、心肌缺血等心血管疾病,贫血、出血等血液病,尿毒症、急性重型肝炎、重症糖尿病等所引起的眩晕;③神经精神性眩晕,如神经官能症、更年期综合征、抑郁症等。

（二）临床表现

1. 眩晕 患者可因眩晕出现的原因不同而有各自特点,周围性眩晕与中枢性眩晕的临床特点比较,见表2-2-3。

表2-2-3 周围性眩晕和中枢性眩晕的临床特点

项目	周围性眩晕	中枢性眩晕
持续时间	短	长
眩晕程度及特点	发作性,症状较重	症状较轻,旋转性或向一侧运动感
加重或缓解因素	头位或体位改变可使眩晕加重	闭目后症状可减轻,与头位或体位改变无关
自主神经症状	可出现恶心、呕吐、出汗、面色苍白等	少有,不明显
眼球震颤	幅度细小,多为水平或水平加旋转	幅度粗大,形式多变
耳蜗症状	常伴耳鸣、听力减退等	不明显
脑神经损害	无	有

Note:

2. 伴随症状　①伴耳鸣、听力下降:常见于前庭器官疾病、第Ⅷ脑神经病变及肿瘤,或药物中毒等;②伴恶心、呕吐:常见于梅尼埃病、晕动病等;③伴共济失调:见于小脑、颅后凹或脑干病变等;④伴眼球震颤:见于脑干病变、梅尼埃病等。

（三）对患者的影响

患者可因眩晕而致视物不清和/或身体不能保持平衡,发生跌倒等意外情况。持续眩晕者还可因恶心、呕吐等伴随症状引起营养不良,多种维生素缺乏、体重下降等。眩晕急性发生时,患者常因病因不明而出现焦虑甚至恐惧情绪。长期眩晕者由于病情迁延不愈以及随时可能面临急性发作,可出现紧张、抑郁等情绪。

（四）问诊要点

1. 眩晕的特点　眩晕发作的时间、频率及严重程度,病程长短,有无加重或缓解的因素及相应伴随症状等。

2. 病因与诱因　有无与眩晕相关的疾病史、用药史,有无乘车、乘船等诱发因素等。

3. 对患者的影响　注意有无跌倒及其他意外情况发生,有无脱水及电解质紊乱、营养不良,有无焦虑、抑郁等情绪反应。

4. 诊断与护理经过　已接受的诊断性检查及结果;已采用的治疗或护理措施。

（五）相关护理诊断/问题

1. 舒适度减弱　与前庭或小脑功能障碍所致的眩晕有关。

2. 有成人跌倒的危险　与前庭或小脑功能障碍有关。

3. 恶心　与前庭功能障碍有关。

4. 营养失调:低于机体需要量　与前庭功能障碍导致食欲下降,摄入减少有关。

5. 焦虑　与担心疾病预后不良/眩晕迁延不愈有关。

（高井全）

二十、晕厥

 ──────────────── 导学案例与思考 ────────────────

患者,女,16岁。20分钟前运动时出现头晕、心慌、恶心,肢体软弱无力,继而晕倒在地,意识丧失,无口吐白沫、四肢抽搐及大小便失禁。

请思考:

1. 什么是晕厥?晕厥是怎样发生的?

2. 该患者的晕厥有什么特点?其晕厥的最可能原因是什么?

──────────────────────────────────────

晕厥（syncope）是指一过性广泛性的脑供血不足所致短暂的意识丧失状态。发作时患者因肌张力消失不能保持正常姿势而倒地,一般为突然发作,迅速恢复,很少有后遗症。

（一）病因与发生机制

1. 血管舒缩障碍　主要是由于各种刺激通过迷走神经反射引起短暂的血管床扩张、回心血量减少、心排血量降低、血压下降进而导致脑供血不足。如单纯性晕厥、直立性低血压、颈动脉窦综合征、排尿性晕厥、咳嗽性晕厥及疼痛性晕厥等。

2. 心源性晕厥　由于心脏结构、节律及收缩力改变使心排血量突然减少或心脏停搏,导致脑组织缺血、缺氧而发生晕厥,可见于严重心律失常、心脏排血受阻、心肌缺血及心力衰竭等,如阵发性心动过速、阵发性心房颤动、高度房室传导阻滞、心绞痛及急性心肌梗死等,最严重的为阿-斯综合征（Adams-Stokes syndrome）。

3. 脑源性晕厥　由于脑部血管或主要供应脑部血液的血管发生循环障碍,导致一过性广泛性脑供血不足,如脑动脉粥样硬化、短暂性脑缺血发作、偏头痛、慢性铅中毒性脑病等。

4. 血液成分异常 血氧或血糖过低等可导致晕厥发生,如低血糖、通气过度综合征、哭泣性晕厥、重症贫血及高原性晕厥等。

(二) 临床表现

1. 晕厥 常急性起病,部分发生前可出现前驱症状,如头晕、恍惚、视物模糊、四肢无力,或有心悸、胸内搏动感或胸痛等,随之意识丧失。也有患者晕厥发生前无前驱不适,发作即出现意识丧失而倒地。某些晕厥有明确的诱因,如直立性低血压主要发生于由卧位或蹲位突然站起时;颈动脉窦综合征可有用手压迫颈动脉窦、突然转头、衣领过紧等诱因;咳嗽性晕厥则发生于剧烈咳嗽后;排尿性晕厥发生于排尿中或排尿结束时;重度贫血者晕厥常在用力时发生等。

晕厥持续时间较短,患者在数秒内即恢复正常,个别可超过 1 分钟,恢复后有时可伴全身乏力。多数情况下,患者较快瘫软倒地,而非摔倒,无意识丧失;或是因反复发生有了经验,及时蹲下,则症状很快消失。晕厥发生时可有心率减慢,血压下降,面色苍白,伴冷汗。患者常于站位或坐位发生晕厥,如于卧位时发生晕厥,则应注意是否有心脑血管疾病,如心律失常、短暂性脑缺血发作或癫痫等。

2. 伴随症状与体征 ①伴自主神经功能障碍:如面色苍白、出冷汗、恶心、乏力等,多见于血管抑制性晕厥或低血糖性晕厥;②伴心率和心律明显改变:见于心源性晕厥;③伴抽搐:见于中枢神经系统疾病、心源性晕厥;④伴头痛、呕吐、视听障碍:见于中枢神经系统疾病;⑤伴呼吸节律改变:常见于通气过度综合征、癔症等。

(三) 对患者的影响

晕厥常突然发生,患者可因意识丧失而跌倒在地,容易导致意外伤害等情况发生。患者可因症状原因不明而出现焦虑甚至恐惧,或者因随时可能面临急性发作,而出现紧张、抑郁等情绪。

(四) 问诊要点

1. 晕厥的特点 首先明确是否为晕厥。如发生晕厥,则应询问有无诱因,发作前的体位,有无前驱症状,倒地方式,病程持续时间,发作频率,有无加重或缓解因素及伴随症状等。

2. 病因与诱因 有无晕厥的相关疾病或用药史等。

3. 对患者的影响 注意有无意外损伤发生及焦虑、抑郁等情绪反应。

4. 诊断与护理经过 已接受的诊断性检查及结果;已采用的治疗或护理措施及其效果。

(五) 相关护理诊断 / 问题

1. 急性意识障碍 与一过性脑供血不足有关。

2. 有受伤的危险 与短暂的突发意识障碍导致意外跌倒有关。

3. 焦虑 与担心疾病预后不良 / 晕厥反复发生有关。

(高井全)

二十一、抽搐与惊厥

导学案例与思考

患者,男,21 岁,颅脑外伤 2 天,今日晨起突然大叫,四肢强直,随后肢体出现节律性抽动。发作时意识丧失伴尿失禁,面色青紫,并发生了舌咬伤;发作停止后患者意识恢复,出现肌肉酸痛。其母目睹发作全过程,不知如何是好,紧急陪同患者入院就诊。

请思考:

1. 抽搐与惊厥有何区别与联系? 其常见病因有哪些?

2. 该患者的表现有哪些特点? 属于抽搐还是惊厥? 如何进行判断?

抽搐(tic)与惊厥(convulsion)为神经科常见的临床症状,均属于不随意运动。抽搐是指全身或局部骨骼肌非自主地抽动或强烈收缩,常可引起关节的运动和强直。当肌群收缩表现为强直性和阵挛性时,称为惊厥,一般为全身性、对称性,伴有或不伴有意识丧失。

(一) 发生机制

目前抽搐与惊厥的发生机制尚未完全明了,可能是由于大脑运动神经元的异常放电所致。这种异常病理性放电可因神经元膜电位不稳定而引起,由营养或代谢异常、脑皮质肿物、瘢痕等原因激发,并与遗传、免疫、内分泌、微量元素、精神因素等有关。

根据引起肌肉异常收缩的兴奋信号的来源不同,基本上可分为两种情况:①大脑功能障碍,如癫痫等;②非大脑功能障碍,如破伤风、士的宁中毒、低钙血症性抽搐等。

(二) 病因

1. 脑部疾病 ①感染:如脑炎、脑膜炎、脑脓肿等;②外伤:如产伤、颅脑外伤;③肿瘤:如原发性脑肿瘤、脑转移瘤;④脑血管疾病:如脑出血、蛛网膜下腔出血、脑栓塞、脑血栓形成、脑缺氧等;⑤寄生虫病:如脑型疟疾、脑囊虫病等;⑥其他:如先天性脑发育障碍、核黄疸、遗传代谢性脑病等。

2. 全身性疾病 ①感染:如急性胃肠炎、中毒性菌痢、败血症、破伤风、狂犬病等;②心血管疾病:如高血压脑病、阿 - 斯综合征等;③中毒:包括尿毒症、肝性脑病等内源性中毒,以及酒精、苯、铅、砷、汞、阿托品、樟脑、有机磷农药等外源性中毒;④代谢障碍:如低血糖、低钙血症、低镁血症、子痫等;⑤风湿病:如系统性红斑狼疮、脑血管炎等;⑥其他:如安眠药、抗癫痫药突然撤药以及热射病、溺水、触电等。

3. 神经官能症 如癔症性抽搐和惊厥。

(三) 临床表现

1. 起病情况 癫痫发作可与劳累、饱食、饥饿、饮酒、睡眠、情绪波动、环境因素刺激等有关;小儿惊厥多与感染高热有关;癔症性惊厥常由情绪波动引起。部分患者在惊厥发作前可有短暂的烦躁,口角抽搐、肢体麻木感、针刺感、触电感等先兆症状。

2. 抽搐与惊厥

(1) 全身性抽搐:以全身性骨骼肌痉挛为主要表现,典型者为癫痫大发作,表现为意识模糊或丧失,全身肌肉强直,呼吸暂停,继而四肢阵挛性抽搐,呼吸不规则,排尿、排便失禁,发绀。发作约半分钟左右自行停止,也可反复发作甚至呈持续状态。发作时可有瞳孔散大、对光反射迟钝或消失、病理反射阳性等。发作停止后不久意识恢复,恢复后有头痛、全身乏力、肌肉酸痛等症状。由破伤风引起者表现为持续性的强直性抽搐,伴肌肉剧烈疼痛。

(2) 局限性抽搐:以身体某一局部连续性肌肉收缩为主要表现,多见于手足、口角、眼睑等部位。低钙血症所致手足抽搐症发作时腕及手掌指关节屈曲,指间关节伸直,拇指内收,呈"助产士手";踝关节伸直,足趾跖屈,足呈弓状,似"芭蕾舞足"。

3. 伴随症状与体征 ①伴发热:多见于感染性疾病;②伴意识障碍:多见于癫痫大发作、重症颅脑疾病等;③伴瞳孔扩大、舌咬伤、大小便失禁:多见于癫痫大发作;④伴脑膜刺激征:可见于脑膜炎、蛛网膜下腔出血等;⑤伴剧烈头痛:可见于蛛网膜下腔出血、急性感染、高血压、颅脑外伤、颅内肿瘤等;⑥伴血压增高:可见于高血压、尿毒症、子痫、铅中毒等。

(四) 对患者的影响

惊厥发作可致跌伤、舌咬伤、排便与排尿失禁及肌肉酸痛。短期频繁发作可致高热。伴意识障碍者可因呼吸道分泌物、呕吐物吸入或舌后坠堵塞呼吸道引起窒息。严重惊厥由于骨骼肌强烈收缩,机体氧耗量显著增加,加之惊厥所致呼吸改变可引起缺氧。惊厥发作后患者可因发作失态而困窘。此外,患者健康的不稳定性及照顾情景的不可预测性可导致患者亲属应对能力失调。

(五) 问诊要点

1. 抽搐与惊厥的特点 抽搐与惊厥发作频率,持续和间隔时间,抽搐是全身性还是局限性,性质为持续强直或是间歇阵挛性,发作时意识状态,以及有无血压增高、脑膜刺激征、剧烈头痛、意识丧失等提示急危重症的伴随症状和体征。

2. 病因与诱因 有无与抽搐和惊厥相关的疾病病史,有无精神刺激、高热等诱发因素。

3. 对患者的影响 有无跌伤、舌咬伤等意外发生;有无全身无力、肌肉酸痛等发作后反应;持续发作者应注意有无高热;同时还应注意患者亲属是否存在应对无效的情况。

4. 诊断与护理经过 已接受的诊断性检查及结果;已采用的治疗或护理措施及其效果。

(六) 相关护理诊断 / 问题

1. 有受伤的危险 与惊厥发作所致的不受控制的强直性肌肉收缩和意识丧失有关。

2. 疼痛 与抽搐发生所致强直性肌肉收缩有关。

3. 排尿障碍 与惊厥发作引发短暂意识丧失所致排尿功能异常有关。

4. 排便功能障碍 与惊厥发作引发短暂意识丧失所致排便功能异常有关。

5. 恐惧 与不可预知的惊厥发作有关。

6. 潜在并发症:窒息。

7. 照顾者角色紧张 与照顾接受者的健康不稳定性及照顾情景的不可预测性有关。

(高井全)

二十二、意识障碍

意识障碍(disturbance of consciousness)是指个体对周围环境及自身状态的识别能力和觉察能力发生障碍的一种精神状态。任何原因引起高级神经中枢功能活动损害时,均可出现意识障碍,表现为对自身及外界环境的感知力、理解力、注意力、记忆力、定向能力、思维、情感和行为等精神活动不同程度的异常。

(一) 发生机制

意识由意识内容和其"开关"系统组成。意识的"开关"系统包括经典的感觉传导径路(特异性上行投射系统)及脑干网状结构(非特异性上行投射系统)。意识"开关"系统激活大脑皮质并使之维持一定水平的兴奋性,使机体处于觉醒状态。意识内容即大脑皮质的功能活动,包括记忆、思维、理解、定向和情感等精神活动,以及通过视、听、语言和复杂运动等与外界保持密切联系的能力。意识内容是在觉醒状态的基础上产生。因此,清醒的意识活动有赖于大脑皮质和皮质下网状结构功能的完整性,任何原因导致大脑皮质弥漫性损害或脑干网状结构损害,使意识内容改变或觉醒状态减弱,均可发生意识障碍。

(二) 病因

1. 颅内疾病

(1) 感染性疾病:各种脑炎、脑膜炎、脑脓肿等。

(2) 非感染性疾病:①脑血管疾病,如脑出血、脑栓塞、脑血栓形成、蛛网膜下腔出血等;②脑肿瘤;③脑外伤,如脑挫裂伤、脑震荡、颅骨骨折等;④癫痫。

2. 颅外疾病

(1) 重症感染:败血症、伤寒、中毒性肺炎、中毒型菌痢等。

(2) 内分泌与代谢障碍:甲状腺危象、甲状腺功能减退、糖尿病酮症酸中毒、低血糖性昏迷、肝性脑病、尿毒症等。

(3) 心血管疾病:急性心肌梗死、心律失常所致的阿 - 斯综合征、严重休克等。

(4) 中毒:安眠药、有机磷杀虫药、酒精、一氧化碳、氰化物等中毒。

(5) 物理性及缺氧性损害:触电、高温中暑、日射病和高山病等。

(三) 临床表现

1. 以觉醒状态改变为主的意识障碍

(1) 嗜睡(somnolence):为程度最轻的意识障碍。患者处于持续睡眠状态,可被唤醒,醒后能正确回答问题和作出各种反应,当刺激停止后很快又入睡。

(2) 昏睡(stupor):是病理性的嗜睡状态。患者处于熟睡状态,一般的外界刺激不易唤醒,须经压迫眶上神经、摇动身体等强烈刺激方能被唤醒,但很快又入睡。醒时答话含糊或答非所问。

(3) 昏迷(coma):为最严重的意识障碍,按程度不同又可分为 3 个阶段,见表 2-2-4。

表 2-2-4　不同程度昏迷的临床表现

昏迷程度	临床表现
轻度昏迷	意识大部分丧失,无自主运动,对声、光刺激无反应,对疼痛刺激尚可出现痛苦表情或肢体退缩等防御反应 角膜反射、瞳孔对光反射、眼球运动和吞咽反射可存在 生命体征无明显异常
中度昏迷	对周围事物及各种刺激均无反应,对强烈疼痛刺激可有防御反应 角膜反射减弱、瞳孔对光反射迟钝、无眼球运动 可有生命体征轻度异常以及不同程度排便、排尿功能障碍
深度昏迷	意识完全丧失,全身肌肉松弛,对各种刺激全无反应 眼球固定、瞳孔散大,深、浅反射均消失 生命体征明显异常,排便、排尿失禁或出现去大脑强直

2. 以意识内容改变为主的意识障碍

(1) 意识模糊(confusion):为程度深于嗜睡的一种意识障碍。患者能保持简单的精神活动,但对时间、地点、人物的定向能力发生障碍。

(2) 谵妄(delirium):是一种以兴奋性增高为主的高级神经中枢急性功能失调状态。表现为意识模糊、定向力丧失、注意涣散、言语增多、思维不连贯,常有错觉和幻觉。在其影响下,患者表现紧张、恐惧和兴奋不安,大喊大叫,甚至发生冲动攻击行为。起病急,持续数小时至数天,个别可持续更长时间。病情于夜间加重,白日减轻。常见于急性感染高热期、某些药物中毒、代谢障碍、循环障碍或中枢神经系统疾病等。

3. 伴随症状与体征　①伴发热:先有发热后出现意识障碍,多见于各种感染性疾病;先有意识障碍,后出现发热,多见于急性脑血管疾病等。②伴呼吸改变:是呼吸中枢受刺激所致,可见于吗啡、巴比妥类、有机磷等药物中毒及各种原因引起的代谢性酸中毒等。③伴血压改变:血压升高可见于高血压脑病、脑血管意外等;血压降低见于各种原因导致的休克等。④伴心动过缓:见于房室传导阻滞、吗啡中毒、各种原因引起的高颅压等。⑤伴皮肤黏膜改变:出血点、瘀斑、紫癜等,可见于出血性疾病及败血症;口唇樱桃红色,提示一氧化碳中毒等。

(四) 对患者的影响

意识障碍,特别是持续意识障碍,将对机体带来严重危害。患者的感知能力、对环境的识别能力均发生改变,进而影响甚至丧失各种自我保护反射能力和对外环境变化的适应能力,极易出现各种继发性损害,如谵妄者因躁动不安易发生坠床等意外;昏迷者易发生肺部感染、尿路感染、口腔炎、结膜炎、角膜炎、角膜溃疡、压力性损伤、营养不良及肢体挛缩畸形等;此外,还可能出现照顾者角色负荷过重等问题。

(五) 问诊要点

1. 意识障碍的特点　包括程度及其进展。可通过与患者交谈,评估其思维、反应、情感活动、定向力等。必要时,可通过痛觉、角膜反射、瞳孔对光反射检查等判断意识障碍的程度。也可按格拉斯哥昏迷评分表(Glasgow coma scale,GCS)对意识障碍的程度进行测评。GCS 评分项目包括睁眼反应、运动反应和语言反应。分测 3 个项目并予以计分,再将各项目分值相加求其总分,即可得到意识障碍程度的客观评分,见表 2-2-5。GCS 总分为 3~15 分,那些对语言指令没有反应或不能睁眼且 GCS 总分为 8 分或更低的情况被定义为昏迷。评估中应注意运动反应的刺激部位应以上肢为主,以最佳反应记分。

表 2-2-5 GCS 昏迷评分表

评分项目	反应	得分
睁眼反应	自发性睁眼	4
	言语呼唤时睁眼	3
	疼痛刺激时睁眼	2
	任何刺激无睁眼反应	1
运动反应	按指令动作	6
	对疼痛刺激能定位	5
	对疼痛刺激有肢体退缩反应	4
	疼痛刺激时肢体过屈（去皮质强直）	3
	疼痛刺激时肢体过伸（去大脑强直）	2
	对疼痛刺激无反应	1
语言反应	能准确回答时间、地点、人物等定向问题	5
	能说话，但不能准确回答时间、地点、人物等定向问题	4
	对答不切题	3
	言语模糊不清，字意难辨	2
	对任何刺激无语言反应	1

2. 病因与诱因 有无与意识障碍相关的疾病史或诱发因素。

3. 对患者的影响 主要包括有无口腔炎、结膜炎、角膜炎、角膜溃疡、压力性损伤；有无营养不良、肌肉萎缩、关节僵硬、肢体挛缩畸形；有无排便、排尿失禁；有无头痛、呕吐等提示危重急症发生的伴随症状；有无亲属无能力照顾患者的情况。

4. 诊断与护理经过 已接受的诊断性检查及结果；已采用的治疗或护理措施及其效果。

（六）相关护理诊断/问题

1. 急性意识障碍 与脑出血、肝性脑病等有关。

2. 清理呼吸道无效 与意识障碍所致咳嗽、吞咽反射减弱或消失有关。

3. 排便功能障碍 与意识丧失所致排便功能障碍有关。

4. 营养失调：低于机体需要量 与意识障碍所致不能正常进食有关。

5. 有受伤的危险 与意识障碍所致躁动不安、自我防护能力下降等有关。

6. 有皮肤完整性受损的危险 与意识障碍所致自主运动消失有关；与意识障碍所致排尿、排便失禁有关。

7. 有感染的危险 与意识障碍所致咳嗽、吞咽反射减弱或消失有关；与侵入性导尿装置有关。

（高井全）

二十三、焦虑

焦虑（anxiety）是一种源于内心的紧张、压力感，常表现为内心不安、心烦意乱，有莫名的恐惧感和对未来的不良预感，常伴有憋气、心悸、出汗、手抖、尿频等自主神经功能紊乱症状。焦虑普遍存在于人们的日常生活中，也是患者最常见的情绪反应。若焦虑状态持续存在、焦虑程度与现实处境极不相称或无明确诱因者，应考虑焦虑性神经症的可能。

（一）发生机制

焦虑作为一种心理情绪反应，有关其发生机制的心理学研究较多，随着研究的深入，对焦虑可能

Note:

存在着生物学基础的研究也越来越受到重视。

1. 应激与适应　焦虑是一种与不确定的危险因素有关的忧虑和不良预感,是机体对危险的一种内部警告机制。人的焦虑多与一定的现实情景相联系,是由外部事物的不确定性、威胁性所激发的令人不快的情绪体验,是应激反应的常见表现。自卑、胆小羞怯、谨小慎微、躯体情况不良,应对心理、社会应激能力较差者,较易发生焦虑。

2. 其他心理学观点　人本主义心理学认为焦虑是个体面临自由选择时,必然存在的心理体验,是一种不确定性和无依无靠的感觉,并与个体的自我意识形成和发展有关。精神分析学派则认为,焦虑是潜意识中本我的性或攻击欲望与超我的惩罚之间的冲突,自我为阻止那些不能接受的想法进入意识而启动自我防御机制。若不能启动有效的自我防御机制,将会产生更为强烈和持久的焦虑或其他神经症症状。行为主义理论认为焦虑是对刺激的一种条件反应,是一种习得性行为。认知心理学认为焦虑来源于认知的偏差,焦虑患者易被威胁相关刺激吸引,并难以从该刺激转移。

3. 生物学因素　①遗传因素:相关研究显示焦虑具有遗传易感性。具有家族病史的人,焦虑症患病风险较一般人高。②神经生物学因素:有研究发现焦虑症患者存在神经系统异常,主要表现在 γ-氨基丁酸(GABA)/苯二氮䓬(BZ)类系统、去甲肾上腺素(NE)系统以及 5- 羟色胺(5-HT)系统的功能失调,导致脑部多个区域的过度活跃,尤其是涉及对危险和威胁作出生理、情绪及行为反应的边缘系统。过度、持续的神经元活动使个体处于慢性、弥漫的焦虑状态。

(二) 病因

1. 生活事件　生活事件引起的心理冲突是焦虑最常见的原因。任何可威胁到身体和 / 或心理安全的情景、事件或变化,如结婚、迁居、工作挑战、患病、住院、久病不愈、亲人病危等都可因应激而产生焦虑。

对于患者来说,引起焦虑的原因可分为 3 种类型。①期待性焦虑:面临即将发生但又尚未确定的重大事件时的焦虑,常见于疾病初期对疾病病因、性质、转归及预后不明确,或对有一定危险性的检查和治疗担心其安全性的患者。②分离性焦虑:与熟悉的环境或亲人分离,产生分离感所伴随的情绪反应,常见于依赖性较强的儿童和老年人。③阉割性焦虑:自我完整性受到威胁或破坏时产生的情绪反应,常见于外伤、手术切除肢体或脏器的患者。

2. 某些躯体疾病　如甲状腺功能亢进症、脑肿瘤、脑血管病及低血糖等。

3. 药物　某些药物的长期应用、中毒或戒断后,如苯丙胺、阿片类及某些抗精神病药物等。

4. 精神疾病　如疑病症、恐怖症、精神分裂症等精神疾病。

(三) 临床表现

焦虑可表现为情绪、行为、认知与生理等方面的变化。

1. 情绪方面　紧张、不安的期待情绪是焦虑的典型特点,表现为对未来可能发生、难以预料的某种危险或不幸事件的担心。严重者可产生恐惧感,犹如大祸临头而惶惶不安。

2. 行为方面　表现为唉声叹气、咬指甲、来回踱步、不能静坐等,严重者可出现回避行为。

3. 认知方面　表现为注意力不集中、认知范围缩小、生活和工作能力下降等。

4. 生理方面　可出现心悸、血压升高、出汗、胸闷、气短、呼吸急促、过度换气、头痛、眩晕、恶心、腹泻、尿频等自主神经功能紊乱的症状。由于思虑所担心的问题,而出现睡眠障碍,表现为入睡困难、睡眠间断或不愉快的梦境体验等。

(四) 对患者的影响

当人们面对潜在的或真实的危险或威胁时,都会产生焦虑。焦虑存在的意义表现出两面性。一方面,焦虑能够促使个体适应性调整警觉与防御状态,以便快速觉察并应对环境中的潜在威胁,所以适度的焦虑对个体的生存、适应环境具有重要价值。另一方面,持续的、过度的焦虑必然使个体身心受损,进而发展为焦虑障碍。焦虑障碍是发病率较高的一种情绪障碍,主要表现为持续的担忧和紧张发作,严重影响个体日常生活。根据其影响程度可分为以下 4 级:

Note:

1. 轻度 个体的认知能力增强,注意力集中;有好奇心、常提问题;考虑问题全面;能应对和解决各种情况和问题;工作效率高。

2. 中度 能专心于某些事情,做事非常认真、有效率,但是对其他事情则无法面面俱到,甚至会选择性拒绝。一旦对其提出过多要求,则会发生冲突,易激惹。有时可能没有注意到周围情况及变化,在适应和分析方面存在一定困难。

3. 重度 认知能力明显降低,注意力集中在细节上或高度分散,不能集中,甚至给予指导也难以改善。常用过去的观点观察现在的经历,几乎不能理解目前的情境。不仅严重影响学习和工作,日常生活也已受到影响。

4. 恐慌 是一种严重的精神失调,表现为接受能力失常,注意力集中在夸大的细节上,经常曲解当时的情景,对交流的内容难以理解,并失去维持有目的活动的能力。有时对微小的刺激可产生不可预料的反应。有强烈的濒死感和失控感,日常生活受到严重影响。

（五）问诊要点

1. 焦虑的表现与严重程度 有无担心的问题,有无紧张不安的情绪体验,有无认知功能改变、睡眠障碍、自主神经功能紊乱以及行为表现等。必要时,可采用焦虑相关量表如焦虑自评量表(self-rating anxiety scale,SAS)等进行测评。

2. 病因与诱因 有无引发心理压力或冲突的生活事件,有无甲状腺功能亢进症、脑炎、低血糖、精神疾病等可引起焦虑的相关疾病,用药情况,有无酗酒及滥用药物等。

3. 应激与应对能力 包括既往的应对策略、近期经历的各种应激事件、对应激事件的看法(包括对目前所患疾病的看法)、采取的应对措施及其效果等。

4. 个性心理特点 包括性格类型、思维和行为模式,对人生、自我及周围环境的态度及看法等。注意是否存在思维僵化、刻板,缺乏灵活性及想象力;行为过度谨慎、恪守常规、追求完美;对自身及周围环境容易采取否定和怀疑的态度等。

5. 社会支持系统 可提供帮助及情感支持的家人、朋友、同事等以及可获得的支持的性质及程度等。

6. 诊疗与护理经过 已接受的诊断性检查及结果;对自己情绪状态的看法;已经采用的治疗或护理措施及其效果等。

（六）相关护理诊断／问题

1. 焦虑 与担心疾病预后有关;与即将进行手术等有关。

2. 睡眠型态紊乱 与焦虑引起的思虑过度有关。

3. 有超重的危险 与焦虑所致进食过多有关。

4. 思维过程紊乱 与重度焦虑所致认知能力改变有关。

5. 有无能为力感的危险 与重度焦虑有关。

（张 薇）

二十四、抑郁

 导学案例与思考

患者,女,36岁,已婚。因"发现左侧乳房一黄豆大小肿块"来院就诊。行穿刺活检,病理学检查提示"乳腺癌"。已行乳癌根治术切除患侧乳房,目前拟行化学药物治疗以增强疗效,疗程约6个月。患者自确诊以来情绪低落,少言寡语,食欲减退,失眠烦躁,整日以泪洗面,很少与他人交流,有时对前来探望的亲人说"不如死了算了"。

请思考:

1. 该患者处于何种情绪状态? 其主要特点是什么?

2. 问诊过程中,应重点收集该患者的哪些信息?

3. 该患者可能存在哪些护理诊断/问题?

抑郁(depression)是一种以心境低落为主的不愉快的情绪体验,是患者最常见的情绪反应之一。处于抑郁状态的人对自身及周围事物持消极、悲观或否定的态度,表现为心境低落、自我感觉不良、兴趣减退,常自责自罪、生活懒散、逃避现实甚至想自杀。

(一) 发生机制

有关抑郁的发生机制尚未彻底阐明,目前主要从生物学因素、应激与应对、个性倾向等方面探讨。

1. 生物学因素 ①遗传因素:研究发现本病有家族史者高达 30%~41.8%。②神经生物学因素:抑郁与大脑神经突触间隙 5- 羟色胺(5-HT)和去甲肾上腺素(NE)等神经递质含量的减少有关。近年来,心境障碍的 5-HT 假说越来越受到重视,认为 5-HT 可直接或间接参与调节人的心境,5-HT 水平降低与抑郁症有关。③内分泌因素:研究发现抑郁者的下丘脑 - 垂体 - 肾上腺轴多处于兴奋状态,分泌过量的糖皮质激素,而糖皮质激素对 5-HT 等神经递质受体具有抑制作用。

学 科 前 沿

抑郁症快感缺失的脑机制

快感缺失,即体验快乐能力的丧失、对愉快刺激缺乏反应,是抑郁症的一个内表型(endophenotype)。研究者们认为快感缺失与奖赏处理功能失调有关。Tommy H. Ng 等人 2019 年对 41 篇全脑神经成像研究进行了元分析,结果发现抑郁症患者奖赏回路中腹侧纹状体反应偏低、眶额皮质反应偏高;皮质和纹状体的连接失调可能是重度抑郁症患者奖赏反应异常的基础。除了奖赏回路明显异常外,研究还发现重度抑郁症患者左侧杏仁核延长区下部对惩罚性刺激过度反应,这可能是抑郁症患者偏向关注负性刺激的神经基础。

2. 应激与应对 各种不良的生活事件可诱发或引起抑郁。应激被认为是导致抑郁的重要因素之一,常与焦虑情绪相伴发生。Engel 认为人对应激事件的反应可分为"战或逃反应"和"保存 - 退缩反应"两类。"战或逃反应"与焦虑、恐惧和愤怒有关,主要为交感神经活动增强的表现;"保存 - 退缩反应"与抑郁、悲观、失望和无助有关,主要表现为下丘脑 - 垂体 - 肾上腺皮质轴活动增强,迷走神经活动增强,肾上腺皮质激素分泌增多,外周血管阻力增大,骨骼肌运动减少。

个体对应激事件的应对反应与其对应对事件的认知程度、既往经历、个性倾向及社会支持等因素有关。人们在面对一些负性生活事件时感到悲伤、失望是正常的情绪反应,这种情绪会在应对措施的调节下随着时间推移而逐渐减退。若这种情绪长期持续并伴有负罪感、无望感等,应考虑抑郁症或抑郁性精神病的可能。

3. 个性倾向 抑郁症患者具有缺乏自信、消极悲观、易于伤感、敏感忧郁、过分内倾等个性特点。

(二) 病因

抑郁通常是各种病因综合作用的结果,常见的有:

1. 负性生活事件 如意外灾害、亲友亡故、婚姻不幸、经济损失、退休等均可导致孤独、无助、无望或内疚感而产生抑郁。

2. 某些躯体疾病或药物 某些严重疾病可导致患者丧失身体组织器官完整性、正常的身体外形及社会功能;某些疾病如脑卒中、甲状腺疾病等,某些药物如利血平、甲基多巴、避孕药、激素类、抗肿瘤药及抗结核药物等均可引发抑郁。

3. 其他因素 精神疾病史、酗酒、药物滥用等。

Note:

（三）临床表现

抑郁最主要的临床表现是不同程度的情绪低落,还可伴有躯体症状,严重者可出现思维障碍、意志活动减少及自杀倾向等。

1. **情绪低落**　患者表现为悲伤、沮丧、忧郁、无精打采、缺乏自信,对那些曾经带来快乐的事情或活动失去兴趣。严重者有负罪感、离群索居甚至消极厌世。

2. **躯体症状**　可有睡眠紊乱,如不易入睡、睡眠浅、早醒等,早醒是特征性症状;食欲紊乱和胃肠功能紊乱,如食欲下降、胃痛、胃胀;慢性疼痛,为不明原因的头痛和全身疼痛;性功能减退、性欲下降;其他非特异性症状,如头晕、肢体沉重、疲乏无力、心慌气短等。

3. **思维和行动障碍**　表现为注意力和记忆力下降,思维过程缓慢,回答问题用时过长;思维内容多为消极、悲观、不快的往事或联想;语速缓慢,语言简单;不修边幅,回避社交、行动缓慢;严重者可表现为思维困难、自知力受损、不能作出决定、有自杀观念和行为等。

（四）对患者的影响

抑郁对患者的影响与抑郁的严重程度有关。轻度抑郁者,可感到做事困难,但对工作、社交的影响较小;中度抑郁者,继续进行工作、社交或家务活动有相当的困难;重度抑郁者,常出现典型的抑郁表现,并伴有明显的躯体症状,严重者有自杀的倾向。长期抑郁会降低机体免疫力,可增加个体罹患各种疾病的危险。患者伴抑郁会导致患者病情加重甚至产生并发症;抑郁状态还会影响患者和亲人朋友的关系、妨碍患者与医护人员的合作,导致患者的社会支持减少等。

（五）问诊要点

由于抑郁患者情绪低落、懒言少语、思维过程缓慢,应注意采取适宜的问诊技巧,如降低语速、适当停顿,以使者有足够的时间思考和回答,并注意观察患者的各种反应等。对患者不愿回答的问题,不要强行追问。尊重患者,取得患者的信任是开展进一步工作的重要基础。在条件允许的情况下,可向家人等其他知情者了解更多的信息。

1. **抑郁的表现**　有无情绪低落、内疚、自责、自卑等言语表达,是否存在情绪低落、懒言少语等行为表现,有无记忆力及注意力下降、语速及思维过程缓慢、思维内容消极等。抑郁出现与持续的时间、严重程度等,必要时,可采用相关量表进行测评。

2. **病因与诱因**　是否存在引起抑郁的生活事件,如久病不愈、婚姻不幸、退休等,以及对有关生活事件的看法、所采取的应对措施等。有无引起抑郁的疾病史及用药史,如甲状腺功能减退、贫血,或服用治疗高血压、抗结核药物等。

3. **人际关系与角色功能**　包括家庭关系、社交情况等,注意有无家庭关系紧张、回避社交、对原来感兴趣的活动失去兴趣等。

4. **个性心理特点**　注意有无缺乏自信、对周围环境及未来易于采取消极的态度等个性倾向。

5. **诊疗与护理经过**　已接受的诊断性检查及结果;对自己情绪状态的看法;已采用的治疗或护理措施及其效果等。

（六）相关护理诊断/问题

1. **无能为力感**　与负性生活事件、药物不良反应等有关。

2. **睡眠型态紊乱**　与抑郁导致失眠、睡眠不深、早醒等有关。

3. **疲乏**　与缺乏兴趣、精力不足有关。

4. **社会交往障碍**　与严重抑郁所致的行为退缩有关。

5. **有自残/自杀的危险**　与抑郁导致的自我评价低、无价值感等有关。

6. **应对无效**　与情绪低落、自我评价低等有关。

（张　薇）

二十五、物质滥用

物质滥用(substance abuse)是指反复、大量地使用与医疗目的无关且具有依赖性的一类有害物质,以改变自己的精神状态。这类有害物质包括烟、酒等日常用品,以及阿片类物质、大麻、可卡因、致幻剂等。这种滥用远非尝试性使用、社会娱乐或随处境需要的使用,而是逐渐转入强化性的使用状态,从而导致依赖的形成。

(一) 发生机制

物质滥用的发生机制尚未完全阐明,原因较为复杂。导致物质滥用具有依赖性的物质(成瘾物质)的共同特性是可影响使用者的心境、情绪、行为及意识状态等,也称为精神活性物质。个体在获得相关物质的接触机会后,体验到了一种生理上的欣快感和心理上的满足感。在多种因素的作用下而反复使用,并逐渐产生对该物质的生理和心理依赖。同时由于耐受性,需要不断加大用量才能获得满足感,否则就会出现戒断反应。个体一旦产生依赖性,便会不可自制地不断使用,以感受其产生的精神效果和避免断用产生的"戒断症状"。

(二) 病因

1. 社会因素

(1) 成瘾物质的可获得性:如果物质难以获得,则滥用的机会较少。20 世纪初,国际社会开始注意到物质滥用问题,先后公布了《海牙禁止阿片公约》《1961 年麻醉品单一公约》《1971 年精神药物公约》《联合国禁止非法贩运麻醉药品和精神药物公约》等,对相关的药品实行特殊的管控措施以降低其可获得性。

(2) 社会态度:在某些群体尤其是青少年,对物质滥用缺乏足够的警觉,容易将其视为"时尚""成熟"的标志而成为物质滥用的受害者。

(3) 家庭因素:若家庭成员中有滥用物质者,由于相互影响,容易使儿童及青少年产生物质滥用。此外,有矛盾的家庭、单亲家庭、缺乏交流的家庭,都可成为物质滥用的危险因素。

(4) 文化因素:不同的文化背景,有着不同的价值观。如在有些国家和地区,对饮酒有强烈的厌恶态度,因此酒精成瘾或中毒者很少见;相反,某些国家和地区的酒文化盛行,因而发生酒精成瘾或中毒者就相对较多。

2. 心理因素　一些心理学家认为,物质滥用者有某些特殊的人格特征,如社会适应不良、过度敏感、易冲动、对外界的耐受性差、人际关系差、缺乏有效的心理防御机制,甚至具有反社会性等。

3. 遗传因素　不同的个体产生依赖和耐受性物质的剂量有很大的差异,一些人使用后很快就可成瘾,而另一些人则需使用较大的量和较长的时间才会产生耐受性,如先天性缺乏乙醛脱氢酶的个体,饮酒后乙醇变成乙醛,而乙醛不能继续转变为乙酸,导致乙醛堆积,进而出现严重不良反应而阻止其继续饮酒。

(三) 临床表现

1. 酒精滥用　酒精是精神活性物质,可影响人类情绪、思维、行为及意识状态。长期嗜酒者可导致酒精滥用,产生连续而强制性觅酒行为,且不能中止饮酒的心理与生理状态。其主要危害是对中枢神经系统的损害,可出现记忆力减退、定向力障碍、幻觉、妄想、智力减退等认知功能障碍,严重者可发展为酒精性痴呆。长期大量饮酒还可致酒精性肝炎、肝硬化、营养不良、维生素 B_1 缺乏等。

酒精依赖后突然戒断时,就会产生精神和躯体综合征,如恶心、呕吐、心悸、出汗等。若继续使用,则症状减轻或消除。青少年饮酒数周后即可对酒精产生生理依赖。

2. 烟草滥用　吸烟是危害人类健康,引发各种疾病如心血管病、呼吸系统疾病以及多种癌症等的主要危险因素。烟草中产生依赖性的主要成分尼古丁可刺激神经兴奋,使人产生愉悦感和放松感。

对烟草产生依赖后突然戒断,前 1~2 周可出现唾液分泌增加、头痛、失眠,易激惹等生理戒断症状,体内对尼古丁的需求与用意志对吸烟的控制之间的矛盾造成了个体在生理上和心理上的强烈对抗。这时意志不坚强的人往往会复吸,继而宣告戒烟失败。如果能够继续坚持,随着人体对尼古丁依赖性的逐渐降低,大多数人心理上的依赖也会逐渐减弱。

3. **阿片类物质滥用** 是从阿片(罂粟)中提取的生物碱及体内外的衍生物,包括吗啡、海洛因、氢化吗啡、美沙酮、哌替啶等。它们与中枢特异性受体相互作用,可缓解疼痛、产生欣快感。初次用阿片类物质者,常有恶心、呕吐、全身乏力、头晕、视物不清、注意力不能集中、焦虑、嗜睡等不适;反复使用将引起机体耐受和神经适应性改变,产生躯体及心理依赖。

典型的戒断症状包括渴求药物、焦虑、心境恶劣、打哈欠、出汗、起鸡皮疙瘩、流泪、流涕、恶心或呕吐、腹泻、痛性痉挛、肌肉疼痛、发热和失眠等。戒断症状强烈程度与阿片类物质的剂量、起效快慢、使用时间的长短、使用途径、停药的速度等有关。吗啡、海洛因等短效药物一般在停药后 8~12 小时出现戒断症状,48~72 小时达高峰,7~10 天消失。美沙酮等长效药物戒断症状出现在 1~3 天,3~8 天达高峰并可持续数周,但症状相对较轻。

4. **巴比妥类药物滥用** 巴比妥类药物是一类作用于中枢神经系统的镇静剂,长期使用则会导致成瘾。长期服用巴比妥类镇静安眠药而成瘾的患者主要表现为慢性中毒症状,引起人格改变和智力障碍。前者主要表现为丧失进取心,对家庭、社会失去责任感,性格孤僻,意志消沉;后者表现为患者记忆力下降,注意力不集中,易疲劳,计算力、分析和判断能力损害。此外,还可出现营养不良、消瘦、无力、食欲低下、便秘、多汗、心率增快、体温升高等躯体反应。

巴比妥类药物戒断症状一般于停药后 1~3 天出现,2~3 周后恢复。主要表现为自主神经症状、癫痫大发作、精神分裂样症状及意识障碍等。

5. **致幻剂滥用** 致幻剂也称拟精神病药,代表药为麦角酰二乙胺(LSD)。使用此类药物后可产生自主神经受累的表现,如瞳孔扩大、面色潮红、结膜充血、流泪流涎、肢体震颤、脉搏加快、血压上升、体温升高等;还可影响人的中枢神经系统,引起感觉和情绪上的变化,产生欣快感,对时间和空间产生错觉、幻觉,直至导致自我歪曲、妄想和思维分裂等。

LSD 没有明显的躯体依赖,尚未发现停用时会出现戒断症状。但它有强烈的心理依赖,依赖者常将服用 LSD 的体验当成其生存中的重要内容。有时发展成为一种劝诱的狂热,竭力说服他人相信它的价值。另外,青少年中偶尔以吸入挥发性物质作为欣快剂,如乙醚、氟利昂、油漆稀料、打火机用的丁烷和汽油等,这些挥发性物质也可引起幻觉。

(四)问诊要点

1. **物质滥用的表现** 有无烟草、酒精、其他物质滥用所引起的神经及精神症状,有无相应的戒断反应等。

2. **病因与诱因** 有无与物质滥用有关的疾病史或用药史,有无多位性伴侣的交往史、个人嗜好等。

3. **物质滥用对患者的影响** 是否存在睡眠及清醒型态紊乱,有无木僵的睡眠状态和失眠的现象;有无营养状态改变;自我照顾能力是否受到影响;有无注意力、记忆力、判断力及思维过程等认知功能改变;停止用药期间,是否对自己在用药期间的行为表现感到自责、悲伤、羞愧;对角色功能、家庭关系及社会交往等有无影响。

4. **家庭评估** 家庭成员组成及相互关系,有无家庭关系紧张、是否为单亲家庭,家庭成员中有无物质滥用者等。

5. **诊疗与护理经过** 已接受的诊断性检查及结果;是否采取过戒除措施及其效果;在戒除过程中遇到的困难以及希望获得的帮助等。

(五)相关护理诊断 / 问题

1. **焦虑** 与需要未获满足、获知物质滥用的后果等有关。

2. **营养失调:低于机体需要量** 与物质滥用导致摄入减少、吸收不良等有关。

3. **急性意识障碍 / 有急性意识障碍的危险** 与物质滥用所致的严重中毒反应有关。

4. **有对他人 / 自己实施暴力的危险**　与酒精或药物中毒、戒断反应致中枢神经系统兴奋性增加等有关。

5. **社会交往障碍**　与物质滥用行为不被接受、与重要他人关系疏远等有关。

6. **长期低自尊 / 有长期低自尊的危险**　与自我的发展迟缓、家庭功能不良等有关。

7. **家庭运作过程改变**　与应对技巧不当、家庭关系改变等有关。

（张　薇）

二十六、孤独感

孤独感（loneliness）是一种因感到自身缺乏特定的依恋关系或广泛的社交网络而产生的不愉快的情感体验。社交孤立（social isolation）是个体极少与他人联系的客观状态，通常根据个体的社交网络来测量，如社交网络的数量及联系的频率等；有时也采用其他的社交指标，如居住方式、知己的利用度和社区活动的参与度等。与社交孤立不同，孤独感是消极的主观体验，即使有相当广泛的社交网络，个体也可能会感到孤独。

（一）病因与发生机制

目前有关孤独感的结构和发生机制在心理学界尚未达成共识。较为常见的是按照孤独感的病因将其分为情感孤独和社交孤独。

1. **情感孤独（emotional loneliness）**　是指个体在依恋关系上无法获得满足而产生的孤独感，与丧失亲密依恋（如丧偶、离婚、失去最亲密的朋友）相关，常伴有孤寂、缺乏安全感等。情感孤独是当代老年人中最常见的孤独类型。

2. **社交孤独（social loneliness）**　是指个体感到缺乏能提供归属感、友谊、成员身份的广泛的社交网络而产生的孤独感。其产生的主要原因有：

（1）缺乏社交锻炼：因缺乏社交技巧和能力的培训锻炼，导致个体在与他人的社交中紧张害怕和社交笨拙，在社交中造成不好的印象，以致引起他人不良的反应，导致尴尬的处境，出现社交孤立，进而产生孤独感。

（2）自我贬低：有些人虽然在社交过程中的行为是恰当的，但由于缺乏自信，自认为表现不好。由于对自己要求过高，对他人的评价过分关注，希望能够十全十美，得到所有人的称赞与喜欢，因而不可避免反复造成自我挫败，最终导致见人就会紧张害怕而发展为社交孤立。

（3）人格特性：内向、自卑、胆小敏感等性格的人容易产生孤独感。

（4）疾病因素：某些疾病可引起社交孤立进而产生孤独感，如获得性免疫缺陷综合征、呼吸系统疾病、某些慢性传染性疾病等。

（二）临床表现

孤独感是个体的主观感受，其具有以下特点：

1. **人际性**　有孤独感的个体常常处在某种陌生、封闭或特殊的环境中，主体与外界对象相疏离，可伴有社交退缩、自我封闭等行为表现。

2. **主观性**　孤独感是一种主观的心理感受或情绪体验，个体常常产生一种自己被忽视、被遗忘、被他人认为是无足轻重的感受。

3. **情绪性**　常伴有寂寞、孤立、无助、郁闷等不良情绪反应和难耐的精神空虚感。

4. **负向性**　孤独感本身即是消极负面的主观感受和情绪体验，还会对健康和幸福感造成负面影响，明显降低与健康相关的生活质量。尤其是老年人的孤独感问题更为突出，已逐渐成为许多国家的公众健康问题，日益引起人们的重视。

（三）对患者的影响

一般而言，短暂或偶然的孤独不会造成心理和行为的紊乱。但长期或严重的孤独，可引发某些情绪障碍，降低人的心理健康水平。孤独感还会增加与他人和社会的隔膜与疏离，而隔膜与疏离又会强

Note:

化孤独感,久之可降低个体的心理健康水平,导致心理问题或情绪障碍,出现物质成瘾、睡眠障碍、免疫力下降和自杀率上升,也可降低免疫力,诱发心血管疾病等。

(四) 问诊要点

由于具有孤独感的个体常常存在内向、胆小自卑、不爱表达等特点,建立安全环境、取得患者的信任是开展问诊工作的重要基础。

1. 孤独感的表现及其对患者的影响　出现与持续的时间、可能的原因,有无寂寞、孤立、无助、郁闷等言语表达,是否存在情绪低落、社交退缩、自我封闭、自理能力受限等行为表现,有无睡眠障碍、物质滥用等,有无感知觉功能减退、记忆力下降、判断力与理解力障碍等。必要时,可采用情感 - 社交孤独问卷(emotional-social loneliness inventory)等相关量表进行测评。

2. 可能的病因与诱因　包括既往的健康状况,有无可能引起躯体活动功能受限、影响人际交往的相关疾病病史。

3. 个性心理特点　注意有无缺乏自信、自卑、胆小敏感等个性倾向。

4. 应激与应对能力　平时处理应激事件的能力,近期有无失业、丧偶、重要亲人去世等重大应激事件,其应对策略及效果等。

5. 社会状况　包括在家庭、工作和社会生活中人际关系的状况,能起支持作用的重要人物或团体(家人、朋友、团体);居住环境、可利用的社区资源;个人和家庭的经济状况等。

6. 诊疗与护理经过　已接受的诊断性检查及结果;对自己情绪状态的看法;已采用的治疗或护理措施及其效果等。

(五) 相关护理诊断 / 问题

1. 社交孤立　与健康状况改变、缺乏社会支持、社会文化环境冲突等有关。

2. 有孤独的危险　与躯体受到隔离、社交孤立等因素有关。

3. 长期低自尊 / 有长期低自尊的危险　与缺乏社会支持、性格内向自卑等有关。

4. 睡眠型态紊乱　与情绪低沉、忧郁、焦虑有关。

(张　薇)

思 考 题

1. 主诉的意义是什么? 应如何确定和准确描述其与现病史的关系?

2. 如何理解疼痛? 疼痛有什么意义? 对患者又会带来怎样的影响? 疼痛评估的重点是什么?

3. 如何理解呕血、黑便与便血之间的关系? 三者之间有哪些联系和区别?

4. 不同症状都有各自的特点,是否有共性的规律可循?

5. 请根据下列资料思考相关问题:

患者,男,58 岁,因"反复咳嗽、咳痰 10 余年"被诊断为 COPD。1 周前着凉后再次出现咳嗽、咳痰,伴有喘息,口服抗生素无明显效果,1 天前开始喘憋加重、呼吸困难,伴口唇发绀。遂由家人送到急诊就诊。

问题:

(1) 该患者出现上述表现的可能原因?

(2) 在健康史采集方面,还应询问哪些信息? 为什么?

(3) 根据上述资料,患者可能存在的护理诊断有哪些? 其中首优的护理诊断是什么?

URSING

第三章

体 格 检 查

03章 数字内容

学 习 目 标

知识目标：

1. 按顺序、按系统列出全身体格检查的主要项目。

2. 描述各项检查的正常表现及重要的生理变异。

3. 描述常见异常体征的概念及特点。

4. 解释常见异常体征的发生机制及临床意义。

能力目标：

1. 正确熟练地进行全面系统的体格检查，并准确描述检查所见。

2. 辨识临床常见的异常体征。

3. 根据受检者健康史及体格检查结果，分析和确定其存在的主要护理诊断／问题。

素质目标：

1. 具有保护受检者隐私，关心尊重受检者的人文关怀精神。

2. 具有严谨求实的科学态度，善于观察、乐于思考、勇于探索、敢于质疑的科学精神。

第一节 概　　述

一、体格检查的目的

体格检查（physical examination）是指检查者运用自己的感官，或借助体温表、血压计、听诊器、手电筒和叩诊锤等简单的检查器具，客观地了解和评估受检者身体状况的一系列最基本的检查方法。体格检查一般于问诊之后开始，必要时也可以边问诊，边进行体格检查。通过体格检查可以进一步验证问诊中所获得的有临床意义的健康信息，并发现受检者可能存在的异常体征。体征作为客观资料的重要组成部分，可为确认护理诊断提供客观依据。

二、体格检查的注意事项

相较于问诊而言，体格检查时，需要对受检者进行近距离的观察和身体接触，可能会使受检者感到紧张，有些检查还可能引起疼痛等不适。检查过程中一定要尊重、关心和爱护受检者，检查前做好说明和解释，以取得受检者的理解和配合，检查结束后对受检者的配合表示感谢，对检查发现进行适当的说明和解释，以促进良好护患关系的建立。检查前还要做好检查物品的准备，剪短指甲，清洗双手，必要时穿隔离衣、戴口罩和手套，做好隔离消毒工作，以避免交叉感染。此外，应注意：

1. 检查环境安静、舒适和具有私密性，室温适宜，最好以自然光线为照明。

2. 检查者衣着整洁，举止端庄，态度和蔼。

3. 检查前向受检者说明自己的身份、检查的目的与要求，取得受检者的同意后，再次进行手卫生（使用手消液消毒双手或用流动水洗净双手）。

4. 检查者一般站于受检者右侧，依次暴露受检者的受检部位，注意保护受检者隐私，每个部位检查完毕即行遮挡。

5. 检查手法准确规范，动作轻柔，检查内容全面系统且重点突出。

6. 按照一定的顺序进行检查，以避免重复或遗漏，同时避免受检者反复调整体位。通常情况下，首先进行生命体征及一般状态检查，然后按照头部、颈部、胸部、腹部、脊柱、四肢及神经系统的顺序进行。可根据受检者的具体情况，调整检查顺序。对于急危重症患者，应先进行重点检查，且边检查边抢救处理。

7. 检查过程中要手脑并用，边检查边思考，结合检查部位的组织脏器特点、相互的位置关系及可能的病理改变等，分析其正常与否及引起异常的可能病因。

8. 根据病情变化，随时复查以发现新的体征，不断补充和修正检查结果，调整和完善护理诊断与相应的护理措施。

三、基本检查方法

体格检查的基本方法包括视诊、触诊、叩诊、听诊和嗅诊。要熟练掌握和运用这些方法，必须反复练习和实践，同时还要有丰富的医学基础知识与护理专业知识的指导。

（一）视诊

视诊（inspection）为检查者通过视觉了解受检者全身或局部状态有无异常的检查方法，包括全身和局部视诊，以及呕吐物或排泄物的观察等。全身视诊，如年龄、性别、发育、营养、面容、表情、体位和步态等，可了解受检者的全身状况；局部视诊，如皮肤与黏膜的颜色，头颅、胸廓、腹部、骨骼或关节的外形等，可了解受检者身体各部分的改变。

视诊方法简单，适用范围广，可提供重要的诊断资料和线索，但必须有丰富的医学知识和临床经验，通过深入细致的观察才能发现有重要意义的临床征象，否则会出现视而不见的情况。

Note:

视诊应在充足的自然光线下进行。对于搏动与轮廓的观察常需在侧面光照下进行。通常情况下，视诊可通过检查者的眼睛直接进行，但某些特殊部位，如眼底、鼓膜等，则需要借助检眼镜、耳镜等器械的帮助。

（二）触诊

触诊（palpation）为检查者通过手与被检查部位接触后的感觉，或观察受检者的反应来判断身体某部位有无异常的检查方法。触诊既可以进一步明确视诊发现的一些异常征象，还可以发现一些视诊所不能发现的体征，如体温、湿度、压痛、摩擦感等。手的不同部位对触觉的敏感度不同，其中以指腹对触觉较为敏感，掌指关节的掌面对振动较为敏感，手背皮肤对温度较为敏感，触诊时多用这些部位。触诊的适用范围很广，可遍及全身各部，尤以腹部检查最常用。

触诊时，因不同的目的所施加的压力不同，因此有浅部触诊法与深部触诊法之分。

1. 浅部触诊法（light palpation） 轻置于受检部位，利用掌指关节和腕关节的协同动作以旋转或滑动的方式轻压触摸，可触及的深度为 1~2cm（图 3-1-1）。主要用于检查腹部有无压痛、抵抗感、搏动感、包块或某些肿大的脏器。

2. 深部触诊法（deep palpation） 用一手或两手重叠，由浅入深，逐步施加压力以达深部，可触及的深度多在 2cm 以上，可达 4~5cm（图 3-1-2）。主要用以察觉腹腔内的病变和脏器的情况。根据检查目的与手法的不同，又将深部触诊分为以下几种：

（1）深部滑行触诊法：检查时嘱受检者张口呼吸，尽量放松腹肌，可以与受检者谈话以转移其注意力，检查者以右手并拢的 2、3、4 指末端逐渐触向腹腔脏器或包块，并在其上做上下左右滑动触摸。常用于腹腔深部包块和胃肠病变的检查。

（2）双手触诊法：将右手并拢的 2、3、4 指平置于腹壁上，左手掌置于被检查脏器或包块的后部，向右手方向托起，这样既可起到固定脏器或包块的作用，又可使其更接近体表以配合右手触诊。多用于肝、脾、肾及腹腔肿物的触诊。

（3）深压触诊法：以右手并拢的 2~3 个手指逐渐深压腹壁被检部位达 4~5cm，以探测腹腔深在病变的部位或确定腹部压痛点，如阑尾压痛点、胆囊压痛点等。检查反跳痛，则是在手指深压的基础上稍停 2~3 秒，迅速将手抬起，同时询问受检者有无疼痛加剧或观察其面部有无痛苦表情。

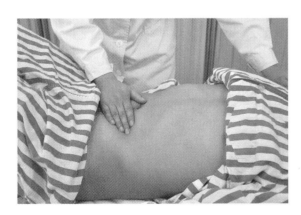

图 3-1-1　浅部触诊法示意图

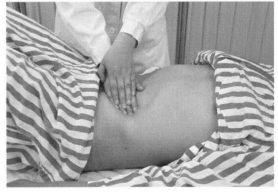

图 3-1-2　深部触诊法示意图

（三）叩诊

叩诊（percussion）是指用手指叩击或手掌拍击受检部位的表面，使之振动产生音响，根据其振动和音响特点判断受检部位的脏器有无异常的检查方法。叩诊多用于分辨被检查部位组织或器官的位置、大小、形状及密度，如确定肺下界的位置、心界的大小与形状、胸腔积液和腹腔积液的有无与多少、膀胱有无充盈等，在胸、腹部检查中尤为重要。

1. 叩诊方法 根据不同的叩诊手法和目的，可分为间接叩诊法和直接叩诊法。

（1）间接叩诊法（indirect percussion）：包括指指叩诊与捶叩诊。指指叩诊时，检查者以左手中指第二指节紧贴叩诊部位，其余手指稍抬起，勿与体表接触。右手自然弯曲，以中指指端叩击左手中指第二指关节处或第二节指骨的远端（图 3-1-3a）。叩击方向与叩诊部位的体表垂直，叩诊时应以腕关节与掌指关节的活动为主，肘关节和肩关节不参与运动，叩击后右手中指立即抬起，以免影响叩诊音的辨别。叩击力量要均匀，叩击动作要灵活、短促和富有弹性（图 3-1-4）。一个叩诊部位，每次连续叩击2~3 下。叩诊过程中左手中指第二指节移动时应抬起并离开皮肤，不可连同皮肤一起移动。

捶叩诊时，检查者将左手掌平置于受检部位，右手握拳后用其尺侧缘叩击左手背，观察并询问受检者有无疼痛（图 3-1-3b）。主要用于检查肝区或肾区有无叩击痛。

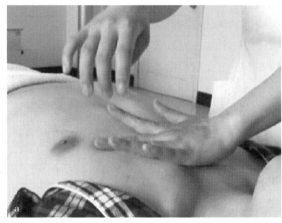
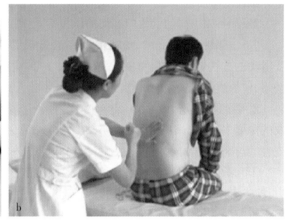

图 3-1-3　间接叩诊法示意图
a. 指指叩诊；　b. 捶叩诊。

（2）直接叩诊法（direct percussion）：检查者用右手指掌面直接拍击受检部位，根据拍击的反响和指下的振动感判断病变情况（图 3-1-5）。主要适用于胸部和腹部面积广泛的病变，如大量胸腔积液、腹腔积液或气胸等。

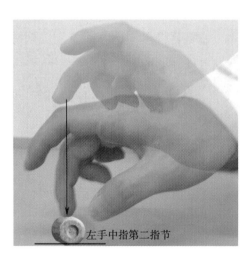
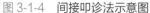
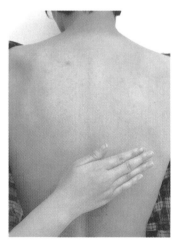

图 3-1-4　间接叩诊法示意图　　　　　图 3-1-5　直接叩诊法

2. **叩诊音**（percussion sound）　叩诊时，被叩诊部位所产生的反响即称为叩诊音。由于被叩击部位的组织或脏器的致密度、弹性、含气量及与体表的距离不同，叩击时产生的音调高低（频率）、音响的强弱（振幅）及振动持续的时间也不同。据此临床上将叩诊音分为下列几种：

（1）清音（resonance）：是一种音调较低、音响较强、振动时间较长的叩诊音。为正常肺部的叩诊音，提示肺组织的弹性、含气量、致密度正常。

(2) 浊音(dullness):是一种音调较高、强度较弱、振动持续时间较短的叩诊音。正常情况下产生于叩击被少量含气组织覆盖的实质脏器,如心脏和肝脏被肺边缘所覆盖的部分。病理情况下可见于肺部炎症(致肺组织含气量减少)等。

(3) 实音(flatness):是一种音调较浊音更高、强度更弱、振动持续时间更短的叩诊音。正常情况下见于叩击无肺组织覆盖区域的心脏和肝脏部分。病理状况下见于大量胸腔积液或肺实变等。

(4) 鼓音(tympany):是一种音响较清音更强,振动持续时间也较长的叩诊音,于叩击含有大量气体的空腔脏器时产生。正常情况下见于左前下胸部的胃泡区及腹部。病理性情况下见于肺内空洞、气胸和气腹等。

(5) 过清音(hyperresonance):是一种介于鼓音与清音之间的异常叩诊音,音调较清音低,音响较清音强。临床上主要见于肺组织含气量增多、弹性减弱时,如肺气肿。正常儿童因胸壁薄可叩出相对过清音。

(四) 听诊

听诊(auscultation)是检查者通过听取发自受检者身体各部的声音,以判断其正常与否的检查方法。广义的听诊包括身体各部发出的任何声音,如语音、咳嗽声、呻吟、呼救声等。狭义的听诊则主要指身体各组织脏器活动时所产生的来自身体内部的声音,如呼吸音、肠鸣音、心音、杂音、关节活动音及骨擦音等。听诊是体格检查的重要手段,在心、肺部检查中尤为重要。

听诊可分为直接听诊法与间接听诊法两种:

1. 直接听诊法(direct auscultation) 是用耳直接贴于受检部位体表进行听诊的方法。该法所能听到的体内声音微弱,仅用于某些特殊情况或紧急情况时。

2. 间接听诊法(indirect auscultation) 为借助听诊器进行听诊的方法,应用范围广泛。因听诊器对听诊部位的声音有放大作用,且能阻隔环境中的噪声,所以听诊效果好。

听诊器由耳件、体件和软管3部分组成。体件有钟型和膜型两种。钟型适于听取低调的声音,如二尖瓣狭窄的舒张期隆隆样杂音;膜型适于听取高调的声音,如呼吸音、心音、肠鸣音等,应用较为广泛。

听诊时要求环境安静、室温适宜,以避免噪声及排除因寒冷所致肌束震颤产生的附加音的干扰。受检者取舒适体位。听诊前应检查听诊器耳件弯曲方向是否正确,软、硬管腔是否通畅。膜型体件对高频声音敏感,使用时应紧贴受检部位的皮肤。钟型体件对低频声音敏感,使用时需轻置于受检部位,避免接触过紧而影响对低频声音的听诊。听诊时注意力要集中,必要时嘱咐受检者控制呼吸配合听诊。

(五) 嗅诊

嗅诊(smelling)是以嗅觉判断受检者的异常气味与疾病之间关系的检查方法。这些异常气味多来自皮肤、黏膜、呼吸道、胃肠道呕吐物或排泄物,以及脓液或血液等。嗅诊时,用手将受检者散发的气味扇向自己的鼻部,仔细判别气味的特点与性质。常见的异常气味及其临床意义有:

1. 汗液味 酸性汗味常见于发热性疾病或长期口服解热镇痛药物者;狐臭味常见于腋臭者;脚臭味见于脚癣合并感染者。

2. 呕吐物 有酸臭味提示食物在胃内滞留时间过长而发酵,常见于幽门梗阻或幽门失弛缓症;有粪臭味,见于长期剧烈呕吐或肠梗阻。

3. 呼气味 浓烈的酒味见于饮酒后;刺激性大蒜味见于有机磷杀虫剂中毒;烂苹果味见于糖尿病酮症酸中毒;氨味见于尿毒症;肝腥味见于肝性脑病。

4. 痰液味 血腥味见于大量咯血;恶臭味提示可能为厌氧菌感染,多见于支气管扩张或肺脓肿。

5. 脓液味 脓液恶臭提示有气性坏疽或厌氧菌感染的可能。

6. 粪便味 腐败性粪臭味多因消化不良或胰腺功能不良引起;腥臭味见于细菌性痢疾。

7. 尿液味 尿液出现浓烈的氨味见于膀胱炎、尿潴留,为尿液在膀胱内被细菌发酵所致。

(谢 姣)

第二节 一 般 检 查

一般检查包括全身状态、皮肤和浅表淋巴结检查。

一、全身状态

全身状态(general body state)检查是对受检者一般状况的概括性观察。检查方法以视诊为主,有时需配合触诊或借助体温表、血压计、听诊器等进行检查。检查的内容包括性别、年龄、生命体征、发育与体型、营养、意识状态、面容与表情、体位与步态等。

(一) 性别

某些疾病的发生率与性别有关,如甲状腺疾病和系统性红斑狼疮多发于女性,胃癌、食管癌、痛风、甲型血友病等多发于男性。判断性别(sex)的主要依据是生殖器与第二性征的发育情况。正常成人性征明显,不难判断。某些疾病可引起性征的改变,如肾上腺皮质肿瘤或长期应用肾上腺糖皮质激素可使女性发生男性化;肾上腺皮质肿瘤也可使男性乳房女性化及出现其他第二性征,如皮肤、毛发、脂肪分布和声音的改变等。此外,性染色体数目或结构异常可导致两性畸形。

(二) 年龄

年龄(age)可经问诊获知,在某些情况下,如昏迷、死亡或隐瞒真实年龄时则需要通过观察皮肤的弹性与光泽、肌肉状态、毛发的颜色与分布、面部与颈部皮肤的皱纹,以及牙齿的状态粗略估计。年龄与某些疾病的发生密切相关,如佝偻病、荨麻疹和白喉等多见于幼儿与儿童,结核病、风湿热多见于青少年,动脉硬化性疾病、某些肿瘤等多见于老年人。年龄也是影响疾病发生和预后的重要因素,青年人患病后易恢复,老年人康复则相对较慢。

(三) 生命体征

生命体征(vital sign)是评估生命活动存在与否及其质量的重要征象,其内容包括体温(body temperature)、脉搏(pulse)、呼吸(respiration)和血压(blood pressure),为观察病情变化的重要指标之一。

体温测量方法常用的有口测法、肛测法和腋测法。通常情况下,通过触诊桡动脉搏动的频率、节律、强弱以及呼吸对其的影响评估脉搏的情况。在计数脉搏的同时,视诊受检者胸廓或腹部随呼吸而出现的活动情况,以观察呼吸的类型、频率、深度、节律及有无其他异常。临床多借助血压计测量动脉血压,因血压易受运动、情绪等其他因素的影响,检查时要规范操作。测得的体温、脉搏、呼吸和血压值应及时而准确地记录于病历和体温单上。

体温、脉搏、呼吸和血压的测量方法见《基础护理学》。体温、呼吸、脉搏和血压的正常值及临床意义分别见第二章第二节"常见症状问诊"的相关部分、第三章第五节"胸部检查"以及第八节"血管检查"。

(四) 发育与体型

1. 发育(development) 正常与否通常以年龄、智力和体格成长状态(身高、体重与第二性征)及其相互间的关系进行综合判断。发育与种族遗传、地区、内分泌、营养代谢、生活条件和体育锻炼等多种因素密切相关。发育正常者,其年龄、智力与体格成长状态是均衡一致的,各年龄组的身高与体重之间有一定的对应关系。成年之前,随年龄的增长,体格不断成长,至青春期生长速度特别快,称为青春期急激成长(adolescent spurt)。

成人发育正常的指标包括:头部的长度为身高的 1/8~1/7,胸围约为身高的 1/2,两上肢展开后左右指端的距离约等于身高,坐高约等于下肢的长度,身体上部量(头顶至耻骨联合上缘的距离)与下部量(身高减去上部量或耻骨联合上缘至足底距离)相当。

2. 体型(habitus) 是身体各部发育的外观表现,包括骨骼、肌肉的成长与脂肪分布的状态。临床上将成人的体型分为 3 种类型:

Note:

(1) 无力型(瘦长型)(asthenic type):身高肌瘦、颈细长、肩窄下垂、胸廓扁平,腹上角小于90°。

(2) 正力型(匀称型)(ortho-sthenic type):身体各部分结构匀称适中,腹上角90°左右。正常成人多为此体型。

(3) 超力型(矮胖型)(sthenic type):身短粗壮、颈粗短、肩宽平、胸围大,腹上角大于90°。

临床所见发育异常多与内分泌疾病密切相关。发育成熟前腺垂体功能亢进可致体格异常高大,称为巨人症(gigantism);发育成熟前腺垂体功能低下可致体格异常矮小,称为垂体性侏儒症(pituitary dwarfism)。甲状腺激素对体格及智力发育均有促进作用,发育成熟前甲状腺功能减退者,体格矮小、智力低下,称为呆小病(cretinism)。性激素决定第二性征的发育,当结核、肿瘤等破坏性腺分泌功能时,可出现性腺功能低下所致的第二性征改变,男性表现为阉人征(eunuchism),女性表现为男性化。性激素对体格发育也有一定影响,性早熟儿童患病初期可较同龄儿童体格发育快,但因骨骺过早闭合可限制其后期的体格发育。婴幼儿时期营养不良也可影响发育。

(五) 营养状态

营养状态(nutritional status)与食物的摄入、消化、吸收和代谢等因素有关,并受心理、社会和文化等因素的影响,为评估健康和疾病严重程度的指标之一。营养过度或不良均可导致营养状态改变,前者引起肥胖,后者引起消瘦。

1. 营养状态的评价

(1) 综合评价:营养状态可依据皮肤、毛发、皮下脂肪和肌肉的情况,结合年龄、身高和体重进行综合判断。临床上常用良好、中等、不良3个等级进行描述。①良好:黏膜红润,皮肤光泽、弹性好、皮下脂肪丰满,肌肉结实,指甲、毛发润泽,肋间隙及锁骨上窝深浅适中,肩胛部和股部肌肉丰满;②不良:皮肤黏膜干燥、弹性降低,皮下脂肪菲薄,肌肉松弛无力,指甲粗糙无光泽,毛发稀疏,肋间隙、锁骨上窝凹陷,肩胛骨和髂骨嶙峋突出;③中等:介于良好与不良之间。

(2) 测量体重:测量一定时期内体重的增减是观察营养状态最常用的方法。体重测量应于清晨、空腹、排便和排尿后,着单衣裤立于体重计中心进行。由于体重受身高的影响较大,因此,需要与身高作参照。临床上比较常用的参考指标如下:

1) 计算理想体重:成人的理想体重可用以下公式粗略计算:理想体重(kg) = 身高(cm) −105。一般认为体重在理想体重 ±10% 的范围内,属于正常;超过理想体重 10%~20% 为超重(overweight),超过理想体重 20% 以上为肥胖(obesity);低于理想体重 10%~20% 为消瘦(emaciation),低于理想体重 20% 以上为明显消瘦,极度消瘦称为恶病质(cachexia)。

2) 计算体重指数(body mass index,BMI):其计算方法为:BMI= 体重(kg)/ 身高(m²)。按照世界卫生组织(WHO)标准,BMI 18.5~24.9 为正常,25.0~29.9 为超重,≥30.0 为肥胖。按照我国标准,成人BMI 的正常范围 18.5~23.9,<18.5 为消瘦,24.0~27.9 为超重,≥28.0 为肥胖。

(3) 测量皮褶厚度(skinfold thickness):皮下脂肪可直接反映体内的脂肪量,与营养状态关系密切,可作为评估营养状态的参考。常用测量部位有肱三头肌、肩胛下和脐部,成人以肱三头肌皮褶厚度测量最常用。测量时受检者取立位,两上肢自然下垂,检查者站于其后,以拇指和示指在肩峰至尺骨鹰嘴连线中点的上方 2cm 处捏起皮褶,捏起点两边的皮肤须对称,然后用重量压力为 10g/mm² 的皮褶计测量,于夹住后 3 秒内读数。一般取 3 次测量的均值。正常的范围为男性(13.1 ±6.6)mm,女性为(21.5 ±6.9)mm。

2. 营养状态异常 包括营养不良和营养过剩。

(1) 营养不良(malnutrition):表现为消瘦,重者可呈恶病质。其发生主要是由于营养素摄入不足、消化吸收障碍或消耗增多。多见于长期或严重的疾病,如消化道疾病所致摄食障碍或消化吸收不良,神经系统、肝、肾病变引起的严重恶心与呕吐,活动性结核、肿瘤、糖尿病、甲状腺功能亢进症等所致的热量、蛋白质和脂肪消耗过多等。

(2) 营养过剩(overnutrition):体内中性脂肪过多积聚,表现为肥胖。按病因可分为:

1）单纯性肥胖：主要与摄食过多有关,常有一定的遗传倾向,与生活方式和精神因素等也有关系。临床表现特点为全身脂肪分布均匀,儿童期生长较快,青少年期有时可见外生殖器发育迟缓,一般无神经、内分泌与代谢系统功能或器质性异常。

2）继发性肥胖：多由某些内分泌与代谢性疾病引起,如腺垂体功能减退症、甲状腺功能减退症、肾上腺皮质功能亢进（Cushing 综合征）及胰岛素瘤等。继发性肥胖者脂肪分布多有显著特征,如下丘脑病变所致肥胖性生殖无能综合征（Frohlich syndrome）表现为大量脂肪积聚在面部、腹部、臀部及大腿;肾上腺皮质功能亢进表现为向心性肥胖（central obesity）。

（六）意识状态

意识（consciousness）是人对周围环境与自身的认知与觉察能力,为大脑功能活动的综合表现。正常人意识清晰,反应敏捷精确,思维活动正常,语言流畅、准确,言能达意。凡影响大脑功能活动的疾病都可引起不同程度的意识改变,称为意识障碍。意识障碍的临床表现与评估见第二章第二节"常见症状问诊"的相关部分。

（七）面容与表情

面容（facial features）与表情（expression）是评价个体情绪状态和身体状况的重要指标。正常人表情自然、神态安怡。患病后可因疾病困扰而出现痛苦、忧虑、疲惫等面容与表情,某些疾病发展到一定程度时,还会出现一些特征性的面容与表情。临床常见的典型面容如下：

1. 急性病容（face of acute ill） 表情痛苦、躁动不安、面色潮红,有时可有鼻翼扇动、口唇疱疹等。多见于急性发热性疾病,如大叶性肺炎、疟疾、流行性脑脊髓膜炎等患者。

2. 慢性病容（chronic disease facies） 面容憔悴,面色晦暗或苍白,目光暗淡。见于慢性消耗性疾病,如恶性肿瘤、肝硬化、严重结核病等患者。

3. 甲状腺功能亢进面容（thyrotoxic facies） 表情惊愕,眼裂增大,眼球凸出,兴奋不安。见于甲状腺功能亢进症患者。

4. 黏液性水肿面容（myxedema facies） 面色苍白,颜面水肿,睑厚面宽,目光呆滞,反应迟钝,眉毛、头发稀疏。见于甲状腺功能减退症患者。

5. 二尖瓣面容（mitral facies） 面色晦暗,双颊紫红,口唇发绀。见于风湿性心脏病二尖瓣狭窄患者。

6. 肢端肥大症面容（acromegaly facies） 头颅增大,面部变长,下颌增大前突,眉弓及两颧隆起,唇舌肥厚,耳鼻增大。见于肢端肥大症患者。

7. 满月面容（moon facies） 面圆如满月,皮肤发红,常伴痤疮。见于库欣综合征及长期应用肾上腺糖皮质激素的患者。

8. 面具面容（masked facies） 面部呆板无表情,似面具样。见于帕金森病、脑炎等患者。

9. 贫血面容（anemic facies） 面色苍白,唇舌色淡,表情疲惫。见于各种类型贫血患者。

10. 肝病面容（hepatic facies） 面色晦暗,双颊有褐色色素沉着。见于慢性肝病患者。

11. 肾病面容（nephrotic facies） 面色苍白,眼睑、颜面水肿。见于慢性肾脏病患者。

12. 病危面容（critical facies） 又称 Hippocrates 面容。面部瘦削,面色铅灰或苍白,目光晦暗,表情淡漠,眼眶凹陷,鼻骨峭耸。见于大出血、严重休克、脱水、急性腹膜炎等患者。

（八）体位

体位（position）是指身体所处的状态。体位的改变对判断病因、确定护理诊断及制订护理措施等具有参考意义。常见体位如下：

1. 自动体位（active position） 身体活动自如,不受限制。见于正常人、轻症或疾病早期的患者。

2. 被动体位（passive position） 不能自己随意调整或变换肢体和躯干的位置。见于极度衰弱或意识丧失者。

3. **强迫体位**(compulsive position)　为减轻疾病的痛苦而被迫采取的某种特殊体位。

(1) 强迫仰卧位(compulsive supine position):仰卧,双腿屈曲,以减轻腹部肌肉的紧张。见于急性腹膜炎等。

(2) 强迫俯卧位(compulsive prone position):俯卧位可减轻脊背肌肉的紧张度。见于脊柱疾病。

(3) 强迫侧卧位(compulsive lateral position):胸膜疾病患者多卧向患侧,以通过限制胸廓活动减轻胸痛,同时有利于健侧代偿呼吸;大量胸腔积液者亦多卧向患侧,以利健侧代偿性呼吸,减轻呼吸困难。

(4) 强迫坐位(compulsive sitting position):又称端坐呼吸(orthopnea)。患者坐于床沿,两手置于膝盖或床边。该体位可使膈肌下降,有助于胸廓和辅助呼吸肌运动,增加肺通气量,并可减少回心血量,减轻心脏负担。见于心肺功能不全者。

(5) 强迫蹲位(compulsive squatting position):患者于步行不远或其他活动的过程中,因感到呼吸困难或心悸,采取蹲踞体位或膝胸位以缓解症状。见于发绀型先天性心脏病。

(6) 强迫停立位(compulsive standing position):步行时心前区疼痛突然发作,被迫立刻站立,并以手按抚心前区,待稍缓解后,才离开原位继续行走。见于心绞痛。

(7) 辗转体位(restless position):腹痛发作时,患者辗转反侧,坐卧不安。见于胆石症、胆道蛔虫症、肠绞痛等。

(8) 角弓反张位(opisthotonos position):因颈及脊背肌肉强直,致使患者头向后仰,胸腹前凸,背过伸,躯干呈弓形。见于破伤风、脑炎及小儿脑膜炎。

(九) 步态

步态(gait)是走动时所表现的姿态。健康人的步态可因年龄、机体状态和所受训练的影响而不同。某些疾病可致步态发生改变,并具有一定的特征性。常见的异常步态有:

1. **蹒跚步态**(waddling gait)　走路时,身体左右摇摆如鸭步。见于佝偻病、大骨节病、进行性肌营养不良或双侧先天性髋关节脱位等。

2. **酒醉步态**(drunken gait)　行走时,躯干重心不稳,步态紊乱如醉酒状。见于小脑疾病、酒精或巴比妥中毒。

3. **共济失调步态**(ataxic gait)　起步时一脚高抬,骤然垂落,双目下视,两脚间距很宽,摇晃不稳,闭目时不能保持平衡。见于脊髓疾病。

4. **慌张步态**(festination gait)　起步困难,起步后小步急速前冲,身体前倾,越走越快,难以止步。见于帕金森病。

5. **跨阈步态**(steppage gait)　患足下垂,行走时必须高抬下肢才能起步。见于腓总神经麻痹。

6. **剪刀步态**(scissors gait)　由于下肢肌张力增高,移步时下肢内收过度,两腿交叉呈剪刀状。见于脑性瘫痪与截瘫患者。

7. **间歇性跛行**(intermittent claudication)　步行中因下肢突发性酸痛、软弱无力,患者被迫停止行进,需休息片刻后才能继续走动。见于血栓性动脉脉管炎、腰椎间盘突出症等。

二、皮肤

皮肤是身体与外界环境间的屏障,具有重要的生理功能。外环境改变、皮肤本身病变或全身性疾病均可导致皮肤组织结构和 / 或生理功能发生变化,表现为皮肤颜色、湿度、温度或弹性改变,皮肤水肿及各种类型的皮肤损害。皮肤检查的主要方法为视诊,有时尚需配合触诊才能获得更清楚的印象。

(一) 颜色

皮肤颜色与种族和遗传有关,因色素量、毛细血管分布、血液充盈度及皮下脂肪的厚薄而不同。正常人皮肤颜色均一,暴露部分微深,无发绀、黄染、色素沉着或脱失。

常见的皮肤颜色异常如下:

1. **苍白（pallor）** 皮肤黏膜苍白多因血液中血红蛋白含量降低、末梢毛细血管痉挛或充盈不足引起，以面部、结膜、口腔黏膜和甲床最为明显。见于贫血、休克、虚脱及主动脉瓣关闭不全等，也可见于寒冷和惊恐时。若仅肢端苍白，可能与肢体动脉痉挛或阻塞有关，见于雷诺病、血栓闭塞性脉管炎等。

2. **发红（redness）** 皮肤黏膜发红是由于毛细血管扩张充盈、血液加速或红细胞数目增多所致，生理情况下，可见于饮酒或运动后；病理情况下，多见于发热性疾病、阿托品或一氧化碳中毒。皮肤持久性发红见于库欣综合征或真性红细胞增多症。

3. **发绀（cyanosis）** 皮肤黏膜呈青紫色，常出现于舌、口鼻、耳垂、面颊及肢端，主要由于血液中还原血红蛋白量增多或异常血红蛋白血症所引起。见于心、肺疾病和亚硝酸盐中毒等。

4. **黄染（stained yellow）** 皮肤和黏膜发黄称为黄染。因胆道阻塞、肝细胞损害或溶血性疾病致血清内胆红素浓度增高，使皮肤黏膜、体液及其他组织黄染者，称为黄疸。黄疸引起的皮肤黏膜黄染最先出现于巩膜、硬腭后部及软腭黏膜，随血中胆红素浓度继续增高，黄染更明显时才见于皮肤。黄疸所致巩膜黄染是连续的，近角膜处黄染淡，远离角膜处黄染深。此外，过多食用胡萝卜、南瓜、橘子等使血中胡萝卜素含量增高超过 2.5g/L，或长期服用米帕林（阿的平）、呋喃类等含有黄色素的药物也可引起皮肤黄染，前者所致黄染多见于手掌、足底、前额及鼻部皮肤，一般不出现于巩膜和口腔黏膜；后者所致黄染者首先出现于皮肤，重者也可出现于巩膜，但近角膜缘处黄染色深，远离角膜缘处黄染色淡，此为与黄疸的重要区别。

5. **色素沉着（pigmentation）** 因表皮基底层黑色素增多，引起部分或全身皮肤色泽加深，称为色素沉着。正常人身体外露部分、乳头、腋窝、关节、肛门周围及外阴部皮肤色素较深。妊娠女性面部、额部可有棕褐色对称性色素沉着，称为妊娠斑。老年人面部散在的色素沉着，称为老年斑。全身皮肤颜色加深、口腔黏膜出现色素沉着则为病理征象。

6. **色素脱失（depigmentation）** 皮肤丧失原有的色素称为色素脱失。常见有白癜风（vitiligo）、白斑（leukoplakia）和白化病（albinism）。白癜为多形性大小不等的色素脱失斑片，多出现于身体外露部位，进展缓慢，无自觉症状，见于白癜风。白斑多呈圆形或椭圆形，常发生于口腔黏膜和女性外阴部，部分可癌变。白化病为全身皮肤和毛发色素脱失，因先天性酪氨酸酶合成障碍所致，为遗传性疾病。

（二）湿度

皮肤湿度（moisture）主要与汗腺排泄功能、气温和湿度的变化有关。在气温高、湿度大的环境中，出汗增多为正常的生理调节反应。一般出汗多者皮肤较湿润，出汗少者皮肤较干燥。病理情况下，可发生出汗过多、少汗或无汗。出汗过多见于风湿病、结核病、布鲁氏菌病、甲状腺功能亢进症、佝偻病和淋巴瘤等也常有出汗增多。夜间入睡后出汗称为盗汗，多见于结核病。大汗淋漓伴四肢皮肤发凉为冷汗，见于休克和虚脱。皮肤异常干燥无汗，见于维生素 A 缺乏、黏液性水肿、硬皮病、尿毒症和脱水。

（三）温度

通常以手背触摸皮肤表面评估皮肤的温度。正常人皮肤温暖，寒冷环境中手、足部温度可稍低。全身皮肤发热见于发热性疾病、甲状腺功能亢进症等。全身皮肤发冷见于休克、甲状腺功能减退症等。局部皮肤发热见于疖、痈、丹毒等炎症。肢端发冷见于雷诺病。

（四）弹性

皮肤弹性（elasticity）与年龄、营养状态、皮下脂肪及组织间隙含液量有关。儿童与青年人皮肤弹性好，中年以后皮肤弹性逐渐减弱，老年人皮肤弹性差。检查皮肤弹性时，常选择手背或上臂内侧部位，用示指和拇指将皮肤捏起，松手后如皮肤皱褶迅速平复，为弹性正常；如皮肤皱褶平复缓慢，为弹性减退（图 3-2-1）。皮肤弹性减退见于长期消耗性疾病、营养不良或严重脱水者。发热时血液循环加速，周围血管充盈，皮肤弹性可增加。

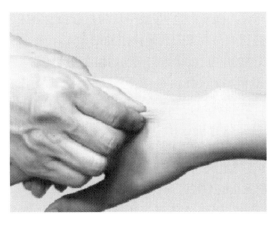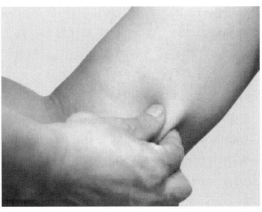

图 3-2-1　皮肤弹性检查示意图

（五）水肿

水肿（edema）是指人体组织间隙过量积液而引起的组织肿胀，主要通过视诊和触诊进行检查。明显水肿者，水肿部位的皮肤紧张、发亮，较易确定。轻度水肿者，视诊不易发现，需与触诊结合。触诊时，若手指按压局部组织后发生凹陷，称为凹陷性水肿。组织外观明显肿胀，但指压后无凹陷，称非凹陷性水肿。颜面、胫骨前内侧及手、足背皮肤肿胀，伴有皮肤发白、干燥、粗糙，指压后无组织凹陷者，称为黏液性水肿，见于甲状腺功能减退症；下肢不对称性皮肤增厚、粗糙、毛孔增大，有时出现皮肤皱褶，指压无凹陷，可累及阴囊、大阴唇和上肢，称为象皮肿（elephantiasis），见于丝虫病。

检查水肿时，用手指按压后应停留片刻，观察有无凹陷及平复情况。常用的检查部位有：胫骨前、踝部、足背、腰骶部及额前等浅表骨面部位。临床上根据全身水肿的程度将水肿分为轻、中、重三度。

轻度：水肿仅见于眼睑、眶下软组织，胫骨前及踝部皮下组织，指压后组织轻度凹陷，平复较快。

中度：全身疏松组织均可见明显水肿，指压后组织凹陷较深，平复缓慢。

重度：全身组织严重水肿，身体低垂部位的皮肤紧张、发亮，甚至有液体渗出，可伴有胸腔、腹腔和鞘膜腔积液，外阴部也可见明显水肿。

（六）皮肤损害

皮肤损害（skin lesion）包括原发性皮肤损害、继发性皮肤损害和血管皮肤性损害，可为皮肤本身的病变所引起，也可为全身疾病在局部皮肤的反应。

1. **皮疹（skin rash）**　为原发性皮肤损害，多为全身性疾病的征象之一，常见于传染病、皮肤病、药物及其他物质所致的过敏反应。发现皮疹时应详细观察其出现与消失的时间、发展顺序、分布部位、形状大小、平坦或隆起、颜色、压之是否褪色、有无瘙痒及脱屑等。常见皮疹如下：

（1）斑疹（maculae）：局部皮肤颜色发红，一般不凸出皮面也无凹陷。见于斑疹伤寒、丹毒、风湿性多形性红斑等。

（2）玫瑰疹（roseola）：是一种鲜红色的圆形斑疹，直径 2~3mm，压之褪色，多出现于胸、腹部，为伤寒或副伤寒的特征性皮疹。

（3）丘疹（papules）：为较小的实质性皮肤隆起伴有皮肤颜色改变。见于药物疹、麻疹、猩红热、湿疹等。

（4）斑丘疹（maculopapule）：丘疹周围有皮肤发红的底盘称为斑丘疹。见于风疹、药物疹、猩红热。

（5）荨麻疹（urticaria）：为局部皮肤暂时性的水肿性隆起，大小不等，形态不一，苍白或淡红，伴瘙痒，消退后不留痕迹。为速发性皮肤变态反应所致，常见于各种过敏反应。

2. **压力性损伤（pressure injury）**　是指由于强烈和/或长期存在的压力或压力联合剪切力导致的局部继发性皮肤损害，可表现为皮肤完整或形成开放性溃疡，常伴有疼痛，多发生于骨隆突处、医疗或其他器械压迫处。

对于压力性损伤的研究和认识经历了一个不断深入探索的过程,最早认为是因长期卧床所致而被称为褥疮(bed sore),后认识到其发生是压力、剪切力与摩擦力共同作用的结果,因而称为压疮(pressure sore)或压力性溃疡(pressure ulcer)。对已发生的压疮,根据组织损伤的程度分为 4 期:

Ⅰ期:皮肤完整,有不变色的红斑形成及其他皮肤溃疡的先兆损害,在不同个体可表现为皮肤发黑、变色和皮肤温度改变、水肿或硬化。

Ⅱ期:表皮和/或真皮缺失,出现表层水疱、破皮或浅表溃疡。

Ⅲ期:皮肤破溃扩展,通过真皮层达脂肪组织,溃疡表面出现较深凹陷,可继发感染。

Ⅳ期:皮肤全层广泛坏死,累及肌肉、骨骼和其他支撑组织,形成窦道或坏死。

2009 年美国压疮专家咨询委员会(NPUAP)与欧洲压疮专家咨询委员会(NPUAP)对压疮分期进行了更新和补充,增加了下述两种情况:①不可分期,即皮肤全层组织缺失,但溃疡完全被创面的坏死组织或焦痂所覆盖,无法确定其实际深度,须彻底清除坏死组织或焦痂,暴露出创面基底后确定其实际深度和分期。②可疑深部组织损伤,即皮肤完整,但因皮下软组织受损和/或断裂而出现局部皮肤变色呈紫色或红褐色,或有血疱。与邻近组织相比,这些区域可出现疼痛、硬结、糜烂、松软、皮温升高或降低。2016 年美国压疮专家咨询委员会发布公告将压疮更名为压力性损伤(pressure injury),认为压疮只是压力性损伤中的一种形式,同时对原有的分期系统进行了调整,用阿拉伯数字代替之前的罗马数字,去掉了"可疑深部组织损伤"中的"可疑",即新的分期系统为:1 期、2 期、3 期、4 期、不可分期及深部组织损伤。同时新增了医疗器械相关压力性损伤(medical device related pressure injury)及黏膜压力性损伤(mucosal membrane pressure injury)两个概念,拓展了压力性损伤的范畴。

多数情况下的压力性损伤是可以预防的,因此进行风险评估具有重要意义,临床上广泛使用 Braden 量表(表 3-2-1)进行压力性损伤风险评估。2019 年正式发布的《压力性损伤的预防和治疗:临床和实践指南》(第 3 版)建议在风险评估时关注有压力性损伤史、压力点疼痛以及糖尿病患者发生压力性损伤的风险。

表 3-2-1　Braden 量表

项目	评分及依据			
	4 分	3 分	2 分	1 分
1. 意识状态	意识清醒	反应迟缓	意识模糊	木僵 / 昏迷
2. 活动能力	行动自如	辅助可行	能够坐起	长期卧床
3. 肢体活动度	完全能动	稍微限制	极度限制	不能活动
4. 进食情况	进食足够	进食不足	进食量少	不能进食
5. 尿失禁 / 皮肤受潮	皮肤干爽	偶有受潮	经常受潮	持续受潮
6. 皮肤情况	皮肤正常	颜色异常	温度异常	干燥 / 脱水 / 水肿

3. 皮下出血(subcutaneous hemorrhage)　为血管性皮肤损害,也可发生于黏膜下,常见于血液系统疾病、重症感染、某些毒物或药物中毒及外伤等。根据出血面积大小可分为以下几种:

(1)出血点(petechia):直径不超过 2mm 的皮肤黏膜出血,又称瘀点。可出现于全身各部位,尤其多见于四肢和躯干,早期呈暗红色,约 1 周左右可被完全吸收。常见于血小板减少或功能异常。

(2)紫癜(purpura):直径 3~5mm 的皮下出血,其特点与出血点基本相同。常见于血小板减少、血小板功能异常或血管壁缺陷。

(3)瘀斑(ecchymosis):直径 5mm 以上的皮肤片状出血,常见于肢体易摩擦、磕碰的部位和针刺处,初期呈暗红色或紫色,逐渐转为黄褐色、黄色或黄绿色,2 周左右可被完全吸收。瘀斑常提示血管壁缺陷和凝血障碍,大片瘀斑见于严重凝血障碍性疾病、纤维蛋白溶解亢进以及严重血小板减少或功能异常。

Note:

（4）血肿（hematoma）：片状出血并伴有局部皮肤明显隆起，常见于严重凝血障碍性疾病，如血友病。

除血肿以外，一般皮下出血不高出皮面，压之不褪色，借此可与皮下充血相鉴别。

4. 蜘蛛痣与肝掌 蜘蛛痣（spider angioma）是皮肤小动脉末端分支性扩张形成的血管痣，形似蜘蛛，大小不等，主要出现在面、颈、手背、上臂、前臂、前胸和肩部等上腔静脉分布的区域内。蜘蛛痣的特点为压迫痣中心，其辐射状小血管网消失，去除压力后又复出现。一般认为蜘蛛痣的发生与肝脏对雌激素的灭活作用减弱、体内雌激素水平升高有关，见于急性、慢性肝炎或肝硬化患者，偶可见于妊娠妇女及健康人。慢性肝病患者大小鱼际处皮肤发红，加压后褪色，称为肝掌（liver palm）。其发生机制同蜘蛛痣。

三、浅表淋巴结

淋巴结分布于全身，一般检查只能发现身体各部浅表淋巴结的变化。正常浅表淋巴结体积较小，直径多在 0.2~0.5cm，质地柔软，表面光滑，无压痛，与毗邻组织无粘连，因此不易被触及，也无压痛。

（一）浅表淋巴结分布

浅表淋巴结以组群分布，一个组群的淋巴结收集一定区域的淋巴液，局部炎症或肿瘤可引起相应区域的淋巴结肿大。全身浅表淋巴结的分布与部位如下：

1. 头面部

（1）耳前淋巴结：位于耳屏的前方。

（2）耳后淋巴结：位于耳后乳突表面，胸锁乳突肌止点处。

（3）枕淋巴结：位于枕部皮下，斜方肌起点与胸锁乳突肌止点之间。

（4）颌下淋巴结：位于颌下腺附近，下颌角与颏部中间的部位。

（5）颏下淋巴结：位于颏下三角内，下颏舌骨肌表面，两侧下颌骨前端中点的后方。

2. 颈部（图 3-2-2）

（1）颈前淋巴结：位于胸锁乳突肌表面及下颌角处。

（2）颈后淋巴结：位于斜方肌前缘。

（3）锁骨上淋巴结：位于锁骨与胸锁乳突肌形成的夹角处。

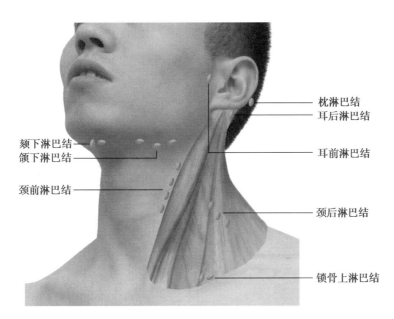

图 3-2-2　颈部淋巴结示意图

3. 上肢

(1) 腋窝淋巴结:是上肢最大的淋巴结组群,分为 5 群(图 3-2-3)。①外侧淋巴结群:位于腋窝外侧壁;②胸肌淋巴结群:位于胸大肌下缘深部;③肩胛下淋巴结群:位于腋窝后皱襞深部;④中央淋巴结群:位于腋窝内侧壁近肋骨及前锯肌处;⑤腋尖淋巴结群:位于腋窝顶部。

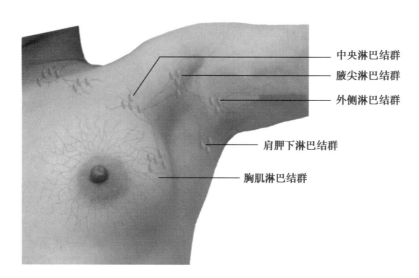

图 3-2-3 腋窝淋巴结示意图

(2) 滑车上淋巴结:位于上臂内侧,内上髁上方 3~4cm 处,肱二头肌与肱三头肌之间的肌间沟内。

4. 下肢

(1) 腹股沟淋巴结:位于腹股沟韧带下方的股三角内,又可分为上、下两群。上群位于腹股沟韧带下方,与韧带平行排列。下群位于大隐静脉上端,沿静脉走向排列(图 3-2-4)。

(2) 腘窝淋巴结:位于小隐静脉与腘静脉的汇合处。

(二) 检查方法与顺序

淋巴结的检查方法包括视诊和触诊,以触诊为主。触诊时,检查者以并拢的示、中、环三指紧贴检查部位,由浅入深,进行滑动触诊,即以指腹按压的皮肤与皮下组织之间的滑动,顺序触诊耳前、耳后、枕、颌下、颈前颈后、锁骨上窝、腋窝、滑车上、腹股沟和腘窝淋巴结(图 3-2-5)。滑动的方式应取相互垂直的多个方向或转动式滑动,有助于淋巴结与肌肉和血管结节的区别。

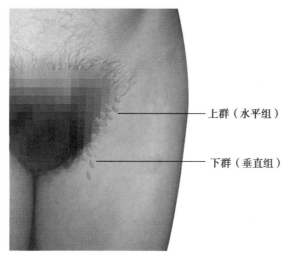

图 3-2-4 腹股沟淋巴结示意图

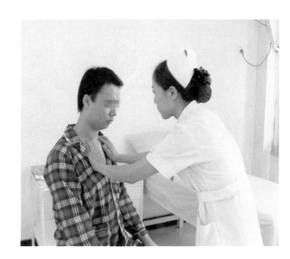

图 3-2-5 锁骨上淋巴结检查

触及肿大的淋巴结时应注意其部位、大小、数目、硬度、有无压痛、活动度、界限是否清楚,以及局部皮肤有无红肿、瘢痕和瘘管等,同时寻找引起淋巴结肿大的原发病灶。

(三)淋巴结肿大的临床意义

1. 局部淋巴结肿大

(1)非特异性淋巴结炎:由引流区域的急、慢性炎症所引起,如急性化脓性扁桃体炎、齿龈炎可致颈淋巴结肿大;胸壁、乳腺炎可致腋窝淋巴结肿大;会阴部、臀部、小腿炎症可致腹股沟淋巴结肿大。急性炎症初始,肿大的淋巴结质地柔软、有压痛、表面光滑、无粘连。慢性炎症时淋巴结质地较硬。

(2)淋巴结结核:肿大的淋巴结常见于颈部,呈多发性,质地较硬,大小不等,可互相粘连,或与周围组织粘连,晚期破溃后形成瘘管,愈合后形成瘢痕。

(3)恶性肿瘤淋巴结转移:恶性肿瘤转移所致肿大的淋巴结质地坚硬,表面光滑,与周围组织粘连,不易推动,一般无压痛。肺癌多向右侧锁骨上或腋窝淋巴结群转移;胃癌、食管癌多向左侧锁骨上淋巴结群转移,称为 Virchow 淋巴结,为胃癌、食管癌转移的标志。

2. 全身淋巴结肿大 淋巴结肿大的部位遍布全身,大小不等,无粘连。多见于淋巴瘤、白血病和传染性单核细胞增多症等。

相关护理诊断 / 问题

1. **营养失调:低于机体需要量:BMI<18.5** 与机体消耗增加、摄入减少有关。
2. **超重:BMI>28** 与机体进食增多、运动少有关。
3. **体液过多:水肿** 与右心衰竭所致体循环淤血有关。
4. **急性意识障碍:昏迷** 与肝性脑病有关。
5. **皮肤完整性受损:瘀斑** 与白血病所致血小板减少有关。
6. **体温过高:39℃** 与肺内感染有关。
7. **体温过低:35℃** 与使用麻醉剂有关。

(谢 姣)

第三节 头 部 检 查

头部及其器官是人体最重要的外部特征之一,也是体格检查时检查者最先和最容易见到的部位。头部检查以视诊和触诊为主,检查内容包括头发与头皮、头颅及头面部器官。

一、头发与头皮

(一)头发

检查头发(hair)主要是视诊头发的颜色、疏密度、有无脱发及其特点。头发的颜色、曲直和疏密度因种族遗传因素与年龄而异。儿童和老年人头发较稀疏。随年龄增长,老年时头发逐渐变白。病理性脱发见于伤寒、甲状腺功能低下、腺垂体功能减退、脂溢性皮炎、斑秃等;也可见于放射治疗或肿瘤化学药物治疗后。检查时要观察脱发发生部位、形状与头发改变的特点等。

(二)头皮

检查头皮(scalp)时,需分开头发观察头皮的颜色,有无头皮屑、头癣、疖痈、外伤、血肿及瘢痕等。正常头皮呈白色,有少量头皮屑。

二、头颅

(一)检查方法与内容

头颅(skull)检查包括视诊和触诊。视诊时,应注意大小、外形及有无异常运动。触诊是检查者用双手仔细触摸头颅的每一个部位,了解其外形、有无压痛和异常隆起。头颅的大小以头围(head circumference)来衡量,测量时以软尺自眉间经枕骨粗隆绕头一周。正常成人头围≥53cm。

知 识 链 接

头围在发育阶段的变化

头围随着人体发育的不同阶段而变化。出生时头围平均为34cm。出生后第一年内,前半年平均增加8~10cm,后半年平均增加2~4cm;2岁时约48cm;5岁时约50cm;18岁可达53cm以上,之后几乎不再变化。

(二) 头颅大小与形态异常

头颅大小与形态异常可为某些疾病的典型体征,临床常见异常如下:

1. **小颅(microcephalia)** 小儿囟门多在12~18个月闭合,囟门过早闭合引起小头畸形,常伴有智力障碍。

2. **方颅(squared skull)** 前额左右突出,头颅平坦呈方形(图3-3-1a)。见于小儿佝偻病、先天性梅毒、先天性成骨不全等。

3. **巨颅(large skull)** 额、顶、颞及枕部突出膨大呈圆形,颈部静脉充盈,头颅明显增大,颜面相对很小。由于颅内压增高,压迫眼球,形成双目下视,巩膜外露的特殊表情,称为落日现象(setting sun phenomenon),见于脑积水(图3-3-1b)。

4. **尖颅(oxycephaly)** 也称塔颅(tower skull),头顶部尖突高起,与颜面的比例异常,系矢状缝和冠状缝过早闭合所致(图3-3-1c)。见于先天性疾病尖颅并指(趾)畸形,即阿佩尔综合征(Apert syndrome)。

5. **长颅(dolichocephalic)** 自颅顶至下颌部的长度明显增大。见于马方综合征及肢端肥大症。

6. **变形颅(deforming skull)** 发生于中年人,以颅骨增大变形为特征,同时伴有长骨的骨质增厚与弯曲。见于畸形性骨炎(骨佩吉特病)。

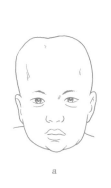 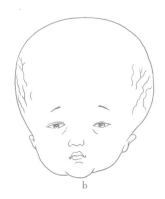 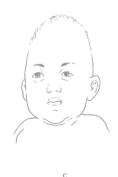

图 3-3-1 临床常见头颅畸形示意图
a. 方颅;b. 巨颅;c. 尖颅。

(三) 头部运动异常

头部运动异常一般经视诊即可发现。头部活动受限多见于颈椎疾病;头部不随意地颤动见于帕金森病;与颈动脉搏动一致的点头运动,称为点头征(De Musset sign),见于严重主动脉瓣关闭不全。

三、颜面及其器官

颜面(face)为头部前面不被头发遮盖的部分,除面部器官本身的病变外,许多全身性疾病在颜面及其器官上可有特征性改变,所以检查颜面部及其器官对于一些疾病的诊断具有重要的意义。

（一）眼

眼的检查应依照由外向内、先右后左的顺序进行。检查眼外部时，借助自然光或用手电筒斜照光进行；检查眼底时，检查者应在暗室内佩戴检眼镜检查。眼的外部结构见图3-3-2。

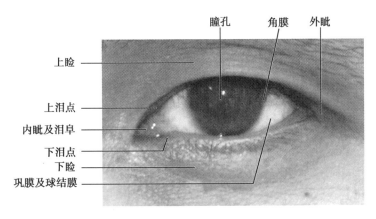

瞳孔　角膜　外眦

上睑

上泪点

内眦及泪阜

下泪点

下睑

巩膜及球结膜

图 3-3-2　眼的外部结构

1. **眼睑（eyelids）**　眼睑分上睑和下睑。正常睁眼时两侧眼裂相等，闭眼时上下眼睑闭合，无眼睑水肿等。常见的眼睑异常有：

（1）睑内翻（entropion）：由于瘢痕形成使睑缘向内翻转。见于沙眼。

（2）上睑下垂（ptosis）：双侧上睑下垂见于先天性上睑下垂、重症肌无力；单侧上睑下垂见于蛛网膜下腔出血、脑炎、外伤等所致的动眼神经麻痹。

（3）眼睑闭合障碍：双侧眼睑闭合障碍伴有眼球突出、眼裂增宽，见于甲状腺功能亢进症；单侧眼睑闭合障碍见于面神经麻痹。

（4）眼睑水肿（blepharoedema）：眼睑皮下组织疏松，轻度或初发水肿常在眼睑表现出来。见于肾炎、慢性肝病、营养不良、贫血以及血管神经性水肿等。

（5）倒睫（trichiasis）：由于睫毛囊瘢痕性收缩，睫毛乱生所致。常见于沙眼、睑缘炎、睑腺炎、睑外伤、睑烧伤等。

2. **结膜（conjunctiva）**　分为睑结膜、穹窿部结膜和球结膜3个部分。检查上睑结膜时需翻转眼睑，其方法为检查者用示指和拇指捏住上睑中外1/3交界处的边缘，嘱受检者双目下视，然后轻轻向前下方牵拉，同时以示指向下压迫睑板上缘，与拇指配合将睑缘向上捻转即可将眼睑翻开，观察结膜状况（图3-3-3）。翻眼睑动作要轻柔，以免引起受检者的痛苦和流泪。

正常睑结膜为粉红色。结膜的常见异常有：

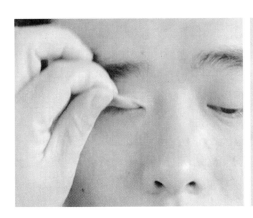
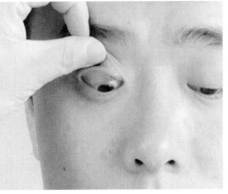

图 3-3-3　翻转眼睑检查上睑结膜

（1）结膜充血：可见结膜发红及血管充盈，见于结膜炎、角膜炎。

（2）结膜苍白：见于贫血。

（3）结膜发黄：见于黄疸。

（4）结膜出血：多少不等散在的出血点见于感染性心内膜炎，如同时伴有充血和分泌物，见于急性结膜炎；大片结膜下出血，见于高血压、动脉硬化。

（5）球结膜水肿：见于重症水肿、颅内压增高。

（6）颗粒与滤泡：见于沙眼。

3. 眼球（eyeball）　主要检查眼球的外形与运动。正常人双侧眼球对称，无突出或凹陷。检查眼球运动时，检查者将目标物（棉签或手指）置于受检者眼前 30~40cm 处，嘱其头部固定，眼球随目标物方向按左→左上→左下及水平向右→右上→右下 6 个方向移动。每一方向代表双眼一对配偶肌的功能。正常人双眼可随着目标物所示的 6 个方向移动。常见的眼球外形或运动异常有：

（1）眼球突出（exophthalmos）：双侧眼球突出见于甲状腺功能亢进症（图 3-3-4）。患者除眼球突出外，还有以下眼征：①格雷夫征（Graefe sign），表现为眼球下转时上睑不能相应下垂；②施特尔瓦格征（Stellwag sign），表现为瞬目（即眨眼）减少；③莫比乌斯征（Mobius sign），表现为集合运动减弱，即目标由远处逐渐移近眼球时，两侧眼球不能适度内聚；④焦夫洛征（Joffroy sign），表现为上视时无额纹出现。单侧眼球突出多见于眶内占位性病变或局部炎症，偶见于颅内病变。

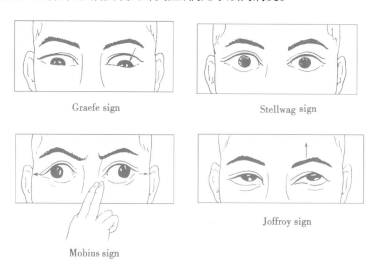

图 3-3-4　甲状腺功能亢进的眼征

（2）眼球下陷（enophthalmos）：双侧眼球下陷见于严重脱水或慢性消耗性疾病；单侧眼球下陷见于霍纳综合征（Horner syndrome）和眶壁骨折。

（3）眼球运动异常：眼球运动受动眼、滑车、外展 3 对脑神经支配，上述神经受损可引起眼球运动受限和复视（diplopia）。由支配眼肌运动的神经麻痹引起的斜视称为麻痹性斜视（paralytic strabismus），多由颅脑外伤、鼻咽癌、脑炎、脑膜炎、脑脓肿、脑血管病变所致。眼球震颤（nystagmus）是指双侧眼球发生一系列有规律的快速往返运动。自发的眼球震颤见于耳源性眩晕、小脑疾病和视力严重低下等。也可以通过如下方法检查：让受检者眼球随检查者手指所示方向（水平和垂直）运动数次，观察是否出现震颤。

4. 眼压　可通过触诊法或眼压计检查眼压。触诊法靠手指感觉到的眼球硬度判断眼压，虽简便易行，但不准确。检查时嘱受检者睁眼向下看，检查者将双手示指置于受检者上睑的眉弓和睑板上缘之间，轻压眼球，感觉眼球波动的抗力，判断其软硬度。正常眼压范围为 11~21mmHg（1.47~2.79kPa）。眼压升高，见于眼压增高性疾病，如青光眼等；眼压降低伴双侧眼球内陷，见于眼球萎缩或脱水。

5. 角膜（cornea）　角膜表面有丰富的感觉神经末梢，对刺激十分敏感。检查时用斜照光更易观察角膜的透明度,注意有无云翳、白斑、溃疡、软化、新生血管等。正常角膜透明,表面光滑、湿润、无血管。老年人由于类脂质沉着,角膜边缘及周围出现灰白色混浊环,称为老年环(arcus senilis),无自觉症状,不妨碍视力。云翳与白斑如发生在角膜的瞳孔部位,可引起不同程度的视力障碍。常见的角膜异常有:

(1) 角膜软化(keratomalacia):见于婴幼儿营养不良、维生素 A 缺乏等。

(2) 角膜周边血管增生:可能为严重沙眼所致。

(3) Kayser-Fleischer 环:角膜边缘出现黄色或棕褐色的色素环,环的外缘较清晰,内缘较模糊,称为 Kayser-Fleischer 环,见于肝豆状核变性(Wilson 病)。

6. 巩膜(sclera)　正常巩膜呈不透明的瓷白色。发生黄疸时,以巩膜黄染最为明显。中年以后,内眦部因脂肪沉着可见黄色斑块,呈不均匀分布,应与黄疸鉴别。血液中胡萝卜素、阿的平等黄色色素成分增多时也可见巩膜黄染,但一般只出现于角膜周围或在该处最明显,其表现与黄疸时的巩膜有区别。

7. 虹膜(iris)　正常虹膜纹理近瞳孔部分呈放射状排列,周边呈环形排列。纹理模糊或消失见于虹膜炎症、水肿或萎缩;形态异常或有裂孔,见于虹膜后粘连、外伤或先天性虹膜缺损等。

8. 瞳孔(pupil)　瞳孔为虹膜中央的孔洞,可反映中枢神经的一般功能状况,为危重患者的主要监测项目。瞳孔缩小由动眼神经的副交感神经纤维支配;瞳孔扩大由交感神经支配。检查时注意瞳孔的形状、大小,双侧是否等大、等圆,对光及集合反射是否正常等。

(1) 瞳孔形状与大小:正常瞳孔圆形,双侧等大,直径一般为 2.5~4mm,婴幼儿及老年人较小,青少年较大;光亮处较小,兴奋或在暗处较大。交感神经兴奋时,如疼痛、惊恐等情况下,瞳孔较大;副交感神经兴奋时,如深呼吸、脑力劳动等情况下,瞳孔较小。

瞳孔形状与大小的常见异常有:①瞳孔形态改变,青光眼或眼内肿瘤时瞳孔呈椭圆形;虹膜粘连时形状可不规则。②瞳孔缩小,见于虹膜炎症,有机磷农药中毒,毛果芸香碱、吗啡和氯丙嗪等药物反应。③瞳孔扩大,见于外伤、颈交感神经受刺激、青光眼绝对期、视神经萎缩,以及阿托品、颠茄、可卡因等药物反应。④双侧瞳孔大小不等,见于脑外伤、脑肿瘤、脑疝等颅内病变;双侧瞳孔大小不等且变化不定,可能是中枢神经和虹膜的神经支配障碍。

(2) 瞳孔对光反射:包括直接对光反射和间接对光反射。正常情况下,当受到光线刺激后瞳孔立即缩小,移开光源后瞳孔迅速复原。直接受到光线刺激一侧瞳孔的反应,称为直接对光反射;另一侧瞳孔也会出现同样的反应,称为间接对光反射。检查时,通常用手电筒分别照射两侧瞳孔并观察其反应。瞳孔对光反射以敏捷、迟钝、消失加以描述。正常人瞳孔对光反射敏捷。瞳孔对光反射迟钝或消失,见于昏迷患者;双侧瞳孔散大伴对光反射消失为濒死状态的表现;双侧瞳孔不等伴对光反射减弱或消失,是中脑功能损害的表现。

(3) 集合反射:检查者将示指置于受检者眼前 1m 外,嘱其注视示指,同时将示指逐渐移向受检者的眼球,约距离眼球 5~10cm 处,正常人此时可见双眼内聚,瞳孔缩小,称此为集合反射(convergence reflex)。集合反射消失见于动眼神经功能损害。

9. 眼底检查(ocular fundus examination)　眼底检查要求受检者在不扩瞳和不戴眼镜的情况下,借助检眼镜进行,主要观察内容包括视神经乳头、视网膜血管、黄斑区及视网膜各象限。正常视神经乳头卵圆形或圆形,边缘清楚,色淡红,颞侧较鼻侧稍淡,中央凹陷。动脉色鲜红,静脉色暗红,动脉和静脉管径的正常比例为 2∶3。黄斑部呈暗红色,无血管;视网膜透明,呈深橘色(图 3-3-5)。

视神经乳头水肿见于各种原因等所致颅内压增高。高血压动脉硬化、慢性肾炎、糖尿病等均可引起视神经乳头及视网膜血管的特征性改变。如原发性高血压患者早期表现为视网膜动脉痉挛,以后逐渐变细,反光增强,可有动静脉交叉压迫现象,晚期围绕视神经乳头可见火焰状出血,棉絮状渗出物,严重时可以出现视神经乳头水肿等。糖尿病患者则主要表现为静脉扩张迂曲,视网膜有点状或片状深层出血,晚期可出现视网膜剥离。

Note:

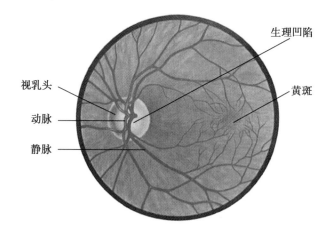

图 3-3-5　眼底示意图

视乳头　动脉　静脉　生理凹陷　黄斑

10. **视功能检查**　视功能包括视力、色觉和视野等检查。

(1) 视力(visual acuity)：视力分为远视力和近视力，后者通常指阅读能力。检查远视力时使用远距离视力表，受检者距视力表 5m 远，分别检查两眼，以能看清"1.0"行视标者为正常视力。如在 1m 处不能辨认"0.1"行视标者，改为"数手指"，即辨认检查者所示的手指数。手指移近眼前 5cm 仍数不清者，改为指动检测。不能看到眼前手动者，到暗室中检测其光感是否存在，如光感消失，即为失明。检查近视力使用国际标准近距离视力表，在距视力表 33cm 处，能看清"1.0"行视标者为正常视力(图3-3-6)。视力检查可初步判断有无近视、远视、散光，或器质性病变如白内障、眼底病变等。

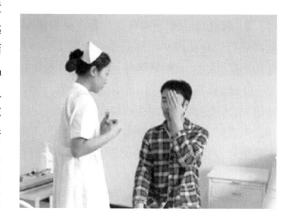

图 3-3-6　近视力检查

(2) 色觉(color sensation)：色觉检查应在适宜的光线下进行，让受检者在距离 50cm 处读出色盲表上的数字或图像。受检者在 5~10 秒内不能读出表上的彩色数字或图像，可按色盲表的说明判断为某种色弱或色盲。色弱(color weakness)是对某种颜色的识别能力减低；色盲(color blindness)是对某种颜色的识别能力丧失。色盲可分为先天性和后天性两种，后天性者多由视网膜病变、视神经萎缩和球后视神经炎引起。

(3) 视野(visual fields)：当眼球向正前方固视不动时所能看见的空间范围，为周围视力，是反映黄斑中心凹以外的视网膜功能。粗略测定视野的方法为：与受检者相对而坐，约 1m 距离，检查右眼时，遮住受检者左眼，同时遮住检查者右眼。在检查者与受检者中间距离处，检查者将手指分别自上、下、左、右等不同方向从外周逐渐向眼的中央部移动，嘱受检者在发现手指时立即示意。如受检者与检查者在各方向同时看到手指，则视野大致正常。若对比检查结果异常或有视野缺失，可利用视野计进行精确的视野测定。

视野在各方向均缩小者，称为向心性视野缩小。在视野内的视力缺失区称为暗点。视野左或右的一半缺失称为偏盲，如发生双眼视野颞侧偏盲，见于视神经交叉以后的中枢病变。单侧不规则的视野缺失见于视神经和视网膜病变。

(二) 耳

耳(ear)是听觉和平衡器官。其主要检查内容包括：

1. **耳郭(auricle)**　检查耳郭的外形、大小、位置和对称性，注意有否发育畸形、外伤瘢痕、红肿、结节等。痛风者耳郭上可触及痛性小结，为尿酸钠沉着所致；耳郭红肿并有发热和疼痛者见于感染；

Note:

牵拉或触诊耳郭时引起疼痛多提示炎症的可能。

2. 外耳道（external auditory canal） 观察外耳道皮肤是否正常，有无溢液。外耳道局部红肿疼痛，伴耳郭牵拉痛见于疖肿；有黄色液体流出伴痒痛感，常见于外耳道炎；有脓液流出伴有全身中毒症状，见于急性化脓性中耳炎；外伤后有血液或脑脊液流出提示颅底骨折的可能。此外，对于耳鸣患者，应注意其外耳道是否有瘢痕狭窄、耵聍或异物堵塞。

3. 中耳 观察有无鼓膜穿孔及穿孔的位置等。正常鼓膜呈半透明乳白色，圆形或椭圆形，紧张部中央向内凹入，松弛部较平坦。可见锤骨柄、短突、前后皱襞、光锥等标志。中耳积液时，鼓膜色泽粉红、橘黄、琥珀或灰蓝色；鼓室积血时，鼓膜呈紫红色或蓝黑色；真菌感染时鼓膜覆盖黄黑色或白色粉末状或绒毛状真菌。如鼓膜松弛部或紧张部后上边缘性穿孔，可见灰白色鳞屑状或豆渣样物，有恶臭，可能为胆脂瘤。

4. 乳突（mastoid） 乳突内腔与中耳道相连，化脓性中耳炎引流不畅可蔓延为乳突炎。正常人乳突表面皮肤无红肿，触诊无压痛。乳突部皮肤红肿并有明显压痛，见于乳突炎，严重时可继发耳源性脑脓肿或脑膜炎。

5. 听力（auditory acuity） 一般采用粗测法测定听力。方法是在安静的室内，嘱受检者闭目静坐，并用手指堵塞一侧耳道，检查者以拇指与示指互相摩擦（或手持手表），自 1m 以外逐渐移近受检者耳部，直到其听到声音为止，测量距离。用同样方法检测另一耳听力（图 3-3-7）。正常人一般约在 1m 处即可听到捻指音或机械表的滴答声。精确法为使用规定频率的音叉或电测听器设备进行的测试。如果粗测法发现有听力减退，建议进行精确法测试及其他相应的专科检查。听力减退（dysacusis）可见于外耳道有耵聍或异物、听神经损害、局部或全身血管硬化、中耳炎、耳硬化等。

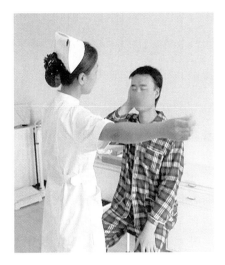

图 3-3-7　粗测法测定听力

（三）鼻

视诊和触诊为鼻（nose）检查的主要方法。

1. 鼻外形与颜色 注意观察鼻外形及皮肤颜色有无改变。鼻腔部分或完全阻塞，外鼻变形，鼻背宽平如蛙状，称蛙状鼻（frog-shaped nose），见于肥大的鼻息肉患者。鼻骨破坏，鼻背塌陷称鞍鼻（saddle nose），见于鼻骨骨折、鼻骨发育不良、先天性梅毒或麻风病。鼻背部皮肤出现红色斑块，高出皮面并向两侧面颊部扩展，见于系统性红斑狼疮。鼻尖和鼻翼皮肤发红，伴毛细血管扩张和组织肥厚称酒渣鼻（rosacea）。鼻背部皮肤出现色素沉着，见于慢性肝病等。

2. 鼻翼扇动（flaring of alaenasi） 吸气时鼻孔开大，呼气时鼻孔回缩，见于伴有呼吸困难的高热性疾病、支气管哮喘或心源性哮喘发作时。

3. 鼻腔 用左手将鼻尖轻轻上推，右手持电筒分别照射左右鼻腔。观察鼻黏膜的颜色，有无肿胀或萎缩，鼻甲大小，鼻腔是否通畅，有无分泌物；鼻中隔有无偏曲及穿孔；有无鼻出血等。

（1）鼻黏膜：正常人鼻黏膜湿润呈粉红色，无充血、肿胀或萎缩。急性鼻黏膜充血肿胀，伴有鼻塞、流涕，见于急性鼻炎。慢性鼻黏膜肿胀表现为鼻黏膜组织肥厚，见于慢性鼻炎。鼻黏膜萎缩、分泌物减少、鼻甲缩小、鼻腔宽大、嗅觉减退或丧失，见于慢性萎缩性鼻炎。

（2）鼻腔分泌物：正常人鼻腔无异常分泌物，当鼻腔黏膜受刺激时可致分泌物增多。清稀无色的分泌物为卡他性炎症的表现，见于流行性感冒；黏稠发黄或发绿的脓性分泌物常见于鼻、鼻窦或上呼吸道细菌性化脓性炎症。

（3）鼻出血（epistaxis）：多为单侧，见于外伤、鼻腔感染、局部血管损伤或鼻咽癌等。双侧鼻出血多由全身性疾病引起，如流行性出血热、伤寒等发热性传染病，血小板减少性紫癜、再生障碍性贫血、白血病、血友病等血液系统疾病,以及高血压、肝脏疾病、维生素 C 或维生素 K 缺乏等。若女性发生周期性鼻出血应考虑子宫内膜异位症的可能。

4. 鼻窦(nasal sinus) 鼻窦共 4 对,包括上颌窦、额窦、筛窦和蝶窦(图 3-3-8),其中蝶窦因解剖位置较深,不能在体表进行检查。各鼻窦均有窦口与鼻腔相通,引流不畅时易发生鼻窦炎,表现为鼻塞、流涕、头痛和鼻窦压痛。

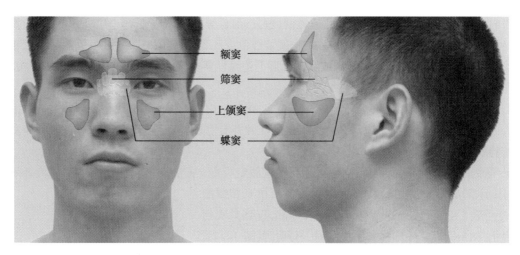

图 3-3-8　鼻窦位置示意图

检查各鼻窦区有无压痛的方法:检查上颌窦时,检查者双手拇指分别置于受检者鼻侧颧骨下缘向后按压,其余 4 指固定在受检者的两侧耳后(图 3-3-9)。检查额窦时,检查者双手拇指分别置于受检者眼眶上缘内侧,用力向后上按压,其余 4 指固定在受检者头颅颞侧作为支点。检查上颌窦和额窦时,可以用中指指腹叩击检查部位,询问有无叩击痛。检查筛窦时,检查者双侧拇指分别置于受检者鼻根部与眼内眦之间向后按压,其余 4 指固定在受检者两侧耳后。按压的同时询问受检者有无疼痛,并作两侧比较。正常人鼻窦无压痛。

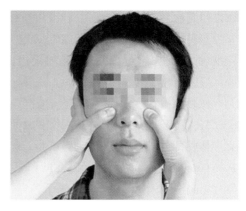

图 3-3-9　上颌窦触诊

(四)口

口(mouth)的检查内容包括口唇、口腔内器官和组织等。

1. 口唇 观察口唇颜色,有无口唇干燥皲裂、疱疹、口角糜烂或口角歪斜等。正常人口唇红润有光泽。常见的口唇异常如下:

(1)口唇颜色异常:口唇苍白见于贫血、虚脱、主动脉瓣关闭不全等;口唇发绀见于心肺功能不全等;口唇颜色深红见于急性发热性疾病;口唇呈樱桃红见于一氧化碳中毒;口唇有红色斑片,加压褪色,见于遗传性毛细血管扩张症。

(2)口唇干燥有皲裂:见于严重脱水患者。

(3)口唇疱疹(herpes labialis):表现为口唇黏膜与皮肤交界处成簇的小水疱,半透明,初起有痒或刺激感,随后出现疼痛,1 周左右结棕色痂,愈合后不留瘢痕,多为单纯疱疹病毒感染所致,常伴发于大叶性肺炎、感冒、流行性脑脊髓膜炎、疟疾等。

(4)口角糜烂(perleche):见于核黄素缺乏症。

(5)口唇肥厚增大:见于黏液性水肿、肢端肥大症及呆小症等。

(6)口角歪斜(distortion of commissure):见于面神经瘫痪或脑血管意外。

(7) 上唇裂开畸形:见于先天性唇裂及外伤等。

2. **口腔黏膜** 口腔黏膜检查应在充分的自然光线下进行,也可用手电筒进行照明。检查口底和舌底部黏膜时,嘱受检者舌头上翘触及硬腭。正常口腔黏膜光洁,呈粉红色。常见的口腔黏膜异常有:①口腔黏膜斑片状蓝黑色色素沉着,见于肾上腺皮质功能减退,即艾迪生病(Addison disease);②大小不等的黏膜下出血点或瘀斑,见于各种出血性疾病或维生素 C 缺乏;③麻疹黏膜斑(Koplik spot),即在相当于第二磨牙的颊黏膜处出现帽针头大小白色斑点,周围有红晕,为麻疹早期的体征;④黏膜疹(enanthem),黏膜肿胀、充血伴小出血点,多为对称性,见于猩红热、风疹及某些药物中毒等;⑤黏膜上有白色或灰白色凝乳块状物(鹅口疮),为白念珠菌感染所致,多见于重病衰弱者或长期使用广谱抗生素和抗肿瘤药物者;⑥黏膜溃疡,可见于慢性复发性口疮。

3. **牙齿(teeth)** 观察牙齿的颜色、数目、排列及咬合情况,注意有无龋齿、残根、缺齿和义齿等。若发现牙齿异常应按下列格式标明所在部位。

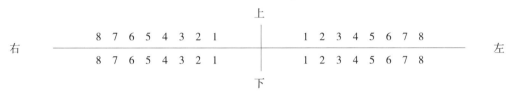

1. 中切牙 2. 侧切牙 3. 尖牙 4. 第一前磨牙
5. 第二前磨牙 6. 第一磨牙 7. 第二磨牙 8. 第三磨牙

正常牙齿白色,排列整齐,无龋齿、残根或缺牙。牙齿呈黄褐色称为斑釉牙,是由于长期饮用含氟量过高的水所致。中切牙切缘呈月牙形凹陷且牙齿间隙过宽,称为 Hutchinson 齿,为先天性梅毒的重要体征;单纯牙齿间隙过宽见于肢端肥大症。

4. **牙龈(gums)** 观察牙龈形态、颜色及质地,注意有无肿胀、增生或萎缩、溢脓及出血等。

正常牙龈呈粉红色,质坚韧,与牙颈部紧密贴合,压迫后无出血及溢脓。牙龈水肿见于慢性牙周炎。牙龈肿胀见于各种原因所致的牙龈炎。牙龈萎缩见于牙周病晚期。牙龈缘出血常为口腔局部因素引起如牙石,也可由全身疾病所致,如维生素 C 缺乏症、某些血液系统疾病、肝脏疾病等。牙龈游离缘出现蓝灰色点线称为铅线(lead line),为铅中毒的特征。铋、汞、砷等金属中毒时也可见类似的黑褐色点线状色素沉着,应结合病史进行鉴别。牙龈经挤压后有脓液溢出见于慢性牙周炎或牙龈瘘管等。

5. **舌(tongue)** 局部或全身疾病均可使舌的颜色、形状、感觉或运动发生变化。检查时嘱受检者伸舌,舌尖翘起,并左右侧移,以观察舌质、舌苔及舌的运动状态。正常人舌质淡红,表面湿润,覆有薄白苔,伸出居中,活动自如无颤动。舌常见的异常表现有:

(1) 干燥舌(dry tongue):轻度干燥舌不伴外形的改变;明显干燥舌见于鼻部疾患、大量吸烟、放射治疗后或阿托品的药物作用;严重干燥舌可见舌体缩小,有纵沟,见于严重脱水,可伴有皮肤弹性减退。

(2) 草莓舌(strawberry tongue):舌乳头肿胀、发红似草莓,见于猩红热和长期发热患者。

(3) 牛肉舌(beefy tongue):舌面绛红似生牛肉状,见于糙皮病(烟酸缺乏)。

(4) 裂纹舌(wrinkled tongue):舌面横向裂纹见于唐氏综合征(Down syndrome)与核黄素缺乏,纵向的裂纹见于梅毒性舌炎。

(5) 镜面舌(smooth tongue):又称为光滑舌,舌乳头萎缩、舌体较小,舌面光滑呈粉红色或红色,见于缺铁性贫血、恶性贫血、重度营养不良及慢性萎缩性胃炎。

(6) 毛舌(hairy tongue):也称为黑舌,舌面敷有黑色或黄褐色毛,见于久病衰弱或长期使用广谱抗生素的患者。

(7) 地图舌(geographic tongue):舌面可见形如地图的黄色隆起,边缘不规则,数日即可剥脱并恢复正常。由于地图舌常发生在舌的不同部位,大小与形状多变,又称为移行性舌炎(migratory glossitis),

Note:

其发生原因不明,可能由核黄素缺乏引起,多不伴有其他病变。

(8) 舌体增大(corpus linguae tumefaction):暂时性舌体增大见于舌炎、口腔炎、舌蜂窝织炎、脓肿、血肿或血管神经性水肿等。长时间舌体增大见于黏液性水肿、舌肿瘤、唐氏综合征和呆小病。

(9) 舌运动的异常:伸舌有细微震颤见于甲状腺功能亢进;伸舌偏向一侧,见于舌下神经麻痹。

6. 咽及扁桃体 咽自上而下分为鼻咽、口咽和喉咽 3 个部分。口咽位于软腭平面以下,会厌上缘的上方,前方直对口腔。软腭向下延续形成前后两层黏膜皱襞,分别称为舌腭弓和咽腭弓,扁桃体位于舌腭弓和咽腭弓之间的扁桃体窝中。咽腭弓后方称为咽后壁,一般咽部检查即指这个范围。

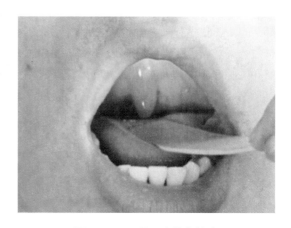

图 3-3-10　咽及扁桃体检查

进行咽及扁桃体检查时,受检者取坐位,头稍后仰,张口发"啊"音,检查者用压舌板于受检者舌前 2/3 与后 1/3 交界处迅速下压,此时软腭上抬,在照明的配合下即可见软腭、腭垂、咽腭弓、舌腭弓、扁桃体和咽后壁(图 3-3-10)。检查时注意观察咽部颜色、对称性,有无充血、肿胀、分泌物及扁桃体的大小。正常人咽部无充血、红肿及黏液分泌增多,扁桃体不大。

咽部黏膜充血、红肿、黏液腺分泌物增多见于急性咽炎。慢性咽炎时咽部黏膜充血、表面粗糙,并可见淋巴滤泡呈簇状增殖。扁桃体炎症时腺体红肿、增大,扁桃体窝内有黄白色分泌物或渗出物形成的苔片状假膜,易剥离,此可与咽白喉鉴别。咽白喉在扁桃体上形成的假膜不易剥离,强行剥离则易引起出血。

扁桃体肿大分为 3 度:扁桃体肿大,不超过咽腭弓者为Ⅰ度;超过咽腭弓而未达咽后壁中线者为Ⅱ度;达到或超过咽后壁中线者为Ⅲ度(图 3-3-11)。

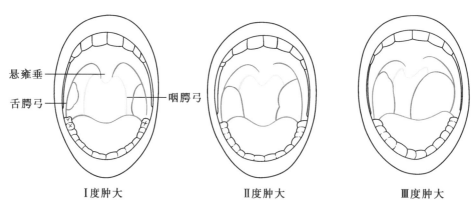

悬雍垂
舌腭弓
咽腭弓

Ⅰ度肿大　　　　　Ⅱ度肿大　　　　　Ⅲ度肿大

图 3-3-11　扁桃体肿大分度

7. 腮腺(parotid gland) 腮腺位于耳屏、下颌角、颧弓所构成的三角区内,正常人腮腺体薄而软,一般不能触及其轮廓。腮腺导管开口于上颌第二磨牙相对的颊黏膜上。检查时注意导管口有无红肿及分泌物。腮腺肿大见于:

(1) 急性流行性腮腺炎:单侧腮腺迅速增大,进而累及对侧,触诊有压痛。

(2) 急性化脓性腮腺炎:多为单侧性,于导管口加压时可见脓性分泌物流出,多见于胃肠道手术后及口腔卫生不良者或抵抗力低下的重症患者。

（3）腮腺肿瘤：以腮腺混合瘤多见，边界清楚，质韧呈结节状，可移动。恶性肿瘤质硬，有痛感，发展迅速，与周围组织粘连，可伴有面瘫。

相关护理诊断 / 问题

1. **体液不足：双侧眼球下陷 / 口唇干燥**　与呕吐、腹泻引起消化液丢失有关。
2. **有成人跌倒的危险：视力下降**　与白内障所致视力受损有关。
3. **急性意识障碍：瞳孔对光反射减弱 / 消失**　与脑血管疾病有关。
4. **言语沟通障碍：听力下降**　与听神经损害有关。
5. **有出血的危险：口腔黏膜出血点**　与凝血功能障碍有关。
6. **体像紊乱：口角歪斜**　与脑血管疾病所致面瘫有关。
7. **牙齿受损：龋齿**　与不良生活习惯有关。
8. **口腔黏膜完整性受损：口腔黏膜溃疡**　与口腔炎症有关。

（梁春光）

第四节　颈部检查

颈部每侧以胸锁乳突肌为界分为颈前三角和颈后三角。颈前三角为胸锁乳突肌内缘、下颌骨下缘与前正中线之间的区域。颈后三角为胸锁乳突肌后缘、锁骨上缘与斜方肌前缘之间的区域。

颈部检查应在平静而自然的状态下进行，受检者最好取舒适坐位，也可以取卧位，应充分暴露颈部和上胸部。检查时手法应轻柔，疑有颈椎疾病时应更加注意。

一、颈部的外形与运动

正常人颈部直立，两侧对称，伸屈、转动自如。矮胖者较粗短，瘦长者较细长。男性甲状软骨较突出，女性不明显，侧转头时胸锁乳突肌突起。头稍后仰时，更易观察颈部的对称性、有无包块及瘢痕等。检查时，应注意颈部静态与动态时的改变。如头不能抬起见于严重消耗性疾病的晚期、重症肌无力、脊髓前角细胞炎、进行性肌萎缩。头部向一侧偏斜称为斜颈（torticollis），见于颈肌外伤、瘢痕收缩、先天性颈肌挛缩或斜颈。颈部运动受限伴疼痛，可见于软组织炎症、颈肌扭伤、肥大性脊椎炎、颈椎结核或肿瘤等。颈部强直见于各种脑膜炎、蛛网膜下腔出血等，为脑膜受刺激的体征。

二、颈部血管

1. **颈静脉**　观察颈静脉的充盈程度及有无颈静脉搏动。正常人去枕平卧位时颈静脉可稍见充盈，充盈水平仅限于锁骨上缘至下颌角距离的下 2/3 以内；坐位或半坐位（上身与水平面成45°）时，颈静脉常不显露，亦看不到颈静脉搏动。若坐位或半坐位时，颈静脉明显充盈，或平卧位时充盈的颈静脉超过正常水平，称为颈静脉怒张（distention of jugular vein），提示颈静脉压增高。见于右心衰竭、缩窄性心包炎、心包积液、上腔静脉阻塞综合征，以及胸腔或腹腔压力增高时。平卧位时，若看不到颈静脉充盈，提示低血容量状态。颈静脉搏动可见于三尖瓣关闭不全等。

2. **颈动脉**　正常人安静状态下不易看到颈动脉搏动，仅在剧烈活动心排血量增加时才能见到。安静状态下出现明显的颈动脉搏动，多见于主动脉瓣关闭不全、高血压、甲状腺功能亢进及严重贫血。由于颈动脉和颈静脉都可能发生搏动，且部位邻近，应加以鉴别。一般静脉搏动柔和，范围弥散，触诊无搏动感，而动脉搏动比较强劲，呈膨胀性，搏动感明显。

三、甲状腺

甲状腺(thyroid)位于甲状软骨下方和两侧(图 3-4-1),呈"H"形,由左右侧叶和连接两侧叶的峡部组成,形态大小因人而异,表面光滑、柔软,不易触及。

甲状腺检查一般按视诊、触诊和听诊的顺序进行。

1. **视诊** 受检者取坐位,头后仰,嘱其做吞咽动作,观察甲状腺的大小和对称性。正常情况下,除女性在青春发育期甲状腺可略增大外,甲状腺外观不明显,若能看到其轮廓即可认为甲状腺肿大。

2. **触诊** 内容包括甲状腺的大小、硬度、对称性、表面光滑度,有无结节及震颤等。

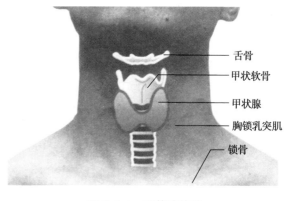

图 3-4-1 甲状腺位置

(1) 前面触诊:检查者立于受检者前面,一手拇指施压于一侧甲状软骨,将气管推向对侧;另一手示、中指在对侧胸锁乳突肌后缘向前推挤甲状腺侧叶,拇指在胸锁乳突肌前缘触诊,配合吞咽动作,重复检查,可触及被推挤的甲状腺(图 3-4-2a)。用同法检查另一侧甲状腺侧叶。最后自胸骨上切迹向上触摸甲状腺峡部。

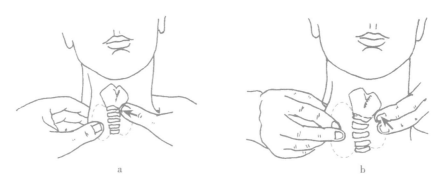

图 3-4-2 触诊甲状腺
a. 前面触诊;b. 后面触诊。

(2) 后面触诊:检查者立于受检者后面,一手示、中指施压于一侧甲状软骨,将气管推向对侧,另一手拇指在对侧胸锁乳突肌后缘向前推挤甲状腺,示、中指在其前缘触诊甲状腺,配合吞咽动作,重复检查(图 3-4-2b)。用同法检查另一侧甲状腺。最后用一手的示指自胸骨上切迹向上触摸甲状腺峡部。

3. **听诊** 正常甲状腺无血管杂音。当触及肿大的甲状腺时,用钟型听诊器直接置于肿大的甲状腺上,注意有无血管杂音。甲状腺功能亢进者,可闻及收缩期动脉杂音或连续性静脉"嗡鸣"音。

甲状腺肿大可分为三度:视诊无肿大但能触及者为Ⅰ度;视诊可见肿大又能触及,但在胸锁乳突肌以内者为Ⅱ度;超过胸锁乳突肌外缘者为Ⅲ度。甲状腺肿大常见于甲状腺功能亢进症、单纯性甲状腺肿、甲状腺癌、慢性淋巴性甲状腺炎(桥本甲状腺炎)、甲状腺瘤和甲状旁腺腺瘤。

四、气管

正常情况下,气管居于颈前正中位置。检查时嘱受检者取坐位或仰卧位,使颈部处于自然直立状态。检查者将右手示指与环指分别置于受检者两侧胸锁关节上,中指置于气管上,观察中指是否在示

Note:

指与环指中间(图 3-4-3)。也可比较气管与两侧胸锁乳突肌间的间隙大小是否一致。若两侧距离或间隙不等,则为气管移位。

根据气管偏移的方向可判断病变的性质。大量胸腔积液、积气,纵隔肿瘤及单侧甲状腺肿大可将气管推向健侧;肺不张、肺纤维化、胸膜粘连则可将气管拉向患侧。

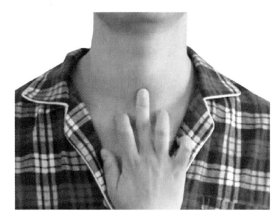

图 3-4-3　气管位置检查

相关护理诊断/问题

1. **体像紊乱:斜颈**　与颈部肌肉受损有关。
2. **体液过多:颈静脉怒张**　与右心功能不全所致体循环淤血有关。
3. **体液不足:颈静脉充盈不足**　与失血所致的低血容量有关。
4. **焦虑:甲状腺结节**　与担心疾病预后有关。

(梁春光)

第五节　胸廓与肺脏检查

导学案例与思考

患者,男,65 岁,反复咳嗽、咳痰 20 余年,1 周前受凉后上述症状加重,咳白色黏液痰,不易咳出,伴有活动后气促。入院诊断:慢性阻塞性肺疾病。

请思考:

1. 该患者体格检查的重点是什么?为什么?
2. 该患者胸廓与肺部检查可能会出现哪些异常体征?为什么?

胸部是指颈部以下和腹部以上的区域,主要由胸壁、胸廓、乳房、气管、支气管、肺脏、心脏、淋巴管、血管、食管和纵隔等构成。胸部检查的目的是判断这些脏器的生理和病理状态,重点内容主要是胸廓、肺脏和心脏的检查。检查时,应在安静、温暖和光线充足的环境中进行,视病情或检查需要患者取坐位或卧位,尽可能暴露整个胸部,按视诊、触诊、叩诊和听诊的顺序进行。胸廓与肺脏检查时,一般先检查前胸部及侧胸部,然后再检查背部,注意两侧对比。

一、胸部的体表标志

为了准确描述胸部脏器在胸廓内的位置和轮廓,以及异常体征的位置和范围等,需要借助相应的体表标志,包括骨骼标志、自然陷窝、解剖区域和人工划线等。

(一) 骨骼标志

胸廓由胸骨、锁骨、12 对肋骨及 12 个胸椎组成,其骨骼标志见图 3-5-1。

1. **胸骨柄(manubrium sterni)**　为胸骨上端略呈六角形的骨块。其上部两侧与左右锁骨的胸骨端相连接,下方则与胸骨体相连。

2. **胸骨上切迹(suprasternal notch)**　位于胸骨柄的上方。正常情况下气管位于切迹正中。

3. **胸骨角(sternal angle)**　又称 Louis 角,由胸骨柄与胸骨体的连接处向前突起而成,其两侧分别与左右第 2 肋软骨连接,为前胸壁计数肋骨和肋间隙的重要标志。此外,也是气管分叉、心房上缘和上下纵隔交界的重要标志,相当于第 4 或第 5 胸椎的水平。

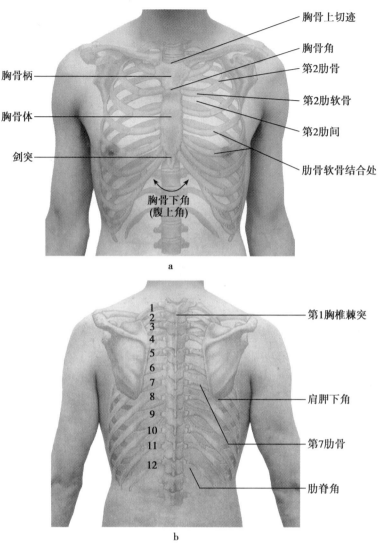

图 3-5-1 胸廓的骨骼标志

a. 前面观；b. 背面观。

4. 剑突（xiphoid process） 为胸骨体下端突出的部位，呈三角形，其底部与胸骨体相连接。正常人剑突的长短存在很大差异。

5. 肋骨（rib） 共 12 对，在背部与相应的胸椎相连。第 1~7 肋骨在前胸部与各自的肋软骨相连接，第 8~10 肋骨则通过 3 个联合在一起的肋软骨与胸骨相连，构成胸廓的骨性支架。第 11、12 肋骨不与胸骨连接，其前端为游离缘，称为浮肋（free rib）。

6. 肋间隙（intercostal space） 为 2 个肋骨之间的间隙，是前胸壁水平位置的常用标志。第 1 肋骨下面的间隙为第 1 肋间隙，第 2 肋骨下面的间隙为第 2 肋间隙，其余以此类推。通常以胸骨角确定第 2 肋骨的位置。

7. 腹上角（epigastric angle） 又称胸骨下角（infrasternal angle），为前胸下缘左右肋弓（由 7~10 肋软骨相互连接而成）在胸骨下端汇合形成的夹角，相当于横膈的穹窿部。正常约 70°~110°，其后为肝脏左叶、胃及胰腺所在区域。临床上常以此作为判断体型的标志，体型瘦长者角度较锐，矮胖者较钝，深吸气时可稍增宽。

8. 肩胛骨（scapula） 位于后胸壁脊柱两侧第 2~8 肋骨间，其上的肩胛冈及其肩峰端较易触及，肩胛骨的下端称为肩胛下角。受检者取直立位、两上肢自然下垂时，肩胛下角可作为第 7 或第 8 肋骨水平的标志，或相当于第 8 胸椎水平，为后胸壁计数肋骨的重要标志。

9. **脊柱棘突**（spinous process） 以第 7 颈椎棘突最为突出，其下为胸椎的起点，即第 1 胸椎，常以第 7 颈椎作为计数胸椎的标志。

10. **肋脊角**（costal spinal angle） 为第 12 肋骨与脊柱构成的夹角，一般为 45°，其前方为肾和上输尿管所在区域。

（二）自然陷窝与解剖区域

胸部的自然陷窝及分区也提供了很好的定位描述作用（图 3-5-2）。

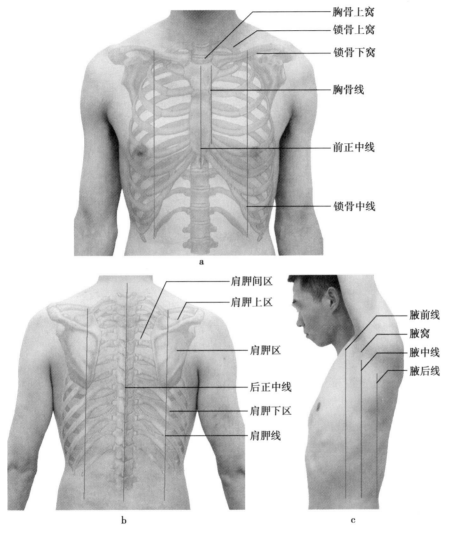

图 3-5-2 **胸部的自然陷窝、解剖区域与人工划线**
a. 前面观；b. 背面观；c. 侧面观。

1. **胸骨上窝**（suprasternal fossa） 为胸骨柄上方的凹陷部，正常气管位于其后正中。

2. **锁骨上窝**（supraclavicular fossa） 为左、右锁骨上方的凹陷部，相当于两肺上叶肺尖的上部。

3. **锁骨下窝**（infraclavicular fossa） 为左、右锁骨下方的凹陷部，下界为第 3 肋骨下缘，相当于两肺尖的下部。

4. **腋窝**（axillary fossa） 为左、右上肢内侧与胸壁相连的凹陷部。

5. **肩胛上区**（suprascapular region） 为左、右肩胛冈上方的区域，其外上界为斜方肌的上缘，相当于上叶肺尖的下部。

6. **肩胛下区**（infrascapular region） 为两肩胛下角连线与第 12 胸椎水平线之间的区域，后正中线将此区分为左、右两部分。

7. 肩胛间区(interscapular region) 两肩胛骨内缘之间的区域,后正中线将此分为左、右两部分。

(三) 人工划线

在自然存在的骨性标志、自然陷窝和解剖区域的基础上,人为地界定了一些垂线作为补充,即所谓的人工划线(图 3-5-2)。

1. 前正中线(anterior midline) 即胸骨中线,为胸骨正中的垂直线,以胸骨柄上缘中点为起点,向下通过剑突中央的垂直线。

2. 锁骨中线(midclavicular line) 即通过锁骨中点向下的垂直线,为通过左、右锁骨的肩峰端与胸骨端两者中点(锁骨中点)向下的垂直线。

3. 胸骨线(sternal line) 为沿左、右胸骨边缘与前正中线平行的垂直线。

4. 腋前线(anterior axillary line) 为通过左、右腋窝前皱襞沿前侧胸壁向下的垂直线。

5. 腋后线(posterior axillary line) 为通过左、右腋窝后皱襞沿后侧胸壁向下的垂直线。

6. 腋中线(midaxillary line) 自腋窝顶端于腋前线和腋后线之间中点向下的垂直线。

7. 肩胛线(scapular line) 为双臂自然下垂时通过左、右肩胛下角与后正中线平行的垂直线。

8. 后正中线(posterior midline) 即脊柱中线。为通过椎骨棘突,或沿脊柱正中下行的垂直线。

二、视诊

胸廓与肺脏的视诊内容包括胸廓外形、胸壁、呼吸运动以及呼吸频率、深度与节律。

(一) 胸廓外形

正常胸廓的大小和外形与年龄有关,存在个体差异。成年人胸廓两侧大致对称,呈椭圆形,前后径较左右径短,两者的比例约为 1∶1.5;小儿和老年人的前后径略小于左右径或几乎相等,呈圆柱形。常见的胸廓外形改变见图 3-5-3。

1. 扁平胸(flat chest) 胸廓呈扁平状,前后径不及左右径的一半。常见于瘦长体型者,也可见于慢性消耗性疾病,如肺结核、肿瘤晚期等。

2. 桶状胸(barrel chest) 胸廓前后径增加,有时与左右径几乎相等,甚至超过左右径,呈圆桶状。肋骨的斜度变小,其与脊柱的夹角常大于 45°,肋间隙增宽且饱满,腹上角增大。常见于严重慢

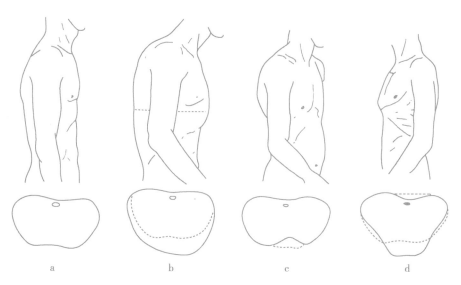

a   b   c   d

图 3-5-3 常见胸廓外形改变

a. 正常胸廓;b. 桶状胸;c. 漏斗胸;d. 鸡胸。

性阻塞性肺疾病患者,也可发生于老年或矮胖体型者。

3. 佝偻病胸(rachitic chest)　为佝偻病所致的胸廓改变,常见于儿童,表现为鸡胸、佝偻病串珠、肋膈沟等。

(1) 鸡胸(pigeon chest):胸廓的前后径略长于左右径,其上下距离较短,胸骨下端前突,胸廓前侧壁肋骨凹陷,形如鸡的胸廓。

(2) 佝偻病串珠(rachitic rosary):沿胸骨两侧各肋软骨与肋骨交界处成串珠状的异常隆起。

(3) 肋膈沟(Harrison's groove):下胸部前面的肋骨常外翻,自剑突沿膈附着部位的胸壁向内凹陷形成的沟状带。

4. 漏斗胸(funnel chest)　胸骨剑突处显著内陷,形似漏斗,多为先天性。

5. 胸廓一侧变形　胸廓一侧膨隆多见于大量胸腔积液、气胸或一侧严重代偿性肺气肿等;胸廓一侧平坦或下陷常见于肺不张、肺纤维化、广泛性胸膜增厚和粘连等。

6. 胸廓局部隆起　多见于心脏明显扩大、大量心包积液、主动脉瘤及胸内或胸壁肿瘤。此外,还可见于肋软骨炎和肋骨骨折等,前者于肋软骨突起处常有压痛;后者于前后挤压胸廓时局部出现剧痛,骨折断端处可闻及骨摩擦音。

7. 脊柱畸形引起的胸廓改变　因脊柱前凸、后凸或侧凸,导致胸廓两侧不对称,肋间隙增宽或变窄(图3-5-4)。严重脊柱畸形所致的胸廓外形改变可引起呼吸、循环功能障碍,常见于先天性畸形、脊柱外伤和结核等。

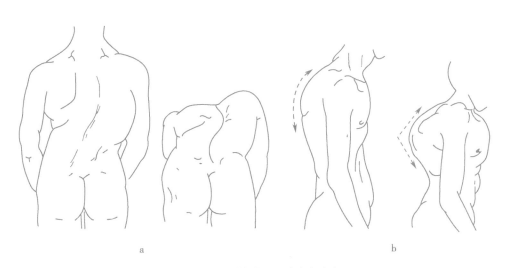

图 3-5-4　**脊柱畸形所致胸廓改变**
a. 脊柱侧凸;b. 脊柱后凸。

(二)胸壁

胸壁(chest wall)视诊时,除观察营养状态、骨骼肌发育情况及皮肤以外,还应着重以下项目的检查:

1. 静脉　正常胸壁无明显静脉可见。当上腔静脉或下腔静脉血流受阻建立侧支循环时,可见胸壁静脉充盈或曲张,通过检查血流方向可明确受阻血流部位。上腔静脉阻塞时,胸壁静脉血流方向自上而下;下腔静脉阻塞时,胸壁静脉血流方向自下而上。

2. 肋间隙　正常肋间隙无回缩或膨隆。吸气时肋间隙回缩,提示上呼吸道阻塞使吸入气体不能顺利进入肺内。肋间隙膨隆,多见于大量胸腔积液、张力性气胸及严重慢性阻塞性肺疾病患者用力呼气时。此外,胸壁肿瘤、主动脉瘤或婴儿和儿童时期心脏明显增大者,其相应部位的肋间隙也常膨出。

(三)呼吸运动

呼吸运动(respiratory movement)是在中枢神经和神经反射的调节下,通过膈肌和肋间肌的收缩与松弛来完成的。血氧分压、二氧化碳分压及 pH 通过化学感受器发挥调节作用,此外,肺的牵张感受器也发挥调节作用。呼吸运动还可在一定程度上受意识的支配。

正常情况下,吸气为主动运动,此时肋间肌收缩,胸廓前部向上外方移动,同时膈肌收缩使横膈下降,腹壁向外隆起,胸廓容积增大,胸膜腔内负压增加,肺随之扩张,空气进入肺内;呼气为被动运动,此时肋间肌放松,肋骨因自身重力与弹性回位向下内方移动,同时膈肌松弛,腹壁回缩,胸廓容积缩小,胸膜腔内负压降低,肺随之回缩,肺内气体排出。

正常成年男性和儿童的呼吸以膈肌运动为主,胸廓下部及上腹部的运动幅度较大,形成腹式呼吸(diaphragmatic respiration);成年女性呼吸则以肋间肌运动为主,形成胸式呼吸(thoracic respiration)。通常,两种呼吸运动不同程度同时存在。某些疾病可致呼吸运动改变或呼吸困难。

1. 呼吸运动改变 腹式呼吸减弱而胸式呼吸增强,常见于腹膜炎、大量腹腔积液、肝脾极度肿大、腹部巨大肿瘤等腹部疾病;胸式呼吸减弱而腹式呼吸增强,常见于肋间神经痛、肋骨骨折、胸膜炎、肺炎、重症肺结核、肺实变、肺部肿瘤等胸壁与肺部疾病。若一侧大量胸腔积液、气胸、肋骨骨折等,则患侧呼吸运动减弱,健侧呼吸运动代偿性增强。

2. 呼吸困难 根据临床表现和致病因素不同,可将其分为吸气性呼吸困难、呼气性呼吸困难及混合性呼吸困难。参见本书第二章第二节"常见症状问诊"的相关内容。

(四)呼吸频率、深度与节律

呼吸频率与深度(respiratory frequency and depth)是肺部视诊的重要内容。正常成人静息状态下,呼吸为 12~20 次 /min,呼吸与脉搏之比为 1:4。新生儿呼吸约 44 次 /min,随着年龄增长逐渐减慢,某些疾病可导致呼吸频率和深度的改变(图 3-5-5)。

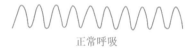
正常呼吸

1. 呼吸过速(tachypnea) 呼吸频率超过 20 次 /min。见于剧烈运动、发热、疼痛、贫血、甲状腺功能亢进症及心力衰竭等。一般体温升高 1℃,呼吸大约增加 4 次 /min。

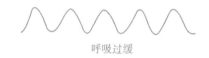
呼吸过缓

2. 呼吸过缓(bradypnea) 呼吸频率低于 12 次 /min。见于麻醉剂或镇静剂过量及颅内压增高等。

3. 呼吸浅快 见于肺炎、胸膜炎、胸腔积液、气胸、呼吸肌麻痹、严重鼓肠、腹腔积液和肥胖等。

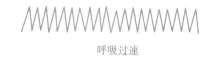
呼吸过速

4. 呼吸深大 也称库斯莫尔呼吸(Kussmaul respiration),表现为呼吸深大而节律规整。库斯莫尔呼吸的发生是由于细胞外液碳酸氢根不足,血 pH 降低,刺激呼吸中枢,通过深而大的呼吸使肺排出过多的二氧化碳以调节体内的酸碱平衡。主要见于糖尿病酮症酸中毒、尿毒症酸中毒等。

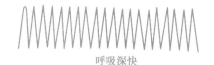
呼吸深快

(五)呼吸节律

正常成人静息状态下,呼吸节律均匀而整齐。病理状态下,呼吸节律(respiratory rhythm)会出现各种变化(图 3-5-6)。

图 3-5-5 **呼吸频率与深度的变化**

1. 潮式呼吸 又称陈 - 施呼吸(Cheyne-Stokes respiration),表现为呼吸由浅慢逐渐变得深快,再由深快逐渐变为浅慢,随之出现一段呼吸暂停,持续 5~30 秒,然后又开始由浅慢到深快的呼吸,如此周而复始,每一周期可长达 30~120 秒。其发生机制是由于呼吸中枢的兴奋性降低,导致调节呼吸的反馈系统失常。只有当缺氧或二氧化碳积聚达到一定程度时才能刺激呼吸中枢,使呼吸逐渐恢复并增强;随着积聚的二氧化碳呼出及缺氧状态的改善,呼吸中枢又失去有效刺激,呼吸活动逐渐减慢,最终停止。潮式呼吸提示病情严重、预后不良,多见于脑炎、脑膜炎、颅内压增高、尿毒症、糖尿病酮症酸中毒等。老年人深睡时出现轻度潮式呼吸,为脑动脉硬化、中枢神经系统供血不足的表现。

2. 间停呼吸 又称比奥呼吸(Biot respiration),表现为经过几次规则的呼吸后,突然出现时间不等的呼吸暂停,然后再开始规则的呼吸,如此周而复始。其发生机制与潮式呼吸大致相同,但呼吸中枢抑制更为严重,病情也更为危重,常发生在临终前。

3. 抑制性呼吸 由于胸部剧烈疼痛导致吸气相突然中断,而使呼吸运动受到抑制,患者表情痛苦,呼吸较正常浅而快。常见于急性胸膜炎、肋骨骨折等。

4. 叹气样呼吸 表现为在一段正常呼吸节律中出现一次深大呼吸,常伴有叹气声。此类呼吸多为功能性改变,见于神经衰弱、精神紧张或抑郁症等。

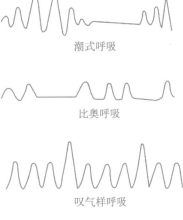

潮式呼吸

比奥呼吸

叹气样呼吸

图 3-5-6　呼吸节律的变化

三、触诊

(一)胸廓扩张度

胸廓扩张度(thoracic expansion)即呼吸时的胸廓动度。主要测量患者在平静呼吸及深呼吸时两侧胸廓动度是否对称。因呼吸时胸廓前下部动度较大,因此常在此处进行胸廓扩张度的检查。

检查前胸廓扩张度时,检查者双手手掌和伸展的手指置于胸廓前下部的对称部位(前侧胸壁),左右拇指对称性指向中线(与前正中线的距离相等),嘱受检者做深呼吸运动,观察和比较两手的动度是否一致(图 3-5-7)。背部检查时,检查者双手置于受检者背部约第 10 肋骨水平处,同法观察和比较双手的动度是否一致。也可用拇指将两侧皮肤向中线轻推,便于观察吸气时两手分开的距离。正常情况下,平静呼吸或深呼吸时,随胸廓活动双侧拇指呈对称性离合。一侧胸廓的扩张度降低,常见于大量胸腔积液、气胸、胸膜增厚、肺不张等,此时可见对侧胸廓扩张度代偿性增强。双侧胸廓扩张度受限,可见于双侧胸膜增厚、肺气肿等。双侧胸廓扩张度增强,见于发热、代谢性酸中毒及腹部病变等。

(二)胸壁压痛

正常情况下,胸壁无压痛。胸壁局部压痛,见于肋间神经炎、肋软骨炎、软组织炎症、皮肌炎、外伤及肋骨骨折等。胸骨压痛和叩击痛,常见于白血病患者,因骨髓异常增生所致。

(三)触觉语颤

触觉语颤(vocal tactile fremitus)是指受检者发出语音时,声波沿气管、支气管及肺泡传到胸壁引起的共鸣振动,可用手触及。根据其振动强弱,可判断胸内病变的性质。

检查时,检查者以两手掌或两手掌的尺侧缘轻置于受检者胸壁对称部位,嘱受检者以同等强度重复发长音"yi",然后双手交叉重复一次,自上而下,先前胸后背部,边触诊边比较两侧相应部位语音震颤的异同,注意有无单侧、双侧或局部触觉语颤的增强、减弱或消失(图 3-5-8)。

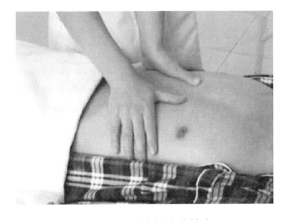

图 3-5-7　胸廓扩张度检查

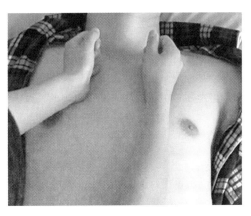

图 3-5-8　触觉语颤检查

Note:

　　正常情况下,双侧触觉语颤基本一致。触觉语颤的强度受发音强弱、音调高低、胸壁厚薄以及支气管至胸壁距离等因素的影响。通常,前胸壁胸骨角附近及背部肩胛间区声音最强,前胸上部强于前胸下部,右胸上部强于左胸上部,成年男性和消瘦者强于儿童、女性和肥胖者。

　　触觉语颤检查对判断受检部位肺组织密度及胸腔病变有重要价值。常见的异常改变有:①触觉语颤增强。主要见于肺组织实变,如大叶性肺炎实变期、大片肺梗死;靠近胸壁的肺内大空腔,尤其是当空洞周围有炎性浸润并与胸壁粘连时,如空洞型肺结核、肺脓肿等。②触觉语颤减弱或消失。主要见于肺泡内含气量过多,如慢性阻塞性肺疾病;支气管阻塞,如阻塞性肺不张;大量胸腔积液或气胸;胸膜显著增厚粘连;胸壁皮下气肿或水肿等。

(四)胸膜摩擦感

　　正常胸膜脏层和壁层之间滑润,呼吸运动时不产生摩擦感。急性胸膜炎时,因纤维蛋白沉积于胸膜,使其表面粗糙,呼吸时两层胸膜互相摩擦,可由检查者的手感觉到,称为胸膜摩擦感(pleural friction fremitus)。一般于胸廓的下前侧部或腋中线第5、6肋间最易触及,有如皮革相互摩擦的感觉,见于各种原因所致的胸膜炎症。当出现胸腔积液时,脏层胸膜与壁层胸膜分离,胸膜摩擦感消失;在积液吸收过程中摩擦感可再次出现。

四、叩诊

(一)叩诊方法

　　叩诊时,协助受检者取仰卧位或坐位,按前胸、侧胸和背部的顺序进行叩诊。依次检查前胸、侧胸壁和背部,自上而下,并注意对称部位的比较。叩诊前胸时,受检者胸部稍向前挺;叩诊侧胸时,双臂抱头;叩诊背部时,上身略前倾,头稍低,双手交叉抱肘,尽可能使肩胛骨移向外侧。可根据情况采用间接叩诊法或直接叩诊法,以前者常用。间接叩诊时,叩诊板应紧贴于肋间隙,并与之平行;叩诊肩胛间区时叩诊板应与脊柱平行。自上而下、逐一肋间进行叩诊,注意对称部位叩诊音的比较。对于病变范围较大者,如大量胸腔积液或积气时,则可以采用直接叩诊法。

(二)叩诊音

　　1. 正常叩诊音　正常的肺部叩诊音为清音,其音响强弱和音调高低与肺脏含气量、胸壁厚薄以及邻近器官对其的影响有关。肺上叶与肺下叶相比,体积较小,含气量较少,加之上胸部肌肉相对较厚,因此前胸上部的叩诊音较下部稍浊;右肺上叶体积较左肺上叶小,且惯用右手者右侧胸大肌比左侧厚,因而右肺上部的叩诊音比左侧稍浊;背部的骨骼、肌肉层次较多,所以背部的叩诊音较前胸部稍浊;左侧腋前线下方因靠近胃泡故叩诊呈鼓音;右侧腋下部因受肝脏的影响叩诊音稍浊(图3-5-9)。

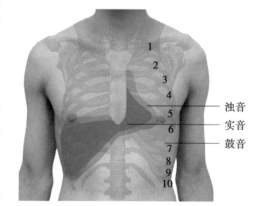

图3-5-9　正常前胸部叩诊音

　　2. 异常叩诊音　正常肺脏的清音区范围内出现实音、浊音、过清音或鼓音时,属于异常叩诊音,提示肺、胸膜、膈或胸壁存在病理改变。异常叩诊音的类型取决于病变的性质、范围的大小及部位的深浅。一般距离体表5cm以上的深部病灶、直径小于3cm的小范围病灶或少量胸腔积液时,常不能发现叩诊音的改变。

　　(1)浊音或实音:见于肺组织密度增高,肺含气量减少的病变,如肺不张、肺炎、肺结核、肺水肿、肺硬化及肺梗死等;肺内不含气的占位性病变,如肺肿瘤、肺包虫或囊虫病、未液化的肺脓肿等;胸腔积液及胸膜增厚等病变。

　　(2)过清音:见于肺张力减弱而含气量增多的病变,如慢性阻塞性肺疾病。

Note:

（3）鼓音：常见于胸膜腔积气（如气胸）时，也见于肺内空腔性病变，空腔直径大于 3cm，且靠近胸壁，如空洞型肺结核、肺囊肿及肺脓肿等。若空洞巨大，位置表浅且腔壁光滑或张力性气胸的患者，局部叩诊鼓音的同时伴有金属性回响，又称为空瓮音（amphorophony）。

（三）肺界叩诊

1. **肺上界** 为肺尖的宽度，其内侧为颈肌，外侧为肩胛带。叩诊时，自斜方肌前缘中央部开始逐渐向外侧叩诊，标记由清音转变为浊音的点，该点即为肺上界的外侧终点；随后再由上述中央部向内侧叩诊，当清音变为浊音时，即为肺上界的内侧终点，外侧终点与内侧终点之间的距离为肺尖的宽度（又称 Kronig 峡）。正常肺尖的宽度为 4~6cm，右侧较左侧窄。肺上界变窄或叩诊浊音常见于肺结核所致的肺尖浸润、纤维性病变等；肺上界变宽且叩诊呈轻微的过清音见于慢性阻塞性肺疾病。

2. **肺前界** 正常的肺前界相当于心脏的绝对浊音界。左肺前界大约在胸骨旁线第 4~6 肋间隙，右肺前界相当于胸骨线的位置。两肺前界浊音区扩大，多见于心脏扩大、心肌肥厚、主动脉瘤、心包积液及肺门淋巴结明显增大等；两肺前界浊音区缩小，多见于慢性阻塞性肺疾病。

3. **肺下界** 嘱受检者平静呼吸，分别从锁骨中线、腋中线、肩胛线上的清音区开始向下叩诊，当叩诊音由清音转为浊音时即为肺下界。正常情况下，两侧肺下界基本相等，平静呼吸时分别位于锁骨中线第 6 肋间隙、腋中线第 8 肋间隙和肩胛线的第 10 肋间隙。因体型、发育情况不同，肺下界的位置可稍有差异。病理情况下，肺下界上移见于肺不张、膈肌麻痹、鼓肠、腹腔积液、腹腔巨大肿瘤等；肺下界下移常见于慢性阻塞性肺疾病、腹腔内脏下垂等。

4. **肺下界移动范围** 肺下界的移动范围相当于呼吸时膈肌的移动范围。叩诊方法：受检者平静呼吸时，在肩胛线上叩出肺下界的位置，然后嘱受检者深吸气屏住呼吸，沿该线继续向下叩诊，由清音变为浊音时，即为肺下界的最低点；待受检者恢复平静呼吸后，嘱其深呼气后屏住呼吸，沿肩胛线自上而下叩诊，由清音转为浊音时，即为肺下界的最高点，测量的最高点与最低点之间的距离即为肺下界的移动范围，正常为 6~8cm（图 3-5-10）。肺下界移动范围减小见于肺组织萎缩，如肺纤维化、肺不张；肺组织弹性消失，如肺气肿；肺组织炎症或水肿，如肺炎和肺水肿等。膈神经麻痹者肺下界移动度消失；大量胸腔积液、积气及广泛的胸膜粘连时，则无法叩出肺下界及其移动范围。

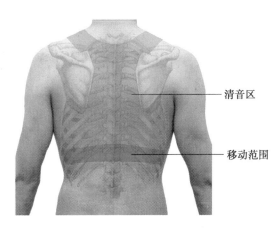

图 3-5-10 **正常肺下界移动范围**

清音区

移动范围

五、听诊

听诊是肺脏最重要的检查方法。听诊时，受检者取卧位或坐位，微张口做均匀呼吸，必要时可进行深呼吸或咳嗽动作后立即听诊。听诊一般从肺尖开始，按前胸部、侧胸部和背部的顺序，自上而下，左右交替逐一肋间隙进行。每个听诊部位至少听诊 1~2 个完整的呼吸周期，并注意左右、上下对称部位进行对比。

（一）正常呼吸音

正常呼吸音（normal breath sound）主要有以下 3 种：

1. **支气管呼吸音（bronchial breath sound）** 指气体进出声门、气管和主支气管处形成湍流而产生的声音，类似抬舌后经口腔呼气时发出的 "ha" 音。其特点为音响强而音调高，吸气相较呼气相短，呼气音较吸气音的音响强而音调高，吸气末与呼气起始之间有极短暂的间隙。正常人在喉部、胸骨上窝、背部第 6、7 颈椎及第 1、2 胸椎附近可闻及支气管呼吸音。

2. 肺泡呼吸音(vesicular breath sound)　吸气时气流经气管、支气管进入肺泡,冲击肺泡壁,肺泡由松弛变为紧张,呼气时则由紧张变为松弛,这种因肺泡的弹性变化和气流振动所形成的声音称为肺泡呼吸音,类似上齿咬下唇吸气时发出的"fu"声,性质柔和。其特点为:吸气时,音响较强、音调较高、时相较长;呼气时,音响较弱、音调较低、时相较短。正常人在支气管呼吸音和支气管肺泡呼吸音分布区域以外的大部分肺野内均可闻及,以乳房下部及肩胛下部肺泡呼吸音最强,其次为腋窝下部,肺尖及肺下缘较弱。

肺泡呼吸音的强弱与性别、年龄、肺组织弹性、胸壁的厚度及呼吸深浅等因素有关。男性的肺泡呼吸音强于女性;儿童强于老年人;体型瘦长者强于矮胖体型者。

3. 支气管肺泡呼吸音(bronchovesicular breath sound)　又称混合性呼吸音,兼有支气管呼吸音和肺泡呼吸音的特点,其吸气音与肺泡呼吸音的吸气音相似,但音响较强、音调较高;呼气音与支气管呼吸音的呼气音相似,但强度较弱、音调较低,吸气相与呼气相的持续时间基本相等。正常情况下,于胸骨两侧第 1 或第 2 肋间、肩胛间区第 3 或第 4 胸椎水平,以及肺尖前后部,可闻及支气管肺泡呼吸音。

正常呼吸音的分布及特点见图 3-5-11。

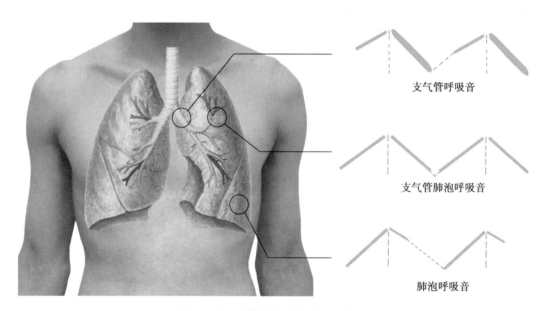

支气管呼吸音

支气管肺泡呼吸音

肺泡呼吸音

图 3-5-11　正常呼吸音的分布及特点

（二）异常呼吸音

常见的异常呼吸音(abnormal breath sound)有以下几种:

1. 异常肺泡呼吸音(abnormal vesicular breath sound)　为病理情况下肺泡呼吸音的强度、性质或时间的变化。

（1）肺泡呼吸音减弱或消失:与进入肺泡内的空气流量减少、气体流速减慢及呼吸音传导障碍有关,可在局部、单侧或双肺出现。常见于:①胸廓及膈肌活动受限,如肋骨骨折、重症肌无力、膈肌麻痹等;②支气管阻塞,如支气管狭窄、慢性阻塞性肺疾病等;③压迫性肺膨胀不全,如气胸、胸腔积液等;④腹部疾病,如腹部巨大肿瘤、大量腹腔积液等。

（2）肺泡呼吸音增强:与通气功能增强、进入肺泡的气体流量增多或流速加快有关。双侧肺泡呼吸音增强,见于剧烈运动、发热、贫血、代谢亢进、酸中毒等。单侧肺泡呼吸音增强,见于肺结核、肺肿瘤、胸腔积液或积气等一侧肺脏或胸膜病变,导致健侧代偿性通气功能增强时。

（3）断续性呼吸音:由于支气管狭窄、肺内局部炎症等,使空气不能均匀地进入肺泡,出现不规则、

Note:

断续的呼吸音,又称为齿轮呼吸音。常见于肺炎和肺结核。

(4)粗糙性呼吸音:由于支气管黏膜轻度水肿或炎症浸润,致使管腔内壁狭窄或不光滑,气流进出不畅所致。常见于支气管或肺部炎症的早期。

(5)呼吸音延长:因下呼吸道狭窄、肺组织弹性减退等导致呼气阻力增加或呼气驱动力减弱所致。常见于支气管哮喘、慢性阻塞性肺疾病等。

2. 异常支气管呼吸音(abnormal bronchial breath sound) 在正常肺泡呼吸音部位闻及支气管呼吸音,即为异常支气管呼吸音,又称为管样呼吸音(tubular breath sound)。常见于如下病变:

(1)肺组织实变:支气管呼吸音容易通过较致密的肺实变组织传导至体表而被闻及。异常支气管呼吸音的部位、范围及强弱与病变部位、大小和深浅有关。组织实变的位置越表浅,范围越大,声音越强;反之,则较弱。常见于大叶性肺炎实变期、肺结核。

(2)肺内大空腔:当肺内较大空腔与支气管相通,且伴有周围肺组织实变时,由于吸入的气体在空腔中发生共鸣,通过空腔周围实变肺组织良好的传导,可闻及清晰的支气管呼吸音。常见于肺脓肿、空洞型肺结核。

(3)压迫性肺不张:胸腔积液压迫肺组织,可发生压迫性肺不张,肺组织变致密,有利于支气管呼吸音的传导,故于积液区上方可闻及支气管呼吸音,但强度较弱。

3. 异常支气管肺泡呼吸音(abnormal bronchovesicular breath sound) 在正常肺泡呼吸音的部位闻及支气管肺泡呼吸音,即为异常支气管肺泡呼吸音。由于肺实变部位较小且与正常肺组织混合存在,或肺实变部位较深且被正常肺组织覆盖所致。常见于支气管肺炎、肺结核、大叶性肺炎初期或在胸腔积液上方肺膨胀不全的区域内。

(三)啰音

啰音(crackles,rales)是呼吸音以外的附加音(adventitious sound),正常情况下并不存在。按性质不同分为湿啰音和干啰音两种类型。

1. 湿啰音(moist crackles)

(1)形成机制:吸气时,气体通过呼吸道内的渗出液、痰液、黏液或脓液等稀薄液体时形成的水泡产生破裂的声音,又称为水泡音(bubble sound)(图 3-5-12a);或由于小支气管、细支气管及肺泡壁因分泌物黏着而陷闭,当吸气时突然张开重新充气所发出的爆裂音(图 3-5-12b)。

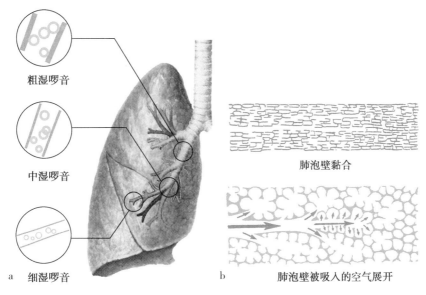

图 3-5-12 湿啰音的发生机制
a. 水泡音的发生机制;b. 捻发音的发生机制。

Note:

(2) 听诊特点:多出现于吸气相,以吸气终末较明显,也可出现于呼气早期,断续而短暂,一次常连续多个出现,部位较恒定,性质不易变化,大、中、小水泡音可同时存在,咳嗽后可减轻或消失。

(3) 分类:按呼吸道管径大小及管腔内液体量的多少可将湿啰音分为大、中、小水泡音及捻发音。

1) 大水泡音:又称粗湿啰音(coarse crackles),发生于气管、主支气管或空洞部位,多出现于吸气早期,常见于支气管扩张、肺水肿、肺结核或肺脓肿空洞患者。昏迷或濒死无力咳出呼吸道分泌物的患者,有时于气管处不用听诊器也可闻及,称为痰鸣音。

2) 中水泡音:又称中湿啰音(medium crackles),发生于中等大小的支气管,多出现于吸气中期,常见于支气管炎、支气管肺炎等。

3) 小水泡音:又称细湿啰音(fine crackles),多出现于吸气末期,常见于细支气管炎、支气管肺炎、肺淤血及肺梗死。弥漫性肺间质纤维化患者于吸气末期出现音调较高,似撕开尼龙扣带时发出的声音,称为 Velcro 啰音。

4) 捻发音(crepitus):为极细而均匀一致的湿啰音,多出现于吸气末,颇似在耳边用手指捻搓一束头发的声音。由于细支气管和肺泡壁因分泌物存在互相黏着而陷闭,当吸气时被气流冲开而重新充气所产生的高频率、高音调的细小爆裂音所致,常见于肺淤血、肺炎早期及肺泡炎等。正常老年人或长期卧床患者,于肺底部亦可闻及捻发音,在数次深呼吸或咳嗽后可消失,一般无临床意义。

(4) 临床意义:局部湿啰音提示局部病变,如支气管扩张、肺炎或肺结核等;两肺底湿啰音多见于心力衰竭引起的肺淤血和支气管肺炎等;双肺布满湿啰音多见于急性肺水肿或严重的支气管肺炎。

2. 干啰音(wheezes,rhonchi)

(1) 形成机制:由于气管、支气管或细支气管狭窄或部分阻塞,气流通过时发生湍流产生的声音。其病理基础为:①气管、支气管炎症使管壁黏膜充血水肿、分泌物增加;②支气管平滑肌痉挛;③管腔内异物或肿瘤部分阻塞;④管壁外肿大的淋巴结或纵隔肿瘤压迫(图 3-5-13)。

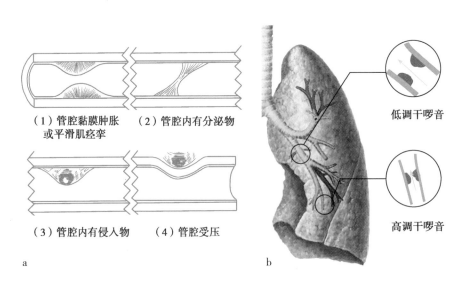

（1）管腔黏膜肿胀或平滑肌痉挛　　（2）管腔内有分泌物

（3）管腔内有侵入物　　（4）管腔受压

低调干啰音

高调干啰音

a　　　　　　　　　　b

图 3-5-13　干啰音的发生机制

(2) 听诊特点:吸气与呼气时均可闻及,以呼气时明显,音调较高,持续时间较长,强度、性质和部位不稳定易改变,瞬间内数量可明显增减。

(3) 分类:干啰音按音响的性质可分为低调和高调两种类型。

1）低调干啰音（sonorous wheezes）：如同熟睡中发出的鼾声或呻吟声，称为鼾音，多发生在气管或主支气管，主要因气道内存在较黏稠的分泌物所致。

2）高调干啰音（sibilant wheeze）：类似鸟叫、飞箭或哨笛声，称为哨笛音或哮鸣音，多发生在较小的支气管或细支气管。

（4）临床意义：局限分布的干啰音由局部支气管狭窄所致，常见于支气管肺癌、支气管异物及支气管内膜结核等；广泛分布于双侧肺部的干啰音，常见于支气管哮喘、心源性哮喘、慢性喘息型支气管炎等。

（四）语音共振

语音共振（vocal resonance）也称听觉语音，其发生机制与触觉语颤相似，通过听觉感受，较触诊更敏感。检查时，嘱受检者用一般的强度重复发长音"yi"，喉部发音产生的振动经气管、支气管、肺泡传至胸壁，同时用听诊器听取。一般在气管和大支气管附近最强，肺底较弱，听诊时应上下、左右对比。正常情况下，闻及的语音共振音节含糊难辨；病理情况下，语音共振增强、减弱或消失，其临床意义同触觉语颤。

（五）胸膜摩擦音

正常胸膜表面光滑，胸膜腔内有微量液体存在，因此，呼吸时胸膜脏层和壁层之间相互滑动并无音响发生。当胸膜面由于炎症、纤维素渗出而变得粗糙时，则随着呼吸便可出现胸膜摩擦音（pleural friction rub）。其特征颇似用一手掩耳，以另一手指在其手背上摩擦时所听到的声音。胸膜摩擦音通常于呼吸两相均可听到，一般于吸气末或呼气初较为明显，屏气时即消失。深呼吸或在听诊器体件上加压时，摩擦音的强度可增加。

因呼吸时前下侧胸壁的呼吸动度最大，故胸膜摩擦音在此部位最明显；反之，肺尖部的呼吸动度较胸廓下部小，故胸膜摩擦音很少在肺尖部听及；当纵隔胸膜发炎时，于呼吸及心脏搏动时均可听到胸膜摩擦音。胸膜摩擦音可随体位的变动而消失或复现。当胸腔积液较多时，因两层胸膜被分开，摩擦音可消失；在积液吸收过程中当两层胸膜又接触时，可再出现。胸膜摩擦音常见于纤维素性胸膜炎、肺梗死、胸膜肿瘤及尿毒症等。

相关护理诊断 / 问题

1. **低效性呼吸型态：桶状胸 / 呼气时间延长**　与阻塞性肺气肿所致的通气功能障碍有关。
2. **气体交换受损：两肺底湿啰音**　与左心功能不全所致的肺淤血有关。
3. **自主呼吸障碍：呼吸浅慢**　与脑血管意外导致的中枢性呼吸衰竭有关。
4. **清理呼吸道无效：肺部啰音**　与咳痰无力、痰液多且黏稠有关。
5. **沐浴 / 穿着 / 进食 / 如厕自理缺陷：呼吸困难**　与各种原因导致的肺通气 / 换气功能障碍有关。

（张彩虹）

第六节　乳 房 检 查

正常儿童及男子乳房（breast）一般不明显，乳头位置大约位于锁骨中线第 4 肋间隙，乳头和乳晕颜色较深。正常女性乳房在青春期逐渐增大，呈半球形，乳头也逐渐长大呈圆柱形。妊娠及哺乳期乳房明显增大，乳晕扩大，颜色加深，乳房皮肤可见浅表静脉扩张。

乳房检查时，应有良好的照明，受检者充分暴露胸部，先视诊后触诊。受检者可取坐位或仰卧位，丰满和下垂乳房仰卧位检查效果更佳。若取坐位，先两臂下垂，然后双臂高举过头或双手叉腰；若取仰卧位，应在肩下放一小枕抬高肩部，手臂置于枕后，使乳房能较对称地位于胸壁上，以方便检查。除检查乳房外，还应包括引流乳房部位的淋巴结。

Note：

为便于描述和记录,以乳头为中心做一垂直线和水平线,可将乳房分为外上、外下、内下、内上4个象限,在外上象限上有一突出部分为乳房尾部(图3-6-1)。

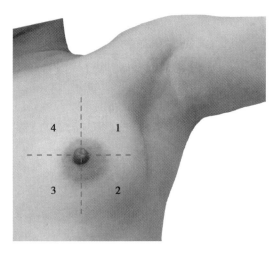

图 3-6-1　乳房病变的定位与划区

一、视诊

1. **对称性（symmetry）**　正常女性坐位时两侧乳房基本对称,但亦有轻度不对称者,主要由于两侧乳房发育程度不完全相同所致。一侧乳房明显增大,见于先天畸形、囊肿形成、炎症或肿瘤等;一侧乳房明显缩小多因发育不全所致。

2. **皮肤改变**　重点观察乳房皮肤有无红肿、下陷、溃疡、皮疹、瘢痕和色素沉着等。

（1）皮肤发红或溃疡:乳房皮肤发红,提示局部炎症或乳腺癌累及浅表淋巴管引起的癌性淋巴管炎。前者常伴有局部肿、热、痛;后者局部皮肤呈深红色,不伴疼痛,发展快,面积多超过一个象限。乳房溃疡,常提示皮肤及皮下组织破坏,为乳癌晚期的典型表现,也可继发于外伤、感染或放射性损伤。乳房瘘管形成,提示乳腺结核或脓肿。

（2）乳房水肿:常见于乳腺癌或炎症。癌症引起的水肿为癌细胞浸润阻塞乳房淋巴管所致的淋巴水肿。此时,因毛囊及毛囊孔明显下陷,所以局部皮肤外观呈"橘皮"或"猪皮"样。炎症所致的水肿,由于炎性刺激使毛细血管通透性增加,血浆渗出至血管外,并进入细胞间隙,常伴有皮肤发红。

（3）皮肤回缩:多见于外伤、炎症、乳腺癌早期。外伤或炎症可使局部脂肪坏死,成纤维细胞增生,造成受累区乳房表层和深层之间悬韧带纤维缩短,呈现皮肤回缩。如无明确的外伤病史,皮肤回缩常提示恶性肿瘤存在,特别是尚未触及局部肿块、无皮肤固定和溃疡等晚期乳癌表现的患者,轻度的皮肤回缩,常为早期乳腺癌的征象。为能发现乳房皮肤回缩现象,可嘱受检者做双臂上举、双手叉腰、身体前倾等可使胸肌收缩、乳房悬韧带拉紧的上肢动作或姿势变换。

3. **乳头（nipple）**　注意观察两侧乳头的位置、大小是否对称以及有无乳头内陷（nipple inversion）。乳头回缩,如系自幼发生,为发育异常;如为近期发生则可能为病理性改变,如乳腺癌或炎性病变。乳头出现分泌物提示乳腺导管有病变,分泌物可呈浆液性、黄色、绿色或血性。血性分泌物最常见于导管内乳头状瘤所引起,但亦见于乳腺癌及乳管炎患者。妊娠期女性的乳头及其活动度均增大。肾上腺皮质功能减退时乳晕可出现明显色素沉着。

4. **腋窝和锁骨上窝**　是乳房淋巴引流最重要的区域,也是乳房视诊必不可少的部分,注意详细观察腋窝和锁骨上窝有无包块、红肿、溃疡、瘘管和瘢痕等。

二、触诊

乳房的上界是第2或第3肋骨,下界是第6或第7肋骨,内界起自胸骨缘,外界止于腋前线。触诊乳房时,检查者的手指和手掌应平置于乳房上,用指腹轻施压力,以旋转或来回滑动的方式进行触诊,先健侧后患侧。检查左侧乳房时,自外上象限开始,然后沿顺时针方向由浅入深触诊直至4个象限检查完毕,最后检查乳头。以同样方法沿逆时针方向检查右侧乳房。触诊时,应着重注意乳房有无红、肿、热、痛和包块,乳头有无硬结、弹性消失和分泌物等。

正常乳房呈模糊的颗粒感和柔韧感,触诊有弹性。皮下脂肪组织的多少,可影响乳房触诊的感觉。青年人乳房柔韧,质地均匀一致;老年人乳房多松弛,有结节感。月经期乳房小叶充血,触诊有紧绷感;妊娠期乳房增大并有柔韧感;哺乳期呈结节感。触诊时必须注意下列征象:

Note:

1. **硬度(consistency)和弹性(elasticity)**　硬度增加和弹性消失,提示皮下组织存在病变,如炎症或新生物浸润等。此外,还应注意乳头的硬度和弹性,当乳晕下有癌肿存在时,该区域皮肤的弹性常消失。

2. **压痛(tenderness)**　乳房的某一区域压痛可见于炎症性病变、乳腺增生。月经期乳房亦较敏感,而恶性病变则甚少出现压痛。

3. **包块(masses)**　如有包块存在应注意部位、大小、外形、硬度、压痛和活动度等特征。

(1)**部位(location):**必须指明包块的确切部位。一般包块的定位方法是以乳头为中心,按时钟钟点的方位和轴向予以描述。此外,还应记录包块与乳头间的距离,使包块的定位确切无误。

(2)**大小(size):**触诊时注意观察包块的长度、宽度和厚度,以作为日后比较包块有无增大或缩小及其程度的依据。

(3)**外形(shape):**应注意包块的外形是否规则、边缘是否清楚以及有无与周围组织粘连固定。良性肿瘤表面大多光滑规整;恶性肿瘤则凸凹不平,边缘多固定。乳房炎性病变时,也可出现不规则的外形。

(4)**硬度(consistency):**包块的软、硬度必须明确叙述。一般可描写为柔软、质韧、中等硬度及坚硬等。良性肿瘤多呈中等硬度、表面光滑及形态较规则;恶性肿瘤多质地坚硬伴表面不规则。

(5)**压痛(tenderness):**必须确定包块是否具有压痛及其程度。一般炎性病变常表现为中度至重度压痛,而大多数恶性病变压痛则不明显。

(6)**活动度(mobility):**注意触诊的包块是否可以自由移动,若包块固定不动或只能向某一方向移动时,应明确包块是固定于皮肤、乳腺周围组织还是固定于深部结构。良性病变的包块一般活动度较大;炎性病变的包块相对比较固定。早期的恶性包块可活动,至病程晚期,其他结构被癌肿侵犯时,固定度会明显增加。

乳房触诊后,还应仔细触诊腋窝、锁骨上窝及颈部的淋巴结有无肿大或其他异常,因其为乳房炎症或恶性肿瘤扩散和转移所在。

相关护理诊断/问题

1. **皮肤完整性受损:乳房溃疡**　与乳腺炎症/放射性损伤等有关。
2. **母乳喂养中断:乳房红肿/瘘管形成**　与乳房疾病而不宜母乳喂养有关。

(张彩虹)

第七节　心 脏 检 查

　　　　　　　　　　导学案例与思考

患者,女,50岁,活动后胸闷、气短、心悸5年,1个月前感冒后症状加重,不能耐受日常活动,休息后无明显好转,心脏彩色超声检查提示"风湿性心脏病,二尖瓣狭窄"。于近日收入院。

请思考:

1. 该患者出现上述表现的临床意义有哪些?

2. 心脏检查时,该患者可能会有哪些异常体征? 为什么?

心脏检查是全身体格检查的重要部分,对于初步判断有无心脏疾病、疾病病因、部位、性质及程度有重要意义。检查时按视诊、触诊、叩诊和听诊的顺序依次进行。

一、视诊

受检者取仰卧位或坐位，充分暴露胸部。检查者立于受检者的右侧，视线与受检者胸廓同高(图 3-7-1)。观察心前区外形、心尖搏动及有无心前区其他部位的搏动等。

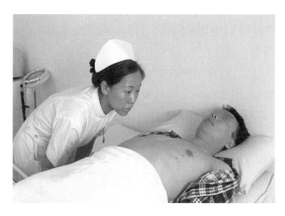

图 3-7-1 心脏视诊

(一)心前区外形

正常人心前区外形与右侧相应部位对称，无异常隆起或凹陷。

心前区异常隆起，常见于先天性心脏病，如法洛四联症，或儿童期患风湿性心脏病伴右心室肥大者。成人大量心包积液时，可表现为心前区饱满。

疾 病 知 识

法洛四联症

法洛四联症(tetralogy of Fallot, TOF)是一种常见的发绀型先天性心脏病，包括肺动脉狭窄、室间隔缺损、主动脉骑跨和右心室肥厚 4 种病理变化。一般在患儿出生后 3~6 个月逐渐出现全身发绀及呼吸困难，随年龄增长而加重。发绀在患儿活动和哭闹时加重，平静时减轻。患儿常在行走中采取强迫蹲踞位以减少血液右向左分流，改善缺氧症状。

(二)心尖搏动

心室收缩时，心尖向前撞击前胸壁，使相应部位肋间软组织向外搏动，称为心尖搏动(apical impulse)。

1. 正常心尖搏动 正常成人心尖搏动位于第 5 肋间左锁骨中线内侧 0.5~1.0cm 处，搏动范围直径 2.0~2.5cm。

心尖搏动位置可因体型、体位、年龄、妊娠等生理因素而有所差异。如矮胖体型者心尖搏动向外上移位，可达第 4 肋间；瘦长体型者心尖搏动向内下移位，可达第 6 肋间；仰卧位时，心尖搏动位置稍上移；左侧卧位时，心尖搏动可向左移位 2.0~3.0cm；右侧卧位时，心尖搏动可向右移位 1.0~2.5cm。小儿或妊娠时，横膈位置较高，心脏呈横位，心尖搏动可向上外移位。

心尖搏动的强弱及范围与胸壁厚度、肋间隙宽窄及心脏活动强度等有关。体胖或肋间隙较窄者，心尖搏动较弱，范围较小；体瘦或肋间隙较宽者，心尖搏动较强，范围较大；剧烈运动或情绪激动时，心脏活动增加，心尖搏动也增强。

2. 异常心尖搏动

(1) 心尖搏动移位(病理情况所致)：①心脏疾病。左心室增大时，心尖搏动向左下移位；右心室增大时，心尖搏动向左移位；全心增大时，心尖搏动向左下移位，伴心界向两侧扩大。②胸部疾病。一侧胸腔积液或气胸，纵隔被推向健侧，心尖搏动移向健侧；一侧肺不张或胸膜粘连，纵隔被拉向患侧，心尖搏动移向患侧。③腹部疾病。大量腹腔积液或腹腔巨大肿块等使膈肌抬高，心尖搏动向上移位。

(2) 心尖搏动强度与范围改变(病理情况所致)：①心尖搏动增强、范围增大，见于左心室肥大、甲状腺功能亢进症、发热和严重贫血，尤以左心室肥大明显，可呈抬举性心尖搏动；②心尖搏动减弱，见于扩张型心肌病、心肌梗死等；③心尖搏动减弱或消失，见于心包积液、左侧胸腔大量积液、气胸或肺气肿。

Note:

3. 心前区异常搏动 常见的有:①胸骨左缘第2肋间搏动,见于肺动脉高压,少数正常青年人(特别是瘦长体型者)在体力活动或情绪激动时也可出现;②胸骨左缘第3、4肋间搏动,多见于先天性心脏病所致的右心室肥厚,如房间隔缺损等;③剑突下搏动,见于肺源性心脏病右心室肥大者或腹主动脉瘤等。

二、触诊

心脏触诊除了可进一步验证视诊的结果外,还可发现心脏病特有的震颤和心包摩擦感。通常先用右手全手掌置于受检者心前区进行触诊,必要时,用手掌尺侧或并拢的示指与中指指腹进行触诊以准确定位(图3-7-2)。触诊的内容包括心尖搏动的位置、范围,有无抬举性搏动,有无震颤及心包摩擦感。

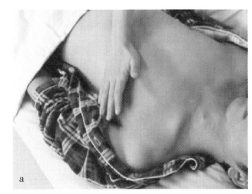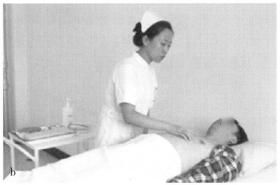

图 3-7-2 **心脏触诊**
a. 手掌尺侧;b. 指腹。

(一) 心尖搏动

对于确定心尖搏动及心前区其他搏动的位置、强弱和范围,触诊较视诊更准确。左心室肥大时,触诊的手指可被强有力的心尖搏动抬起,称为抬举样心尖搏动(heaving apex impulse),是左心室肥厚的可靠体征。

(二) 震颤

震颤(thrill)是触诊时手掌尺侧或手指指腹感觉到的一种细微振动感,与在猫喉部触到的呼吸震颤相似,故又称"猫喘"。震颤的发生是由于血液流经狭窄的口径或循异常方向流动形成湍流(漩涡),使瓣膜、血管壁或心腔壁振动传导至胸壁所致。震颤的强度与瓣膜狭窄的程度、血流速度及心脏两腔室间的压力差大小有关。发生震颤时,应注意其出现的部位、所处的心动周期中的时相(收缩期、舒张期或连续性)。震颤是器质性心血管疾病的特征性体征,多见于心脏瓣膜狭窄或某些先天性心脏病。不同部位与时相震颤的常见病变,见表3-7-1。

表 3-7-1 **心前区震颤的临床意义**

部位	时相	常见病变
心尖区	舒张期	二尖瓣狭窄
胸骨左缘第2肋间	收缩期	肺动脉瓣狭窄
胸骨左缘第2肋间	连续性	动脉导管未闭
胸骨右缘第2肋间	收缩期	主动脉瓣狭窄
胸骨左缘第3~4肋间	收缩期	室间隔缺损

(三) 心包摩擦感

心包摩擦感(pericardium friction rub)是一种与胸膜摩擦感相似的心前区摩擦振动感,以胸骨左缘第 4 肋间处最易触及,多呈收缩期与舒张期双相,以收缩期、前倾坐位或深呼气末明显。常见于急性心包炎,由于炎症时纤维蛋白渗出导致心包表面粗糙,心脏收缩时壁层和脏层心包膜相互摩擦产生振动传导至胸壁所致。当心包渗液增多时,壁层和脏层心包分离,则摩擦感消失。

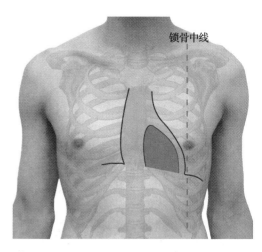

图 3-7-3　心脏绝对浊音界和相对浊音界

三、叩诊

心脏叩诊可确定心界大小、形状及其在胸腔内的位置。心脏为不含气器官,其不被肺遮盖的部分,叩诊呈绝对浊音(实音);其左右缘被肺遮盖的部分,叩诊呈相对浊音(图 3-7-3)。叩诊心界是指叩诊心脏的相对浊音界,反映心脏的实际大小。

(一) 叩诊方法

心脏叩诊采用间接叩诊法,受检者取仰卧位或坐位。仰卧位时,检查者左手叩诊板指与肋间平行;坐位时板指与肋间垂直。叩诊时以轻叩为宜,力度适中,用力均匀。先叩左界,后叩右界,自下而上,由外向内顺序进行。

叩诊心左界时,从心尖搏动最强点外 2~3cm 处(一般为第 5 肋间左锁骨中线稍外)开始,沿肋间由外向内叩诊。当叩诊音由清音变为浊音时,提示已达心脏边界,用笔做一标记,如此逐一肋间向上叩诊,直至第 2 肋间。叩诊心右界时,先沿右锁骨中线自上而下叩出肝上界,然后在其上一肋间(通常为第 4 肋间)开始,由外向内叩出浊音界,做一标记,再逐一肋间向上叩至第 2 肋间。用硬尺测量前正中线至各标记点的垂直距离,再测量左锁骨中线距前正中线的距离,以记录心脏相对浊音界的位置。

(二) 正常心浊音界

正常心脏左界在第 2 肋间几乎与胸骨左缘一致,第 3 肋间以下向左下逐渐形成一外凸弧形,直至第 5 肋间。心脏右界几乎与胸骨右缘平齐,仅在第 4 肋间处稍向外偏离 1~2cm。正常成人心脏相对浊音界与前正中线的距离见表 3-7-2。

表 3-7-2　正常成人心脏相对浊音界

右心界 /cm	肋间	左心界 /cm
2~3	2	2~3
2~3	3	3.5~4.5
3~4	4	5~6
	5	7~9

注:左锁骨中线距前正中线 8~10cm。

(三) 心浊音界各部的组成

心脏左界第 2 肋间处相当于肺动脉段,第 3 肋间为左心耳,第 4、5 肋间为左心室,主动脉与左心室交接处向内的凹陷称心腰部。心脏右界第 2 肋间相当于升主动脉和上腔静脉,第 3 肋间以下为右心房(图 3-7-4)。

(四) 心浊音界的改变及意义

心浊音界的大小、形态、位置可因心脏本身病变或心外因素而发生改变。

Note:

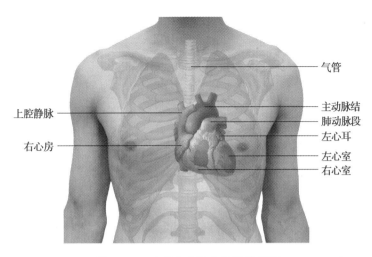

图 3-7-4　心脏各部位在胸壁的投影

1. 心脏本身病变

（1）左心室增大：心左界向左下扩大，心腰部加深近似直角，心浊音界呈靴形。常见于主动脉瓣关闭不全，又称主动脉型心或靴形心（图 3-7-5）。也可见于高血压性心脏病。

（2）右心室增大：轻度增大时，心脏绝对浊音界扩大，相对浊音界无明显变化；显著增大时，相对浊音界向左右两侧扩大，由于心脏沿长轴顺时针转位，因而以向左扩大明显。常见于肺源性心脏病。

（3）左、右心室增大：心浊音界向两侧扩大，心左界向左下扩大，呈普大型心。常见于扩张型心肌病、重症心肌炎和全心衰竭等。

（4）左心房增大与肺动脉段扩大：左心房显著增大时，胸骨左缘第 3 肋间心浊音界扩大，使心腰消失。当左心房与肺动脉段均增大时，胸骨左缘第 2、3 肋间心浊音界向外扩大，使心腰部饱满或膨出，心浊音界呈梨形。常见于二尖瓣狭窄，又称二尖瓣型心或梨形心（图 3-7-6）。

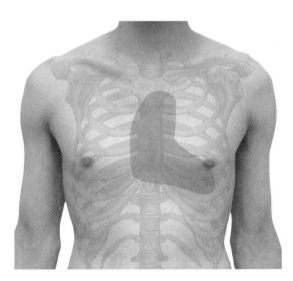

图 3-7-5　主动脉型心浊音界（靴形心）

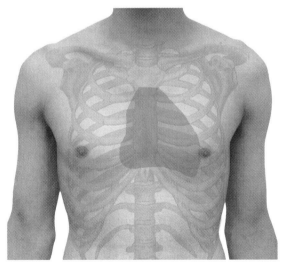

图 3-7-6　二尖瓣型心浊音界（梨形心）

（5）心包积液：心包积液达一定量时，心浊音界向两侧扩大，并且随体位而改变。坐位时心浊音区呈三角烧瓶形，仰卧位时心底部浊音区明显增宽呈球形，此为心包积液的特征性体征。

2. 心外因素

一侧胸腔大量积液或气胸时，患侧心界叩不出，健侧心浊音界向外移位；肺气肿时，心浊音界变小或叩不出；腹腔大量积液或巨大肿瘤时，横膈上抬，心脏呈横位，叩诊时心界向左扩大。

四、听诊

听诊是心脏检查最重要和较难掌握的方法。听诊时受检者取仰卧位或坐位,必要时可改变体位,或做深吸气、深呼气,或适当运动后听诊,以更好地辨别心音或杂音。

(一)心脏瓣膜听诊区

心脏各瓣膜开放与关闭时产生的声音,沿血流方向传导至胸壁不同部位,在体表听诊最清楚的部位即为该瓣膜听诊区。心脏各瓣膜听诊区与其瓣膜口在胸壁上的投影并不完全一致,通常有 5 个心脏瓣膜听诊区(图 3-7-7)。

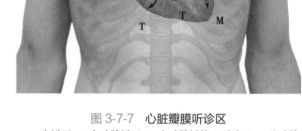

图 3-7-7　心脏瓣膜听诊区

M:二尖瓣区;A:主动脉瓣区;E:主动脉瓣第二听诊区;P:肺动脉瓣区;T:三尖瓣区。

1. **二尖瓣区(mitral valve area)** 位于心尖搏动最强点。心脏大小正常时,多位于第 5 肋间左锁骨中线稍内侧。

2. **肺动脉瓣区(pulmonary valve area)** 位于胸骨左缘第 2 肋间。

3. **主动脉瓣区(aortic valve area)** 位于胸骨右缘第 2 肋间。

4. **主动脉瓣第二听诊区(second aortic valve area)** 位于胸骨左缘第 3、4 肋间。

5. **三尖瓣区(tricuspid valve area)** 位于胸骨体下端左缘,即胸骨左缘第 4、5 肋间。

(二)听诊顺序

心脏听诊通常自心尖区开始,循逆时针方向按二尖瓣区、肺动脉瓣区、主动脉瓣区、主动脉瓣第二听诊区和三尖瓣区的顺序进行。

(三)听诊内容

听诊内容包括心率、心律、心音、额外心音、杂音及心包摩擦音。

1. **心率(heart rate)** 为每分钟心搏的次数。一般在心尖部听取第一心音,计数 1 分钟。正常成人心率为 60~100 次 /min,3 岁以下儿童多在 100 次 /min 以上,老年人稍慢。

(1)心动过速:安静状态下,成人心率超过 100 次 /min,婴幼儿心率超过 150 次 /min,称为心动过速。生理情况常见于运动、情绪激动时;病理情况见于发热、贫血、甲状腺功能亢进症、心力衰竭和休克等。

(2)心动过缓:心率低于 60 次 /min,称为心动过缓。生理情况可见于运动员或长期从事体力劳动者的健康人。病理情况见于颅内压增高、甲状腺功能减退症、房室传导阻滞或普萘洛尔、美托洛尔等药物作用。

2. **心律(cardiac rhythm)** 为心脏跳动的节律。正常成人心律基本规则,部分青年和儿童的心律在吸气时增快,呼气时减慢,这种随呼吸而出现的心律不齐称为窦性心律不齐(sinus arrhythmia),一般无临床意义。听诊能发现的最常见的心律失常是期前收缩和心房颤动。

(1)期前收缩(premature contraction):是指在规则心律基础上突然提前出现的心跳。听诊特点为:①规则的节律中,心音提前出现,其后有一较长间歇(代偿间歇);②期前收缩第一心音增强,第二心音减弱;③长间歇后出现的第一个心跳的第一心音减弱,第二心音增强。期前收缩规律出现,可形成联律。例如,每一次正常心跳后出现一次期前收缩,称二联律;每两次正常心跳后出现一次期前收缩或每一次正常心跳后出现两次期前收缩,称三联律。二联律和三联律多为病理性,常见于器质性心脏病、洋地黄中毒及低血钾等。

Note:

(2) 心房颤动(atrial fibrillation,AF):由于心房内异位节律点发出异位冲动产生的多个折返所致。听诊特点为:①心律绝对不规则;②第一心音强弱不等;③脉率少于心率,这种脉搏脱漏的现象称为脉搏短绌(pulse deficit)。心房颤动常见于二尖瓣狭窄、冠心病或甲状腺功能亢进症等。

3. 心音(heart sound) 心音按其在心动周期中出现的先后顺序,依次命名为第一心音(S_1)、第二心音(S_2)、第三心音(S_3)和第四心音(S_4)。通常只能闻及第一和第二心音,在部分儿童和青少年中可闻及第三心音,第四心音多属病理性,一般不易闻及。

第一心音出现于心室收缩早期,标志着心室收缩期的开始,主要由二尖瓣和三尖瓣关闭引起的振动所产生。第二心音出现于第一心音之后,标志着心室舒张开始,主要由主动脉瓣和肺动脉瓣关闭引起的振动所产生。正确区分第一和第二心音是心脏听诊的首要环节,只有这样才能确定额外心音或杂音所处的心动周期的时相。正常第一心音与第二心音的听诊特点见表3-7-3。

表 3-7-3 正常第一心音与第二心音听诊特点

项目	第一心音	第二心音
音调	较低	较高
强度	较响	较 S_1 弱
性质	较钝	较清脆
时限	较长,持续约0.1s	较短,约0.08s
S_1 与 S_2 间隔	S_1 与 S_2 间隔较短	S_2 与下一个心动周期的 S_1 间隔较长
听诊部位	心尖部最响	心底部最响
与心尖搏动关系	同时出现	之后出现

常见心音改变及临床意义如下:

(1) 心音强度改变

1) S_1 强度改变:S_1 强度与心肌收缩力、心室充盈情况、瓣膜弹性及位置有关。①S_1增强:常见于二尖瓣狭窄,由于左心室充盈减慢减少,导致心室开始收缩时二尖瓣位置低垂,心室收缩时左心室内压上升迅速,收缩时间缩短,使低位的二尖瓣关闭速度加快,产生较大的振动所致。此时,在心尖部可闻及高调、清脆、呈拍击声的第一心音,称"拍击性第一心音"。此外,高热、甲状腺功能亢进症时,因心动过速及心室收缩力增强也可使S_1增强。②S_1减弱:常见于二尖瓣关闭不全,由于左心室过度充盈,二尖瓣位置较高,活动幅度减小所致;也见于心肌炎、心肌病、心肌梗死或左心衰竭时,因心肌收缩力减弱,致S_1低钝。③S_1强弱不等:常见于心房颤动和完全性房室传导阻滞。

2) S_2 强度改变:S_2 强度与主动脉、肺动脉内的压力及半月瓣的完整性和弹性有关。S_2 包括主动脉瓣第二心音(A_2)和肺动脉瓣第二心音(P_2)两个部分,A_2 在主动脉瓣区最清晰,P_2 在肺动脉瓣区最清晰。通常情况下,儿童及青少年 $P_2> A_2$,成年人 $P_2= A_2$,老年人 $A_2> P_2$。S_2 强度变化包括:①A_2增强,常见于高血压、动脉粥样硬化症等,因体循环阻力增高或血流增多时,主动脉内压力增高所致;②P_2增强,常见于肺源性心脏病、二尖瓣狭窄伴肺动脉高压、左向右分流的先天性心脏病(如房间隔缺损、室间隔缺损、动脉导管未闭等),因肺循环阻力增高或血流量增多,肺动脉内压力增高所致;③A_2减弱,主要见于主动脉瓣狭窄、主动脉瓣关闭不全等,因主动脉内压力降低所致;④P_2减弱,主要见于肺动脉瓣狭窄、肺动脉瓣关闭不全等,因肺动脉内压力降低所致。

(2) 心音性质改变:心肌严重受损时,S_1 失去原有低钝的特征而与 S_2 相似,伴有心率增快,致收缩期与舒张期时限几乎相等,听诊有如钟摆的"滴答"声,称钟摆律(pendulum rhythm)或胎心律。一旦出现钟摆律,常提示心肌严重受损,病情危急,如大面积急性心肌梗死和重症心肌炎等。

(3) 心音分裂(splitting of heart sounds):正常生理情况下,心室收缩和舒张时,两个房室瓣和两个半月瓣的关闭并非完全同步,三尖瓣迟于二尖瓣0.02~0.03秒,肺动脉瓣迟于主动脉瓣约0.03秒。由于人耳很难分辨,所以听诊仍为一个声音。当间隔时间明显延长时,在听诊时可闻及一个心音分成两个心音的现象,称为心音分裂。

1) S_1 分裂:偶见于健康儿童和青年,病理情况下见于完全性右束支传导阻滞。

2) S_2 分裂:临床较常见,以肺动脉瓣区听诊最清晰,可分为生理性分裂、通常分裂、固定分裂和反常分裂 4 种(图 3-7-8)。①生理性分裂:见于健康青少年,常于深吸气末出现。深吸气时回心血量增加,右心室排血时间延长,肺动脉瓣关闭延迟。若肺动脉瓣关闭明显落后于主动脉瓣关闭,则可在深吸气末闻及 S_2 分裂。②通常分裂:是临床最常见的 S_2 分裂类型,也受呼吸的影响,常见于某些导致右心室排血时间延长的疾病,如二尖瓣狭窄伴肺动脉高压、肺动脉瓣狭窄等;也可见于左心室射血时间缩短,使主动脉瓣关闭时间提前的疾病,如二尖瓣关闭不全、室间隔缺损等。③固定分裂:不受呼吸的影响,见于先天性心脏病房间隔缺损,心音分裂不受吸气和呼吸的影响,两个成分时距较固定。④反常分裂:又称逆分裂,表现为主动脉瓣关闭落后于肺动脉瓣关闭,吸气时分裂变窄,呼气时变宽,常见于完全性左束支传导阻滞、严重的主动脉瓣狭窄、重度高血压等疾病,因疾病导致主动脉瓣关闭明显落后于肺动脉瓣所致。

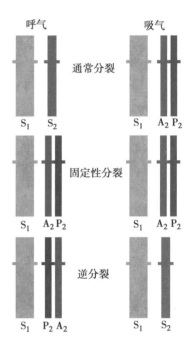

图 3-7-8　第二心音分裂示意图

S_1:第一心音;S_2:第二心音;A_2:第二心音主动脉瓣部分;P_2:第二心音肺动脉瓣部分

4. 额外心音(extra heart sound)　指在正常的 S_1 和 S_2 之外出现的附加心音,多为病理性。可出现于收缩期,也可出现于舒张期,以舒张早期额外心音最多见,临床意义也较大。因额外心音发生在 S_2 之后,与原有的 S_1 和 S_2 组成三音律,在心率 >100 次/min 时,犹如马奔跑的蹄声,故又称为舒张早期奔马律(protodiastolic gallop)。其发生是由于心室舒张期负荷过重,心肌张力减低、顺应性减退,当舒张早期心房血液快速注入心室时,引起已过度充盈的心室壁产生的振动所致。舒张早期奔马律按来源不同,可分为左室奔马律和右室奔马律,以左室居多。左室奔马律的听诊特点为:出现在 S_2 之后,音调较低、强度较弱,以心尖部及呼气末最清楚。舒张早期奔马律是心肌严重损害的重要体征之一,常见于心力衰竭、急性心肌梗死、重症心肌炎与扩张性心肌病等。此外,由于心血管疾病治疗技术的发展,人工器材在心脏的置入,可产生医源性额外心音,常见的有人工瓣膜音、人工起搏音。

5. 杂音　心脏杂音(cardiac murmurs)是指除心音和额外心音以外,在心脏收缩或舒张过程中出现的异常声音,其特点为持续时间较长,强度、频率不同,可与心音完全分开或连续,甚至完全掩盖心音。

(1) 杂音产生的机制:杂音是由于血流速度加快、瓣膜口狭窄或关闭不全、心脏或大血管之间血流通道异常或心腔内有漂浮物等,使血流由正常的层流变为湍流,进而形成漩涡,撞击心壁、瓣膜、腱索或大血管壁,使之振动,从而在相应部位产生的声音(图 3-7-9)。

(2) 杂音听诊的要点:杂音听诊有一定难度,在听诊时应注意以下要点,以明确杂音的特点,判断其临床意义。

1) 最响部位与传导方向:杂音最响部位与病变部位密切相关。一般杂音在某瓣膜区最响,提示病变部位就位于该区相应瓣膜。如杂音在心尖部最响,提示二尖瓣病变;杂音在主动脉瓣区或肺动脉瓣区最响,提示主动脉瓣或肺动脉瓣病变;室间隔缺损的杂音在胸骨左缘第 3、4 肋间最响;房间隔缺损的杂音在胸骨左缘第 2 肋间最响;动脉导管未闭的杂音在胸骨左缘第 2 肋间稍外侧处最响。杂音可沿血流的方向传导,如二尖瓣关闭不全的杂音常向左腋下传导,主动脉瓣狭窄的杂音向颈部传导。

2) 时期:心动周期中不同时期的杂音反映不同的病变。发生在 S_1 与 S_2 之间的杂音称收缩期杂音(systolic murmur,SM)。发生在 S_2 与下一心动周期 S_1 之间的杂音称舒张期杂音(diastolic murmur,DM)。连续出现在收缩期和舒张期的杂音称连续性杂音。收缩期与舒张期均出现杂音,但彼此不连续,则称为双期杂音。通常舒张期和连续性杂音均为器质性杂音,而收缩期杂音则有器质性和功能性两种,应加以区分。

3) 性质:指杂音的音色和音调,由于杂音的频率不同,其产生的音色和音调也不同。杂音的音色常以吹风样、隆隆样、叹气样、机器样、乐音样等声音来描述。此外,按音调高低又可将其分为柔和与粗糙两种。功能性杂音较柔和,器质性杂音较粗糙。临床上常根据杂音的性质推断不同的病变,如二尖瓣区舒张期隆隆样杂音,提示二尖瓣狭窄;二尖瓣区收缩期粗糙的吹风样杂音,提示二尖瓣关闭不全;主动脉瓣区舒张期叹

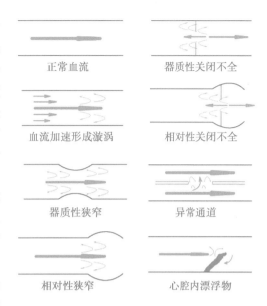

图 3-7-9 心脏杂音产生机制示意图

气样杂音,提示主动脉瓣关闭不全;机器样杂音见于动脉导管未闭;乐音样杂音见于感染性心内膜炎、梅毒性心脏病。

4) 强度:杂音的强度与狭窄程度、血流速度、两侧压力差、心肌收缩力等多种因素有关。一般狭窄越重、血流速度越快、狭窄的瓣膜口或心室内异常通道两侧的压力阶差越大时,杂音越强;反之,杂音则越弱。但严重狭窄使通过血流极少时,杂音反而减弱或消失。

收缩期杂音强度一般采用 Levine 6 级分级法表示(表 3-7-4)。记录杂音强度时,以杂音的级别为分子,6 级为分母,例如杂音的响度为 3 级,则记录为 3/6 级杂音。一般认为 1/6 和 2/6 级收缩期杂音多为功能性,而 3/6 级及以上的收缩期杂音多为器质性,但应结合杂音的性质、粗糙程度、是否传导等综合判断。舒张期杂音多为器质性,一般不分级。

表 3-7-4 杂音强度分级

级别	杂音响度	听诊特点	震颤
1	很轻	安静环境下仔细听诊才能听到	无
2	轻度	较易听到	无
3	中度	明显的杂音	无
4	响亮	响亮的杂音	有
5	很响亮	杂音很响,但听诊器离开胸壁即听不到	明显
6	最响亮	即使听诊器离开胸壁一定距离也能听到	明显

5) 体位、呼吸和运动对杂音的影响:通过改变体位、深呼吸或屏气、运动等可使某些杂音的强度发生变化,有助于杂音的判断。①体位:左侧卧位可使二尖瓣狭窄的舒张期隆隆样杂音更明显;前倾坐位可使主动脉瓣关闭不全的舒张期叹气样杂音更明显;仰卧位可使二尖瓣、三尖瓣和肺动脉瓣关闭不全的舒张期杂音更明显。②呼吸:深吸气时,胸腔负压增加,回心血量增多,右心室排血量增加,可使三尖瓣、肺动脉瓣等与右心相关的杂音增强;深呼气时,胸腔负压下降,肺循环阻力增加,流入左心的血量增加,可使二尖瓣、主动脉瓣等与左心相关的杂音增强;深吸气后紧闭声门并用力做呼气动作(Valsalva 动作)时,胸腔压力增高,回心血量减少,一般可使经瓣膜产生的杂音都减轻,但肥厚型梗阻

Note:

性心肌病的杂音增强。③运动:运动时心率加快、心排血量增加,可使器质性杂音增强,如二尖瓣狭窄的舒张期杂音在运动后增强。

(3) 杂音的临床意义:有无杂音对心血管疾病的诊断与鉴别诊断具有重要价值,但有杂音不一定有心脏病,有心脏病也可无杂音。杂音有器质性与功能性之分,产生杂音的部位有器质性病变者为器质性杂音;无器质性病变者为功能性杂音,包括生理性杂音、全身疾病所致血流动力学改变引起的杂音,以及有心脏病理意义的相对性狭窄或关闭不全引起的杂音(也称相对性杂音)。生理性杂音只限于收缩期、无心脏增大、杂音柔和、吹风样、无震颤。相对性杂音虽然其产生杂音的部位无器质性病变,但与器质性杂音合称为病理性杂音。

1) 收缩期杂音,①二尖瓣区,包括功能性、相对性和器质性收缩期杂音。功能性杂音较常见,可见于部分健康人、运动、发热、贫血、甲状腺功能亢进症等,听诊特点为吹风样,性质柔和,一般在 2/6 级以下;相对性杂音因左心室扩张引起二尖瓣相对性关闭不全,见于高血压性心脏病、冠心病、贫血性心脏病和扩张型心肌病等,听诊特点为吹风样,性质柔和;器质性杂音主要见于风湿性心脏病二尖瓣关闭不全,听诊特点为吹风样,性质粗糙、响亮、高调,多占据全收缩期,强度常在 3/6 级以上,可遮盖第一心音,向左腋下或左肩胛下传导,呼气及左侧卧位时明显。②主动脉瓣区,以主动脉瓣狭窄引起的器质性杂音多见,听诊特点为喷射样或吹风样收缩中期杂音,性质粗糙,向颈部传导,常伴震颤及主动脉瓣区第二心音减弱。③肺动脉瓣区,以功能性杂音多见,器质性少见。功能性杂音常见于儿童和青少年,听诊特点为柔和、吹风样、短促、2/6 级以下。器质性杂音见于肺动脉瓣狭窄,听诊特点为喷射性、响亮、粗糙、3/6 级以上,伴有震颤。④三尖瓣区,多见于右心室扩大导致的相对性三尖瓣关闭不全,听诊特点为柔和、吹风样、吸气时增强、3/6 级以下;器质性杂音极少见。⑤其他部位,如室间隔缺损时,可在胸骨左缘第 3、4 肋间闻及响亮而粗糙的收缩期杂音,常伴震颤。

2) 舒张期杂音:①二尖瓣区,可因器质性或相对性二尖瓣狭窄引起。器质性杂音主要见于风湿性心脏病二尖瓣狭窄,听诊特点为心尖部 S_1 增强或有开瓣音,舒张中晚期低调、隆隆样杂音,左侧卧位易闻及,较局限,常伴震颤。相对性杂音最常见于主动脉瓣关闭不全引起的相对性二尖瓣狭窄,此音又称 Austin-Flint 杂音。听诊特点为性质柔和,不伴有震颤和开瓣音。②主动脉瓣区,主要见于主动脉瓣关闭不全,听诊特点为舒张早期叹气样杂音,于胸骨左缘第 3、4 肋间(主动脉瓣第二听诊区)最清晰,前倾坐位及深呼气末屏住呼吸时更明显,杂音向心尖部传导。③肺动脉瓣区,由器质性病变引起者少见,多由于肺动脉高压、肺动脉扩张致肺动脉瓣相对关闭不全所引起,听诊特点为吹风样或叹气样,于胸骨左缘第 2 肋间最响,平卧或吸气时增强。常见于二尖瓣狭窄、肺源性心脏病等。④三尖瓣区,三尖瓣狭窄时可在胸骨左缘第 4、5 肋间闻及低调隆隆样杂音,深吸气末杂音增强,临床极为少见。

3) 连续性杂音:最常见于动脉导管未闭。听诊特点为杂音于 S_1 后不久开始,性质粗糙、响亮似机器转动,持续整个收缩期和舒张期,其间不中断,于胸骨左缘第 2 肋间稍外侧处最响。

6. 心包摩擦音(pericardial friction sound)　正常心包膜表面光滑,壁层与脏层之间有少量液体起润滑作用,不会因摩擦而发出声音。当心包因炎症或其他原因发生纤维蛋白沉着而使心包膜变得粗糙,在心脏搏动时,壁层与脏层心包互相摩擦产生振动而出现的声音称心包摩擦音。听诊特点为音调高,音质粗糙,类似于用指腹摩擦耳郭的声音,与心搏一致,与呼吸无关,屏气时摩擦音仍存在。可在整个心前区闻及,但以胸骨左缘第 3、4 肋间最清楚,坐位前倾及呼气末更明显。当心包腔积液达到一定量时,心包摩擦音消失。心包摩擦音常见于各种感染性心包炎,也见于尿毒症、急性心肌梗死等。

相关护理诊断 / 问题

1. 心输出量减少:心动过速 / 第一心音减弱　与左心功能不全、严重心律失常等有关。

2. 有心输出量减少的危险:心尖部舒张期杂音　与二尖瓣狭窄有关。

3. 有脑组织灌注无效的危险:心音遥远 / 舒张期奔马律 与心功能不全有关。

4. 有活动耐力下降的危险:心脏杂音 / 震颤 与心脏结构异常有关。

5. 有休克的危险:心音遥远 / 舒张期奔马律 / 频发室性期前收缩 与心功能衰竭、严重心律失常等有关。

6. 潜在并发症:猝死、肺栓塞。

(陈利群)

第八节 血 管 检 查

血管检查是心血管检查的重要组成部位,检查内容包括脉搏、血压、周围血管征和血管杂音。

一、脉搏

脉搏(pulse)是指在每个心动周期中,动脉内的压力随着心脏的收缩和舒张而发生的周期性波动所引起的动脉管壁搏动。触诊浅表动脉是检查脉搏的主要方法,一般选择桡动脉,必要时也可选择肱动脉、股动脉、颈动脉或足背动脉,以并拢的示指、中指和环指的指腹进行触诊。触诊的主要内容包括脉率、脉律、紧张度与动脉壁状态、强弱和波形,注意比较两侧脉搏的强弱及出现时间是否相同,一般两侧的差异很小。

(一)脉率

正常人脉率与心率一致,安静状态下为 60~100 次 /min,脉率的生理和病理变化及临床意义与心率基本一致。但在某些心律失常,如心房颤动、频发室性期前收缩等时,由于部分心搏的心排血量显著减少,不能使周围血管产生搏动,以至脉率少于心率,即脉搏短绌。

(二)脉律

脉搏的节律反映心脏冲动的节律。正常人脉律规则。窦性心律不齐者的脉律可随呼吸改变,吸气时增快,呼气时减慢。各种心律失常均可影响脉律,有时有一定的规律,如期前收缩呈二联律、三联律;有时则完全无规律,如心房颤动;二度房室传导阻滞时可有脉搏脱漏,称脱落脉。

(三)紧张度与动脉壁状态

脉搏的紧张度与动脉收缩压高低及血管壁弹性有关,血管壁弹性具有缓冲动脉压的作用。检查时检查者以并拢的示指、中指和环指的指腹置于受检者的桡动脉上,用近心端手指用力按压阻断血流,使远端手指触不到脉搏,依据手指按压桡动脉所施加的压力大小以及感觉的血管壁弹性来判断。如需较大力量按压方可使远端手指触不到脉搏,提示脉搏的紧张度较大。若远端手指触不到动脉搏动,但可触及条状动脉的存在,提示动脉硬化。正常人动脉壁光滑、柔软,并有一定弹性;动脉硬化时,可触知动脉壁硬呈条索状且弹性消失,严重硬化时,动脉壁迂曲或呈结节状。

(四)强弱

脉搏的强弱与心排血量、脉压和周围血管阻力的大小有关。心排血量增加、脉压增大、周围血管阻力减低时,脉搏有力、振幅大,称为洪脉,见于高热、甲状腺功能亢进症、严重贫血等;反之,脉搏减弱、振幅小,称为细脉,见于心力衰竭、休克、主动脉瓣狭窄等。

(五)脉搏波形

脉搏波形是用脉搏示波仪描记血流通过动脉时,动脉内压力上升和下降的曲线。通过仔细触诊动脉也可粗略地估计脉搏波形。常见异常脉搏波形的特征和临床意义如下:

1. **水冲脉**(water hammer pulse) 检查者用手紧握受检者手腕掌面桡动脉处,将受检者前臂高举过头,感受桡动脉的搏动。若感知脉搏骤起骤降,急促而有力,如潮水冲涌,即为水冲脉。主要见于主动脉瓣关闭不全、甲状腺功能亢进症、严重贫血等,因脉压增大所致。

2. **交替脉**(pulse alternans) 指节律规则而强弱交替的脉搏。主要见于高血压性心脏病、急性心肌梗死和主动脉瓣关闭不全等,因心肌收缩力强弱交替所致,为左心衰竭的重要体征之一。

3. 奇脉(paradoxical pulse) 指吸气时脉搏明显减弱或消失的现象。常见于大量心包积液、缩窄性心包炎等,是心脏压塞的重要体征之一。其产生主要与左心室排血量减少有关。正常人吸气时由于胸腔负压增大,回心血量增多,肺循环血流量也增加,因而对左心排血量没有明显影响,因此,脉搏强弱无明显变化。心包积液或缩窄性心包炎患者,吸气时由于右心舒张受限,回心血量减少,无法弥补肺循环血流量增加的需要,致使肺静脉流入左心房的血量减少,形成吸气时脉搏减弱或消失的现象。

4. 无脉(pulseless) 即脉搏消失,主要见于严重休克、多发性大动脉炎或肢体动脉栓塞。

二、血压

血压(blood pressure,BP)通常指体循环动脉血压,是血管内流动的血液对单位面积血管壁的侧压力,是重要的生命体征之一。血压的测量方法和注意事项见《基础护理学》。

(一)血压的标准

按照中国高血压防治指南(2018年修订版)的标准,我国成人血压水平的定义和分类见表3-8-1。

表3-8-1 成人血压水平的定义和分类

类型	收缩压/mmHg		舒张压/mmHg
正常血压	<120	和	<80
正常高值	120~139	和/或	80~89
高血压	≥140	和/或	≥90
1级高血压(轻度)	140~159	和/或	90~99
2级高血压(中度)	160~179	和/或	100~109
3级高血压(重度)	≥180	和/或	≥110
单纯收缩期高血压	≥140	和	<90

注:当患者的收缩压与舒张压分属不同级别时,以较高的分级为准。

(二)血压变动的临床意义

1. 高血压(hypertension) 血压高于正常标准称为高血压。高血压原因不明者称为原发性高血压,临床所见的高血压大多为原发性。高血压也可为某些疾病的临床表现之一,称为继发性高血压,多见于慢性肾炎、肾动脉狭窄、嗜铬细胞瘤、原发性醛固酮增多症、皮质醇增多症和妊娠中毒症等。

2. 低血压(hypotension) 血压低于90/60mmHg称为低血压。部分健康人,其血压长期低于90/60mmHg,但无任何不适症状,属于生理性低血压。病理性低血压根据其起病形式分为急性和慢性两类。急性低血压常见于休克、急性心肌梗死、心脏压塞等;慢性低血压根据病因不同,可分为直立性低血压、体质性低血压和继发性低血压等。

3. 双侧上肢血压差异常 正常人双侧上肢血压相似或有轻度差异。两上肢血压相差大于10mmHg则属异常,主要见于多发性大动脉炎、先天性动脉畸形、血栓闭塞性脉管炎等。

4. 上下肢血压差异常 采用袖带法测量时,正常人下肢血压较上肢血压高20~40mmHg。若出现下肢血压等于或低于上肢血压,提示相应部位动脉狭窄或闭塞。见于主动脉狭窄、胸腹主动脉型大动脉炎、闭塞性动脉硬化、髂动脉或股动脉栓塞等。

5. 脉压增大或减小 脉压大于40mmHg为脉压增大,多见于甲状腺功能亢进症、主动脉瓣关闭不全、严重贫血和主动脉硬化等。脉压小于30mmHg为脉压减小,见于主动脉瓣狭窄、心力衰竭、低血压、心包积液、缩窄性心包炎等。

Note:

三、周围血管征

周围血管征是指在某些疾病条件下检查周围血管时所发现的血管搏动或波形的改变。除水冲脉以外，还包括枪击音、杜柔双重杂音和毛细血管搏动征。

1. **枪击音（pistol shot sound）** 是指在四肢动脉处听到的一种短促的、与心跳一致如同开枪的声音。听诊部位常选择股动脉，部分病例在肱动脉、足背动脉处也可听到。

2. **杜柔双重杂音** 将听诊器体件置于股动脉上，稍加压力，在收缩期与舒张期可听到连续性的吹风样杂音，称杜柔双重杂音（Duroziez murmur）。

3. **毛细血管搏动征（capillary pulsation syndrome）** 用手指轻压指甲末端，或以清洁的玻片轻压口唇黏膜，若受压部分边缘有红、白交替的节律性微血管搏动现象，称毛细血管搏动征。

水冲脉、枪击音、杜柔双重杂音和毛细血管搏动征等阳性体征，统称为周围血管征阳性。主要见于脉压增大的疾病，如主动脉瓣关闭不全、甲状腺功能亢进症、严重贫血等。

四、血管杂音

血管杂音的产生机制同心脏杂音，由于血流加速或血流紊乱，形成湍流，致血管壁振动而引起。由于静脉压力较低，不易出现湍流，因而静脉杂音一般不明显。临床上以动脉杂音较多见，如甲状腺功能亢进症患者，在肿大的甲状腺侧叶可闻及连续性动脉杂音；多发性大动脉炎患者，在受累动脉的狭窄部分可闻及收缩期动脉杂音；肾动脉狭窄患者，在上腹部或腰背部闻及收缩期杂音。

相关护理诊断 / 问题

1. 外周组织灌注无效：无脉 / 血压下降　与低血容量有关。
2. 有休克的危险：血压下降 / 脉压减少　与大量失血有关。
3. 潜在并发症：脑出血；休克。

（陈利群）

第九节　腹　部　检　查

导学案例与思考

患者，男，43岁，10年前开始出现反复上腹痛，为规律性午夜痛，诊断为"十二指肠溃疡"。1天前出现腹胀，大量呕吐，呕吐为隔夜宿食，初步考虑为"幽门梗阻"。

请思考：

1. 十二指肠溃疡与幽门梗阻的典型表现有哪些？两者之间有什么关系吗？

2. 对该患者进行腹部检查时，可能会有哪些异常体征？为什么？

腹部上起横膈，下至骨盆，主要由腹壁、腹腔和腹腔脏器组成。腹部体表上以两侧的肋弓下缘和剑突与胸部分界，下至两侧腹股沟韧带和耻骨联合，前面和侧面由腹壁组成，后面为脊柱和腰肌。腹部检查方法包括视诊、触诊、叩诊和听诊，其中触诊是腹部检查的重点和难点。因叩诊与触诊均须向腹部施加一定压力，可刺激肠蠕动影响听诊结果。因此，腹部检查应按照视诊、听诊、叩诊和触诊顺序进行。

一、腹部的体表标志与分区

借助腹部的体表标志，可人为地将腹部划分为几个区，有助于识别脏器的位置及其体表投影，便于准确描述和记录脏器及病变的位置和范围。

（一）体表标志

常用的腹部体表标志（图 3-9-1）包括：

1. **肋弓下缘**（costal margin） 由第 8~10 肋软骨连接形成的肋缘和第 11、12 浮肋构成。肋弓下缘是腹部体表的上界,常用于腹部分区、胆囊点和肝脾测量的定位。

2. **剑突**（xiphoid process） 是胸骨下端的软骨,是体表腹部的上界,常作为肝脏测量的标志。

3. **腹上角**（upper abdominal angle） 为两侧肋弓至剑突根部的交角,常用于判断体型以及肝脏测量的定位。

4. **脐**（umbilicus） 位于腹部中心,向后投影平于第 3~4 腰椎之间,是腹部四区分法的标志。

5. **髂前上棘**（anterior superior iliac spine） 是髂嵴前方突出点,是腹部九区分法的标志。

6. **腹直肌外缘**（lateral border of rectus muscles） 相当于锁骨中线的延续,常用于胆囊点的定位。

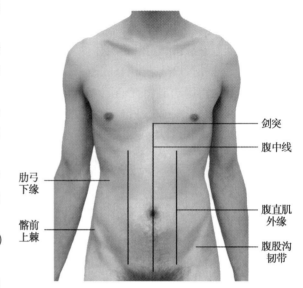

图 3-9-1 **腹部体表标志示意图**

7. **腹中线**（midabdominal line） 是胸骨中线的延续,是腹部四分区法的垂直线。

8. **耻骨联合**（pubic symphysis） 是两耻骨间的纤维软骨连接,共同组成腹部体表下界。

9. **肋脊角**（costovertebral angle） 是两侧背部第 12 肋骨与脊柱的交角,为检查肾区叩痛的位置。

（二）分区

目前常用的腹部分区有以下两种。

1. **四区分法** 通过脐划一水平线和一垂直线,两线相交将腹部分为四个区域,分别是左、右上腹部和左、右下腹部（图 3-9-2）。此分区法简单易行,但难以准确定位。

2. **九区分法** 以两侧肋弓下缘最低点的连线作为上水平线,两侧髂前上棘的连线作为下水平线。分别以通过左、右髂前上棘至腹中线连线的中点做垂直线。上下两条水平线和左右两条垂直线将腹部分为九个区域,分别为左上腹部（左季肋部）、右上腹部（右季肋部）、左侧腹部（左腰部）、右侧腹部（右腰部）、左下腹部（左髂部）、右下腹部（右髂部）、上腹部、中腹部（脐部）和下腹部（耻骨上部）（图 3-9-3）。

各区域内脏器官的分布如下：

（1）右上腹部（右季肋部,right hypochondriac region）:肝右叶、胆囊、结肠肝曲、右肾和右肾上腺。

（2）右侧腹部（右腰部,right lumber region）:升结肠、右肾下极及部分空肠。

（3）右下腹部（右髂部,right iliac region）:盲肠、阑尾、回肠下段、女性右侧卵巢及输卵管、男性右侧精索。

（4）上腹部（epigastric region）:胃体及胃幽门区、肝左叶、十二指肠、胰头及胰体、横结肠、腹主动脉、大网膜。

（5）中腹部（脐部,umbilical region）:十二指肠下段、空肠及回肠、下垂的胃或横结肠、肠系膜及淋巴结、输尿管、腹主动脉、大网膜。

（6）下腹部（耻骨上部,hypogastric region）:回肠、乙状结肠、输尿管、充盈的膀胱或增大的子宫。

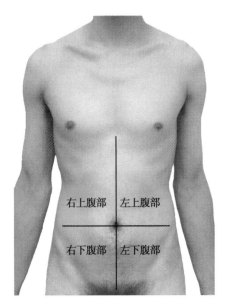

图 3-9-2　腹部体表四分区法示意图

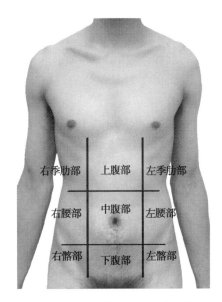

图 3-9-3　腹部体表九分区法示意图

(7) 左上腹部(左季肋部,left hypochondriac region):胃体及胃底、脾、胰尾、结肠脾曲、左肾及左肾上腺。

(8) 左侧腹部(左腰部,left lumber region):降结肠、左肾下极、空肠或回肠。

(9) 左下腹部(左髂部,left iliac region):乙状结肠、女性左侧卵巢及输卵管、男性左侧精索。

九区分法较细,定位较准确,但因各区域较小,包含脏器常会超过1个区。特别是左、右上腹部与左、右下腹部的范围很小,应用不便。临床上可以将两种分法优势互补,在四区分法的基础上,加用上腹部、中腹部、下腹部。

二、视诊

检查前嘱受检者排空膀胱,检查时光线应适宜。受检者取低枕仰卧位,双手置于身体两侧,充分暴露腹部,上自剑突,下至耻骨联合,注意遮盖其他部位及保暖。检查者站于受检者右侧,按一定顺序自上而下进行全面视诊。当观察腹部体表细小隆起、蠕动波和搏动时,检查者应将视线降低至腹平面,从侧面沿切线方向加以观察(图3-9-4)。

视诊的主要内容有腹部外形、呼吸运动、腹壁静脉、腹部皮肤、胃肠型与蠕动波及疝等。

(一)腹部外形

健康成年人平卧位时,前腹壁处于或略低于

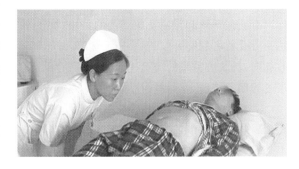

图 3-9-4　腹部视诊

肋缘至耻骨联合的平面,称为腹部平坦,坐起时脐以下部分稍前凸。肥胖者及小儿平卧位时,前腹壁稍高于肋缘至耻骨联合的平面,称为腹部饱满。消瘦者平卧位时,前腹壁稍低于肋缘至耻骨联合的平面,称为腹部低平。

1. 腹部膨隆　平卧位时前腹壁明显高于肋缘至耻骨联合的平面,外形呈凸起状,称为腹部膨隆(abdominal protuberance)。根据膨隆范围可分为全腹膨隆和局部膨隆。

(1) 全腹膨隆:除因肥胖、腹壁皮下脂肪明显增多、脐部凹陷外,腹部弥漫性膨隆多因腹腔内容物增多引起,一般无腹壁增厚,脐部凸出严重者可引起脐疝。全腹膨隆的原因常见于以下情况:①腹水

Note:

(ascites),又称为腹腔积液。大量腹水者仰卧位时,液体下沉于腹腔两侧,致腹部外形宽而扁,称为蛙腹(frog belly)。变换体位时,腹形随之明显改变。腹水多见于肝硬化门脉高压症、心力衰竭、缩窄性心包炎、肾病综合征、结核性腹膜炎、腹膜转移癌等。腹膜炎症或肿瘤浸润时,因腹肌紧张致脐部较突出,腹部外形常呈尖凸状,称为尖腹(apical belly)。②腹内积气,多在胃肠道内,多见于肠梗阻或肠麻痹。大量积气可引起全腹膨隆,腹部呈球形,两腰部膨出不明显,变换体位时,腹形无明显改变。腹腔内积气称为气腹(pneumoperitoneum),多见于胃肠穿孔或治疗性人工气腹,前者常伴有不同程度的腹膜炎。③腹腔巨大包块,以巨大卵巢囊肿最常见,生理情况下可见于足月妊娠。

为观察全腹膨隆的程度及其变化情况,需在同等条件下定期测量腹围并记录。测量时,嘱受检者排尿后平卧,用软尺在脐水平绕腹一周,测得的周长为脐周腹围,简称腹围(abdominal perimeter);也可经腹部最膨隆处绕腹一周,测得的周长为最大腹围。腹围通常以厘米(cm)为单位(图3-9-5)。

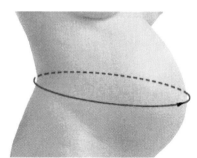

图 3-9-5　腹围测量示意图

(2) 局部膨隆:常因脏器肿大、腹内肿瘤、炎性包块、腹壁上的肿物或疝等所致。视诊时应注意膨隆的部位、外形、是否随呼吸或体位改变而移动以及有无搏动等。局部膨隆类型及其常见病因见表3-9-1。

表 3-9-1　局部膨隆的常见病因

类型	常见病因
左上腹膨隆	脾大
上腹部膨隆	肝左叶肿大、胃扩张或胃癌、胰腺囊肿或肿瘤
右上腹膨隆	肿瘤、脓肿、淤血等所致的肝大或胆囊肿大
左下腹部膨隆	乙状结肠肿瘤、干结粪块,后者经灌肠后可消失
下腹部膨隆	子宫增大(妊娠、子宫肌瘤等)、尿潴留,后者排尿后可消失
右下腹部膨隆	阑尾周围脓肿、回盲部结核或肿瘤、克罗恩病等

有时局部隆起是由于腹壁上的肿块(如皮下脂肪瘤、结核性脓肿等)而非腹腔内疾病。其鉴别方法是嘱受检者取仰卧位,双手托于枕部,做起坐动作,使腹壁肌肉紧张。若肿块位于腹壁上,腹壁肌肉收缩时,肿块被紧张的腹肌托起会变得更为明显;若肿块位于腹腔内,腹壁肌肉收缩时,肿块被收缩变硬的腹肌所掩盖,反而不明显或消失。

隆起呈近圆形者多为囊肿、肿瘤等;呈条形者多为肠道疾病,如肠梗阻;隆起随体位改变而明显移位者可见于游走的脏器、带蒂的肿物或者肠系膜上的肿块等;有搏动的膨隆可见于动脉瘤、腹主动脉上的脏器或肿物;随呼吸而移动者多为膈下脏器或其肿物;腹压增加出现,仰卧位或腹压降低后消失者多为各部位的疝。

2. 腹部凹陷　仰卧位时前腹壁明显低于肋缘至耻骨联合的平面,称为腹部凹陷(abdominal concavity),可分为全腹凹陷和局部凹陷。

(1) 全腹凹陷:多见于消瘦和脱水者。严重者前腹壁凹陷几乎贴近脊柱,肋弓、髂嵴和耻骨联合显露,全腹外形呈舟状,称为舟状腹(scaphoid abdomen),为恶病质的表现,多见于结核病、恶性肿瘤等慢性消耗性疾病。吸气时出现全腹凹陷,多见于膈肌麻痹和上呼吸道梗阻。

(2) 局部凹陷:较少见,多因腹部手术或外伤后瘢痕收缩引起,受检者立位或增加腹压时,凹陷更加明显。

（二）呼吸运动

正常人呼吸时腹壁上下起伏,吸气时上抬,呼气时下陷,即为腹式呼吸运动。成年男性和小儿以腹式呼吸为主,而成年女性以胸式呼吸为主,腹壁起伏不明显。

腹式呼吸运动减弱多见于急性腹痛、腹膜炎症、腹水、腹腔内巨大肿块或妊娠等。腹式呼吸运动消失,常见于胃或肠穿孔所致的急性腹膜炎或膈肌麻痹等。腹式呼吸运动增强较少见,常见于胸腔疾病或癔症性呼吸。

（三）腹壁静脉

正常人腹壁静脉一般不显露,较瘦或皮肤白皙者隐约可见。皮肤较薄而松弛者可见腹壁静脉显露,多呈较直的条纹,但不迂曲,属于正常。

腹壁静脉明显可见,或迂曲变粗,称为腹壁静脉曲张,常见于门静脉高压或上、下腔静脉回流受阻伴有侧支循环形成时。为判断其可能的病因,可通过指压法检查曲张静脉的血流方向,做法如下:检查者选择一段没有分支的腹壁静脉,将右手示指和中指并拢压在该段静脉上,然后用一手指紧压并向外移动,挤出静脉内的血液,至一定距离时放松移动的手指,另一手指仍固定不动。观察挤空的静脉,若快速充盈,则血流方向是从移动手指端流向固定的手指端;再用同法移动另一手指,观察血流的方向(图 3-9-6)。

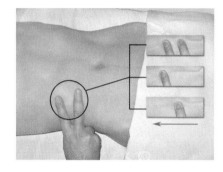

图 3-9-6　指压法检查腹壁静脉血流方向示意图

正常时脐水平线以上的腹壁静脉血流自下而上经胸壁静脉和腋静脉进入上腔静脉,脐水平线以下的腹壁静脉血流自上而下经大隐静脉进入下腔静脉。门静脉高压时,曲张静脉的血流方向以脐为中心呈放射状,脐水平以上自下向上,脐水平以下自上向下(图 3-9-7);如腹壁静脉血流向上,提示下腔静脉梗阻(图 3-9-8);如腹壁和胸壁的静脉血流方向向下,提示上腔静脉梗阻(图 3-9-9)。

（四）胃肠型与蠕动波

除腹壁薄或松弛的老年人和极度消瘦者外,正常人腹部一般看不到胃和肠的轮廓及其蠕动波形。

胃肠道梗阻时,梗阻近端的胃或肠段因内容物积聚而饱满隆起,显出各自的轮廓,称为胃型(gastric pattern)或肠型(intestinal pattern),同时伴有该部位蠕动增强,可见蠕动波(peristalsis)。观察蠕动波时,从侧面呈切线方向更佳,也可轻拍腹壁诱发后观察。

胃蠕动波自左肋缘下向右缓慢推进,为正蠕动波,多见于幽门梗阻;有时可见到胃蠕动波自右肋缘下向左运行,则为逆蠕动波。小肠梗阻时,横行排列呈多层梯形的肠型多出现在腹中部,并可见到运行方向不一致、此起彼伏的较大蠕动波。结肠梗阻时,宽大的肠型多出现于腹壁的周边。肠麻痹时,蠕动波消失。

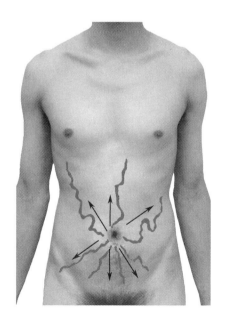

图 3-9-7　门静脉高压时腹壁静脉血流方向示意图

（五）腹壁其他情况

正常人腹部皮肤颜色较暴露部位稍淡,肥胖或经产女性下腹部可见白色条纹,但无皮疹、疝等。

1. 皮疹　常见于某些传染病和药物过敏。如紫癜或荨麻疹可为过敏性疾病全身表现的腹部症状;一侧腹部或腰部沿脊神经走行分布的疱疹,提示带状疱疹。

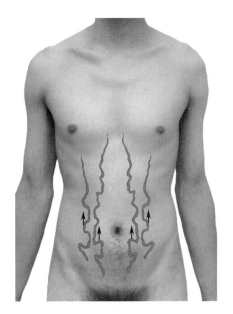

图 3-9-8 下腔静脉梗阻时腹壁静脉血流方向示意图

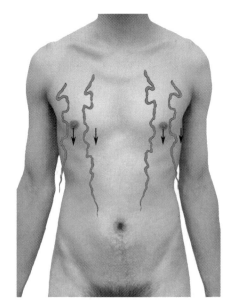

图 3-9-9 上腔静脉梗阻时腹壁静脉血流方向示意图

2. 色素 皮肤皱褶处(腹股沟及系腰带部位)褐色素沉着,可见于肾上腺皮质功能减退(艾迪生病);左腰部皮肤呈蓝色,为血液自腹膜后间隙渗到侧腹壁的皮下所致,即格雷特纳征(Grey-Turner sign),可见于急性出血性胰腺炎和肠绞窄;脐周或下腹壁呈蓝色,为腹腔大出血的卡伦征(Cullen sign),可见于宫外孕破裂等。

3. 腹纹 多分布于下腹部。银白色条纹为腹壁真皮结缔组织因张力增高断裂所致,见于肥胖者或经产妇;妊娠纹出现于下腹部和髂部,下腹部以耻骨为中心略呈放射状,条纹处皮肤较薄,妊娠期呈淡蓝色或粉红色,产后转为银白色并长期存在;下腹部紫纹见于皮质醇增多症,还可见于臀部、股外侧和肩背部。

4. 疝 腹腔内容物经腹壁或骨盆壁间隙或薄弱部分向体表突出而形成腹外疝。脐疝多见于婴幼儿,成人则见于经产妇或大量腹水者;腹股沟疝以男性多见,男性腹股沟斜疝可下降至阴囊,于直立位或咳嗽用力时明显,卧位时可缩小或消失,也可手法还纳;股疝位于腹股沟韧带中部,多见于女性,易发生嵌顿;手术瘢痕愈合不良处可有切口疝。

三、听诊

腹部听诊内容主要有肠鸣音、振水音及血管杂音,全面听诊腹部各区,尤其上腹部、脐部和右下腹。妊娠 5 个月以上的孕妇可在脐下方听诊胎儿心音。

(一) 肠鸣音

肠管内气体和液体随着肠道的蠕动相互之间会发生碰撞,产生的一种断断续续的气过水声(或咕噜声),称为肠鸣音(bowel sound)。肠鸣音可在全腹任何部位被听到,以脐部最清楚。听诊时注意其频率、强度和音调,为准确评估肠鸣音的次数和性质,应在固定部位听诊至少 1 分钟,如未闻及肠鸣音,则应延续至闻及肠鸣音为止或听诊至少 5 分钟。正常肠鸣音每分钟 4~5 次,其频率、强度和音调变异较大,餐后频繁而明显,休息时稀疏而微弱。需要检查者根据经验进行判断。常见的肠鸣音异常改变包括:

1. 肠鸣音活跃 肠鸣音每分钟超过 10 次,音调不特别高亢。见于饥饿状态、急性肠炎、服泻药后或胃肠道大出血等。

2. 肠鸣音亢进 肠鸣音次数增多,且响亮、高亢,甚至呈金属音。见于机械性肠梗阻,主要与肠腔扩张、积气增多导致肠壁极度紧张有关。

3. 肠鸣音减弱 肠鸣音次数明显少于正常,或数分钟才能听到 1 次。见于老年性便秘、腹膜炎、低钾血症及胃肠动力减弱者等。

4. 肠鸣音消失 若持续听诊 3~5 分钟仍未闻及肠鸣音,用手叩拍或搔弹腹部,仍不能闻及肠鸣音者,称为肠鸣音消失。见于急性腹膜炎、电解质紊乱、腹部大手术后或麻痹性肠梗阻。

(二)振水音

受检者仰卧,检查者一耳凑近受检者上腹部或将听诊器放于此处,然后用稍弯曲的手指以冲击触诊法连续迅速冲击受检者上腹部(图 3-9-10),若听到胃内液体与气体相撞击的"咣啷"声,称为振水音(succussion splash)。也可用双手左右摇晃受检者上腹部以闻及振水音。正常人餐后或饮入大量液体时,可出现振水音。清晨空腹或餐后 6~8 小时以上仍能听到振水音,提示胃内有较多液体潴留,见于幽门梗阻和胃扩张等。

(三)血管杂音

正常人腹部一般不能闻及血管杂音,若闻及则有病理意义。血管杂音分为动脉性血管杂音和静脉性血管杂音两种类型。

1. 动脉性血管杂音 呈喷射样。如腹中部闻及收缩期血管杂音,常提示腹主动脉瘤或腹主动脉狭窄。前者可在受检者该部位触及搏动性包块;后者则搏动减弱,下肢血压明显低于上肢血压,甚至有足背动脉搏动消失。如左、右上腹部闻及收缩期血管杂音,应考虑为肾动脉狭窄,可见于年轻的高血压患者。如下腹部两侧闻及血管杂音,常提示髂动脉狭窄(图 3-9-11)。

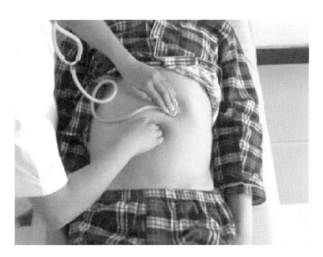

图 3-9-10 振水音检查

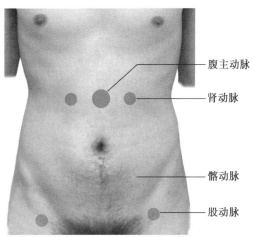

图 3-9-11 腹部动脉性杂音听诊部位

2. 静脉性血管杂音 为连续的嗡鸣声,无收缩期与舒张期之分。常出现于脐周或上腹部,尤其腹壁静脉曲张处,为门静脉高压伴有侧支循环形成所致,见于肝硬化患者。

四、叩诊

腹部叩诊主要用于判断腹腔实质脏器的大小、位置及叩痛,胃肠道充气情况,腹腔内有无积气、积液和肿块等情况。腹部叩诊法包含直接叩诊法和间接叩诊法,间接叩诊法更常用。

(一)腹部叩诊音

正常情况下,除肝脏、脾脏、增大的膀胱和子宫所占据的部位及两侧腹部近腰肌处为浊音或实音外,其余部位均为鼓音。叩诊一般从左下腹开始沿逆时针方向至右下腹,再至脐部,借此可获得腹部叩诊音的总体印象。

鼓音范围明显增大,见于胃肠高度胀气、胃肠穿孔所致气腹或人工气腹。鼓音范围缩小,见于肝、脾或其他实质性脏器极度肿大、腹腔内大量积液或肿瘤时,病变部位叩诊可呈浊音或实音。

（二）肝脏叩诊

1. 肝上、下界叩诊 采用间接叩诊法,嘱受检者平静呼吸,检查者先沿右锁骨中线由肺清音区向下叩诊,叩至清音转为浊音时,即为肝上界,此处相当于被肺覆盖的肝脏顶部,又称肝相对浊音界。由腹部鼓音区沿右锁骨中线向上叩诊,由鼓音转为浊音时,即为肝下界。由于肝脏下缘薄,且与胃肠道重叠,叩得的肝下界比实际肝下界高 1~2cm。若肝缘明显增厚,则两者接近。因此,临床上采用触诊确定肝下界。肝上、下界之间的距离称为肝上下径,为 9~11cm。匀称体型者的肝上界位于右锁骨中线第 5 肋间,下界位于右季肋下缘;瘦长体型者可下移一个肋间;矮胖体型者则可上移一个肋间。

肝浊音界上移可见于各种原因导致右肺容积缩小或腹腔内容物增多,如右肺纤维化、右下肺不张、右肺切除术后、腹部巨大肿物、大量腹水及气腹鼓肠等。肝浊音界下移则主要见于肺气肿、右侧张力性气胸等导致膈肌下移的情况。肝浊音界扩大可见于肝癌、肝脓肿、病毒性肝炎、肝淤血及多囊肝等。也可见于膈下脓肿,因其导致膈肌上移、肝脏下移所致,而肝脏本身并无肿大。肝浊音界缩小可见于肝硬化、急性重型或亚急性重型肝炎、胃肠胀气等。肝浊音界消失,代之以鼓音,多见于急性胃肠道穿孔,因膈下大量气体聚积所致。

2. 肝区叩击痛 采用捶叩法,检查者左手掌平置于受检者肋肝区,右手握拳以轻至中等力量叩击左手背,检查有无肝区叩击痛。正常人肝区无叩击痛。叩击痛阳性见于肝炎、肝脓肿、肝癌、肝淤血等。

（三）移动性浊音叩诊

移动性浊音检查是发现腹腔内有无积液的重要方法。腹水者,液体因重力作用积聚于腹腔低处,故此处叩诊为浊音,而含气的肠管漂浮其上,所处部位叩诊为鼓音。检查时,受检者取仰卧位,自腹中部脐水平向右侧叩诊,由鼓音变为浊音时,叩诊板指固定不动,嘱受检者左侧卧位,稍停留片刻,再度叩诊,若呈鼓音,提示浊音区发生改变,向左侧继续叩诊,由鼓音变为浊音时,叩诊板指固定不动,嘱受检者右侧卧位后稍停留片刻,再度叩诊,以核实浊音是否随体位而变动(图 3-9-12)。这种因体位不同而出现浊音区变动的现象,称为移动性浊音(shifting dullness)。正常人无移动性浊音。若出现移动性浊音,提示腹腔内游离腹水达 1 000ml 以上。

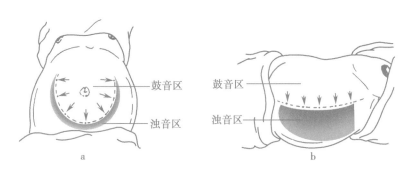

图 3-9-12 **移动性浊音示意图**
a. 仰卧位;b. 侧卧位。

（四）膀胱叩诊

在耻骨联合上方叩诊膀胱区,以判断膀胱充盈的程度。膀胱空虚时,因小肠位于耻骨上方遮盖膀胱,故叩诊呈鼓音,叩不出膀胱的轮廓。当膀胱内有尿液充盈时,耻骨上方叩诊呈圆形浊音区。妊娠的子宫、卵巢囊肿或子宫肌瘤等也可致该区出现浊音。若排尿或导尿后,该浊音区转为鼓音,提示为膀胱充盈所致,借此可与之相鉴别。

（五）肋脊角叩击痛

受检者取坐位或侧卧位，检查者左手掌平置于受检者肋脊角处（肾区），右手握拳以由轻到中等力量叩击左手背。正常人肋脊角处无叩击痛。肋脊角叩击痛阳性常见于肾炎、肾盂肾炎、肾结石及肾周围炎等肾脏病变。

五、触诊

触诊是腹部检查的主要方法。触诊时，受检者取仰卧位，头垫低枕，双手自然置于身体两侧，双腿屈起并稍分开，以放松腹肌，嘱其做平静腹式呼吸。检查者立于受检者右侧，面向受检者，前臂尽量与受检者腹平面在同一水平。先全腹触诊，后脏器触诊。部分受检者因紧张、敏感或怕痒致触诊时腹肌紧张，影响触诊效果。触诊前检查者可先将全手掌置于受检者腹壁上，待其适应片刻，再进行触诊，并一边触诊一边与受检者交谈，以分散其注意力。

全腹触诊时，先浅触诊，后深触诊；一般自左下腹开始，沿逆时针方向至右下腹，再至脐部，依次检查腹部各区。有明确病变者，应先触诊健康部位，再逐渐移向病变区域，以免造成受检者错误的感受。注意边触诊边观察受检者的反应和表情。浅触诊时，用手指掌面轻触腹壁，使腹壁压陷 1cm，用于判断腹壁的紧张度、浅表的压痛、包块、搏动和腹壁上的肿物，如皮下脂肪瘤、结节等。深触诊应使腹壁下陷至少在 2cm 以上，甚至达 4~5cm 以上，包括深压触诊、滑动触诊和双手触诊等。其中，深压触诊用于探查腹腔深部病变的压痛和反跳痛；滑动触诊在被触及的脏器或肿块上做上下、左右的滑动触摸，以感知脏器或肿块的形态与大小；双手触诊常用于肝、脾、肾和腹腔内肿块的检查。

（一）腹壁紧张度

正常人腹壁有一定张力，因年龄、性别和职业而异，一般触之柔软，较易压陷，称腹壁柔软。某些人因为怕痒或者发笑可致腹肌痉挛，称为肌卫增强，属正常现象。某些病理情况可致腹壁紧张度增加或减弱。

1. 腹壁紧张度增加 ①全腹壁紧张度增加：多见于腹腔内容物增加，如腹内积气、腹水或巨大腹腔肿块等，表现为腹壁张力增加，但无腹肌痉挛，无压痛。如腹壁明显紧张，触之硬如木板，称板状腹（board-like rigidity），见于急性胃肠道穿孔或脏器破裂所致的急性弥漫性腹膜炎，为炎症刺激引起腹肌痉挛的表现。腹壁柔韧而具抵抗力，不易压陷，称为揉面感或柔韧感（dough kneading sensation），见于结核性腹膜炎、癌性腹膜炎及其他慢性病变等。②局部腹壁紧张度增加：常见于腹腔脏器炎症波及腹膜所致，如急性胆囊炎可致右上腹壁紧张，急性胰腺炎可致上腹或左上腹腹壁紧张，急性阑尾炎可致右下腹壁紧张。

2. 腹壁紧张度减弱 多因腹肌张力减弱或消失所致。全腹壁松弛无力，失去弹性，多见于慢性消耗性疾病、大量放腹水后、严重脱水或年老体弱者。局部腹壁松弛无力，失去弹性，见于局部的腹肌瘫痪或缺陷，如腹壁疝。

（二）压痛与反跳痛

正常腹部触摸时不引起疼痛，深压时仅有一种压迫感。

1. 压痛 由浅入深触压腹部引起的疼痛，称为腹部压痛（abdominal tenderness），由腹腔脏器炎症、肿瘤、淤血、破裂、扭转以及腹膜受刺激等所致。压痛的部位常提示相关脏器发生病变，如右上腹压痛多见于肝胆疾病，左上腹压痛多见于胃部疾病，右下腹压痛多见于盲肠、阑尾、女性右侧卵巢以及男性右侧精索病变等（图 3-9-13）。局限于一点的压痛称为压痛点，一些位置较固定的压痛点，常反映特定的疾病，如位于右锁骨中线与肋缘交界处的胆囊点压痛为胆囊病变的标志，位于脐与右髂前上棘连线中、外 1/3 交界处的麦氏点（McBurney point）压痛为阑尾病变的标志。

2. 反跳痛 触诊腹部出现压痛后，压于原处稍停片刻，待压痛感觉趋于稳定后，迅速将手抬起，若受检者感觉疼痛骤然加重，并伴有痛苦表情或呻吟，称为反跳痛（rebound tenderness）。反跳痛是腹膜壁层受炎症累及的征象，多见于急、慢性腹膜炎。腹膜炎患者腹肌紧张、压痛常与反跳痛并存，称为

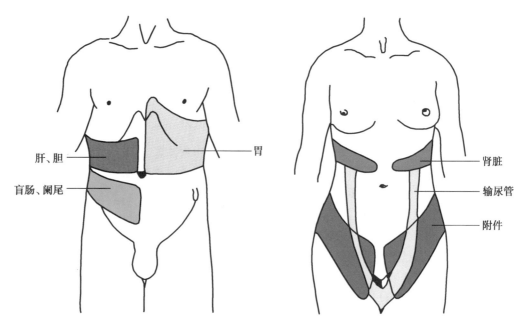

图 3-9-13 **腹部常见疾病的压痛部位**

腹膜刺激征（peritoneal irritation sign），也称腹膜炎三联征。

（三）肝脏触诊

肝脏触诊时，除保持腹壁放松外，应嘱受检者做深而均匀的腹式呼吸，以使肝脏随膈肌运动而上下移动。触诊时，最敏感的触诊部位为示指前端指腹，非指尖部位。可用单手或双手触诊法。

1. **单手触诊法** 较为常用，检查者将右手平放于右锁骨中线上估计肝下缘的下方，4 指并拢，掌指关节伸直，示指前端的桡侧与肋缘平行或示指与中指的指端指向肋缘，紧密配合受检者的呼吸运动进行触诊。受检者深呼气时，腹壁松弛下陷，指端随之压向深部；深吸气时，腹壁隆起，手指缓慢抬起，指端朝肋缘向上迎触随膈肌下移的肝缘。如此反复，自下而上逐渐触向肋缘，直到触及肝缘或肋缘为止（图 3-9-14a）。以同样的方法于前正中线上触诊肝左叶。

2. **双手触诊法** 检查者右手位置同单手法，左手手掌置于受检者右腰部，将肝脏向上托起，拇指张开置于右季肋部，限制右下胸扩张，以增加膈肌下移的幅度，使吸气时下移的肝脏更易被触及（图 3-9-14b）。

3. **钩指触诊法** 适用于儿童和腹壁较薄软者，检查者站于受检者右肩旁，面向足趾，将右手掌放

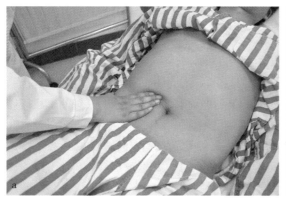
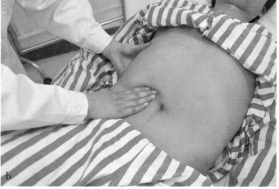

图 3-9-14 **肝脏触诊**
a. 单手触诊法；b. 双手触诊法。

Note:

在右前胸下部,右手除拇指外第 2~5 指并拢并弯曲成钩状,嘱受检者做腹式呼吸运动,检查者随着受检者深吸气进一步屈曲指关节,以便于手指触及下移肝脏的下缘。

值得注意的是:①吸气时手指上抬的速度一定要落后于腹壁的抬起,便于触及随膈肌下移的肝脏;②检查腹肌发达者时,检查者右手宜置于腹直肌外缘稍外处向上触诊,否则肝缘被腹直肌掩盖而不能触及,或者将腹直肌肌腱误以为是肝缘;③肝脏明显肿大但未能触及时,提示可能触诊起始的位置过高,始终在肝脏上面触诊,应下移起始部位,重新触诊。

知 识 拓 展

浮沉触诊法

如遇大量腹水患者,深部触诊不能触及肝脏、脾脏或腹部包块时,可采用浮沉触诊法。浮沉触诊法也称冲击触诊法,即检查者右手中间三个手指并拢,以 70°~90° 角在拟触诊的部位,如肝缘附近做数次急速而有力的冲击动作,指端会有受冲击的腹腔组织脏器浮沉的感觉(图 3-9-15)。急速冲击时,使腹腔脏器或包块表面的腹水暂时移除,因而易于触及。

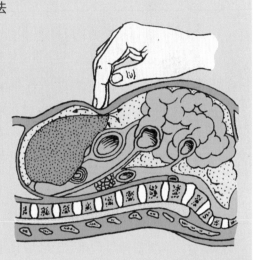

图 3-9-15　浮沉触诊法

触及肝脏时,应注意其大小、质地、边缘与表面状态、有无压痛等。

1. **大小** 正常人在右锁骨中线肋缘下一般触不到肝脏,少数可触及,但其下缘于深吸气末肋下不超过 1cm,剑突下不超过 3cm。超出上述标准,且肝上界正常或升高,提示肝大。弥漫性肝肿大多见于肝炎、脂肪肝、白血病、血吸虫病等;局限性肝肿大多见于肝脓肿、肝肿瘤及肝囊肿等。肝脏缩小见于急性重型肝炎、门脉性肝硬化晚期。

2. **质地** 一般将肝脏质地分为质软、质韧和质硬 3 级。正常肝脏质软,如触口唇;质韧者,如触鼻尖,见于慢性肝炎及肝淤血;急性肝炎及脂肪肝者质地稍韧;肝硬化质硬,肝癌者质地最坚硬,如触前额。肝脓肿或囊肿有液体时呈囊性感,大而表浅者可能触到波动感(fluctuation)。

3. **边缘与表面状态** 正常肝脏表面光滑、边缘整齐、厚薄一致。肝脏边缘钝圆,见于肝淤血、脂肪肝;肝脏表面高低不平呈大结节状,边缘厚薄不一,见于肝癌;肝脏表面呈不均匀的结节状,边缘锐薄不整齐,见于肝硬化。

4. **压痛** 正常肝脏无压痛。肝炎或肝淤血时,可因肝包膜有炎症反应或受到牵拉而有压痛,叩击时可有叩击痛。

当右心衰竭引起肝脏淤血肿大时,用手压迫肿大的肝脏,使回心血量增加,已充血的右心房不能接受回心血液而使颈静脉压上升,表现为颈静脉怒张更明显,称为肝 - 颈静脉回流征(hepatojugular reflux sign)阳性(图 3-9-16)。若有颈静脉怒张明显者,应抬高床头,使其充盈水平降低至颈根部,以便于观察压迫肝脏后的变化。

(四)脾脏触诊

一般采取双手触诊。受检者仰卧,屈膝屈髋,检查者左手绕过受检者腹前方,将手掌置于其左胸下部第 9~11 肋处,将脾脏由后向前托起,右手掌平置于脐部,与肋弓大致成垂直方向,如同肝脏触诊,配合呼吸,迎触脾脏,直至触及脾缘或左肋缘为止(图 3-9-17)。脾脏轻度肿大时,仰卧位不易触及,需采取侧卧位触诊。嘱受检者取右侧卧位,右下肢伸直,左下肢屈曲,此时脾脏随之下移且更接近于腹壁而容易触及。脾脏明显肿大且位置较为表浅时,单手触诊即可查到。

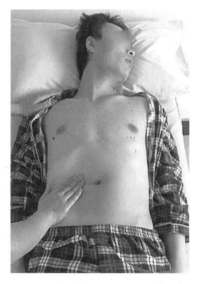
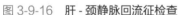
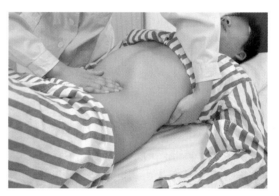

图 3-9-16　肝 - 颈静脉回流征检查　　　　图 3-9-17　脾脏触诊

正常脾脏位于左季肋区,相当于第 9~11 肋的深面,肋缘下不能触及。内脏下垂、左侧胸腔积液或积气等致膈肌下降时,脾脏可随之向下移位,深吸气时可在肋缘下触及脾脏边缘。除上述原因外,触及脾脏则提示脾大(splenomegaly)至正常 2 倍以上。触及脾脏后,应进一步判断其大小、质地、表面情况及有无压痛等。

临床上多采用第Ⅰ线、第Ⅱ线和第Ⅲ线测量描述脾脏的大小,以厘米(cm)为单位。第Ⅰ线测量,又称为甲乙线,为左锁骨中线与左肋缘交点至脾下缘的距离。轻度脾大时,只做第Ⅰ线测量。第Ⅱ线测量,又称为甲丙线,为左锁骨中线与左肋缘交点至脾脏最远点(脾尖)的距离。第Ⅲ线测量,又称为丁戊线,为脾右缘至前正中线的最大距离。若高度脾大向右超过前正中线,第Ⅲ线测量以"+"表示;若未超过前正中线,则以"－"表示(图 3-9-18)。

临床上根据脾下缘至肋下缘的距离,将脾大分为轻、中、高三度。深吸气末,脾缘不超过肋下 2cm,为轻度脾大,质地多较柔软,见于急、慢性肝炎及伤寒等;脾缘超过肋下 2cm,但在脐水平线以上者,为中度脾大,质地一般较硬,见于肝硬化、慢性淋巴细胞白血病、淋巴瘤等;脾缘超过脐水平线或向右超过前正中线,为高度脾大,即巨脾,表面光滑者多见于慢性粒细胞白血病、慢性疟疾等,表面不平有结节者多见于淋巴瘤或恶性组织细胞病等。

(五) 胆囊触诊

正常情况下,胆囊隐藏于肝脏的胆囊窝内,不能触及。

1. **胆囊肿大(gallbladder enlargement)**　肿大的胆囊超过肝缘及肋缘时,可在右肋缘下的腹直肌外缘处触及。肿大的胆囊一般呈梨形或卵圆形,表面光滑,张力较高,随呼吸上下移动。若肿大的胆囊呈囊性感并有明显压痛,常见于急性胆囊炎;呈囊性感无压痛,见于壶腹周围癌;有实性感且伴轻度压痛,见于胆囊结石或胆囊癌;胆囊明显肿大,无压痛、黄疸逐渐加深,称为库瓦西耶征(Courvoisier sign)阳性,见于胰头癌。

2. **胆囊触痛与墨菲征阳性**　有时胆囊有炎症,但尚未肿大或虽已肿大而未达肋缘下,此时虽不能触及胆囊,但可探测胆囊触痛。检查者将左手掌平置于受检者的右肋缘部位,以拇指指腹勾压于右肋缘与腹直肌外缘交界处(胆囊点),然后嘱受检者缓慢深吸气,吸气过程中有炎症的胆囊下移碰到用力按压的拇指时,即可引起疼痛,此为胆囊触痛,若因剧烈疼痛而致吸气中止,称为墨菲征(Murphy sign)阳性(图 3-9-19)。

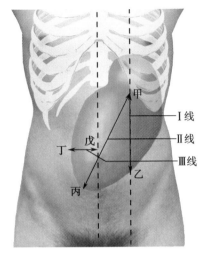

图 3-9-18 脾大测量法示意图

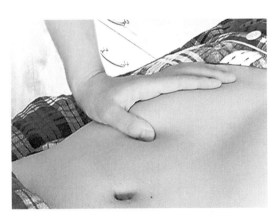

图 3-9-19 墨菲征检查法

(六)膀胱触诊

膀胱触诊多采用单手滑动触诊法。受检者仰卧,双下肢屈曲,检查者以右手自脐开始向耻骨联合方向触摸。正常膀胱空虚时隐于盆腔内,不易触及。当膀胱因过多尿液积聚,充盈胀大,超出耻骨联合上缘时,方可在下腹部触及。触诊特点为增大的膀胱呈扁圆形或圆形,触之囊性感,不能用手推动,按压时受检者感到憋胀,有尿意。极度充盈时,触之质硬,但光滑。膀胱胀大常见于尿路梗阻、脊髓病,也可见于昏迷、腰椎或骶椎麻醉后、手术后局部疼痛者。

相关护理诊断 / 问题

1. **营养失调:低于机体需要量:舟状腹** 与慢性消耗性疾病有关;与严重腹泻和呕吐有关。
2. **急性疼痛:板状腹** 与胃肠道穿孔所致的急性腹膜炎有关。
3. **便秘:肠鸣音减弱** 与排便习惯不规律有关;与低钾血症所致肠蠕动减弱有关;与腹部包块压迫肠腔有关。
4. **腹泻:肠鸣音活跃** 与急性胃肠炎有关;与服用泻药有关。
5. **尿潴留:膀胱区叩诊浊音** 与尿道梗阻有关。
6. **体液过多:移动性浊音阳性** 与肝硬化所致的腹水有关。

(刘扣英)

第十节 肛门、直肠与男性生殖器检查

一、肛门与直肠检查

肛门与直肠的检查方法以视、触诊为主,辅以内镜检查。肛门与直肠的检查方法简便,常能发现很多有价值的体征。

(一)检查体位

肛门和直肠的检查时应根据需要选择适宜的体位。常用的检查体位有如下几种:

1. **肘膝位**(genucubital position) 受检者两肘关节屈曲,置于检查台上,两膝关节屈曲成直角跪于检查台上,胸部尽量靠近检查台,臀部抬高。此体位适用于检查前列腺、精囊,也用于内镜检查(图 3-10-1)。

2. **左侧卧位**(left recumbent position) 受检者左侧卧于检查台上,左腿伸直,右腿向腹部屈曲,检查者位于其背后进行检查。此体位适用于女性、病重和年老体弱者(图 3-10-2)。

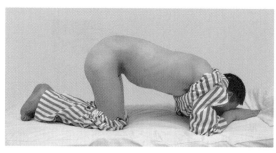

图 3-10-1 **肘膝位**

图 3-10-2 **左侧卧位**

3. **仰卧位或截石位**(lithotomy position) 受检者仰卧于检查台上,臀部垫高,两腿屈曲、抬高并外展。此体位适用于膀胱直肠窝的检查,亦可进行直肠双合诊,即右示指在直肠内、左手在下腹部,双手配合,以检查盆腔脏器或病变情况。

4. **蹲位**(kneeling squatting position) 嘱受检者下蹲,屏气向下用力。此体位适用于检查直肠脱垂、内痔及直肠息肉等。

肛门与直肠检查的结果及其病变部位按时钟方向记录,并要注明检查时受检者所取体位,如肘膝位时,肛门后正中点为 12 点钟,前正中点为 6 点钟,而仰卧位的时钟位则与此相反。

(二) 视诊

检查者用手分开受检者臀部,观察肛门及其周围皮肤的颜色与皱褶,正常肛门颜色较深,皱褶呈放射状,肛门周围皮肤完整。主要观察周围有无皮肤损伤、黏液、脓血、溃疡、脓肿、外痔、肛裂及瘘管口等。常见异常如下:

1. **肛门外伤及感染** 肛门有创口或瘢痕,多见于外伤与手术;肛门周围有红肿及压痛,见于肛门周围脓肿(perianal abscess)。

2. **肛裂**(anal fissure) 肛管下段(齿状线以下)深达肌层的纵行及梭形裂口或感染性溃疡,称为肛裂。患者自觉排便时疼痛,排出的粪便周围可附有少许鲜血。检查时常可见裂口,触诊有明显触压痛。

3. **痔**(hemorrhoid) 为肛管边缘或直肠下部的静脉丛扩大和曲张形成的静脉团。多见于成人年,患者常有大便带血、痣块脱出、疼痛或瘙痒感。肛门外口(齿状线以下)见紫红色柔软包块,表面为肛管皮肤覆盖者称为外痔(external hemorrhoid);肛门内口(齿状线以上)查及柔软紫红色包块,表面为直肠黏膜覆盖者称为内痔(internal hemorrhoid),常随排便突出于肛门口外;兼有内痔和外痔表现者称为混合痔(mixed hemorrhoid)。

4. **肛门直肠瘘** 简称肛瘘(archosyrinx),是直肠、肛管与肛门周围皮肤相通的瘘管,多为肛管或直肠脓肿与结核所致,不易愈合。肛瘘有内口和外口,内口在直肠或肛管内,瘘管经肛门软组织开口于肛门周围皮肤。检查时可见肛门周围皮肤有瘘管开口,有时有脓性分泌物流出,直肠或肛管内可见瘘管的内口或伴有硬结。

5. **直肠脱垂**(proctoptosis) 又称脱肛(retal prolapse),指肛管、直肠或乙状结肠下端的肠壁,部分或全层向外翻而脱出于肛门外。检查时嘱患者取蹲位,观察肛门外有无突出物。突出物呈紫红色球状,做屏气排便动作时更易看到,为直肠部分脱垂(黏膜脱垂),停止排便时突出物常可回复至肛门内;突出物呈椭圆形块状,表面有环形皱襞,为直肠完全脱垂(直肠壁全层脱垂),停止排便时不易回复。

（三）触诊

肛门或直肠的触诊称为肛门或直肠指诊,简称肛诊。此检查法不仅对肛门直肠的病变,而且对盆腔的其他疾病,如前列腺与精囊病变、子宫及输卵管病变等,都具有重要的诊断价值。触诊时,受检者根据检查目的可取肘膝位、左侧卧位或仰卧位。检查者右手戴手套或仅右手示指带指套,涂适量肥皂液、凡士林或液状石蜡等润滑剂。触诊的示指先在肛门口轻轻按摩,待受检者肛门括约肌放松后,再将手指徐徐插入肛门、直肠内。先检查肛门及括约肌的紧张度,再检查肛管及直肠的内壁。触诊直肠内壁时,注意有无压痛及黏膜是否光滑,有无肿块及波动感。观察指诊后指套表面有无血液、脓液或黏液。正常直肠指诊肛管和直肠内壁柔软、光滑,无触痛和包块。

知 识 拓 展

直肠触诊的注意事项

一般直肠可扪及的长度为 7~7.5cm,若向内压有效长度可增至 9~10cm;若由肘膝位改为膝直立位,在增加腹压下常可达 11~12cm。手指触诊长度与受检者的体位及松弛程度有关。有学者认为右侧卧位比左侧卧位能扪到较高部位的肿块。因左侧卧位时,乙状结肠坠入左髂窝,远离手指;而在右侧卧位,乙状结肠退后,与手指接近,容易扪到较高部位的肿块。

直肠指诊常见的异常改变如下:①触痛,常较剧烈,见于肛裂和感染;②触痛伴有波动感,见于肛门、直肠周围脓肿;③触及柔软、光滑而有弹性的包块,多为直肠息肉(proctopolypus);④触及坚硬凹凸不平的包块,应考虑直肠癌;⑤指诊后指套表面带有黏液、脓液或血液,提示有炎症或伴有组织破坏,必要时应取其涂片作镜检或细菌学检查,以助诊断。

二、男性生殖器

男性生殖器官包括外生殖器阴茎及阴囊,以及内生殖器前列腺和精囊等(图 3-10-3)。检查时受检者暴露外阴部,双下肢取外展位,采用视诊与触诊相结合的方法,先检查外生殖器,后检查内生殖器。

（一）外生殖器

1. 阴茎(penis) 为前端膨大的圆柱体,分龟、体、尾 3 个部分。阴茎的皮肤在冠状沟前向内翻转覆盖在阴茎头上称为包皮(prepuce, foreskin)。尿道口位于龟头正中前下方。

（1）包皮:正常成人包皮不应遮盖尿道口,上翻后可露出阴茎头。检查包皮时注意其有无过长或包茎。包皮长过阴茎头但上翻后能露出阴茎头,称为包皮过长(redundant prepuce),易引起炎症或包皮嵌顿,甚至成为阴茎癌重要的致病因素之一;包皮上翻后不能露出阴茎头或尿道口,称为包茎(phimosis),多由先天性包皮狭窄或炎症后粘连所致。

（2）阴茎:正常成人阴茎长 7~10cm,阴茎头和冠状沟表面光滑红润、无红肿和结节。检查

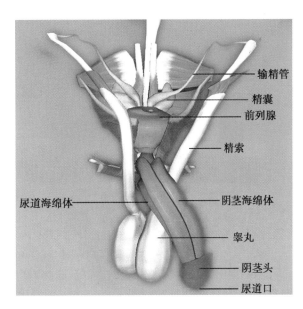

图 3-10-3 **男性生殖器组成示意图**

输精管
精囊
前列腺
精索
尿道海绵体
阴茎海绵体
睾丸
阴茎头
尿道口

Note:

阴茎时注意其大小。成人阴茎<4cm,呈婴儿型阴茎,为阴茎过小,见于垂体功能或性腺功能不全患者;儿童阴茎过大呈成人型阴茎,见于性早熟。翻开包皮检查阴茎头有无红肿、溃疡、分泌物、肿块。如有硬结伴暗红色溃疡或菜花状,易出血、恶臭,应怀疑阴茎癌。冠状沟处有单个椭圆形质硬溃疡称为下疳(chancre),愈合后留有瘢痕,此征对诊断梅毒有重要价值。阴茎头部出现淡红色小丘疹融合成蕈样,呈乳头状突出,多为尖锐湿疣。

(3) 尿道口:检查时用双手拇指和示指将受检者尿道分开,可视诊尿道前端的开口内 1~2mm,正常尿道口黏膜红润、无分泌物,无触痛或压痛。尿道口红肿,附着分泌物或有溃疡,伴触痛,多见于感染所致的尿道炎。尿道出口位置异常,如尿道口开口于阴茎腹面为尿道下裂,排尿时,裂口处常有尿液溢出。

2. 阴囊(scrotum) 是腹壁的延续部分,囊壁由多层组织构成,由中间的隔膜分为左右 2 个囊腔,每个囊腔内含有睾丸、附睾和精索。检查时受检者可取站立位或仰卧位,两腿稍分开。先视诊再触诊。

(1) 阴囊皮肤与外形:视诊时要将阴囊抬起以便能看到后面,注意阴囊颜色,有无皮疹、水肿等。正常阴囊皮肤呈深褐色,多皱褶。触诊时检查者将双手的拇指置于受检者阴囊前面,其余手指放在阴囊后面,起托护作用,双手同时触诊,以资对比(图 3-10-4)。阴囊常见的异常改变包括:①阴囊水肿。阴囊皮肤常因水肿而紧绷,可为全身性水肿的一部分,如肾病综合征。也可为局部因素所致,如局部炎症或过敏反应、静脉血液回流受阻等。②阴囊象皮肿。阴囊肿胀,皮肤粗糙、增厚呈象皮样,见于血丝虫病引起的淋巴管炎或淋巴管阻塞。③阴囊疝。肠管或肠系膜等腹腔内器官,经腹股沟管下降至阴囊内的腹股沟斜疝。表现为一侧或双侧阴囊肿大,触之有囊样感。④鞘膜积液。阴囊肿大,触之无痛,有水囊样感,且总是在睾丸的前方。鞘膜积液时透光试验阳性,而阴囊疝或睾丸肿瘤则为阴性,可作鉴别。透光试验于暗室内进行,检查者将笔形电筒贴紧阴囊的皮肤,从肿块或囊肿的后方向前照射,自前方观察(图 3-10-5)。鞘膜腔积液时阴囊呈橙红色、均质的半透明状,阴囊疝或睾丸肿瘤则不透光。⑤阴囊湿疹。阴囊皮肤增厚呈苔藓样并有小片鳞屑,或皮肤呈暗红色、糜烂,有大量浆液渗出,有时形成软痂,伴有顽固性奇痒。

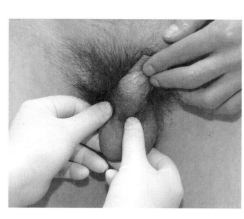

图 3-10-4　阴囊触诊

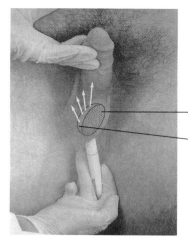

睾丸:不透光部分

积液:透光部分

图 3-10-5　阴囊透光试验

(2) 睾丸(testis):成人睾丸呈椭圆形,长约 5cm,厚 2~3cm,表面光滑柔韧。一般左侧较右侧略低,均降入阴囊中,无肿大和增生。检查时应注意大小、形状、硬度及有无触压痛等,并作两侧对比。睾丸急性肿痛、且压痛明显者,多为外伤、急性睾丸炎、流行性腮腺炎或淋病等炎症所致,慢性肿痛多由结核引起。一侧睾丸肿大、质硬并有结节,应考虑睾丸肿瘤。睾丸过小常由先天性或内分泌异常所致,

Note:

如肥胖性生殖无能症等。如果睾丸未降入阴囊内而在腹腔、腹股沟管内或阴茎根部、会阴部等处触及者，称为隐睾症(cryptorchism)，以一侧为多，也有双侧者。无睾丸常见于性染色体数目异常所致的先天性无睾症，可为单侧或双侧。双侧无睾丸症患者生殖器官及第二性征均发育不良。

(3) 附睾(epididymis)：为贮存精子和促进精子成熟的器官，位于睾丸后外侧。正常情况下触诊左、右侧附睾的大小和形态对称，无结节和压痛。慢性附睾炎时可触及附睾肿大，有结节，稍有压痛；急性炎症时肿痛明显，并发急性睾丸炎时睾丸也肿大。若触及附睾呈结节状之硬块，并伴有输精管增粗且呈串珠状，多为附睾结核。结核灶可与阴囊皮肤粘连，破溃后形成瘘管不易愈合。

(4) 精索(spermatic cord)：位于附睾上方，在左、右阴囊腔内各有一条，由输精管、提睾肌等组成，正常为柔软的索条状圆形结构，质韧无压痛。触诊输精管呈串珠样改变，见于输精管结核；若有挤压痛且局部皮肤红肿，多为精索急性炎症；靠近附睾的精索触及硬结，常由丝虫病所致；精索有蚯蚓团样感，则为精索静脉曲张的特征。

(二) 内生殖器

1. 前列腺(prostate)　位于膀胱下方，耻骨联合后约2cm处，椭圆形，上端宽、下端窄小，后面较平坦，左右各一，紧密相连。尿道从前列腺中纵行穿过，排泄管开口于尿道前列腺部。检查前排空膀胱。检查时受检者取站立弯腰体位、仰卧位、右侧卧位或肘膝卧位。检查者戴好指套，涂润滑剂，徐徐插入肛门，向腹侧触诊(图3-10-6)。触诊时，注意前列腺的大小、质地、活动度、表面是否光滑，有无结节或压痛，左、右叶和中间沟等结构有否变浅或消失。正常成人前列腺距肛门4cm，直径不超过4cm，突出于直肠小于1cm，质韧而有弹性，无压痛，左、右两叶大小及形态对称，其间可触及中间沟。

前列腺中间沟变浅或消失，表面光滑、质韧，无压痛及粘连者见于老年人前列腺增生，常有排尿困难或不畅。肿大并有明显压痛者多见于急性前列腺炎。前列腺肿大、无压痛，表面不平呈结节状，质地坚硬者多为前列腺癌。

2. 精囊(seminal vesicle)　位于前列腺上方。正常精囊光滑柔软，直肠指诊时不易触及。精囊病变常继发于前列腺，如前列腺炎或积脓累及精囊时，精囊可触及条索状肿胀并有压痛。前列腺癌累及精囊时，精囊可触到不规则的硬结。

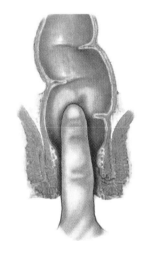

图 3-10-6　前列腺触诊

相关护理诊断 / 问题

1. 久坐的生活方式：痔疮　与工作繁忙 / 缺乏锻炼意识有关。
2. 排尿障碍：前列腺肿大　与前列腺增生有关。
3. 皮肤完整性受损：肛裂 / 痔疮　与长期便秘有关。

(张立力)

第十一节　脊柱、四肢与关节检查

一、脊柱

脊柱是维持人体正常姿势、支撑体重的重要支柱。作为躯体活动的枢纽，其内有重要的脊髓和神经。脊柱由 7 个颈椎、12 个胸椎、5 个腰椎、5 个骶椎和 4 个尾椎组成。为了明确病变的位置，首先应了解各椎骨的体表标志。从枕骨结节向下，第一个触及的是第 2 颈椎棘突；第 7 颈椎棘突特别长，颈前屈时更明显；将双上肢垂于体侧，两肩胛冈内端的连线通过第 3 胸椎的棘突，棘突下缘约平第 3、

4 胸椎间隙;两肩胛下角的连线通过第 7 胸椎棘突,相当于第 8 胸椎椎体;双侧髂嵴最高点的连线,一般通过第 4 腰椎椎体下部或第 4、5 腰椎间隙;双侧髂后上棘的连线通过第 5 腰椎与第 1 骶椎棘突之间。

脊柱病变主要表现为局部疼痛、活动受限以及姿势或形态异常等。脊柱检查时,受检者可取立位或坐位,按照视诊、触诊和叩诊的顺序进行,检查中注意其弯曲度、活动度、有无畸形、压痛和叩击痛等。

（一）视诊

1. 脊柱的弯曲度　正常人直立时,脊柱从侧面观察有呈"S"形的 4 个生理弯曲,即颈椎段稍向前凸,胸椎段稍向后凸,腰椎段明显前凸,骶椎段明显后凸。

检查时,检查者从侧面视诊脊柱的各部形态,了解有无前凸或后凸畸形,从背面视诊有无侧凸畸形。轻度侧凸时需借助触诊确定,检查方法是检查者用手指沿脊柱的棘突尖自上向下稍用力划压,划压后皮肤出现一条红色充血痕,以此痕为标准,观察脊柱有无侧凸。临床常见异常改变如下:

（1）脊柱后凸(kyphosis):指脊柱过度后弯,也称为驼背(gibbus),多发生于胸椎段,常见于佝偻病、脊柱结核、强直性脊柱炎、脊椎退行性变、胸椎骨折等。

（2）脊柱前凸(lordosis):指脊柱的矢面上前方的凸弯,多发生于腰椎段。表现为腹部明显向前突出,臀部明显向后突出,多见于晚期妊娠、大量腹水、腹腔巨大肿瘤、先天性髋关节后脱位等。

（3）脊柱侧凸(scoliosis):指脊柱离开后正中线向左或右偏移,侧凸严重时可出现肩部及骨盆畸形。侧凸可发生于胸段、腰段脊柱,也可表现为胸腰段联合侧凸。根据脊柱侧凸的性状可将其分为姿势性和器质性两种类型。①姿势性侧凸(posture scoliosis):脊柱无结构异常,其早期弯曲度多不固定,可因改变体位(如平卧位或向前弯腰时)使侧凸纠正,多见于儿童发育期坐位或立位姿势不良、椎间盘突出症、脊髓灰质炎后遗症等。②器质性侧凸(organic scoliosis):改变体位不能使侧凸纠正,多见于先天性脊柱发育不良、肌肉麻痹、营养不良、慢性胸膜肥厚、胸膜粘连、肩部或胸廓畸形等。

2. 脊柱活动度　正常人脊柱各部位的活动范围明显不同,以颈椎段、腰椎段的活动范围较大,胸椎段活动范围小,骶椎和尾椎因融合成骨块状而几乎无活动性。

检查脊柱活动度时,嘱受检者分别做前屈、后伸、左右侧弯、旋转等动作,观察脊柱的活动情况(图 3-11-1)。检查颈椎活动度时,应固定受检者双肩,使躯干不参与运动;检查腰椎活动度时,应固定受检者臀部,使髋关节不参与运动。已有脊柱外伤可疑骨折或关节脱位者,应避免脊柱活动,防止损伤脊髓。

正常人颈、胸、腰椎及全脊柱活动范围参考值见图 3-11-1 和表 3-11-1。

表 3-11-1　颈、胸、腰椎及全脊柱活动范围

部位	前屈	后伸	左右侧弯	旋转度（一侧）
颈椎	35°~45°	35°~45°	45°	60°~80°
胸椎	30°	20°	20°	35°
腰椎	75°~90°	30°	20°~35°	30°
全脊柱	128°	125°	73.5°	115°

注:由于年龄、运动训练以及脊柱结构差异等因素,脊柱活动范围存在较大的个体差异。

脊柱各段活动度不能达到正常范围,出现疼痛甚至僵直,称为活动受限。颈椎段活动受限常见于:①颈部肌纤维组织炎及韧带受损;②颈椎病;③结核或肿瘤浸润;④颈椎外伤、骨折或关节脱位等。腰椎段活动受限常见于:①腰部肌纤维组织炎及韧带受损;②腰椎椎管狭窄;③椎间盘突出;④腰椎结核

Note:

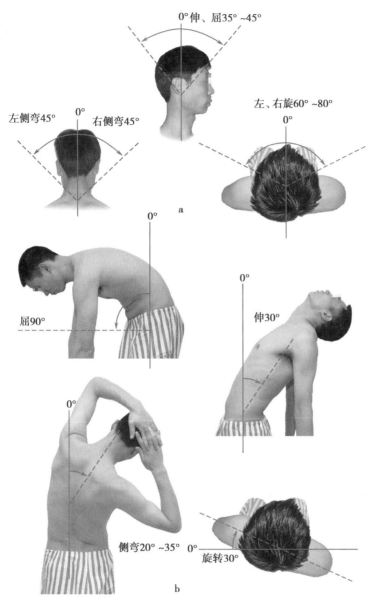

图 3-11-1 脊柱活动度示意图
a. 颈椎;b. 腰椎。

或肿瘤;⑤腰椎骨折或脱位等。

(二)触诊

嘱受检者取端坐位,身体稍向前倾,检查者用右手拇指从枕骨粗隆开始自上而下逐个按压脊椎棘突及椎旁肌肉。正常情况下,每个棘突及椎旁肌肉均无压痛。如有压痛,提示压痛部位可能有病变,以第 7 颈椎棘突为标志计数病变椎体的位置。

脊柱压痛常见于脊柱结核、椎间盘突出症、外伤或骨折等;若腰椎两旁肌肉压痛,常见于腰背肌纤维炎或劳损。

(三)叩诊

1. 直接叩击法 检查者用叩诊锤或中指垂直叩击各椎体的棘突(图 3-11-2a),询问有无疼痛,多用于胸椎和腰椎的检查;颈椎疾病,尤其是颈椎骨关节损伤时,因颈椎位置深,一般不用此方法检查。

2. 间接叩击法 嘱受检者取坐位,检查者将左手掌置于受检者头顶部,右手半握拳以小鱼际肌部位叩击左手背(图 3-11-2b),询问其脊柱各部位有无疼痛。

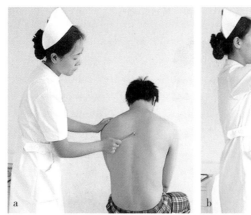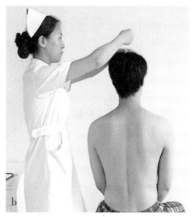

图 3-11-2 脊柱叩击痛检查

a. 直接叩击法；b. 间接叩击法。

正常脊柱无叩击痛。叩击痛阳性见于脊柱结核、脊椎骨折、椎间盘突出症等。叩击痛的部位多为病变所在部位。颈椎病或颈椎间盘突出症患者，间接叩诊时可出现上肢放射痛。

二、四肢与关节

四肢与关节的检查内容包括四肢与关节的形态和运动。检查方法以视诊和触诊为主，两者互相配合，特殊情况下采用叩诊和听诊。

（一）四肢与关节形态

四肢与关节形态检查主要包括肢体的长度、形态及各关节的形态等。

1. 上肢

（1）长度与外形：嘱受检者双上肢向前、手掌并拢，观察比较其长短粗细，注意双侧是否一致，有无肿胀、萎缩等。必要时，可用尺测量其长度及周径。全上肢长度为肩峰至中指指尖的距离，上臂长度为肩峰至尺骨鹰嘴的距离，前臂长度为尺骨鹰嘴至尺骨茎突的距离。正常情况下，双上肢长度基本一致。双上肢长度不一，见于先天性短肢畸形、关节脱位、骨折重叠等。当肩关节脱位时，患侧上臂长于健侧；肱骨颈骨折时，患侧上臂则短于健侧。

（2）肩关节：嘱受检者脱去上衣，取坐位，检查者观察其双肩外形。肩关节异常包括：①方肩，即肩关节弧形轮廓消失，肩峰突出，见于肩关节脱位或三角肌萎缩；②耸肩，即两肩关节一高一低，短颈耸肩，见于先天性肩胛高耸症及脊柱侧弯；③肩章状肩，即锁骨骨折致远端下垂，使该侧肩下垂，肩部突出畸形如戴肩章状，见于外伤性肩锁关节脱位致锁骨外端过度上翘。

（3）肘关节：正常人肘关节伸直时，肱骨内、外上髁与尺骨鹰嘴位于一直线，屈肘 90° 时，此三点成一等腰三角形，称为肘后三角（Hüter 三角）（图 3-11-3）。肘部骨折、脱位可引起肘关节外形改变，如髁上骨折时，肱骨下端向前移位，可见肘窝上方突出；桡骨头脱位时，肘窝外下方向桡侧突出；肘关节后脱位时，鹰嘴向肘后方突出，Hüter 三角解剖关系改变，受检者屈肘时较易扪及。若肱骨外上髁出现压痛，称"网球肘"；当内上髁有压痛时，则称"高尔夫肘"，见于肌腱炎症或损伤。检查时应注意双侧肘关节和肘窝部是否饱满、肿胀，肘关节积液和滑膜增生常出现肿胀；还要注意肘关节周围皮肤温度，有无肿块和肱动脉搏动，桡骨小头是否压痛，滑车淋巴结是否肿大。

（4）腕关节与手：手的功能位为腕背伸 30° 并稍偏向尺

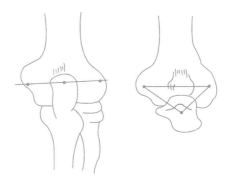

图 3-11-3 肘后三角

侧,拇指外展并向掌侧屈曲,其余四指屈曲,呈握茶杯姿势,其自然休息姿势呈握拳状。腕关节与手外形的常见异常如下:

1)腕关节形态异常:桡神经损伤者可呈腕垂症;Colles 骨折者可表现为餐叉样畸形(图 3-11-4)。

2)梭形关节:指间关节增生、肿胀呈梭形畸形,活动受限,重者手指及腕部向尺侧偏移,多为双侧性,见于类风湿关节炎。

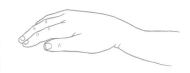

图 3-11-4 餐叉样畸形

3)爪形手:掌指关节过伸,指间关节屈曲,骨间肌和大小鱼际萎缩,手呈鸟爪样,见于尺神经损伤、进行性肌萎缩、脊髓空洞症、麻风病。

4)猿掌:拇指不能外展、对掌,大鱼际萎缩,手掌面显平坦,见于正中神经损伤。

5)匙状甲(koilonychia):又称反甲,指甲中央凹陷,边缘翘起,指甲变薄,表面粗糙有条纹(图 3-11-5),见于缺铁性贫血等。

6)杵状指(趾)(acropachy):手指(或足趾)末端指节明显增宽增厚,指(趾)甲从根部到末端拱形隆起呈杵状(图 3-11-6)。病变早期甲面与甲根部由正常的 160°变为 180°;晚期可见逐渐突出的甲床高于甲面。其发生机制可能与肢端慢性缺氧、代谢障碍及中毒性损害有关,如缺氧时末端肢体毛细血管增生扩张,血流丰富使软组织增生、末端膨大。常见于支气管肺癌、支气管扩张、慢性肺脓肿、发绀型先天性心脏病、亚急性感染性心内膜炎、肝硬化等。

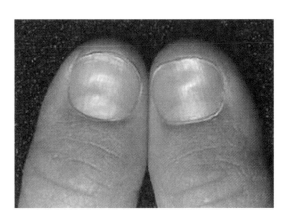

图 3-11-5 匙状甲

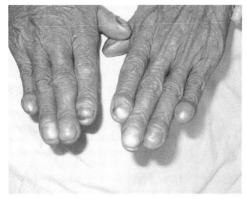

图 3-11-6 杵状指

7)肢端肥大(acromegalia):表现为手指、足趾粗而短,手背、足背厚而宽。其发生机制是由于成人腺垂体功能亢进时生长激素分泌增多,导致骨末端及韧带等软组织增生与肥大,使肢体末端较正常明显粗大。见于肢端肥大症、巨人症。

2. 下肢

(1)长度及外形:观察双下肢长度是否一致,外形是否对称,有无肿胀和静脉曲张。一侧肢体缩短,常见于先天性短肢畸形。一侧肢体肿胀,常见于深静脉血栓形成。

(2)髋关节:受检者仰卧位,双下肢伸直,腰部放松,腰椎平贴于床面,观察双侧是否对称,有无内收、外展或旋转畸形,周围皮肤有无肿块、窦道;触诊有无压痛及波动感等。髋关节脱位、股骨干及股骨头骨折错位时,可出现内收、外展或旋转畸形;髋关节结核时,其周围皮肤可见肿块、窦道及瘢痕等。触诊髋关节的体表位置,即腹股沟韧带中点的后外侧 1cm 处,若此处硬韧饱满,见于髋关节前脱位;若此处空虚,则见于后脱位;髋关节积液时可触及波动感。

(3)膝关节:常见异常改变如下:

1)肿胀:膝关节均匀性肿胀,双侧膝眼消失并突出,见于膝关节腔积液,可出现浮髌现象。检查方法为:受检者平卧,患肢放松,检查者左手拇指与其余手指分别固定在肿胀关节上方的两侧,并加压压迫髌上囊,使关节液集中于髌骨底面,右手示指将髌骨向后方连续按压数次,如压下时有髌骨与关节面碰触感,放开时有髌骨随手浮起感,为浮髌试验(图 3-11-7)阳性,提示膝关节腔积液达中等量以上。检查关节肿胀的同时要注意关节周围皮肤有无发红、灼热、窦道形成。

2)肌肉萎缩:膝关节病变时由于疼痛影响步行,常导致相关肌肉的失用性萎缩,见于股四头肌及内侧肌萎缩。

3)膝内、外翻:当双膝靠拢时,双踝分离呈"X"形,称为膝外翻;双踝并拢时,双膝分离呈"O"形,称为膝内翻(图 3-11-8),见于小儿佝偻病和大骨节病。

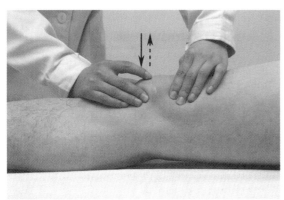

图 3-11-7 浮髌试验

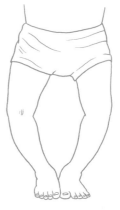
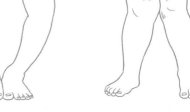

图 3-11-8 膝内、外翻

4)膝反张:膝关节过度后伸形成向前的反屈状,称膝反张畸形(图 3-11-9),见于小儿麻痹后遗症、膝关节结核。

(4)足:足部常见畸形如图 3-11-10 所示。

1)扁平足(flat foot):足纵弓塌陷,足跟外翻,前半足外展,形成足旋前畸形,横弓塌陷,前足增宽,足底前部形成胼胝。直立时,足底变平,足底中部内侧及前足掌、足趾和足跟都着地,多为先天性异常。

2)弓形足(claw foot):足纵弓高起,横弓下陷,足背隆起,足趾分开,常见于下肢神经麻痹等。

3)马蹄足:踝关节跖屈,前半足着地,见于跟腱挛缩或腓总神经麻痹。

4)跟足畸形:足不能跖屈,伸肌牵拉使踝关节背伸,行走和站立时足跟着地,见于小腿三头肌麻痹。

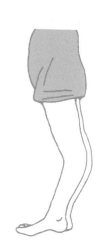

图 3-11-9 膝反张

5)足内、外翻畸形:足内翻畸形者,足呈固定内翻、内收位;足外翻畸形者,足呈固定外翻、外展位,见于脊髓灰质炎后遗症和先天性畸形。

(二)四肢与关节运动

嘱受检者做主动或被动运动,包括屈、伸、内收、外展及旋转等,观察关节的活动度,有无活动受限、疼痛、异常声响及摩擦感。正常关节活动不受限,各关节检查方法及活动范围如下:

1. 肩关节 让受检者尽可能将上肢从前方上抬并超过头部高度,正常肩关节前屈约 90°;再让受检者尽可能将上肢从下方向后上方运动,正常后伸可达 35°。内收肘部可达正中线(45°~50°),外展可达 90°。嘱受检者屈肘后做外展动作,先将手置于脑后,再向下运动置于腰后侧,检查肩关节内旋和外旋功能,正常内旋 90°,外旋约 30°。肩关节周围炎时,关节各方向活动均受限,称"冻结肩"。肩关节脱位时,患者用患侧手掌平放于对侧肩关节前方而不能搭上,且前臂不能自然贴紧胸壁,称为搭肩试验阳性(Dugas sign 阳性)。

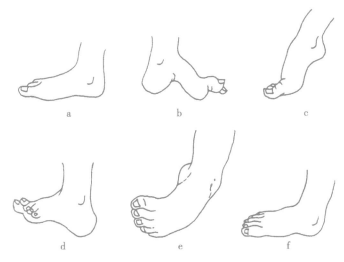

图 3-11-10　足部常见畸形
a. 扁平足；b. 弓形足；c. 马蹄足；d. 跟足畸形；e. 足内翻；f. 足外翻。

2. **肘关节**　检查者一手握持受检者的一侧肘关节，另一手握住其手腕，使前臂尽量屈向肩部，用同样方法检查另一侧肘关节。正常肘关节主动或被动屈曲可达 135°~150°。检查者缓慢伸直受检者的前臂，过伸可达 5°~10°。于屈曲位把持住受检者的肘关节，嘱其旋转手臂至手掌向下(旋前)，然后反向旋转至手掌向上(旋后)，肘关节旋前或旋后可达 80°~90°。

3. **腕关节**　活动度的测定以腕关节、手和前臂在一条直线上作为 0°。正常腕关节运动范围见表 3-11-2。

4. **指关节**　让受检者展开五指，然后并拢，除拇指外，各手指握拳和拇指对掌动作。正常各指关节可伸直，屈指可握拳。指关节运动范围见表 3-11-2。

表 3-11-2　腕关节及指关节运动范围

关节	背伸	掌屈	内收(桡侧)	外展(尺侧)
腕关节	30°~60°	50°~60°	25°~30°	30°~40°
掌指	0°	60°~90°	–	–
近端指间	0°	90°	–	–
远端指间	0°	60°~90°	–	–
拇指掌指关节	–	20°~50°	可并拢桡侧示指	–
指间关节	–	90°	可横越手掌	40°

5. **髋关节**　髋关节检查方法及活动范围见表 3-11-3。

表 3-11-3　髋关节检查方法及活动范围

检查内容	检查方法	活动度
屈曲	受检者仰卧，检查者一手按压髂嵴，另一手将屈曲的膝关节推向前胸	130°~140°
后伸	受检者俯卧，检查者一手按压臀部，另一手握小腿下端，屈膝 90° 后上提	15°~30°
内收	受检者仰卧，双下肢伸直，固定骨盆，检查者将一侧下肢自中立位越过另一侧下肢向对侧活动	20°~30°
外展	受检者仰卧，双下肢伸直，固定骨盆，护士将一侧下肢自中立位外移，远离躯体中线	30°~45°
旋转	受检者仰卧，下肢伸直，髌骨和足尖向上，检查者双手置于受检者大腿下部和膝部旋转大腿；也可让受检者屈髋屈膝 90°，向内侧或外侧转动下肢	45°

Note：

6. 膝关节 缓慢地尽力屈曲受检者的膝关节,正常膝关节可屈曲 120°~150°。检查者握住受检者的膝和踝关节,从屈曲位尽力伸直膝关节。正常情况下,膝关节能完全伸直,有时可有 5°~10° 的过伸。

7. 踝关节 握住受检者的足部并将之向上方和下方推动,正常背伸 20°~30°,跖屈 40°~50°。检查者一手握住受检者的踝部,另一手握住受检者的足部并将踝部向左右两侧活动,正常足内、外翻各为 30°。

8. 跖趾关节 嘱受检者伸直各趾,然后做屈曲和背伸动作,正常跖屈 30°~40°,背伸 45°。

上述关节活动不能达到各自的正常活动范围时,为关节运动障碍。神经、肌肉损害时多表现为不同程度的自主运动障碍;关节及其周围邻近组织病变,如关节炎症、外伤、肿瘤及退行性变等,可引起疼痛、肌肉痉挛、关节囊及其周围组织炎症或粘连,从而导致关节的主动和被动运动障碍,并进而对患者的日常生活能力产生影响。

评估关节活动度时,除了发现活动受限和疼痛外,有时还可能听到异常声响或触及摩擦感。例如,嘱受检者做屈髋和伸髋动作时,可能闻及大粗隆上方有明显的"咯噔"声,系由紧张肥厚的阔筋膜张肌与股骨大粗隆摩擦产生。握住受检者小腿做膝关节的伸屈动作时,若膝部有摩擦感,提示炎症后遗症及创伤性关节炎等所致的膝关节面不光滑。

相关护理诊断 / 问题

1. 有废用综合征的危险:肌肉萎缩　与关节病变有关;与肢体外伤有关。
2. 躯体移动障碍:脊柱 / 关节活动受限　与脊柱病变 / 关节病变有关。
3. 步行障碍:下肢肌肉萎缩　与脑卒中后功能锻炼不足有关。
4. 沐浴自理缺陷:脊柱 / 关节活动受限　与脊柱 / 关节病变有关;与肢体外伤有关。
5. 穿着自理缺陷:上肢关节活动受限　与关节病变有关。
6. 有跌倒的危险:脊柱或关节活动受限 / 肌肉萎缩　与脊柱 / 关节病变有关。

(赵艳琼)

第十二节　神经系统检查

神经系统的检查内容主要包括脑神经、感觉功能、运动功能、神经反射、脑膜刺激征和自主神经功能。进行神经系统检查前,首先应确定受检者的意识状态和精神状态,因为许多检查内容需要在受检者意识清晰的状态下完成。在临床实际工作中,神经系统检查应与其他系统的检查统筹进行,避免受检者反复变换体位,减少操作时间。如脑神经检查与颜面部检查同时进行;肢体感觉、运动和反射检查,可以与四肢关节检查等同时进行。一般情况下,按照身体自上而下的部位顺序检查,并注意双侧对比。

一、脑神经

(一) 嗅神经(第 I 对脑神经)

嗅神经(olfactory nerve)为感觉性神经。检查前应先确定受检者鼻腔是否通畅、有无鼻黏膜病变,以排除局部病变对检查结果的可能影响。测试嗅觉时,嘱受检者闭目,检查者先压住受检者一侧鼻孔,然后选用日常生活中熟悉的有挥发性气味但无刺激性气味的液体或物品,如醋、香水、薄荷、牙膏、香皂、樟脑等,置于另一侧鼻孔前,让受检者辨别不同气味;同法检查另一侧鼻孔。注意不能使用酒精、氨水、福尔马林等液体,其气味可直接刺激三叉神经末梢。

受检者无法嗅到气味,即为嗅觉缺失;能嗅到气味但无法辨别,为嗅觉减退。在排除鼻腔局部病变的前提下,嗅觉障碍常提示同侧嗅神经损害,见于颅前窝颅底骨折、占位性病变等。

Note:

（二）视神经（第Ⅱ脑神经）

视神经（optic nerve）为感觉性神经。检查内容包括视力、视野和眼底检查。具体检查方法见本章第三节相关内容。

（三）动眼神经、滑车神经、展神经（第Ⅲ、Ⅳ、Ⅵ对脑神经）

动眼神经（oculomotor nerve）、滑车神经（trochlear nerve）、展神经（abducent nerve）为运动性神经，共同支配眼球运动，合称眼球运动神经，可同时检查。检查内容包括：眼裂和眼睑，眼球（位置、运动、眼震），瞳孔（大小、形态、对光反射、调节和辐辏反射）。具体检查方法见本章第三节相关内容。

（四）三叉神经（第Ⅴ对脑神经）

三叉神经（trigeminal nerve）为混合性神经，其感觉神经纤维传导面部、口腔、头顶部的痛觉、触觉、温度觉；运动神经纤维主要支配咀嚼肌群，包括颞肌、咬肌、翼内肌、翼外肌、鼓膜张肌等。三叉神经的眼支是角膜反射的传入神经，其检查方法见本节"神经反射"部分。

1. **感觉功能** 分别用针刺检查痛觉，棉絮检查触觉，盛冷、热水的玻璃试管检查温度觉。检查时自上而下轻触前额至下颌，由内向外轻触口鼻部至面部周边区域，注意两侧及内外的对比，根据受检者的反应确定有无感觉过敏、减退或消失以及出现的区域，进而判断属于周围支感觉障碍还是核性感觉障碍（图3-12-1）。

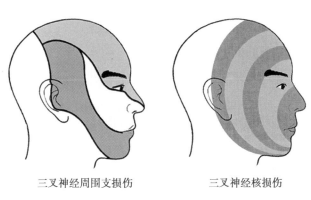

三叉神经周围支损伤　　　三叉神经核损伤

图 3-12-1　三叉神经感觉障碍分布特点

2. **运动功能** 检查者首先观察两侧颞肌和咬肌有无萎缩；然后将双手置于受检者两侧下颌角上面咀嚼肌隆起处，嘱受检者做咀嚼动作，比较两侧咀嚼肌力量的强弱；再将双手置于受检者的颏下，向上用力，嘱受检者做张口动作，感触张口时的肌力，并观察张口时下颌有无偏斜。一侧三叉神经运动纤维受损时，可表现为张口时下颌偏向病灶侧（图3-12-2）。

（五）面神经（第Ⅶ对脑神经）

面神经（facial nerve）为混合性神经，主要支配面部表情肌的运动功能和舌前2/3的味觉传导。

1. **运动功能** 首先观察受检者的双侧额纹、眼裂、鼻唇沟和口角是否对称；然后嘱受检者做皱眉、睁眼、闭眼、示齿、微笑、鼓腮、吹口哨等动作，观察能否正常完成、左右是否对称。

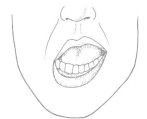

图 3-12-2　右侧三叉神经损害致张口时下颌偏向右侧

一侧面神经周围性（核性或核下性）损害时，病灶侧额纹变浅、皱眉不能、闭眼无力、鼻唇沟变浅、微笑或示齿时口角向健侧歪斜，鼓腮或吹口哨时病灶侧漏气，见于面神经炎、脑干肿瘤等；一侧面神经中枢性（核上的皮质脑干束或皮质运动区）损害时，皱眉和闭眼无明显影响，仅出现病灶对侧下部面肌瘫痪，表现为鼻唇沟变浅、口角下垂，常见于脑血管病（图3-12-3）。原因是上部面肌（额肌、皱眉肌、眼轮匝肌）受双侧皮质脑干束支配，下部面肌（颧肌、颊肌、口轮匝肌等）受对侧皮质脑干束支配。

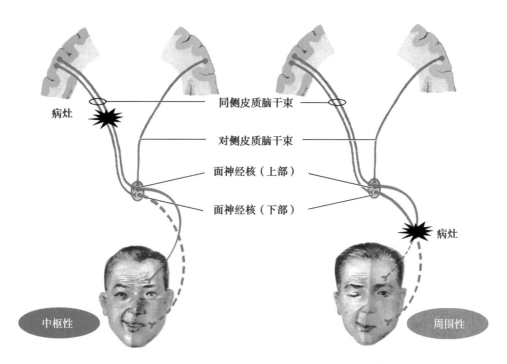

图 3-12-3　中枢性和周围性面神经麻痹

2. 味觉功能　嘱受检者伸舌,将具有不同味感的溶液(盐、糖、醋、奎宁等)用棉签涂于舌前部的一侧,受检者不能说话、缩舌和吞咽,用手指出纸上的咸、甜、酸、苦四个字之一。先检查可疑病变侧,再检查另一侧。每种味觉测试完成后,先用清水漱口,再测试下一种味觉,注意对比舌两侧的味觉。面神经损害时,舌前 2/3 的味觉丧失。

（六）前庭蜗（位听）神经（第Ⅷ对脑神经）

前庭蜗神经(vestibulocochlear nerve)为感觉性神经,由功能不同的蜗神经和前庭神经组成。

1. 蜗神经（cochlear nerve）

(1) 粗测听力检查:具体方法见本章第三节相关内容。

(2) 音叉试验:①Rinne 试验,将振动的音叉柄放在受检者耳后乳突上(骨导),至其听不到声音后,再将音叉移至同侧外耳道旁(气导)。正常时气导能听到的时间长于骨导(气导 > 骨导),即 Rinne 试验阳性;感觉神经性耳聋时(内耳或蜗神经病变),虽然气导 > 骨导,但两者时间均缩短;传导性耳聋时(外耳或中耳病变),骨导 > 气导,即 Rinne 试验阴性。②Weber 试验,将振动的音叉放在受检者前额或颅顶正中。正常时两耳感受到的声音相同;传导性耳聋时患侧较响,即 Weber 试验阳性;感觉神经性耳聋时健侧较响,即 Weber 试验阴性。

2. 前庭神经（vestibular nerve）　功能较复杂,与躯体平衡、眼球运动、肌张力、体位反射、自主神经功能等有关。前庭神经损害时,受检者可出现眩晕、呕吐、眼球震颤、步态不稳、向患侧倾倒等。

（七）舌咽神经、迷走神经（第Ⅸ、Ⅹ对脑神经）

舌咽神经(glossopharyngeal nerve)为混合性神经,支配舌后 1/3 味觉和咽部感觉,并支配软腭和咽肌的运动以及腮腺分泌;迷走神经(vagal nerve)亦为混合性神经,支配软腭和咽喉的感觉和运动。由于两者在解剖和功能上关系密切,常同时检查。

1. 运动功能　观察受检者有无声音嘶哑、带鼻音,询问有无饮水呛咳、吞咽困难,再嘱其张口发"啊"音,观察悬雍垂是否居中,双侧软腭上抬是否有力、对称。一侧舌咽、迷走神经麻痹时,病灶侧软腭上抬受限、位置较低,悬雍垂偏向病灶对侧(图 3-12-4),见于吉兰 - 巴雷综合征等;

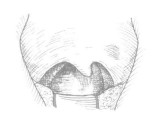

图 3-12-4　右侧舌咽、迷走神经麻痹致悬雍垂偏向左侧

Note:

若悬雍垂居中,但双侧软腭上抬受限,甚至完全不能上抬,提示双侧舌咽、迷走神经麻痹;若双侧皮质脑干束受损,受检者可出现构音障碍和吞咽困难,而咽反射存在,常见于两侧半球的脑血管病变。

2. 感觉功能 嘱受检者张口,用棉签轻触两侧软腭和咽后壁,询问受检者有无感觉;味觉检查方法同面神经。咽部感觉减退或丧失,舌后 1/3 味觉减退或丧失,提示舌咽神经损害。

3. 咽反射 见本节"神经反射"部分。

（八）副神经（第Ⅺ对脑神经）

副神经（accessory nerve）为运动性神经,支配胸锁乳突肌和斜方肌。检查时,观察有无斜颈或塌肩,胸锁乳突肌与斜方肌有无萎缩;然后检查者将一手置于受检者腮部,嘱其对抗阻力做转颈动作,以测试其胸锁乳突肌的肌力;将两手置于受检者双肩向下按压,嘱其对抗阻力做耸肩动作,以测试其斜方肌的肌力(图 3-12-5)。

一侧副神经损害时,可出现肌肉萎缩,受检者向对侧转颈不能,患侧肩下垂并耸肩无力;双侧副神经损害时,受检者头前屈无力,直立困难,多呈后仰位,仰卧位时不能抬头。副神经损害多见于肌萎缩侧索硬化等。

（九）舌下神经（第Ⅻ对脑神经）

舌下神经（hypoglossal nerve）为运动性神经,支配所有舌外和舌内肌群的运动,并且只受对侧皮质脑干束支配。检查时先嘱受检者张口,观察舌在口腔内的位置、形态、有无肌纤维颤动;然后嘱受检者伸舌,观察有无伸舌偏斜、舌肌萎缩;再请受检者用舌尖分别顶推两侧口颊部,检查者用手指按压腮部,测试肌力强弱。

一侧舌下神经周围性病变时,伸舌向病灶侧偏斜,可有舌肌萎缩及肌纤维颤动,见于肌萎缩侧索硬化、延髓空洞症等;一侧舌下神经中枢性病变时,伸舌向病灶对侧偏斜,无舌肌萎缩及肌纤维颤动,常见于脑血管病等;双侧舌下神经麻痹时,受检者伸舌不能或受限。

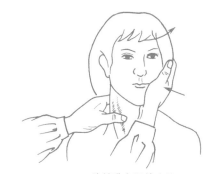
胸锁乳突肌检查法

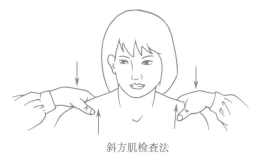
斜方肌检查法

图 3-12-5 副神经检查方法

二、感觉功能

检查感觉功能时,要求环境安静,受检者意识清晰,注意力集中,并且愿意主动配合检查。检查前向受检者解释检查目的和方法;检查过程中嘱受检者闭目,切忌暗示性提问;注意左右两侧、上下、远端和近端的对比,以及不同神经支配区的对比。痛觉检查应从病区向健区移行,感觉过敏检查则应从健区向病区移行。

（一）浅感觉

包括来自皮肤和黏膜的痛觉、触觉、温度觉。

1. 痛觉 用大头针轻刺受检者的皮肤,询问有无疼痛及疼痛程度。注意两侧对称部位的比较,判断有无痛觉障碍、类型(感觉过敏、减退或缺失)、范围。痛觉障碍见于脊髓丘脑侧束损害。

2. 触觉 用棉絮轻触受检者皮肤或黏膜,询问是否察觉及感受的程度,也可以让受检者口头计数所察觉到的棉絮接触的次数。注意两侧对称部位的比较,判断有无触觉障碍、类型(感觉减退或缺失)、范围。触觉障碍见于脊髓丘脑前束(粗略触觉)或脊髓后索(精细触觉)损害。

3. 温度觉 用分别盛有热水(40~50℃)和冷水(5~10℃)的玻璃试管,交替接触受检者皮肤,让其报告"热"或"冷"。注意两侧对称部位的比较,判断有无温度觉障碍、类型(感觉倒错、减退或缺失)、范围。温度觉障碍见于脊髓丘脑侧束损害。

Note：

（二）深感觉

包括来自肌腱、肌肉、骨膜、关节的运动觉、位置觉、振动觉。深感觉障碍见于脊髓后索损害。

1. **运动觉** 用示指和拇指轻持受检者手指或足趾的两侧，做被动伸或屈的动作，嘱受检者根据感觉说出"向上"或"向下"。如果受检者判断方向有困难，可加大关节被动运动的幅度，或尝试较大的关节（腕、肘、踝、膝）。

2. **位置觉** 将受检者肢体移动至某一位置，让其回答所处位置，或用对侧肢体模仿移动位置。

3. **振动觉** 将振动的音叉柄（128Hz）置于受检者骨隆起处，如足趾、内踝、外踝、髂前上棘、胫骨结节、指尖、桡骨茎突、肘部、锁骨等，询问有无振动感，注意两侧对比。

（三）复合感觉

复合感觉又称为皮质感觉，是大脑顶叶皮质对深浅感觉进行综合分析、比较、整合和判断的结果。复合感觉障碍多见于皮质病变。

1. **皮肤定位觉** 用手指或棉签轻触受检者的体表某处皮肤，让受检者指出被触部位。正常人误差在10cm以内。

2. **两点辨别觉** 用分开的两脚规钝头轻触受检者皮肤上的两点，若受检者能分辨为两点，则再逐步缩小双脚间距，直至受检者感觉为一点时，测其实际间距。正常人身体不同部位的分辨能力不同，舌尖、鼻端、指尖的敏感度最高，四肢近端和躯干较差。

3. **实体觉** 嘱受检者用单手触摸熟悉的物件，如硬币、钥匙、钢笔等，并说出物件的名称、形状、大小。先检查功能差的一侧，再检查另一侧。

4. **图形觉** 用钝物在受检者皮肤上画圆形、方形、三角形等简单图形，或写一、二、十等简单的字，观察其能否正确识别。

三、运动功能

主要指骨骼肌的活动，包括随意运动、不随意运动和共济运动。运动系统由下运动神经元、上运动神经元（锥体系统）、锥体外系统、小脑系统组成。人类完成精细而协调的运动，需要整个运动系统的互相配合。下运动神经元受损可产生周围性（弛缓性）瘫痪，上运动神经元受损可产生中枢性（痉挛性）瘫痪，锥体外系统受损可产生肌张力变化和不随意运动，小脑受损可产生共济失调和平衡障碍。

（一）肌容积

肌容积（muscle bulk）是指肌肉的体积。观察和比较对称部位的肌肉容积，注意有无萎缩或假性肥大，还可用软尺测量肢体周径，以便左右比较和随访观察。若有肌肉萎缩或肥大，应注意其发生部位、分布和范围，以便确定其受累的肌肉或肌群。肌萎缩常见于下运动神经元病变和肌肉病变。运动神经元病（如肌萎缩侧索硬化）和脊髓空洞症患者，还可伴有肌束震颤。上运动神经元病变（如脑血管病）时，瘫痪肢体可发生失用性肌萎缩。

（二）肌力

肌力（muscle strength）是主动运动时肌肉产生的最大收缩力。检查时，嘱受检者做各关节的随意运动或维持某种姿势，观察运动的速度、幅度和耐久度，然后施以阻力与其对抗，判断其肌力的强弱。注意两侧肢体肌力的对比，并考虑右利手或左利手所致两侧肢体肌力的生理差异，尤其上肢。

肌力的记录常采用Lovett 0~5级的六级肌力分级法，见表3-12-1。

表3-12-1 Lovett肌力分级

级别	肌力表现
0级	肌肉无任何收缩（完全瘫痪）
1级	肌肉可轻微收缩，但不能活动关节，仅在触摸肌肉时感觉到
2级	肌肉收缩可引起关节活动，但不能对抗地心引力，肢体不能抬离床面

Note:

续表

级别	肌力表现
3级	肢体能抬离床面,但不能对抗阻力
4级	肢体能对抗阻力,但较正常差
5级	正常肌力

肌力减退或丧失称为瘫痪(paralysis)。按肌力减退的程度可分为完全性瘫痪(肌力0级)和不完全性瘫痪(肌力1~4级)。肌肉瘫痪的不同临床特点,常对病变部位有提示意义(图3-12-6)。①单瘫(monoplegia):单一肢体瘫痪,多见于脊髓灰质炎等;②偏瘫(hemiplegia):一侧上、下肢瘫痪,常伴有同侧中枢性面瘫和舌瘫,多见于一侧脑出血、脑梗死、脑肿瘤等;③交叉瘫(crossed hemiplegia):病灶侧脑神经麻痹和对侧肢体瘫痪,多见于脑干肿瘤、炎症和血管病变等;④截瘫(paraplegia):双下肢瘫痪,多见于脊髓胸腰段外伤、炎症、肿瘤等所致的脊髓横贯性损伤;⑤四肢瘫(quadriplegia):四肢均瘫痪,多见于高颈段脊髓病变(如外伤、炎症、肿瘤等)和周围神经病变(如吉兰-巴雷综合征)等。

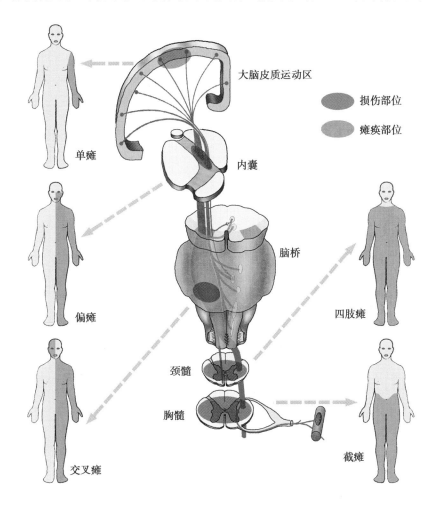

图 3-12-6　锥体束不同部位损伤的瘫痪形式

(三) 肌张力

肌张力(muscular tone)是指静止松弛状态下肌肉的紧张度,正常肌肉均有一定张力。肢体被动运动时,可感受到这种张力的存在。嘱受检者完全放松被检肢体,检查者通过触摸肌肉硬度,以及关节被动运动时的阻力进行判断。

Note:

1. **肌张力增高**　触摸肌肉较硬,被动运动时阻力较大。①锥体束病变时(如脑血管病),上肢屈肌和下肢伸肌张力明显增高,被动运动(如拉开屈曲的肘部)开始时阻力大,终末时阻力突然变小,称为折刀样肌张力增高(图3-12-7a)。②锥体外系病变时(如帕金森病),肢体伸肌和屈肌被动运动时阻力均增大,整个被动运动过程中阻力均匀一致,称为铅管样肌张力增高(图3-12-7b);合并震颤时,称为齿轮样肌张力增高(图3-12-7c)。

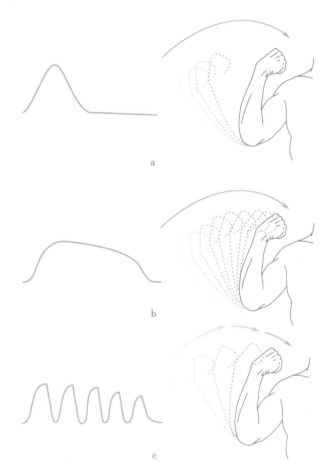

图 3-12-7　肌张力增高
a.折刀样肌张力增高;b.铅管样肌张力增高;c.齿轮样肌张力增高。

2. **肌张力降低**　触摸肌肉松弛,被动运动时阻力减小,关节活动范围增大。常见于下运动神经元病变,如多发性神经炎(如吉兰-巴雷综合征)、脊髓前角灰质炎,亦可见于小脑病变、后索病变等。

(四) 不随意运动

不随意运动(involuntary movement)是指受检者在意识清晰的状况下,不受主观意志支配、无目的的异常运动,又称不自主运动。首先观察受检者有无不能随意控制的异常运动,如抽动、震颤等;并询问不随意运动的发生、发展过程,与休息、活动、情绪、睡眠、气温等因素的关系,以及有无家族史等。

1. **震颤(tremor)**　主动肌和拮抗肌交替收缩的节律性摆动样动作,常见于手、上肢、下肢、头、舌、眼睑等处。部分正常人可出现生理性震颤。病理性震颤按照与随意运动的关系,可分为:

(1) 静止性震颤(static tremor):安静时明显,活动时减轻,睡眠时消失。常表现为手指有节律地快速(每秒4~6次)抖动。常见于锥体外系苍白球、黑质病变(如帕金森病)。

(2) 姿势性震颤(postural tremor):身体在维持某一特定姿势时出现,较静止性震颤细而快,运动及休息时消失。姿势性震颤可见于应用肾上腺素后、甲状腺功能亢进症、焦虑状态等。检查时,嘱受检者双上肢平伸,可见手指出现细微的不自主震颤。肝性脑病、尿毒症等全身代谢障碍患者,双上肢前伸,手指及腕部伸直维持一定姿势时,腕关节突然屈曲,而后又迅速伸直至原来位置,如此反复,状如扑翼,称扑翼样震颤,也属于姿势性震颤。

(3) 动作性震颤(action tremor):又称意向性震颤。肢体指向目的物时出现的震颤,尤其快达到目的物时更加明显,休息时消失。常见于小脑病变。

2. **舞蹈样动作**(choreatic movement) 为面部肌肉及肢体出现的不能控制、无目的、无规律、快速多变、运动幅度大小不等的不自主运动,如挤眉弄眼、努嘴、伸舌、转颈耸肩、伸屈手指等,安静时减轻,入睡后消失。常见于锥体外系尾状核、壳核病变(如小舞蹈病)。

3. **手足搐搦**(tetany) 发作时手足肌肉呈紧张性痉挛。在上肢表现为腕部屈曲、手指伸展、掌指关节屈曲、拇指内收靠近掌心并与小指相对;在下肢表现为踝关节与趾关节皆呈屈曲状。见于低钙血症和碱中毒等。

4. **痉挛发作** 肌肉阵发性不自主收缩,常见于癫痫发作。

(五) 共济运动

共济运动(coordination movement)是指机体完成任一动作时,依赖某组肌群协调一致的运动。正常的随意运动需要大脑皮质、小脑、前庭系统、深感觉、锥体外系的共同参与。当动作协调发生障碍,造成动作笨拙,以至不能顺利完成时,称为共济失调(ataxia)。检查时首先观察受检者穿衣、系纽扣、取物、写字、步态等准确性,以及言语是否流畅。小脑性共济失调者,走路时步基加宽、左右摇摆、不能沿直线前进,蹒跚而行,称为"醉酒步态";还可出现吟诗样语言或爆发样语言等构音障碍。前庭性共济失调者,由于平衡障碍,患者站立及行走时身体向病灶侧倾倒,摇晃不稳,不能沿直线行走。

共济运动常用的检查方法还包括:

1. **指鼻试验**(finger-to-nose test) 嘱受检者手臂外旋、伸直,用示指触碰自己的鼻尖,先慢后快,先睁眼后闭眼,重复上述动作(图3-12-8)。小脑半球病变者,病灶侧指鼻试验不准,接近鼻尖时动作变慢,睁眼、闭眼无明显差异,可出现动作性震颤。感觉性共济失调者(深感觉传导径路损害),睁眼时指鼻试验稳准,闭眼时指鼻试验很难完成。

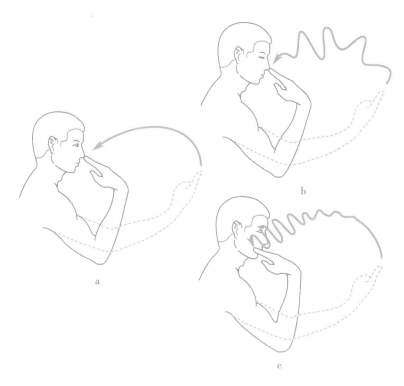

图 3-12-8 **指鼻试验**
a. 正常;b. 感觉性共济失调;c. 小脑性共济失调。

Note:

2. **跟 - 膝 - 胫试验**(heel-knee-shin test) 受检者仰卧,嘱其高抬一侧下肢,然后将足跟置于对侧下肢的膝部,再沿胫骨前缘向下移动至足背(图 3-12-9),先睁眼后闭眼,重复进行。小脑损害者抬腿和触膝动作幅度大、不准确,贴胫骨下移时摇晃不稳。感觉性共济失调者闭眼时足跟难以准确触及膝盖,下移时不能保持和胫骨的接触。

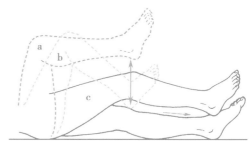

图 3-12-9 跟 - 膝 - 胫试验
a. 上举一侧下肢;b. 用足跟触及对侧下肢;c. 沿胫骨前缘下移。

3. **轮替试验**(rapid alternating test) 嘱受检者做快速、往复动作,观察其准确性和协调性。如伸直手掌做前臂快速旋前旋后动作,手掌和手背快速交替接触桌面或床面,伸指握拳快速交替等。小脑损害者轮替动作缓慢、节律不匀、不准确。

4. **闭目难立征**(Romberg sign) 嘱受检者直立,双足并拢,两臂前伸,先睁眼、后闭眼,观察其姿势平衡性,若出现身体摇晃或倾斜为阳性。小脑损害者无论睁眼还是闭眼都站立不稳;一侧小脑半球病变时向患侧倾倒,小脑蚓部病变时向后倾倒。感觉性共济失调者,睁眼时能保持稳定站立,闭眼后站立不稳。

(六) 姿势和步态

姿势和步态(stance and gait)具体检查方法见本章第二节相关内容。

疾 病 知 识

运动神经元病

运动神经元病是指一系列以上、下运动神经元损害为突出表现的慢性进行性神经系统变性疾病,特征表现为肌无力和萎缩、延髓麻痹、锥体束征,而感觉系统和括约肌功能通常不受累。

其中,肌萎缩侧索硬化(amyotrophic lateral sclerosis,ALS)是最常见的类型,多为获得性。临床特征为上、下运动神经元同时损害,常见首发症状为一侧或双侧手指活动笨拙、无力。本病预后不良,多在 3~5 年内死于呼吸肌麻痹或肺部感染。但整个病程中,患者意识始终保持清醒。

著名物理学家霍金 21 岁罹患此病,逐渐发展至全身瘫痪,不能言语。在与疾病的顽强抗争中,霍金依然坚持自己的科研理想,为现代物理学的发展作出了杰出贡献,直至 76 岁离世。

四、神经反射

反射(reflex)是最简单、最基本的神经活动,是机体对刺激的非自主反应。神经反射包括生理反射和病理反射,根据刺激部位不同,生理反射又分为浅反射和深反射。神经反射是通过反射弧完成的,反射弧的组成包括:感受器→传入神经元(感觉神经元)→中间神经元→传出神经元(脊髓前角细胞或脑干运动神经元)→周围神经(运动纤维)→效应器官(肌肉、分泌腺等)。反射弧中任何一个环节病变,均可使反射减弱或消失。反射还受高级神经中枢的调节,当高级中枢病变时(如锥体束),可导致原先受抑制的反射(如深反射)增强,原先受易化的反射(如浅反射)减弱。

反射检查的结果比较客观,较少受到意识状态和意志活动的影响,但仍需受检者保持平静和松弛,以利反射的引出。正常个体间反射活动的强弱存在差异,但同一个体的两侧、上下反射基本相同。因此检查时应注意左右两侧或上下肢对比,检查手法、力量均匀一致,一侧或单个反射减弱、消失或增强时,临床意义更大。反射检查结果可分为亢进(++++)、增强(+++)、正常(++)、减弱(+)、消失(0)。

(一) 浅反射

浅反射(superficial reflexes)是指刺激皮肤、黏膜或角膜引起的肌肉快速收缩反应。其反射弧比较复杂,除了脊髓节段性的反射弧外,还有冲动到达大脑皮质,然后随锥体束下降至脊髓前角细胞。因此,当中枢神经系统或周围神经系统病变时,均可出现浅反射减弱或消失。

1. **角膜反射**(corneal reflex) 将一手的示指置于受检者眼前约 30cm 处,引导其眼睛向内上方注视,另一手用棉签上的细纤维由受检者眼外侧,从视野外向内接近并轻触角膜,注意避免触及眼睫毛、巩膜(图 3-12-10)。正常反应为该侧眼睑迅速闭合,称为直接角膜反射;对侧眼睑也同样出现闭合,称为间接角膜反射。直接角膜反射消失,间接角膜反射存在,见于该侧面神经瘫痪(传出障碍);直接与间接角膜反射均消失(传入障碍),见于该侧三叉神经病变;深昏迷患者角膜反射完全消失。

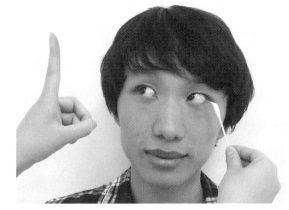

图 3-12-10　角膜反射检查

2. **咽反射**(gag reflex) 用棉签轻触受检者两侧咽后壁黏膜,正常反应为作呕、软腭上抬。一侧舌咽、迷走神经损害时,患侧咽反射减弱或消失。

3. **腹壁反射**(abdominal reflex) 受检者仰卧位,双膝稍屈曲、腹壁放松,然后用棉签杆分别沿肋缘下(上)、平脐(中)、腹股沟上(下),由外向内、轻而快速地划过腹壁皮肤(图 3-12-11)。正常反应为受刺激部位的腹壁肌肉收缩。

双侧腹壁反射均消失见于昏迷、麻醉、深睡、急腹症患者或 1 岁内婴儿;一侧腹壁反射消失见于同侧锥体束损害。肥胖、老年及经产妇等人群的腹壁过于松弛,腹壁反射不易引出。

4. **提睾反射**(cremasteric reflex) 受检者仰卧位,双下肢稍分开,然后用棉签杆由下而上轻划股内侧近腹股沟处皮肤(图 3-12-11)。正常反应为同侧提睾肌收缩,睾丸上提。双侧反射消失见于腰髓 1~2 节损害;一侧反射减弱或消失见于锥体束损害。局部病变如腹股沟疝、阴囊水肿等,也可影响提睾反射。

5. **跖反射**(plantar reflex) 受检者仰卧位,双下肢伸直,检查者手持受检者踝部,用棉签杆沿足底外侧,由足跟向前划至小趾根部足掌时,再转向踇趾侧(图 3-12-12)。正常反应为足趾向跖面屈曲。反射消失见于骶髓 1~2 节损害。

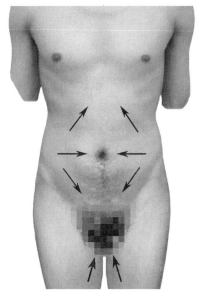

图 3-12-11　腹壁反射和提睾反射检查

(二) 深反射

深反射(deep reflexes)是指刺激骨膜、肌腱的本体感受器所引起的肌肉收缩,又称腱反射。其反射弧是由感觉神经元和运动神经元直接连接组成的单突触反射弧。检查时,要求受检者完全放松受检的肢体,检查者叩击的力量要均匀,注意两侧对比。

深反射减弱或消失可见于反射弧任何部位的损伤,是下运动神经元瘫痪的重要体征,如末梢神经炎、神经根炎、脊髓前角灰质炎等。也可见于肌肉本身或神经肌肉接头病变,如重症肌无力、肌营养不良等。服用镇静安眠药、深睡、麻醉、昏迷等亦可见。脑和脊髓损害的断联休克期,亦可出现深反射消失。

深反射增强或亢进常为上运动神经元瘫痪的体征,见于皮质运动区或锥体束损害,而反射弧完整的情况,也可表现为反射区扩散现象(刺激肌腱以外区域也能引起深反射出现)。神经系统兴奋性普遍增高的疾病,如甲状腺功能亢进、破伤风、神经症等,患者可出现深反射增强或亢进,但无反射区扩散现象。

1. **肱二头肌反射**(biceps reflex) 受检者坐位或卧位,肘部半屈,坐位时检查者左手需托扶住受检者肘部;检查者将左手拇指或中指置于受检者肱二头肌肌腱上,右手持叩诊锤叩击置于肌腱上的左手指(图 3-12-13)。正常反应为肱二头肌收缩,前臂快速屈曲。反射中枢为颈髓 5~6 节。

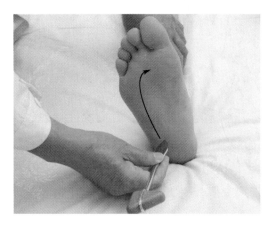
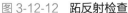

图 3-12-12 跖反射检查

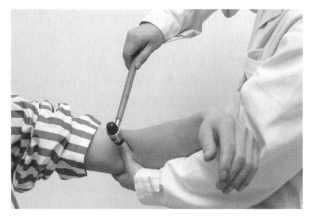

图 3-12-13 肱二头肌反射检查

2. **肱三头肌反射**(triceps reflex) 受检者坐位或卧位,上臂外展,肘部半屈,检查者左手托扶其上臂,右手持叩诊锤直接叩击受检者鹰嘴上方的肱三头肌肌腱(图 3-12-14)。正常反应为肱三头肌收缩,前臂伸展。反射中枢为颈髓 6~7 节。

3. **桡骨膜反射**(radial reflex) 受检者坐位或卧位,前臂半屈半旋前位,检查者左手托扶受检者腕部使自然下垂,右手持叩诊锤叩击受检者桡骨茎突(图 3-12-15)。正常反应为肱桡肌收缩,前臂旋前,屈肘。反射中枢为颈髓 5~6 节。

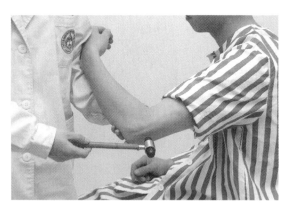

图 3-12-14 肱三头肌反射检查

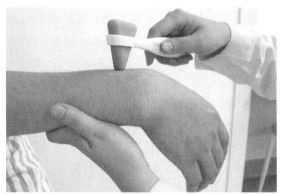

图 3-12-15 桡骨膜反射检查

4. **膝腱反射**(knee jerk) 受检者取坐位或仰卧位,坐位时,膝关节屈曲 90°,小腿自然下垂;仰卧位时,检查者用左手在受检者腘窝处托起其双下肢,使膝关节屈曲约 120°,右手持叩诊锤叩击髌骨下方股四头肌肌腱(图 3-12-16)。正常反应为小腿伸展。反射中枢为腰髓 2~4 节。

5. **跟腱反射**(achilles tendon reflex) 又称踝反射(ankle reflex)。受检者仰卧位,下肢外旋外展位,屈膝约 90°,检查者用左手握住受检者足掌使足背屈成直角,右手持叩诊锤叩击受检者的跟腱(图 3-12-17)。正常反应为腓肠肌收缩,足向跖面屈曲。卧位不能引出者,可嘱受检者跪位,双足自然下垂,或俯卧位,屈膝约 90°,然后轻叩跟腱,正常反应同前。反射中枢为骶髓 1~2 节。

Note:

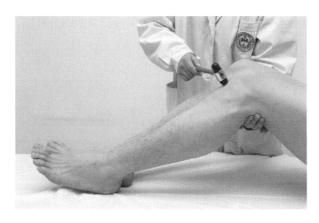

图 3-12-16 **膝腱反射检查**

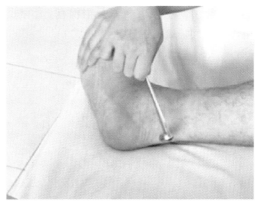

图 3-12-17 **跟腱反射检查**

6. 阵挛(clonus) 深反射高度亢进的表现,见于锥体束损害。

(1) 踝阵挛:受检者仰卧位,膝关节半屈曲,检查者一手托扶受检者腘窝,另一手握住足掌前端,迅速而突然用力使踝关节背屈,并持续施压于足底(图 3-12-18)。阳性反应为腓肠肌与比目鱼肌持续性节律性收缩,使足部呈现交替性屈伸动作。

(2) 髌阵挛:受检者仰卧位,下肢伸直,检查者用拇指和示指捏住受检者髌骨上缘,快速用力向下方推动数次后维持推力(图 3-12-19)。阳性反应为股四头肌节律性收缩,使髌骨连续上下移动。

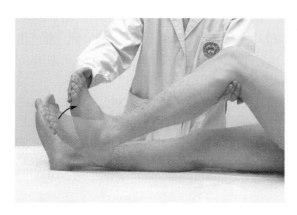

图 3-12-18 **踝阵挛检查**

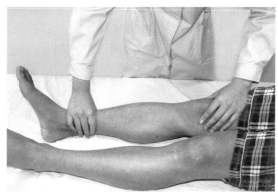

图 3-12-19 **髌阵挛检查**

7. 霍夫曼征(Hoffmann sign) 深反射高度亢进的表现,见于锥体束损害,尤其颈髓病变。受检者手指微屈,检查者左手持握受检者腕部,右手中指及示指夹持受检者的中指并稍向上提,使其腕部轻度过伸,然后检查者以右手拇指快速弹刮受检者的中指指甲(图 3-12-20)。阳性反应为其余四指轻度掌屈。

(三) 病理反射

病理反射(pathologic reflex),是当锥体束损害时,大脑失去对脑干和脊髓的抑制作用而出现的异常反射,也称为锥体束征,属于原始反射的释放。1 岁半以内的婴幼儿,由于锥体束发育未完善也可出现这种反射,不属于病理性。

1. 巴宾斯基征(Babinski sign) 是最经典

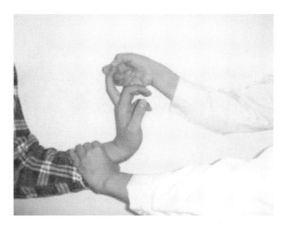

图 3-12-20 **霍夫曼征检查**

的病理反射,检查方法同跖反射检查。正常反应(阴性)为所有足趾向跖面屈曲,阳性反应为姆趾背屈,可伴其余四趾扇形展开(图 3-12-21)。

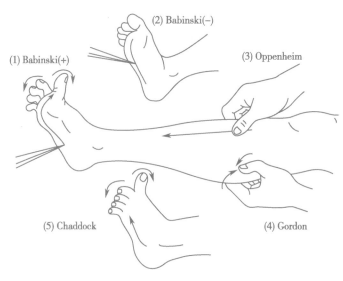

图 3-12-21 **巴宾斯基征及其等位征**

2. **查多克征(Chaddock sign)** 受检者仰卧位,检查者用棉签杆由外踝下方向前划至足背外侧。阳性反应同巴宾斯基征。

3. **奥本海姆征(Oppenheim sign)** 受检者仰卧位,检查者以拇指和示指沿受检者胫骨前缘用力自上而下滑压。阳性反应同巴宾斯基征。

4. **戈登征(Gordon sign)** 检查者用手挤压受检者的腓肠肌。阳性反应同巴宾斯基征。

以上后 3 种体征的检查方法不同,但阳性表现的形式与临床意义相同,被称为巴宾斯基等位征,其中以巴宾斯基征最常用,也最易在锥体束损害时被引出。

(四)脑膜刺激征

脑膜刺激征是由于软脑膜和蛛网膜的炎症或蛛网膜下腔出血,使脊神经根受刺激,导致其支配的肌肉反射性痉挛,从而产生的一系列体征。

1. **颈强直(neck rigidity)** 受检者仰卧位,检查者用一手置于其胸前,另一只手托扶其枕部做被动屈颈动作。若感到颈有抵抗,下颏不能触及胸骨柄,称为颈强直,其程度可用下颏与胸骨柄间的距离(几横指)表示。需注意除外颈椎或颈部肌肉局部病变、肥胖及老年人等特殊情况。

2. **克尼格征(Kernig sign)** 受检者仰卧位,检查者将一侧髋关节、膝关节屈曲成直角,然后用左手固定膝关节,右手将其小腿尽量上抬(图 3-12-22)。正常者膝关节可伸达 135°以上。若伸膝受限,

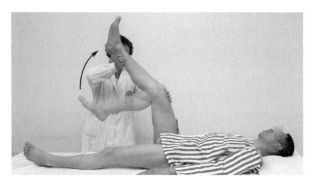

图 3-12-22 **克尼格征检查**

伴有大腿后侧和腘窝疼痛,则为阳性。婴儿由于屈肌张力高于伸肌张力,伸膝可在135°以下。

3. **布鲁津斯基征(Brudzinski sign)** 受检者仰卧位,下肢自然伸直,检查者一手置于受检者胸前以维持胸部位置不变,另一手托起受检者枕部使其头部前屈(图3-12-23)。阳性反应为双侧髋关节和膝关节同时向腹部屈曲。

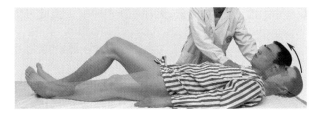

图 3-12-23　布鲁津斯基征检查

五、自主神经功能

自主神经系统由交感神经和副交感神经组成,主要功能是调节内脏、血管与腺体等活动。交感神经受刺激会产生心动过速、支气管扩张、(去甲)肾上腺素释放、胃肠道蠕动减弱、排尿抑制、排汗增加和瞳孔扩大等。副交感神经受刺激会产生心动过缓、支气管收缩、唾液和泪液分泌增加、胃肠道蠕动增加、排尿增加、勃起亢进和瞳孔缩小等。自主神经功能检查分为一般检查和自主神经反射两部分。

（一）一般检查

一般检查的主要内容包括:

1. **皮肤与黏膜** 皮肤与黏膜是反映自主神经功能的重要部位,应注意有无下列改变:①颜色,如苍白、潮红、红斑、发绀等;②质地,如光滑、变薄、增厚、变硬、脱屑、潮湿、干燥等;③温度,如发热、发凉等;④皮疹、水肿、溃疡、压力性损伤等。

2. **毛发和指(趾)甲** 注意有无多毛、毛发稀疏、脱毛,指(趾)甲变厚、变形、松脆、脱落等。

3. **腺体分泌** 注意有无出汗过多、过少或无汗,唾液和泪液分泌增加等。

4. **瞳孔** 具体检查方法见本节"脑神经"部分相关内容。

5. **内脏及括约肌功能** 注意有无胃肠功能紊乱(如消化吸收不良、腹胀、便秘等),尿潴留、尿失禁、大便失禁等。

6. **性功能** 有无性功能减退或亢进、阳痿、月经失调等。

（二）自主神经反射

1. **眼心反射** 受检者安静仰卧位,双眼自然闭合,检查者计数脉率,然后用右手中指及示指置于受检者双侧眼球并逐渐施压,以受检者不感觉疼痛为度。加压20~30秒后,检查者再次计数脉率。正常人可出现因迷走神经兴奋性增高所致的心率减慢现象,即压迫后的脉率较前减少10~12次/min;压迫后减少12次/min以上者,提示迷走神经功能亢进;迷走神经麻痹者脉率无变化;压迫后脉率不减慢反而加速,提示交感神经功能亢进。

2. **卧立位试验** 受检者安静平卧数分钟后测血压和脉率,然后嘱受检者起立,2分钟后复测血压和脉率。由卧位到立位,正常人血压下降10mmHg左右,脉率最多增加10~12次/min。如收缩压降低≥20mmHg,舒张压降低≥10mmHg,脉率增加超过10~12次/min者,提示交感神经功能亢进;再由立位转为卧位,若脉率减慢超过10~12次/min,提示副交感神经功能亢进。

3. **皮肤划痕试验** 用棉签杆以适度压力在受检者皮肤上划一条线,数秒后即可见白色划痕并高出皮面,稍后变为红条纹,为正常反应;若白色划痕持续时间超过5分钟,提示交感神经兴奋性增高;若红条纹明显增宽甚至隆起、持续数小时,提示副交感神经兴奋性增高或交感神经麻痹。

4. **竖毛反射** 用冰块或搔划刺激受检者颈后或腋窝皮肤,可见竖毛肌收缩,毛囊处隆起呈鸡皮状,7~10秒最明显,15~20秒后消失。竖毛肌由交感神经支配,因此竖毛反射扩展至脊髓横贯性损害平面即停止,由此可协助判断脊髓病灶部位。

5. **发汗试验** 用碘1.5g、蓖麻油10.0ml与95%乙醇100ml混合成淡碘酊,涂布于皮肤,待干后再敷以淀粉;皮下注射毛果芸香碱10mg,作用于交感神经节后纤维而引起出汗;淀粉遇湿后与碘发生

Note：

反应,使出汗处皮肤变蓝,无汗处颜色不变。由此可协助判断交感神经功能障碍的范围。

相关护理诊断 / 问题

1. **躯体移动障碍:肌力减弱 / 肌张力增高 / 共济失调 / 不随意运动** 与神经系统疾病有关。

2. **沐浴 / 穿着 / 进食 / 如厕自理缺陷:肌力减弱 / 肌张力增高 / 共济失调 / 不随意运动** 与神经系统疾病有关。

3. **步行障碍:共济失调** 与锥体外系病变有关;与小脑损害有关;与前庭功能障碍有关。

4. **有跌倒的危险:肌力减弱 / 共济失调 / 浅反射消失** 与中枢神经系统疾病所致意识障碍和行走障碍有关。

5. **有皮肤完整性受损的危险:感觉减退 / 消失 / 瘫痪** 与瘫痪或感觉障碍所致的自我保护能力下降有关。

6. **有情境性低自尊的危险:中枢性 / 周围性面瘫** 与脑血管疾病、面神经炎等所致的面瘫有关。

7. **尿潴留 / 尿失禁:眼心反射 / 卧立位试验阳性** 与自主神经功能紊乱有关。

(江 华)

第十三节 全身体格检查

一、全身体格检查的基本要求

全身体格检查(complete physical examination)是在前述各系统体格检查的基础上,检查者综合运用已有的知识与技能,对受检者实施从头到脚、系统而有序的体格检查。基本要求如下:

1. **解释与说明** 检查前向受检者做简单的自我介绍,包括姓名和职责,通过简短的交谈以消除受检者的紧张情绪,融洽双方关系。然后说明检查的目的、主要内容、所需时长等,以取得受检者的理解和配合。

2. **预防医源性感染** 检查者在体格检查开始前必须洗净双手,条件许可时,最好当着受检者的面洗手,并于检查后再次洗手。

3. **检查内容全面、系统、重点突出** 一般来说,全身体格检查的内容应该包括身体各系统体格检查的所有项目。由于体格检查通常于问诊之后进行,所以在临床实践中还要结合受检者的具体情况在全面系统检查的基础上有所侧重。

4. **检查过程规范有序** 为减少受检者的不适和不必要的体位变动,同时亦为了方便检查者的操作,提高体格检查的效率和速度,不同卧位者检查顺序有所不同。

以卧位受检者为例:一般项目与生命体征→头颈部→前、侧胸部(胸廓、乳房、肺、心)→(受检者取坐位)背部(肺、脊柱、肾区、骶部)→(受检者取卧位)腹部→上肢与下肢→肛门、直肠→外生殖器→神经系统(最后取站立位)。

以坐位受检者为例:一般项目与生命体征→上肢 →头颈部→背部(肺、脊柱、肾区、骶部)→(受检者取卧位)前、侧胸部(胸廓、乳房、肺、心)→腹部→下肢→肛门、直肠→外生殖器→神经系统(最后取站立位)。

体格检查的动作要轻柔、规范和准确。

5. **手脑并用** 检查过程中应边检查边思考,将检查结果结合解剖、病理、病理生理以及其他基础医学的知识进行综合、分析和推理,以确认检查结果是否异常及其可能的原因。

6. **把握检查的进度和时长** 一般应尽量在 40 分钟内完成,初学者可适当延长。

二、全身体格检查的基本项目与顺序

全身体格检查的内容比较多,一定要按顺序依次进行,可避免遗漏或重复。这里为大家列出了全

身体格检查的基本项目以及相应的检查顺序。在遵循基本原则的基础上,可以根据自己的习惯以及受检者的不同情况选择适宜的检查顺序,并非一定要严格按照此顺序进行。

(一) 一般检查与生命体征

1. 准备和清点检查器械。

2. 自我介绍(姓名、检查目的,简短交谈以融洽护患关系)。

3. 观察发育、营养、面容、表情、体位、意识状态等一般情况。

4. 测量体温(腋温,10 分钟)。

5. 触诊桡动脉,至少 30 秒。

6. 视诊呼吸频率与类型,至少 30 秒。

7. 测量右上肢血压。

(二) 头颈部

8. 观察头颅外形、毛发分布、有无异常运动等。

9. 触诊头颅。

10. 检查视力。

11. 视诊颜面和双眼。

12. 检查上、下睑结膜,球结膜和巩膜。

13. 检查面神经运动功能(皱眉、闭目)。

14. 检查眼球运动(六个方位)。

15. 观察双侧瞳孔大小和形状,检查瞳孔直接与间接对光反射。

16. 检查调节与集合反射。

17. 检查双侧角膜反射。

18. 视诊及触诊双侧外耳及乳突,触诊颞颌关节及其运动。

19. 检查双耳粗听力(摩擦手指检查法)。

20. 视诊及触诊外鼻。

21. 观察鼻前庭、鼻中隔。

22. 触诊双侧乳突。

23. 检查额窦、筛窦、上颌窦有无肿胀、压痛、叩痛等。

24. 观察口唇、颊黏膜、牙齿、牙龈、舌质和舌苔。

25. 借助压舌板检查口腔黏膜、口咽部及扁桃体。

26. 检查舌下神经(伸舌)。

27. 检查面神经运动功能(露齿、鼓腮、吹口哨)。

28. 检查三叉神经运动支(触双侧咀嚼肌,或用手对抗张口动作)。

29. 检查三叉神经感觉支(上、中、下三支)。

30. 暴露颈部,视诊颈部外形和皮肤、颈静脉充盈和颈动脉搏动情况。

31. 触诊颈部浅表淋巴结(耳前、耳后、枕后、颌下、颏下、颈前、颈后及锁骨上)。

32. 视诊甲状腺(配合吞咽动作)。

33. 触诊甲状软骨、甲状腺峡部和侧叶(配合吞咽动作)。

34. 听诊颈部甲状腺、血管杂音。

35. 触诊气管位置。

36. 检查颈椎屈曲、侧弯、旋转活动。

37. 检查副神经(耸肩及对抗头部旋转)。

(三) 前、侧胸部

38. 暴露胸部。视诊胸廓外形、对称性、皮肤和呼吸运动。

39. 视诊双侧乳房。

40. 触诊双侧乳房(4 个象限、乳头及乳晕)。

41. 触诊双侧腋窝淋巴结(5 群)。

42. 触诊胸壁(皮下气肿、压痛)、双侧胸廓扩张度。

43. 触诊双侧肺部触觉语颤(上、中、下,双侧对比)。

44. 检查有无胸膜摩擦感。

45. 叩诊双侧肺尖、前胸和侧胸(上、中、下,双侧对比)(叩诊音、肺下界)。

46. 听诊双侧肺尖、前胸和侧胸(自上向下,双侧对比)(呼吸音、附加音)。

47. 检查双侧语音共振。

48. 切线方向视诊心尖搏动、心前区搏动。

49. 两步法触诊心尖搏动。

50. 触诊心前区。

51. 叩诊心脏相对浊音界。

52. 依次听诊二尖瓣区、肺动脉瓣区、主动脉瓣区、主动脉瓣第二听诊区、三尖瓣区(心率、心律、心音、杂音、心包摩擦音)。

(四) 背部

53. 受检者坐起,充分暴露背部。视诊脊柱、胸廓外形及呼吸运动。

54. 触诊胸廓活动度及其对称性。

55. 触诊双侧触觉语颤(肩胛间区、肩胛下区)。

56. 请受检者双上肢交叉抱肩,对比叩诊双侧后胸部。

57. 叩诊双侧肺下界移动度(肩胛线上)。

58. 听诊双侧后胸部。

59. 检查双侧语音共振。

60. 触诊脊柱有无畸形、压痛。

61. 叩诊法检查脊柱有无叩击痛。

62. 检查双侧肋脊角有无叩击痛。

(五) 腹部

63. 受检者仰卧屈膝,充分暴露腹部,双上肢置于躯干两侧,平静呼吸。

64. 视诊腹部外形、皮肤、脐、腹壁静脉和呼吸运动等。

65. 听诊肠鸣音(至少 1 分钟)、振水音及血管杂音。

66. 叩诊全腹。

67. 叩诊肝上、下界。

68. 肝脏叩击痛检查。

69. 叩诊移动性浊音(沿脐平面先左后右)。

70. 浅触诊全腹部(从左下腹开始,逆时针至脐部)。

71. 深触诊全腹部(从左下腹开始,逆时针至脐部)。

72. 嘱受检者做加深的腹式呼吸,在右锁骨中线上触诊肝脏(单手法或双手法),在前正中线上触诊肝脏(单手法或双手法)。

73. 检查肝 - 颈静脉回流征。

74. 胆囊点触痛(墨菲征)检查。

75. 双手法触诊脾脏;如未能触及脾脏,嘱受检者右侧卧位,再触诊脾脏。

76. 检查腹壁反射。

（六）上肢

77. 正确暴露上肢,视诊上肢皮肤、长度、肌容积、关节等。

78. 视诊双手及指甲。

79. 触诊指间关节和掌指关节。

80. 检查指关节运动。

81. 检查上肢远端肌力。

82. 触诊腕关节,检查腕关节运动。

83. 触诊双肘鹰嘴和肱骨髁状突。

84. 触诊滑车上淋巴结。

85. 检查肘关节运动、肌张力。

86. 检查屈肘、伸肘的肌力。

87. 视诊并触诊肩关节及其周围。

88. 检查肩关节运动及上肢近端肌力、肌张力。

89. 检查上肢触觉(或痛觉)。

90. 检查肱二头肌反射。

91. 检查肱三头肌反射。

92. 检查桡骨骨膜反射。

93. 检查霍夫曼征。

（七）下肢

94. 正确暴露下肢,观察双下肢外形、肌容积、皮肤、关节、趾甲等。

95. 触诊腹股沟淋巴结,腹股沟区有无肿块、疝等。

96. 触诊股动脉搏动,必要时听诊。

97. 触诊双侧足背动脉。

98. 检查双下肢有无凹陷性水肿。

99. 检查下肢触觉(或痛觉)。

100. 检查髋关节运动(屈曲、内旋、外旋)、肌张力。

101. 检查双下肢近端肌力(屈髋)、肌张力。

102. 触诊膝关节和浮髌试验。

103. 检查膝关节屈曲运动、肌张力。

104. 检查膝腱反射与髌阵挛。

105. 触诊踝关节及跟腱。

106. 检查踝关节背伸、跖屈、内翻、外翻运动。

107. 检查屈趾、伸趾运动。

108. 检查双足背伸、跖屈肌力。

109. 检查跟腱反射、踝阵挛。

110. 检查巴宾斯基征、奥本海姆征、戈登征。

111. 检查克尼格征、布鲁津斯基征。

（八）肛门和直肠（必要时检查）

112. 受检者左侧卧位,右腿屈曲,观察肛门、肛周、会阴区。

113. 直肠指检　戴手套,示指涂以润滑剂检查,观察指套有无分泌物。

（九）外生殖器（必要时检查）

114. 解释检查的必要性,注意保护隐私。受检者膀胱排空、取仰卧位。

男性：

115. 视诊，包括尿道外口、阴囊，必要时做提睾反射。

116. 触诊双侧睾丸、附睾、精索。

女性：

115. 视诊，包括尿道口及阴道口。

116. 触诊阴阜、大小阴唇、尿道旁腺、巴氏腺。

（十）共济运动、步态与腰椎运动

117. 请受检者站立，检查闭目难立征。

118. 检查指鼻试验（睁眼、闭眼）与双手快速轮替运动。

119. 请受检者行走，观察步态。

120. 检查腰椎屈、伸、左右侧弯及旋转运动。

三、重点体格检查

重点体格检查（focused physical examination）适用于急、重症患者，其检查顺序与全身体格检查基本一致。首先进行生命体征检查，包括体温、脉搏、呼吸和血压的测量，再根据患者的体位和病情适当调整，对于重点系统的视、触、叩、听必须全面深入。

例如，对冠心病急性心肌梗死发作的患者，应采用重点体格检查的方法，首先检查患者的生命体征，之后以胸部为重点进行检查，尽量避免对患者的翻动。同时辅以心电图和实验室检查，以便快速了解病情，为早期再灌注治疗等争取时间。对于患者其他方面的体格检查，可待病情稍稳定后补充进行。

（赵艳琼）

思 考 题

---

1. 临床常见的叩诊音彼此之间有什么联系和区别？

2. 影响皮肤颜色的因素有哪些？皮肤苍白最易出现在哪些部位？见于哪些情况？

3. 如何判断受检者有无颈静脉怒张？颈静脉怒张的临床意义是什么？相关的护理诊断可能有哪些？

4. 影响肺泡呼吸音强弱的因素有哪些？其减弱或消失有何临床意义？

5. 脊柱弯曲度的常见病理改变有哪些？可能给患者的健康带来哪些影响？

6. 上运动神经元和下运动神经元损伤所致瘫痪，其体格检查结果有何不同？

7. 请根据下列资料思考相关问题。

患者，男，36 岁。2 个月前上 2 楼时出现心悸、气促，休息后可缓解。偶在夜间睡眠中憋醒，需坐起休息才能缓解。18 岁时，曾有四肢关节游走性肿痛病史。经体格检查后，初步考虑为"风湿性心脏病、二尖瓣狭窄"。

问题：

(1) 该患者出现上述症状的可能原因是什么？

(2) 在进行体格检查前你会询问患者哪些问题？为什么？

(3) 在进行心脏检查时，检查的重点是什么？该患者会有哪些异常体征？

8. 请根据下列资料思考相关问题。

患者，女，79 岁，3 天前无明显诱因突然出现左上肢握物不稳，左下肢尚可，无头晕、头痛、恶心、呕吐、意识不清，无言语不清、吞咽困难、饮水呛咳，1 小时后逐渐恢复正常。今日晨起后发现症状加重，左上肢上举无力，左下肢明显拖行，伴言语不清。

Note：

问题：

(1) 该患者目前的左侧肢体肌力如何？评估依据是什么？

(2) 该患者神经系统检查的重点是什么？

(3) 该患者可能的护理诊断/问题有哪些？

问题：

(1) 该患者目前的左侧肢体肌力如何？评估依据是什么？

(2) 该患者神经系统检查的重点是什么？

NURSING

第四章

心理与社会评估

04章 数字内容

学 习 目 标

知识目标：

1. 复述心理、社会评估的主要内容及常用方法。

2. 理解心理、社会评估的目的和意义。

3. 复述心理、社会评估相关内容的基本概念。

4. 描述心理、社会评估常见异常表现的类型和主要特点。

5. 解释心理、社会评估常见异常表现的临床意义。

能力目标：

1. 根据患者的具体情况及心理与社会评估内容的不同特点，恰当地运用相关评估方法对患者进行心理与社会评估。

2. 根据所获资料综合分析异常表现的临床意义，并作出护理诊断。

素质目标：

1. 具有尊重患者、爱护患者、保护患者隐私的职业精神。

2. 具有与医生、心理治疗师 / 咨询师等进行多学科合作的意识。

第一节　概　　述

 ———————————————— 导学案例与思考 ————————————————

患者,男,70 岁,因"右上肢活动障碍 3 天"入院。初步诊断:脑梗死。患者自半年前老伴因病去世后一直独居,有一女儿在国外定居,女儿多次邀请患者到国外与自己一起居住,但患者考虑到文化差异等而拒绝。患者入院以来意识清醒,担心自己病情,且因为患病导致女儿回国照顾自己而感到自责。反复询问医护人员自己会不会"半身不遂",失去自我照顾能力,担心成为女儿的负担。患者情绪低落,经常叹息,有时流泪,食欲减退,睡眠紊乱。

请思考:

1. 该患者目前存在的主要健康问题有哪些? 彼此之间有怎样的关系?

2. 为了明确护理诊断 / 问题,还应进行哪些内容的评估? 如何评估?

一、心理与社会评估的目的

人不仅具有生物学属性,同时还具有心理和社会属性。世界卫生组织将健康定义为"一种躯体、心理和社会功能完全安好的状态,而不只是没有疾病或病症"。因此,心理、社会评估是健康评估的重要组成部分。

心理评估(psychological assessment)是依据心理学的理论和方法对评估对象的心理品质及水平作出鉴定,目的是发现其现存或潜在的心理健康问题,为制订心理干预措施提供依据,同时也是对心理干预的效果作出评定的重要依据。

社会评估(social assessment)主要是对评估对象的社会功能状态及所处的社会环境等,包括角色、家庭、文化和环境等进行评估,以明确其对评估对象健康状况的可能影响,为制订相应的护理措施、促进个体的社会适应能力及身心健康提供依据,同时为干预效果的评定提供依据。

二、心理与社会评估的方法

(一) 行为观察

人的心理社会状况很难进行直接和客观的评估,但可通过其外显的行为表现出来。因此,对个体行为的观察是心理社会评估的重要方法之一。行为观察(behavior observation)是指通过直接的(感官)或间接的(通过摄录像设备等)方式对评估对象的行为进行有目的、有计划的观察记录,是最常用、最直接、最有效的心理社会评估方法之一。在心理社会评估过程中,可通过观察所得到的关于患者行为表现的印象,推测患者的心理活动过程及个性心理特征等。

依据评估对象是否受到控制,行为观察可分为自然观察(naturalistic observation)和控制观察(controlled observation)。临床护理实践中最常用的是自然观察。

1. **自然观察**　是指在自然、不加控制的情景中观察和记录被观察者的行为表现。在日常护理工作中对患者行为与心理反应的观察即自然观察。在行为观察的过程中,应客观、系统、准确地观察和记录患者的行为表现,并结合其他评估资料,对患者行为产生的原因进行合理探索和解释。

2. **控制观察**　是观察者对所观察的事件进行某种程度有目的地控制和设计,将个体置于结构化的情景中(如角色扮演、情境测验等),以观察某种特定的行为或反应的方法,也称模拟行为观察。控制观察多见于精神、心理专业人员进行临床专业评估或临床心理学研究,临床护理实践中应用较少。

行为观察法操作简便易行,所获资料比较真实和客观。对婴幼儿、不合作者、言语交流困难者等,其他心理社会评估方法很难实施,行为观察法显得尤为实用。其不足之处在于观察得到的只是外显行为,难以获得患者的认知方式和内心想法等资料。此外,观察结果的有效性还易受观察者的观察能力和分析综合能力的影响。

(二) 临床访谈

临床访谈(clinical interview),也称临床会谈,是访谈者与访谈对象之间进行的有目的的交流,也是心理社会评估中最常用的方法之一。

依据在访谈过程中的控制程度不同,可将访谈法分为非结构式访谈、结构式访谈和半结构式访谈。

1. 非结构式访谈 是指事先不拟定固定的访谈问题,或不按固定的问题顺序去提问,双方进行自由交谈。非结构式访谈是开放式的,气氛比较轻松,访谈对象较少受到约束,有更多的机会表述自己的想法。非结构式访谈具有方便、灵活、深入和个体化等特点,其不足之处是用时相对较多,有时访谈内容可能较松散,影响评估的效率。此外,不同的访谈者访谈的内容和结果往往不一致,缺乏可比性。

2. 结构式访谈 是指按照事先设计好的访谈提纲或主题,有目的、有计划、有步骤地进行访谈。结构式访谈对访谈内容有所限定,在访谈过程中可根据访谈提纲或评估表逐项提问。结构式访谈可量化评估结果,具有操作标准化、结果数量化和可比性强等特点。但容易限制评估对象的表述,不够灵活,不利于针对访谈对象的某个问题进行深入了解。

3. 半结构式访谈 是非结构式访谈和结构式访谈的结合,既有一定的灵活性,也有一定的标准化和可比性。

访谈法是访谈双方互动的过程,访谈者起着主导和决定的作用。访谈过程中,应灵活运用倾听、言语沟通和非言语沟通等技巧,与访谈对象建立良好的信任与合作关系,以真实、全面、准确地了解其心理和社会状况。访谈法具有较好的灵活性,所获信息具有真实性强、信息量大和较为深入的优点,但对访谈者的访谈技巧要求较高,所获资料主观性较强,花费时间和精力亦较多。

(三) 心理测量

心理测量是依据心理学的原理和技术,利用心理测量工具,如标准化测验或量表,对个体的外显行为进行观察或评定,并将结果按数量或类别加以描述的过程。依据心理测量工具的不同,可将心理测量分为心理测验法(psychological test)和评定量表法(rating scale)。

1. 心理测验法 是依据心理学理论,使用一定的操作程序,在标准情境下用统一的测量手段,对反映心理品质的行为样本进行定量化分析和描述的一种方法。心理测验的基本要素包括:①行为样本,指能够表现人的某种心理特质的一组代表性的行为。心理测验中的测验项目集是按一定法则和心理学原理,抽出一定数量的、具有代表性的行为样本所构成的项目集,这个项目集能反映出某种心理品质。②标准化,首先要保证测验内容、指导语、实施方法、记分和结果解释的一致性;其次要建立一个用作比较的常模。其目的是尽可能控制无关变量,使不同的被测验者所获得的结果具有可比性。③客观性,指测验结果尽可能不受被试和主试主观因素的影响,如测验题目的选择必须采用客观的方法,测验题目难度的确定也必须客观和适当。心理测验的客观性与行为样本的代表性和测验程序的标准化水平密切相关。

2. 评定量表法 是指应用量表,即一套预先已标准化的测试项目,对评估对象的某种心理品质进行测量、分析和鉴别的方法。依据测试项目编排方式的不同,可分为二择一量表、数字等级量表、描述评定量表、Likert 评定量表、语义量表和视觉模拟量表等。依据量表评估的方式可分为自评量表和他评量表两种基本形式。自评量表是评估对象依据量表内容自行选择答案进行判断的方法,可比较真实地反映评估对象内心的主观体验;他评量表则是评估者通过观察评估对象的行为或与其交谈对其进行的客观评定。常用的评估量表较多,如生活事件量表、社会支持量表、应对方式量表等,在选用量表时应依据测量的目的和评估对象的具体情况进行合理选择。

心理测量采用标准化、数量化的原则,同时对结果的解释可参照常模进行比较,较少受到评估者和评估对象主观性和经验的影响,因此评估结果较为客观,具有可比性,可作为护理诊断依据和效果评价的指标。心理测量通过测量人的外显行为来推测人的心理特质,具有间接性特点。心理特质的测量不像物理特征的测量,没有绝对的零点,而是一种相对的比较,即与常模比较。测量分数不是一个确切的点,只能是一个范围或最佳估计。此外,心理测量要求评估者具有相关专业知识,受过系统的心理测量技术专业训练,熟悉相关的施测原则和评分解释方法,同时,应与评估对象建立和保持友好信任的关系。

(四)医学检测法

医学检测法主要用于心理评估,其内容包括对患者进行体格检查和实验室检查如测量体温、脉搏、呼吸、血压,测定血液中肾上腺皮质激素的浓度等。检测结果可为心理评估提供客观依据,并对通过会谈法、观察法或心理测量学法收集到的资料的真实性和准确性进行验证。

心理社会评估的方法较多,各种方法均有其独特的优点,同时也都存在不足或局限性。因此,为保证收集到的资料更为完整、全面,评估结果更为科学、可信,评估者需要依据不同的评估目标及评估对象的特点,综合、灵活应用多种不同的评估方法。同时应注重加强心理学相关专业知识和评估技能的培训,并与临床精神、心理专业人员密切合作,寻求更为专业的指导和支持。

(孙雪芹)

第二节 心 理 评 估

一、认知功能

(一)基础知识

认知过程(cognition process)是指人们获得知识或运用知识的过程,即信息加工的过程,是人最基本的心理过程,包括感觉、知觉、记忆和思维等,其中思维是认知过程的核心。个体的认知水平受其年龄、受教育水平、生活经历、文化背景、疾病等因素的影响。

1. 感知觉 感觉(sensation)是人脑对直接作用于感觉器官的当前客观事物的个别属性的反映,是最基本的认知过程。知觉(perception)是人脑对直接作用于感觉器官的当前事物的整体属性的反映。感觉是知觉的基础,感觉越清晰、越丰富,知觉就会越完整。感知觉是思维的基础,对维持大脑正常活动有重要意义。

2. 注意(attention) 是心理活动对一定对象的指向和集中,具有选择、保持以及对活动的调节和监督功能。注意可分为:①无意注意,指预先没有目的,也不需要意志努力的注意,如寂静的病室突然出现巨大响声引起的人们的注意;②有意注意,指预先设有目的并需要意志努力的注意,是注意的一种高级形式,如学生在学习知识时的注意;③有意后注意,指事先有预定目的但不需要一定意志努力的注意,是在有意注意的基础上发展起来的,具有高度稳定性,如护士熟练进行铺床操作。

3. 记忆与遗忘

(1)记忆(memory):是人脑对外界输入的信息进行编码、储存和提取的过程,包括识记、保持、再认和再现(回忆)4个基本环节。识记是通过对客观事物的感知与识别而获得事物的信息和编码,并在头脑中留下印象的过程;保持是指识记过的材料和获得的信息在头脑中储存和巩固的过程,这一过程是动态变化的,表现为已保存信息的数量和质量会随着时间推移而改变;再认是指当以前感知过的事物或场景重现时大脑能够识别出来;再现是指以前感知过的事物或场景不在眼前时大脑将其重新呈现出来。

(2)遗忘(forgetting):是指记忆的内容不能保持或提取。它是与记忆的各个阶段相伴随的一种正常的、合理的心理现象。遗忘分为暂时性遗忘和永久性遗忘,前者是指已经转入长时记忆的内容一时不能被提取,但在适宜条件下还可能恢复;后者是指不经重新学习永远不能被恢复的记忆。遗忘与个体的心理状态相关,一般来说,能满足个体需要、引起个体愉快情绪体验的材料容易保持,反之容易遗忘。

4. 思维(thinking) 是人脑对客观现实的一般特性和规律间接的、概括的反应,是人们对事物本质特征及其内部规律的理性认知过程。思维活动是在感知觉的基础上产生的,借助语言和文字来表达,是人类认知活动的最高形式。思维过程具有连续性,当这种连续性丧失时即出现思维障碍。

(1)思维的分类:根据思维的凭借物不同可分为动作思维、形象思维和抽象思维。①动作思维:人们以实际行动为支柱在头脑中解决具体问题的操作过程,是0~3岁婴幼儿的主要思维方式;②形象思维:主要用直观形象和表象解决问题的思维过程,为幼儿期及成人在进行艺术创作等工作时的主要思维方式;③抽象思维:又称逻辑思维,是依赖抽象概念和理论知识来解决问题的思维过程,为人类思维的核心,如护士根据收集到的资料对患者作出护理诊断的过程。此外,根据思维的指向性可分为集中性思维和发散性思维;根据思维的创造性又可分为习惯性思维和创造性思维等。

(2)思维活动的过程:人类从感性认识上升到理性认识是通过一系列思维过程实现的。任何思维活动都是分析与综合、比较与分类、抽象与概括这些过程协同作用的结果,其中分析与综合是思维的基本过程。

(3)思维的形式:包括概念、判断和推理3种基本形式。

1)概念:是最基本的思维形式。在抽象与概括的基础上,把握事物的本质特性,并据此将同类事物联系起来,就形成了该类事物的概念。

2)判断:是指人们比较和评价客观事物及其相互关系并作出结论的思维形式。判断不仅反映出思维的过程,也表现出人们对事物的评价、情感和愿望。因此,判断可以现实为基础,也可脱离现实;可以社会常模为依据,也可违背社会常模。个体的判断能力受个体的年龄、情绪、智力、教育水平、社会经济状况和文化背景等的影响。

3)推理:是指人们由已知的判断经过分析与综合推出新判断的过程,包括演绎和归纳两种形式。归纳是从特殊事例到一般原理的推理;演绎则相反。

5. 语言(language) 是人们进行思维的工具,是思维的物质外壳。思维的抽象与概括总是借助语言得以实现,所以思维与语言不可分割,共同反映人的认知水平。语言可分为接受性语言和表达性语言,前者指理解语句的能力,后者为传递思想、观点、情感的能力。语言能力对判断个体的认知水平很有价值,并可作为护士选择与患者沟通方式的依据。

6. 定向力(orientation) 是指个体对时间、地点、人物及自身状态的判断认识能力,包括时间定向、地点定向、空间定向、人物定向等。

7. 智力(intelligence) 也称智能,是人们认识客观事物并运用知识解决实际问题的能力。智力是认知过程各种能力的综合,与感知、记忆、思维、注意、语言等密切相关。

(二)常见的认知障碍

认知障碍(cognitive impairment)是指认知过程异常,包括感知觉障碍、记忆障碍、思维障碍、注意障碍、语言障碍、智力障碍等。

1. 感知觉障碍

(1)感知觉过敏:为感知觉阈值下降,表现为对各种刺激过分敏感。如对外部感知觉刺激过敏者表现为不耐强光、噪声、高温、强烈气味等;对内部感觉过敏者则因不能耐受正常心搏或胃肠蠕动等产生多种躯体不适感。感知觉过敏多见于神经症患者。

(2)感知觉减退:为感知觉阈值增高,表现为对各种刺激的感受性降低。如对外部感知觉减退表现为对外界感知不清晰;对内部感觉减退则表现为对躯体自身的信息感觉减退,甚至觉得自身不存在,严重者可出现人格解体症状。感知觉减退多见于抑郁患者或催眠状态。正常时也可见于紧张或激情状态,如遭遇车祸时因痛觉迟钝而不知自己受伤。

(3)感知觉综合障碍:是指能正确认识具体客观存在的事物的本质属性或整体,但对诸如大小、形

Note:

状、颜色、距离、空间位置等个别属性出现错误的感知。

(4) 错觉(illusion):是指对具体客观事物整体属性的错误感知。错觉多见于感染、中毒等因素导致意识障碍如谵妄时,也可见于功能性精神病如精神分裂症,后者出现错觉时多与幻觉同时存在。

(5) 幻觉(hallucination):是指无客观事物作用于感觉器官而出现的知觉体验,是一种虚幻的知觉,是感知觉障碍中一个重要且常见的精神症状。幻觉一般按感觉器官来划分,有幻视、幻听、幻嗅、幻味、幻触、内脏幻觉等,如截肢后的患者出现"幻肢痛"。幻觉多见于脑器质性精神病,如颞叶病变、谵妄状态,也常见于精神分裂症,心境障碍也可见到。

2. 注意障碍 是指注意的强度、范围及稳定性等发生改变。根据其特点不同可分为多种类型,其中以注意减弱和注意狭窄最为常见。

(1) 注意增强:主要表现为有意注意增强,即对某种事物或活动保持高度的注意和警觉、不易被其他事物转移,常见于偏执型精神分裂症或神经症患者。如具有妄想观念的患者常过分地注意看他所怀疑的人的一举一动,具有疑病观念的神经症患者常过分地注意自身的健康状态或那些使其忧愁的病态思维内容等。

(2) 注意减弱:有意和无意注意的兴奋性下降,注意的范围缩小、稳定性也明显下降,多见于神经衰弱、精神分裂症及伴有意识障碍的患者。

(3) 注意涣散:有意注意明显减弱,易于唤起注意,但注意力不易集中、稳定性下降,多见于神经衰弱和精神分裂症患者。

(4) 随境转移:无意注意的兴奋性增强,但注意不持久,注意的对象不断转移。如处于兴奋状态的躁狂症患者,注意力易受周围环境中的新现象吸引而转移。

(5) 注意迟钝:注意的兴奋性集中困难和缓慢,但是注意的稳定性障碍较小,多见于抑郁症患者。

(6) 注意狭窄:注意范围显著缩小,有意注意减弱。表现为当患者集中于某一事物时,不能再注意与之相关的其他事物,见于朦胧状态和痴呆患者。

(7) 注意固定:注意稳定性特别增强,总是将注意固定于某些事物或活动上,见于精神病患者,也可见于健康人。

3. 记忆障碍 指任何原因引起的记忆能力异常,可表现为记忆的量和质的异常。前者包括记忆力增强、记忆力减退、遗忘症等;后者称为记忆错误,包括错构症、虚构症、潜隐记忆等。

(1) 记忆减退:指记忆过程全面的功能减退,即识记、保存、再认和回忆普遍减退。临床比较多见,常见于神经衰弱、脑动脉硬化和其他脑器质性损害的患者,也可见于正常老年人。

(2) 遗忘:是一种回忆的丧失,为局限于某一事情或某一时期内的经历的遗忘。临床上可分为:①顺行性遗忘,指对紧接着疾病发生以后一段时间的经历不能回忆,多见于各种原因引起的意识障碍,如脑震荡、脑挫裂伤者不能回忆受伤后一段时间内的事;②逆行性遗忘,指对紧接着疾病发生以前一段时间的经历不能回忆,多见于脑外伤患者;③进行性遗忘,指记忆的丧失随着病情的发展而发展,主要见于老年期痴呆患者;④心因性遗忘,具有选择性遗忘的特点,即所遗忘的事情选择性地限于痛苦经历或可能引起心理痛苦的事情,主要见于癔症和应激性精神障碍。

(3) 记忆错误:指回忆的内容与事实不符。常见的表现有:①错构,即在回忆过去曾经历的事件时,在发生地点、时间、情节上出现错误或混淆,多见于脑部器质性疾病;②虚构,指对某段亲身经历发生遗忘而用完全虚构的故事来填补和代替,随之坚信,多见于痴呆患者和慢性酒精中毒性精神病等脑器质性精神障碍;③潜隐记忆,又称歪曲记忆,是将别人的经历或自己曾经的所见所闻回忆成自己的亲身经历,或者将本人的真实经历回忆成自己所见所闻的别人的经历。

(4) 记忆增强:是一种病理性的记忆增强,表现为患者将时间久远且不重要的事情都能回忆起来,多见于躁狂症,特别是轻度躁狂患者。

4. 思维障碍 是各类精神疾病常见的症状,其临床表现多种多样,可分为思维形式障碍和思维内容障碍。

(1) 思维形式障碍:包括思维联想障碍和思维逻辑障碍。常见的表现有:①思维奔逸,一种兴奋性的联想障碍,表现为思维联想速度加快、数量增多、内容丰富生动,但患者的思维逻辑联系非常肤浅,常缺乏深思而信口开河,多见于躁狂症;②思维迟缓,与思维奔逸相反,是一种抑制性联想障碍,思维活动量显著减少、速度缓慢、联想困难、反应迟钝,常见于抑郁症;③思维松弛,又称思维散漫,表现为联想松弛、内容散漫、缺乏主题、使人不易理解,严重时可发展为破裂性思维;④破裂性思维,患者在意识清楚的情况下出现思维联想过程破裂,缺乏内在意义上的连贯性和应有的逻辑性,因而别人无法理解其意义,多见于精神分裂症;⑤思维贫乏,指联想数量减少,概念与词汇贫乏,表现为沉默少语、谈话言语单调,自感"脑子空虚没有什么可说的",可见于精神分裂症等;⑥病理性赘述,表现为思维活动停滞不前、迂回曲折,联想枝节过多,极易偏离中心,做不必要的累赘描述,多见于脑器质性、癫痫性及老年性精神障碍。

(2) 思维内容障碍:常见的表现有:①妄想(delusion),是一种在意识清晰的情况下无事实根据产生的歪曲信念,是病态推理和判断的结果。妄想具有个人特征,内容与个体切身利益、个人需要和安全密切相关,且患者往往对此坚信不疑。临床常见有被害妄想、关系妄想、疑病妄想、夸大妄想、罪恶妄想等。②强迫观念(obsessive idea)或称强迫思维,指某一概念在脑内不自主地反复出现,明知没有必要,但无法摆脱,主要见于强迫症。

5. 语言障碍　临床上语言障碍主要由局限性脑或周围神经病变所致,表现为失语或构音困难。

(1) 失语(aphasia):由语言中枢受损引起。语言中枢的不同部位受损会导致不同类型的语言障碍。①运动性失语:部分或全部丧失说话能力,但能理解他人的语言和书面文字;②感觉性失语:发音清晰、语言流畅,但内容不正常,不能理解他人和自己的语言;③混合性失语:运动性失语和感觉性失语并存;④命名性失语:理解物品的性质和用途,但叫不出名字;⑤失写:已获得的书写和交流能力受损或丢失;⑥失读:对文字、图画等视觉符号的认识能力丧失,不能识别词句、图画。

(2) 构音困难(dysarthria):是指由于神经病变,与言语有关的肌肉麻痹、收缩力减弱或运动不协调所致的语言障碍,表现为发音困难、发音不清,声音、音调及语速等异常。

6. 定向障碍　指个体对环境或自身状况的认识能力丧失或认识错误,多见于症状性精神病及脑器质性精神病伴有意识障碍的患者,包括时间定向障碍、地点定向障碍、人物定向障碍、自身定向障碍等。但有定向障碍不一定有意识障碍。

7. 智力障碍　是指各种原因所致的智力低下,分为精神发育迟滞与继发性痴呆两大类型。

(1) 精神发育迟滞(mental retardation):主要是在胎儿期、出生时或婴儿期,由于遗传、感染、中毒、头部创伤、内分泌异常或缺氧等因素使患者大脑发育不良或受阻,智力发育停留在一定的阶段。随着年龄增长,患者的智力和社会适应能力明显低于正常的儿童。

(2) 痴呆(dementia):是指大脑发育成熟后,因各种因素引起大脑器质性损害,使已获得的智力全面减退,主要表现为分析、综合、判断、推理能力下降,记忆力与计算力下降,已有知识丧失,工作和学习能力下降或丧失,甚至生活不能自理,可伴有行为异常。病变多呈进行性,常不易恢复或不能完全恢复。如治疗适当,可阻止其继续发展。

(三) 认知功能的评估

1. 感知觉评估　可综合应用访谈法、观察法和医学检测法。通过询问"您觉得最近视力怎么样?""您觉得最近听力有改变吗?"等问题了解受检者有无感知觉异常表现,同时结合观察以及视力、听力等感知觉方面医学检测,相互验证,综合分析、判断受检者的感知觉情况。

2. 注意能力评估

(1) 无意注意:可通过观察受检者对周围环境变化有无反应进行评估,如对所住病室人员的出入、光线的明暗变化等有无反应。

(2) 有意注意:可通过让受检者完成某项任务进行评估,如让受检者填写调查表;同时注意观察其执行任务时的专注程度。也可询问其能否集中精力做事或学习等。

3. 记忆能力评估

(1) 回忆法(recall method):为评估记忆最常用的方法,用于测量短时记忆和长时记忆。评估短时记忆可让受检者重复刚刚听到的一句话或一组由 5~7 个数组成的数字。评估长时记忆可让受检者说出当天进食的食品、自己的生日、家人的姓名等。

(2) 再认法(recognition method):当由于各种原因不能或不适宜使用回忆法时,可采用再认法,如健康教育后将教育内容编制成试卷,用是非题和选择题的形式评估受检者的记忆能力。

(3) 评定量表测评:回忆法和再认法往往只考察了记忆的部分种类或特征,专门用于检测记忆能力的成套记忆测验则能更全面系统地评估受检者的记忆能力。目前国内常用的记忆测验工具有:韦氏记忆量表(Wechsler memory scale,WMS)、中国临床记忆量表(clinical memory scale,CMS)等。

4. 思维能力评估 主要从思维形式和思维内容两方面进行。可通过与受检者的交流中,根据其对相关问题的回答来进行判断。也可以根据受检者的年龄特征和认知特点等提出相关问题,如让其解释一种自然现象的形成过程;也可借用瑞文标准推理测验(Raven's standard progressive matrices,SPM)对受检者的推理能力进行系统评估。

5. 语言能力评估 通过观察、交谈等可对语言能力进行初步判断,如发现语言能力异常,应进一步明确其语言障碍的类型及可能的原因。可通过观察受检者对问题的理解和回答是否正确,判断其有无感觉性失语。如怀疑受检者有命名性失语,可取出一些常用物品,请其说出名称。可请受检者诵读短句或一段文字,并说出其含义,默写或抄写一段文字等,来判断其有无失读、失写等可能。

6. 定向能力评估 应用观察法和访谈法评估受检者的定向能力。如询问"今天是星期几?"评估其时间定向能力;询问"现在在什么地方?"以判断其地点定向能力;询问"呼叫器在什么方向?"评估其空间定向能力;询问其自己或其熟识者的名字以判断其人物定向能力。

7. 智力评估 可通过观察法、访谈法和智力测验等方法进行评估。通过有目的的简单提问和操作,了解评估对象的常识、理解能力、分析判断能力、记忆力和计算力等,从而对其智力是否有损害及其损害程度作出粗略判断。目前用于测评智力的常用工具有简易精神状态检查量表(mini-mental state examination,MMSE)、长谷川痴呆量表(Hastgawa dementia scale,HDS)、蒙特利尔认知评估量表(Montreal cognitive assessment,MoCA)等。其中 MMSE 简单易行,包括时间与地点定向力、即刻记忆、注意力及计算力、延迟记忆、语言和视空间能力 5 个维度共 30 个题目,是目前公认的一种用于认知功能初步筛查和评价的量表。但由于其敏感性较低,主要用于痴呆的筛查。对于轻度认知功能损害者,目前国内多采用 MoCA 进行筛查。

(四) 相关护理诊断 / 问题

1. 急性意识障碍 / 有急性意识障碍的危险 / 慢性意识障碍 与相关疾病所致的大脑综合功能障碍有关。

2. 记忆功能障碍 与脑血管疾病、慢性酒精中毒等所致的脑器质性病变有关。

3. 思维过程紊乱 与不同原因所致的神经精神障碍有关。

4. 言语沟通障碍 与思维障碍有关;与意识障碍有关;与语言中枢受损或构音器官功能障碍有关。

5. 知识缺乏:缺乏疾病预防与康复的相关知识 与认知功能障碍有关。

6. 有沟通增强的趋势 与导致沟通障碍的疾病逐渐好转有关。

(孙雪芹)

二、情绪与情感

(一) 基础知识

1. 情绪与情感的定义 情绪(emotion)与情感(feeling)是个体对客观事物是否满足自身需要的内心体验与反映。当客观事物满足了人的需要和愿望,就会引起高兴、满意、爱慕等积极肯定的情绪和情感,反之则会引起生气、不满、憎恨等消极否定的情绪和情感。

情绪是人和动物共有的心理现象,具有较强的情境性、激动性和暂时性;情感是人类特有的高级心理现象,具有较强的稳定性、深刻性和持久性,为人格构成的重要成分。情绪与情感既有区别又相互联系。情绪是情感的外在表现,各种情绪受已经形成的情感特点的制约;情感是情绪的内在本质,情感总是在各种不断变化着的情绪中得到体现。

2. 情绪与情感的分类 情绪与情感复杂多样,很难准确分类,一般可分为基本情绪、情绪状态以及高级情感体验。

(1) 基本情绪:为最原始的情绪,有 4 种基本类型。①快乐:一种感受良好时的情绪反应,是个人盼望或追求目的达到后的情绪体验。快乐的程度取决于多种因素,包括所追求目标价值的大小、在追求目标的过程中所达到的紧张水平及实现目标的意外程度等。②愤怒:在实现目标时受到阻碍,内心的紧张感增加而产生的情绪体验,其程度可从轻微不满、生气、愤怒直至暴怒等。愤怒的程度与干扰的程度、干扰的次数及挫折的大小等有关。愤怒对人的身心伤害非常明显。③悲哀:也称悲伤,指心爱的事物失去时,或理想和愿望破灭时产生的情绪体验,其程度取决于失去的事物对于自己的重要性和价值。悲哀带来紧张的释放,会导致哭泣。悲哀并不总是消极的,有时能够转化为前进的动力。④恐惧:是企图摆脱和逃避某种危险情境而又无力应付时产生的情绪体验。恐惧的产生不仅是由于危险情境的存在,还与个人排除危险的能力和应付危险的手段有关。

(2) 情绪状态:是指在一定生活事件的影响下,一段时间内各种情绪体验的一般特征表现。以情绪状态的强度和持续时间为依据,较典型的情绪状态有 3 种。①心境(mood):微弱而持久,带有渲染性的情绪状态。心境不是对某一事物的特定体验,而是作为一种心理背景,使人的一切活动都带有一定的感情色彩,持续少则几天,长则数周、数月。心境对个体既有积极的影响,也会产生消极的影响。良好的心境有助于积极性的发挥,可以提高工作学习效率;不良的心境会使人沉闷,妨碍工作学习,影响身心健康。保持一种积极健康、乐观向上的心境对每个人都有重要意义。②激情(intense emotion):是一种迅猛爆发、强烈而短暂的情绪状态。激情状态下的人往往出现"意识狭窄"现象,即认知活动的范围缩小,理智分析能力减弱,自制能力下降。激情通过激烈的言语爆发出来,是一种心理能量的宣泄,从一个较长的时段来看,对身心健康的平衡有益。③应激(stress):是指个体对某种意外的环境刺激所作出的适应性反应。应激既有积极作用,也有消极作用(详见本节中"应激与应对"的相关内容)。

(3) 高级情感体验:情感是指与人的社会性需要相联系的主观体验。人类高级的社会性情感主要有:①道德感(moral feeling),即个体对自己或他人的思想、动机和言行是否符合社会一定的道德行为准则时产生的内心体验。道德感具有社会历史性,不同时代、不同民族以及不同阶级有着不同的道德准则。②理智感(rational feeling),即在认识和评价事物过程中所产生的情感,如探索真理时的求知欲、认识未知事物的好奇心等。③美感(aesthetic feeling),即根据一定的审美标准评价事物时所产生的情感,既反映事物的客观属性,又受个人的思想观点和价值观念的影响。美感也具有一定的社会历史性,不同历史时期、不同文化背景的人们对美的认识不同。

3. 情绪与情感的作用

(1) 适应作用:情绪与情感是个体生存、发展与适应环境的重要手段。如初生婴儿由于脑的发育尚未成熟,还不具有独立生存的基本能力,依靠哭闹等情绪信息的传递,得到成人的抚育。在危险情境下,人的情绪反应使机体处于高度紧张状态,通过自主神经系统和内分泌系统的活动调动机体能量,促使个体产生适宜的防御反应。各种情绪与情感的发生,时刻提醒个体去了解自身或他人的处境和状态,以求得良好适应。

(2) 动机作用:情绪与情感能够激励或阻碍人的行为,为人类的各种活动提供动机。情绪与情感是动机的源泉,其动机功能既体现在生理活动中,也体现在认识活动中。如患者对医护人员充满信任时,则更愿意遵照嘱托;有的人会为了追求事业而忽视自己的健康等都充分体现了情绪与情感在不同

Note:

方面的动机作用。

（3）组织作用：作为脑内的一个监察系统，情绪对其他心理活动具有组织作用，正性情绪起协调、组织作用，负性情绪起破坏、瓦解或阻断作用。研究证明，情绪能影响认知操作的效果，该效应取决于情绪的性质和强度。愉快强度与操作效果成倒"U"形，即中等程度的愉快和兴趣为认知活动提供最佳的情绪背景；痛苦、恐惧等负性情绪的强度与操作效果成直线相关，情绪强度越大，操作效果越差。

（4）沟通作用：情绪和语言一样，具有服务于人际沟通的功能。情绪通过非语言沟通形式，即由面部肌肉运动、声调和身体姿态变化构成的表情来实现信息传递和人际间相互了解；其中面部表情是最重要的情绪信息媒介。

4. 情绪与情感对健康的影响　无论是情绪还是情感均与个体的生理机制和外显行为紧密相关，对人的身心健康有极大的影响。一般来说，积极健康的情绪对促进人体身心健康具有正性作用，如愉快、乐观的情绪状态能提高大脑及整个神经系统活动的张力，充分发挥机体的潜能，提高脑力劳动和体力劳动的效率和耐力，还能增强机体抵抗力，使个体更有效地适应环境、减少疾病发生的机会，即使患有某种疾病，也有利于康复。相反，不良的情绪与情感不仅可以直接作用于人的心理活动导致心理疾病，还可通过神经、内分泌和免疫等一系列中介机制影响人体的生理功能，甚至引起组织、器官的器质性病理改变，导致心身疾病，如长期紧张和焦虑可引起高血压、冠心病和消化性溃疡等疾病。

（二）常见异常情绪

1. 焦虑　详见第二章第二节"常见症状问诊"。

2. 抑郁　详见第二章第二节"常见症状问诊"。

3. 恐惧（phobia）　是个体面临不利或危险处境时的情感反应，常伴有避开不利或危险处境的行为，表现为紧张、害怕，常伴心悸、出汗、四肢发抖，甚至出现排便、排尿失禁等自主神经功能紊乱症状。

4. 情绪高涨（elation）　为一种病态的喜悦情感，在连续一段时间内情绪持续在过分满意和愉快的状态，一般保持 1 周以上甚至更长的时间。多表现为不分场合的兴奋话多、语音高亢、表情丰富、眉飞色舞，常伴联想奔逸、动作增多，多见于躁狂症。

5. 易激惹（irritability）　是指个体存在的易怒倾向，一般或轻微的刺激即可使其产生剧烈的情绪反应。持续时间一般较短暂，常见于疲劳状态、躁狂症、人格障碍、神经症或偏执性精神病。

6. 情绪不稳　情感反应多变、喜怒无常，与外界环境有关的轻度情绪不稳可以是一种性格的表现；与外界环境无关的情绪不稳是精神病的表现，常见于器质性精神障碍。

（三）情绪与情感的评估

可运用行为观察法、临床访谈法、评定量表法等多种方法对受检者的情绪与情感过程进行综合评估。

1. 行为观察法　观察个体的面部表情、体态语言和言语表情。如受检者产生愤怒情绪，即将出现攻击行为前常有如下表现：颜面潮红、胸廓起伏、动作激烈、身体颤抖；激动、不满、气愤；语气激昂、语速快、有语言暗示等。

2. 临床访谈法　针对观察到的信息，寻找适宜的机会进行会谈，获取情绪、情感的主观资料。重点询问其内心的感受、该种状态的持续时间，对其生活与生理的影响等。可询问受检者"如何描述您此时和平时的情绪？""什么事情使您感到特别高兴或沮丧？""这样的情绪持续多久了？"必要时可询问有关的其他人员以进一步核实资料。

3. 评定量表法　为进一步明确受检者是否存在异常情绪，可选择适宜的情绪情感测评量表进行评估。常用的量表有 Avillo 情绪情感形容词检表、Zung 焦虑自评量表（self-rating anxiety scale，SAS）、Zung 抑郁自评量表（self-rating depression scale，SDS）、医院焦虑抑郁量表（hospital anxiety and depression scale，HADS）。此外，对于情绪抑郁者，需特别注意其有无自杀倾向和自伤或自杀的行为。常见的自杀倾向包括行为的突然改变，如将自己珍藏的财物捐献出来、回避社交场合、独处等。

4. 医学检测　情绪过程往往伴随一系列的生理变化，呼吸系统、心血管系统、神经内分泌系统等变化比较明显。可通过观察和测量受检者的生命体征、皮肤颜色和温度、睡眠和食欲改变，获得相应的客观资料。此外，对于抑郁者，还需要密切关注有无自杀倾向和自伤行为。

知 识 拓 展

情绪的认知成分

情绪体验的复杂性使其很难界定，大多数情绪理论都认为情绪包括认知的（想法）、生理的和行为的 3 个成分。其中的认知成分（cognitive component）是情绪的意识体验，包括情绪被赋予的意义。首要的认知元素是人们对所发生的情境的评价（appraise），或对该情境即刻意义的评估（如它是否危险、威胁或者无害）。第二个认知元素是给所发生的情绪状态贴标签（label）。第三个重要的认知元素是评估（evaluate）自己的反应积极还是消极，对于评估积极的人，将会享受并愿意再次经历所发生的情境。

(四) 相关护理诊断 / 问题

1. **情绪失控 / 冲动控制无效**　与疾病所致的精神困扰有关。
2. **焦虑**　与担心疾病预后有关；与环境改变有关。
3. **恐惧**　与即将进行复杂的手术有关；与神经精神障碍有关。
4. **持续性悲伤**　与疾病预后不良有关。
5. **睡眠型态紊乱**　与疾病所致的情绪异常有关；与环境改变有关。
6. **疲乏**　与兴趣缺乏、精力不足有关。
7. **有自残 / 自杀的危险**　与抑郁情绪有关。
8. **有对他人 / 自己施行暴力的危险**　与神经精神障碍所致的自控能力下降有关。

(孙雪芹)

三、应激与应对

(一) 基础知识

1. **应激（stress）**　现代应激理论将应激定义为：当个体面临或觉察到环境变化对机体有威胁或挑战时，作出适应性和应对性反应的过程。

应激概念自 1915 年首次提出，历经百余年的研究，不同学者形成了不同的应激理论，如重视应激刺激作用的"刺激模型"、重视个体对应激源和应对能力评价的"认知评价模型"、重视应激作用的"过程模型"等。大量实证研究提示，应激有关因素之间不是单向的从因到果或从刺激到反应的过程，而是多因素相互作用的系统，可用"应激系统模型"来解释（图 4-2-1）。个体可以对应激刺激作出不同的认知评价，从而趋向于采用不同的应对方式和利用不同的社会支持，导致不同的应激反应。反过来，应激反应也影响社会支持、应对方式、认知评价乃至生活事件。

2. **应激源（stressors）**　凡能够引起个体产生应激的各种因素均可视为应激源。应激源可以是来自体内的，也可以是来自体外的；可以是客观的，也可以是主观的；可以是正性的、积极的，也可以是负性的、消极的。一般根据应激源性质可分为：①生理性应激源，是指那些直接作用于躯体，可导致机体生理功能失调或组织结构残缺等的刺激，如高温、寒冷、缺氧、饥饿、外伤、手术、

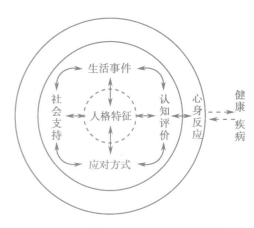

图 4-2-1　心理应激系统模型示意图

疾病等;②心理性应激源,指来自人们头脑中的紧张性信息,主要是心理冲突、挫折和自尊感降低等;③社会性应激源,指能导致个人生活风格发生变化、并要求人们对其作出调整或适应的事件,包括应激性生活事件(如战争、突发的疫情等)和日常生活困扰(如经常加班等);④文化性应激源,指语言、风俗和习惯改变等,如出国旅行、留学等。

3. **应对方式** 应对(coping)是个体对生活事件以及因此而出现的自身不稳定状态所采取的认知和行为措施。不同的应对方式对应激反应的产生和发展起促进或限制的作用,从而影响个体的心身健康。根据应对的指向性,可将应对方式分为:①情感式应对,指向的是应激反应,而非应激源,倾向于采用过度进食、用药、饮酒、远离应激源等回避或忽视应激源的行为,以处理由应激所致的情感问题;②问题式应对,指向的是应激源,倾向于通过有计划地采取行动、寻求解决问题的办法,以处理导致应激的情境本身。

人们在面对应激时,往往会同时使用上述两种应对方式。一般认为,在应激可以由行动直接处理时,问题式应对方式更积极有效;反之则情感式应对更为有效,可暂时缓解紧张情绪,有助于提高解决问题的能力。但过度持续地使用情感式应对可导致高度的焦虑或抑郁,甚至出现自毁行为。

4. **认知评价(cognitive appraisal)** 是指个体根据自身情况对应激源的性质和意义作出的估计。当个体认为某个应激源是可以控制的时候,多采用问题式应对方式来应对;反之,多采用情感式应对方式来应对。认知评价在心理应激的发生和强度方面发挥着重要作用,同样的应激源,不同的认知评价引起的应激反应可以截然不同。而认知评价受到诸多因素特别是人格特征和社会支持的影响。

5. **社会支持(social support)** 是指个体与社会各方面包括亲属、朋友、同事、伙伴等,以及家庭、单位、党团、工会等社团组织所产生的精神上和物质上的联系程度。根据社会支持的性质可将其分为客观支持和主观支持。①客观支持:是可见的或实际的支持,包括物质上的直接援助、团体关系的存在和参与等;②主观支持:是个体体验到的或情感上感受到的支持,与个体的主观感受密切相关。在应激过程中,社会支持是个体"可利用的外部资源",具有减轻或缓冲应激反应的作用。个体的社会支持程度与各种应激因素存在交互关系。例如,许多生活事件本身就是社会支持的问题;认知因素影响社会支持的获得,特别是影响个体主观体验到的支持的质量等。

6. **个性(personality)** 指个体的整个精神面貌,即具有一定倾向性的、稳定的各种心理特征的总和。个性作为应激系统中的诸多因素之一,与生活事件、认知评价、应对方式、社会支持和应激反应等因素之间均存在相关性。个性可以影响个体对生活事件的感知,有时甚至可以决定生活事件的形成。个性在一定程度上决定应对活动的倾向性。个性可间接影响客观社会支持的形成,并直接影响其主观社会支持和社会支持的利用度。个性与应激反应的形成和程度也存在密切关系。

(二) 应激反应

应激反应(stress reaction)是指个体因应激源所致的各种生理、情绪、认知、行为等方面的变化。

1. **生理反应** 主要表现为肾上腺髓质兴奋,分泌大量儿茶酚胺,导致呼吸、心率、心肌收缩力和心排血量增加,血压升高,血糖升高,血液重新分配(脑和骨骼肌的血流量增多,皮肤和内脏血管收缩,血流量减少)等,为机体适应和应对应激提供充足的能量准备。若反应有效,机体适应成功,则恢复内环境的稳定。若应激源持续存在,机体会因长期的资源耗竭,导致躯体损伤而患病,甚至死亡。

2. **情绪反应** 个体在应激时所产生的情绪反应受多种因素影响,差异较大。适度的应激水平使人保持适度的紧张和焦虑,从而有助于任务的完成。若应激水平过高,则会表现为过度焦虑,甚至恐惧,还可出现抑郁、愤怒、敌意、过度依赖和无助感等。这些负性情绪反应可与其他心理行为活动产生相互影响,使自我意识变狭窄,注意力下降、判断能力和社会适应能力下降等。

3. **认知反应** 应激能唤起注意和认知过程,以适应和应对外界环境变化,表现为警觉水平增高,注意力集中,记忆力、判断力、洞察力以及解决问题的能力增强。但若应激较剧烈或持续时间较强,则可导致认知能力下降,表现为注意范围狭窄、注意涣散、记忆力下降、思维迟钝、感知混乱等,甚至出现偏执、灾难化、反复沉思等。同时还可能影响人的社会认知,导致自我评价下降等。

Note:

4. 行为反应　行为是人们心理活动的外在表现,个体在应激状态下的行为可随心理活动的变化而出现相应的改变。常见的行为反应有:①逃避与回避,如拖延、闭门不出、离家出走或辞职;②退化与依赖,如哭闹、退化到儿童的反应方式;③敌对与攻击,如毁物、争吵、冲动、伤人或自杀;④无助与自怜,如不采取能够采取的行动积极应对;⑤物质滥用,如吸烟、酗酒或吸毒。

应激反应是机体为应付内外环境中的各种挑战所作出的适应性改变,有助于个体形成健康的体格和积极的人格,提升其对内外环境变化的适应能力。然而,当应激源过强或长期存在,超出个体的应对能力时,则会对健康带来不利影响,引起生理和心理功能紊乱,罹患身心疾病。

（三）应激的评估

1. 临床访谈法　是临床上对应激进行评估的主要方法之一。访谈法评估的重点包括应激源、应对方式、社会支持、个性和应激反应5个方面。

（1）应激源:可询问受检者近1年内是否经历过重大的生活事件和日常生活困扰及其对个体的影响,如"目前让您感到有压力的事件有哪些?""近来您的生活有哪些改变?"等。

（2）应对方式:可询问受检者以往对应激事件常采用的应对方式及其效果、目前所面临的应激事件的反应及应对情况等,如"通常您采取什么方式缓解紧张或压力?""这样做的效果如何?""这次生病住院对您有什么影响吗?""您是怎么处理的?"等。

（3）社会支持:可通过询问以下问题了解受检者的主观和客观的社会支持情况。如"当您遇到困难时,是否主动寻求家人、亲友或同事的帮助?""当您遇到困难时,能否感受到家人和朋友的支持?""当您遇到困难时,您的家人、亲友和同事中谁能帮您?""您对家人、亲友或同事的帮助是否满意?"等。

（4）个性:可通过询问下列问题进行评估。如"您觉得自己是什么性格?""您平时喜欢一个人独处,还是愿意跟朋友们一起?""您比较喜欢按部就班、有规律的生活,还是更喜欢富有变化、有挑战的生活?"等。

（5）应激反应:询问受检者有无食欲减退、头痛、疲乏、睡眠障碍等应激所致的生理反应;有无焦虑、抑郁、愤怒等情绪反应;有无记忆力下降、思维混乱、解决问题的能力下降等应激所致的认知改变;有无行为退化或敌对、物质滥用、自杀或暴力倾向等应激所致的行为反应。

2. 评定量表测评　针对应激过程中的不同要素均可以选用相应的评定量表进行测评。①应激源量表:常用的有社会再适应评定量表(social readjustment rating scale,SRRS)、生活事件量表(life event scale,LES)、住院患者压力评定量表(inpatient stress rating scale,ISRS)等。②应对方式量表:常用的有Jaloviee应对方式量表(Jaloviee coping style scale,JCSS)、简易应对方式问卷(simplified coping style questionnaire,SCSQ)、特质应对方式问卷(trait coping style questionnaire,TCSQ)、医学应对方式问卷(medical coping modes questionnaire,MCMQ)等。③社会支持量表:临床常用的有肖水源等(1993)编制的社会支持评定量表(social support rating scale,SSRC)、领悟社会支持量表(perceived social support scale,PSSS)等。④人格测验:也称个性测验,包括人格调查和投射技术。人格调查常用的问卷有艾森克人格问卷(Eysenck personality questionnaire,EPQ)、明尼苏达多项人格测验(Minnesota multiphasic personality inventory,MMPI)和卡特尔16因素人格测验(Cattell 16 personality tests,16PF)。常用投射技术有罗夏墨迹测验(Rorschach inkblot method,RIM)、主题统觉测验(thematic apperception test,TAT)等。

3. 观察与医学检测　主要是观察和检测有无因应激所致的生理功能变化、认知与行为异常等,如血压升高、心率加快、儿茶酚胺水平增高、注意力不集中、记忆力下降等。

（四）相关护理诊断/问题

1. 应对无效　与应对方式不良、支持系统不足等有关。

2. 无能为力感/有无能为力感的危险　与应对方式不良、支持系统不足有关。

3. 创伤后综合征/有创伤后综合征的危险　与创伤、应对方式不良、支持系统不足等有关。

4. 无效性否认　与应对方式不良、认知障碍等有关。

Note:

5. **焦虑** 与患病、环境改变、应对无效等有关。

6. **恐惧** 与疾病预后不佳、应对无效等有关。

7. **适应不良性悲伤/有适应不良性悲伤的危险** 与疾病预后不佳、应对方式不良、支持系统不足等有关。

（孙雪芹）

四、健康行为

(一) 基础知识

1. **行为（behavior）** 是机体在内外环境因素的刺激下产生的外显的活动、动作等，是内在的生理变化和心理活动的反映。

2. **行为与健康的关系** 从身心健康的角度来看，行为与健康有着非常密切的关系，这不仅是因为个体在疾病过程中常会出现各种行为表现，更重要的是个体的行为对健康状况有着巨大的影响。目前心脑血管疾病、糖尿病和恶性肿瘤等一些常见病、多发病的发生都被证实与个体的行为因素和心理因素有关，改善不良的行为方式可以有效降低这些疾病的发生风险，并有利于疾病的治疗。

(二) 健康行为

健康行为（health behavior）是指个体或群体表现出的、客观上有利于自身和他人健康的一组行为。它对维持和促进健康起着至关重要的作用。

1. **健康行为的基本特征** ①有利性：对自身、他人、家庭乃至整个社会有益；②规律性：有规律，如起居有常、饮食有节；③适宜性：被社会所理解和接受，行为强度有理性控制，无明显冲动表现，且该强度对健康有利；④一致性：行为本身具有外显性，但与内心的心理情绪是一致的，没有冲突或表里不一的表现；⑤和谐性：个人行为具有的固有特征，与他人或环境发生冲突时，能够根据整体情境随时调整自身的行为。

2. **常见的健康行为** ①基本健康行为：指日常生活中一系列有益于健康的基本行为，如平衡膳食、适当运动、适量睡眠与积极的休息等；②戒除不良嗜好：是指戒除对健康有危害的个人偏好，如吸烟、酗酒与滥用药物等；③安全防护行为：指对预防事故发生以及能在事故发生后正确处置的行为，如驾车使用安全带，溺水、车祸、火灾等意外事故发生后的自救和他救行为；④避免环境危害行为：即避开不利于健康的环境的行为，如不入住刚装修的房屋等；⑤合理利用卫生服务：指有效、合理地利用现有卫生保健服务维护自身健康的行为，包括定期体检、预防接种、患病后及时就诊、遵从医嘱、配合治疗、积极康复等。

(三) 健康损害行为

健康损害行为（health-risky behavior）是指偏离个人、团体乃至社会健康期望方向的对健康有不良影响的行为，或称为行为病因。通常可分为以下4类：

1. **不良生活方式与习惯** 主要指不良饮食、睡眠及运动习惯。不良饮食习惯包括饮食过度、高脂饮食、高糖饮食或低纤维素饮食、偏食、嗜好致癌性食物以及进食过快、过热、过硬、过酸等；不良睡眠习惯包括熬夜、睡眠不足等；不良运动习惯以长期缺乏运动最为常见。这些不良生活方式与习惯会直接或间接地危害人体健康，导致各种严重的慢性疾病，如肥胖症、糖尿病、心血管疾病及恶性肿瘤等。

2. **日常健康危害行为** 主要包括吸烟、酗酒、吸毒及不良性行为等。吸烟可导致肺癌和心脑血管疾病等。酗酒又称为问题饮酒或酒精滥用，长期过量饮酒可导致酒精依赖，引起脑功能减退和各种精神障碍，甚至导致不可逆的病理改变。此外，吸毒、不良性行为等不仅给行为者的身心健康带来不利影响，还会给其家庭和社会带来难以估量的危害。

3. **不良病感行为** 是指个体从感知到自身患有疾病直至疾病康复全过程所表现出来的一系列

不利于健康的行为,包括疑病、瞒病、恐病、不及时就诊、不遵从医嘱或放弃治疗等。

4. 致病行为模式 是指可导致特异性疾病发生的行为模式,也称为危害健康的人格类型。既往研究较多的是 A 型行为模式和 C 型行为模式。A 型行为模式者争强好胜、热衷于竞争、求成心切,有较强的事业心;个性急躁,常有时间紧迫感和匆忙感,做事快、效率高;容易对人产生戒心和敌意,其冠心病发病率和复发率比非 A 型行为者高出 2~4 倍。C 型行为模式者的行为特征是退缩和防御,心情不够开朗,容易压抑、克制;研究已证实,C 型人格者比较容易罹患癌症。近年来,D 型行为模式也引起了人们的重视,D 型人格也称为忧伤型人格,其突出表现是看待问题悲观且不善于表达情感,因此总会体验到挫败感和自卑感;该种行为模式被证明与冠心病等心血管疾病有关。

(四) 健康行为的评估

个体对健康行为的选择和维持与其所掌握的知识和健康信念密切相关,但有了知识与信念,并不等于一定会采取相应的行为,如有的人深知吸烟对健康的危害,但依然吸烟。因此,在健康行为评估过程中,除了要对相应的行为进行评估外,还应注意其对相关行为的认识和态度的评估。可采取下列方法进行评估:

1. 访谈法 通过询问了解受检者是否存在不良的生活方式与习惯、日常健康危害行为、不良病感行为和致病行为模式等及其可能的原因。

(1) 生活方式与习惯:可通过询问"您的饮食习惯如何?""您的睡眠和运动情况怎样?"等来评估个体是否存在不良的生活方式与习惯。

(2) 日常健康危害行为:通过询问"您是否吸烟、饮酒?""您是否有使用麻醉品或者其他嗜好?"等来了解个体是否存在日常健康危害行为。

(3) 不良病感行为:通过询问"您是否经常怀疑自己患有疾病?""您身体不舒服时是否及时就医?""您是否遵从医生的治疗方案?"等评估个体是否存在不良病感行为。

(4) 致病行为模式:通过询问"您做事是否有耐心?""您喜欢做富有竞争性的事情吗?""您是否经常觉得时间紧张?""您是否觉得压力较大?"等确认个体是否具有致病行为模式。

2. 观察法 观察内容包括个体的健康行为或健康损害行为发生的频率、强度和持续时间等,如饮食的量、种类、有无节食或暴饮暴食行为;日常运动类型、频次;有无吸烟、酗酒、吸毒行为或皮肤注射痕迹、瘢痕;是否存在 A 型或 C 型行为模式的表现等。

3. 评定量表测评法 常用的评定量表包括健康促进生活方式问卷(health-promoting life profile,HPLP)、健康习惯量表(health habits scale,HHS)和 A 型行为评定量表(type A behavior pattern,TAPP)等。

(五) 相关护理诊断 / 问题

1. 久坐的生活方式 与不良生活习惯有关。

2. 健康自我管理无效 与健康知识缺乏、个人应对无效等有关。

3. 健康维护行为无效 与健康知识缺乏、不能耐受药物不良反应、对医护人员不信任等有关。

4. 肥胖 / 超重 与缺乏足够的运动、进食高能量饮食、健康知识缺乏等有关。

(张 薇)

五、自我概念

(一) 基础知识

1. 自我概念的定义 自我概念(self-concept)为人们通过对自己内在和外在特征,以及对他人反应的感知与体验而形成的对自我的认识与评价,是个体在与其所处的心理和社会环境相互作用过程中形成的动态的、评价性的"自我肖像"。自我概念在人格结构中处于核心地位,是个体心理健康的重要标志。自我概念紊乱可极大地影响个体维持健康与康复的能力。因此,自我概念是心理评估最重要的内容之一。

Note:

2. 自我概念的分类　自我概念的分类很多,依据目前国内外较为认可的 Rosenberg 分类法,可分为以下 3 类:

(1) 真实自我:是自我概念的核心,指个体对其身体内在和外在特征以及社会适应状况的真实感知与评价,包括体像、社会认同和自我认同。

(2) 期望自我:又称理想自我,是个体对"我希望自己成为什么样的人"的感知。期望自我既包括个体期望得到的外表和生理方面的特征,也包括个体希望具备的个性特征、心理素质以及人际交往与社会方面的属性,是人们获取成就、达到个人目标的内在动力。期望自我包含真实与不真实两种成分,真实成分含量越高,与真实自我越接近,人的自我概念越好;反之,可产生自我概念紊乱或自尊低下。

(3) 表现自我:为个体对真实自我的展示与暴露,是自我概念中最富于变化的部分。由于不同的人及不同的社会团体对他人自我形象的认可标准不尽相同,因而在不同场合,如初次见面或患者就诊时暴露自我的方式和程度也有所不同。因此,表现自我的评估较为困难,评估结果取决于个体暴露自我与真实自我的相关程度。

3. 自我概念的组成　在护理专业中,自我概念包括个人的体像、社会认同、自我认同和自尊等。

(1) 体像(body image):也称为身体意象,主要指的是个体对自己身体外形及功能的认识与评价,如觉得自己肥胖或矮小、虚弱或强健等。体像与个体的衣着也密切相关。对住院患者来说,心电监护仪、引流管等也可成为体像的组成部分。体像是自我概念中最不稳定的部分,较易受疾病、手术或外伤等的影响。

(2) 社会认同(social identity):指个体对自己的社会人口特征,如年龄、性别、职业、社会团体成员资格,以及社会名誉和地位等的认知与感受。

(3) 自我认同(personal identity):指个体对自己的智力、能力、性情、道德水平等的认知与判断。

(4) 自尊(self-esteem):自尊作为主观判断与评价,是个体尊重自己、维护个人尊严和人格,不容他人歧视和侮辱的一种心理意识和情感体验。自尊源于个体对自我概念的各个组成部分,如体像、社会认同和自我认同的正确认识和评价。任何对自我的负性或消极的认识和评价都会影响个体的自尊。对自我消极的评价表明个体有现存或潜在的自尊低下。同时,自尊还与期望自我密切相关,是个体有意或无意地将自我评价与期望自我进行比较而形成的。当自我评价与期望自我一致时,自尊得以提高;反之,则下降。

4. 自我概念的形成与发展　自我概念并非与生俱来,它是在个体的成长和生活过程中不断形成和发展的,是与他人相互作用的"社会化产物"。

美国学者库利(C.H. Cooley) "镜中我"理论认为,个体的自我概念是在与他人的交往中产生的,对自己的认识和评价是他人对于自己看法的反映,即"他人对我是明镜,其中反映我自身"。美国学者米德(G.H. Mead)认为,与个体自我概念有关的并不是他人实际上如何评价个体自身,而是个体觉得他人是如何评价自己的。人们由此想象自己在他人面前的形象,想象他人对自己这种形象的评价,从而产生并形成对自我的认知和评价,如美丽、聪明或能干等。美国学者费斯汀格(L. Festinger)在其"社会比较理论"中则指出,个体对自己的价值判断,即自我概念的形成是通过与他人的条件、能力和成就相比较而形成的。

事实上,从婴儿期开始个体就有了对身体的感受,此时如果生理需求能够被满足,爱和温情能够被体验,便开始建立对自我的积极感受。此后,随着年龄的增长,与周围人的交往增多,则会逐渐将自己观察和感知到的自我与他人对自己的反应和态度内化到自己的判断中形成自我概念。

5. 自我概念的影响因素　个体的自我概念易受多种因素的影响而发生改变。

(1) 早期生活经历:个体在早期生活经历中,所获得身体成长、心理及社会状态的评价反馈会影响其自我概念。若得到的反馈是积极的、令人愉快的,建立的自我概念多半是良好的;反之,则是消极的、紊乱的。

Note:

（2）生长发育过程中的正常生理变化：如青春期第二性征的出现，妊娠、衰老过程中皮肤弹性的丧失或脱发等生理变化，可影响个体对自我的感知。

（3）健康状况：健康状况改变如外科手术、生理功能障碍、慢性疾病等，尤其是体像的暂时性或永久性改变均可影响个体的自我概念。

（4）其他：包括文化、环境、人际关系、社会经济状况、职业与个人角色等，均可对自我概念产生潜移默化的影响。

（二）自我概念紊乱

1. 自我概念紊乱的高危人群　有以下情形者易出现自我概念紊乱，应重点评估。

（1）因疾病或外伤导致身体某一部分丧失：如女性乳房或子宫切除术、截肢术、结肠造口术、喉切除术等。

（2）因疾病或创伤导致容颜或体表外形变化：如关节炎、颌面部手术、烧伤、红斑狼疮、多毛症、脊柱畸形等。

（3）特殊治疗或不良反应：如安置胃管、导尿管；因药物不良反应出现脱发或第二性征改变等。

（4）生理功能障碍：如脑血管意外、帕金森病、脊髓灰质炎、多发性硬化病等所致的神经肌肉功能障碍；视觉或听觉障碍、感觉异常、孤独症或口吃等感知觉或沟通功能缺陷；其他如绝经、流产、不育症等。

（5）性传播疾病：如性病、艾滋病等。

（6）心理生理障碍或精神疾病：如神经性厌食、酗酒、药物成瘾、抑郁症、精神分裂症等。

（7）过度肥胖或消瘦。

（8）其他：如失业、退休、衰老等。

2. 自我概念紊乱的表现　自我概念紊乱可表现为生理、情绪及行为等方面的异常。

（1）情绪方面：可出现焦虑、抑郁、恐惧等情绪，其中以焦虑表现为主者可出现注意力无法集中，易激惹，姿势与面部表情紧张，神经质动作，望着固定位置如墙壁、天花板，以及肢端颤抖、快语、无法平静等；以抑郁表现为主者则可出现情绪低落、心境悲观、自我感觉低沉、自觉生活枯燥无味、哭泣等。

（2）行为方面：常可通过"我真没用""看来我是无望了"等语言行为，或者不愿见人、不愿照镜子、不愿与他人交往、不愿看身体外形改变的部位、不愿与他人讨论伤残或不愿听到相关的谈论等非语言行为表现出来。部分个体可表现出过分依赖、生活懒散、逃避现实甚至自杀倾向。

（3）生理方面：可有心悸、食欲减退、睡眠障碍、运动迟缓以及机体其他功能的减退。

（三）自我概念的评估

一般采用访谈、观察、画人测验、评定量表测评等方法对个体的体像、社会认同、自我认同以及自尊等进行综合评估，以了解个体对自我概念的感受和评价、影响自我概念的相关因素及自我概念方面现存或潜在的威胁。

1. 访谈法

（1）体像：通过询问"您对自己的身体和外表满意吗？""最满意的是哪些部位？最不满意的又是哪些部位？为什么？""外表方面，您最希望自己哪些地方有所改变？他人又希望您哪些地方有所改变？"等了解个体对自我体像的认知。对体像已有改变者，可进一步询问"这些改变对您的影响有哪些？""您认为这些改变会影响他人对您的看法吗？"等了解自我体像认知对个体产生的影响。

（2）社会认同：通过询问"您从事什么职业？""您对自己的工作满意吗？""您的家庭及工作情况如何？""您最引以为豪的个人成就有哪些？"等问题对个体的社会认同进行评估。

（3）自我认同与自尊：通过询问"您觉得您是怎样的一个人？""您的同事、朋友、领导如何评价您？""您是否常有'我还不错'的感觉？"等评估个体的自我认同与自尊。

Note:

（4）自我概念的现存与潜在的威胁：通过询问"目前有哪些事情让您感到焦虑、恐惧或绝望？""目前有哪些事情让您感到忧虑或痛苦？"等予以评估。

2. **观察法**　用于收集个体的外表、非语言行为以及与他人互动过程等与自我概念相关的客观资料。具体观察内容如下：

（1）外表：是否整洁，穿着打扮是否得体，身体各部位有无异常。

（2）非语言行为：是否与他人有目光交流，面部表情如何，是否有不愿见人、不愿与他人交往、不愿照镜子、不愿看体貌改变的部位、不愿与别人讨论伤残或不愿听到这方面的谈论等行为表现。

（3）语言行为：是否有"我怎么什么都做不好""我真没用"等语言流露。

（4）情绪状态：有无焦虑、抑郁等不良情绪的表现。

3. **投射法**　又称画人测验法，适用于儿童等不能很好地理解和回答问题的受检者，其具体方法是让受检者画自画像并对其进行解释，以此了解受检者对其体像改变的认识与体验（图 4-2-2）。

4. **评定量表测评法**　常用的可直接测定个体自我概念的量表有 Rosenberg 自尊量表（self-esteem scale，SES）、Tennessee 自我概念量表（self-concept scale，SCS）以及 Piers-Harris 儿童自我意识量表（children's self-concept scale，CSS）。每个量表都有其特定的适用范围，应用时应仔细选择。

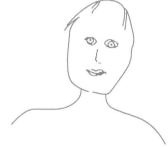

图 4-2-2　一位 14 岁白血病女孩的自画像

（四）相关护理诊断 / 问题

1. **体像紊乱**　与身体外形及功能变化有关。

2. **自我认同紊乱**　与人格障碍有关。

3. **长期低自尊 / 有长期低自尊的危险**　与自我认同降低、事业失败、家庭矛盾等有关。

4. **情境性低自尊 / 有情境性低自尊的危险**　与疾病或外伤导致机体功能下降等有关。

（张　薇）

六、精神信仰

（一）基础知识

1. **精神信仰（spirituality）**　是人的一种高级的意识状态和终极的价值观念，贯穿于生命的始终。它是与人生相联系的根本价值准则，反映的是一种指引人们作出人生选择的稳定的精神力量。精神信仰不仅给予个体构建意义世界的认知框架，也可以调适自我，达到自我和谐及与外部环境的协调。

精神信仰的形成是一个十分复杂的问题，可以认为影响价值观的任何因素都对个体精神信仰的形成产生作用。人生处于不同的时期，面对不同的环境，经历不同的事件，人们的精神信仰都可能发生变化。

2. **精神信仰与健康的关系**　精神信仰所关注的是生命的意义和目的，决定着个体对健康与疾病、生存与死亡的态度，是健康的重要影响因素。

精神信仰对健康产生积极影响的主要原因在于精神信仰有助于个体心理素质的形成与完善，也可改变个体归因方式、提供调节负性情绪的应对策略，从而影响个体的健康行为与心理。精神信仰所带来的内心平和、爱、自尊和期望等，可影响个体内分泌及免疫系统的功能状态，达到提高身体的抗病能力和加快康复进程的效果。基于共同价值观，精神信仰可促进个体的群体认同，成为个体社会支持的一个重要来源。人们还能够从精神信仰中获得来自自身内部的精神力量，降低个体对挫折或压力事件伤害性的评估，增强其主观感知到的应对危机的能力，从而缓冲压力事件对身心健康的消极作用。

需要指出的是,某些精神信仰可能会为健康带来不利的影响。例如,不及时就医、拒绝"合适的"医疗照顾成为医学专业人员遇到的最突出的伦理两难问题。

（二）精神困扰

精神困扰(spiritual distress)是个体感到其信仰系统,或自身在其中的位置受到威胁时的一种内心体验。任何对个体生命的威胁或对个体思想的暗示均可激发关于生命意义和目的的感叹与思考,进而引发对精神信仰所提供答案的焦虑和困扰。

1. 精神困扰产生的情境　生活中涉及个体健康的任何重大变化或危机均有可能导致个体精神信仰的瓦解,产生精神困扰。常见情境如下:①事故或死亡;②境遇突然改变;③听到坏消息,如恶性肿瘤的诊断或不良的疾病预后;④身体结构与功能的丧失;⑤面临死亡;⑥面临有关晚期患者的生命支持、疼痛控制等伦理两难问题的抉择。

2. 精神困扰的表现　可能比较轻微,也可能比较明显,语言行为和非语言行为是其主要的表现形式。

（1）语言行为:个体通过语言表达其关于精神信仰方面的问题,如"我真的不明白为什么这一切发生在我的身上""这种经历真的让我看透了"或"所有这一切有什么意义呢"等。或表达无望、无价值感甚至想死的念头,如"我最好死掉算了"或"我想我们在一起的时间不多了"等。

（2）非语言行为:表现为哭泣、叹息或退缩行为;出现注意力下降、焦虑等表现;或者请求护士或其他人给予精神协助等。

（三）精神信仰的评估

可采用访谈、观察和评定量表测评等方法对个体的精神信仰进行评估,以了解受检者的精神信仰及其对健康生活或健康问题的影响。

1. 访谈法　有效的精神信仰的评估策略应开始于一般性的导入问题,并由此较深入地引导出有关个体独特精神信仰需求的准确问题。在评估过程中,应保持客观、尊重、开放和积极的态度。若个体不愿讨论,切不可强求。通过询问"您认为生活的意义和目的是什么?""对您来说,什么最重要?""是什么支持着您不断努力向前?""在面对困难时,给您力量和希望的源泉是什么?""您认为自己是有信仰的人吗?""您这些信仰与您的健康或健康决策有何关系?"等问题进行评估。

此外,还应注意询问在医疗照顾过程中,受检者有无因精神信仰而需要特别注意的事项,如对饮食、环境的特殊要求等。

2. 观察法　访谈过程中,可通过观察获取与个体精神信仰相关的线索。

3. 评定量表测评法　精神信仰是主观的、多维度的,对于每个人来说也是独特的,个体之间差异很大。又因为用于精神信仰评估的工具多源于某一特殊的信仰背景,几乎没有跨文化的基础。由此为精神信仰的评估带来了困难。目前精神信仰的评估工具多为自评问卷,较常用的包括精神信仰经验指数(spiritual experience index,SEI)、精神健康调查(spiritual health inventory,SHI)、日常精神体验量表(daily spiritual experiences scale,DSES)、精神超越指数(spiritual transcendence index,STI)、米勒精神信仰量表(Miller measure of spirituality,MMS)等,不同的工具或概念框架决定了评估的准确程度。

（四）相关护理诊断/问题

1. 有精神困扰的危险　与遇到突然的危机状态有关。

2. 精神困扰　与精神信仰的瓦解有关。

3. 抉择冲突　与遇到两难选择的情景有关。

4. 自我忽视　与经历重大应激事件、精神信仰瓦解等有关。

（张　薇）

Note:

第三节 社 会 评 估

一、角色

角色是社会认可的一种行为的综合性形态,它将个体置于社会的一定位置上,并为识别个体提供了一种方法。角色是个体与社会之间的互动点。

(一) 基础知识

1. **角色(role)** 角色一词原本是戏剧中的专门术语,是指演员在戏剧舞台上所扮演的某一特定人物,后被引入社会心理学领域,用来表示与人们的某种社会地位及身份相一致的、一整套权利和义务的规范与行为模式,即个体在特定的社会关系中的身份及由此而规定的行为规范和行为模式的总和。具体地说,就是个人在特定的社会环境中有着相应的社会身份和社会地位,并按照一定的社会期望,运用一定权力来履行相应社会职责的行为。例如,护士承担着照顾患者的责任,必须符合护士的职业规范等。当个体在社会中根据其所处的社会地位履行相应的权利及义务时,也就扮演着相应的角色。而每种角色都是在同与之相关的角色伙伴(互补角色)发生互动的过程中表现出来的,如教师与学生,照顾者与被照顾者等。

2. **角色的分类** 社会心理学家从不同的角度,对角色进行了不同的分类:

(1) 根据角色存在的形态,可分为:①理想角色,也称期望角色,是指社会或团体对某一特定社会角色所设定的理想的规范和公认的行为模式;②领悟角色,是指个体对其所扮演的社会角色的行为模式的理解;③实践角色,是指个体根据自己对角色的理解而在执行角色规范过程中所表现出来的实际行为。

(2) 根据角色的获得方式,可分为:①先赋角色,是建立在先天因素基础上的,如父母角色、性别角色等;②成就角色,指主要通过后天努力而获得的角色,如教师角色、护士角色等。

(3) 根据角色扮演者受角色规范制约的程度,可分为:①规定性角色,也称正式角色,是指其角色规范比较严格其有明确规定的角色,如政府官员、医生、护士、学生、士兵等;②开放性角色,也称非正式角色,是指没有严明的角色规范,个人可以根据自己的理解而较自由地履行角色行为的角色,如父母、亲、朋友等。

3. **角色的形成** 角色的形成经历了角色认知和角色表现两个阶段。角色认知是个体通过自己有意识地观察或者学校、家庭和社会教育等途径,逐渐认识某一角色行为模式的过程,即个体认识自己和他人的身份、地位以及各种社会角色的区别与联系的过程。模仿是角色认知的基础,先对角色产生总体印象,然后深入角色的各个部分认识角色的权利和义务。角色表现是个体为达到自己所认识的角色要求而采取行动的过程,也是角色的成熟过程。

(二) 角色适应不良

每个个体都扮演着多个不同的角色,其角色行为应随着不同时间、空间和情景进行适当的调整。若个体的角色表现与角色期望不协调或无法达到角色期望的要求时,可发生角色适应不良。角色适应不良是由来自社会的外在压力引起的主观情绪反应,可给个体带来生理和心理的不良反应。生理反应可有头痛、头晕、乏力、睡眠障碍、心率及心律异常等。心理反应可产生紧张、伤感、焦虑、抑郁或绝望等不良情绪。

角色适应不良的常见类型有:

1. **角色冲突(role conflict)** 指角色期望与角色表现间差距太大,使个体难以适应而发生的心理冲突与行为矛盾。引起角色冲突的原因有:①个体需同时承担两个或两个以上在时间或精力上相互冲突的角色,如孩子突然生病需要母亲照顾,而母亲需要工作,不可能同时既照料孩子又完成工作,不管其最后如何决定,都可能因其中一个角色表现未能达到角色期望而产生懊恼或罪恶感;②对同一角色有不同的角色期望标准,如移民发现其自己文化中认可的角色行为在新的社会环境中不被认可,而又难以迅速转变接受和满足新的角色期望时,可发生角色冲突。

2. **角色模糊**(role ambiguity) 指个体对角色期望不明确,不知道承担这个角色应该如何行动而造成的不适应反应。引起角色模糊的原因有角色期望太复杂、角色改变太快、主要角色与互补角色间沟通不良等。如一位新住院的患者,如果护士未能及时与其进行有效沟通,使患者对住院期间自己的角色不明确,不知道医院作息时间以及自己应如何配合治疗,最终可因角色模糊而产生焦虑。

3. **角色匹配不当**(role incongruity) 指个体的自我概念、自我价值观或自我能力与其角色期望不匹配。如让一位公司的高级管理人员承担营业员的角色,或者让营业员承担高级管理人员的角色,均可能发生角色匹配不当。

4. **角色负荷过重**(role overload)和**角色负荷不足**(role underload) 角色负荷过重是指个体角色行为难以达到过高的角色期望;角色负荷不足则是对个体的角色期望过低,不能完全发挥其能力。角色负荷过重或不足是相对的,与个体的知识、技能、经历、观念以及动机是否与角色需求吻合有关。

(三) 患者角色

1. **患者角色的特征** 当一个人患病后,便无可选择地进入了患者角色,其原来的社会角色部分或全部被患者角色所替代,以患者的行为来表现自己。患者角色的特征有以下几点:

(1) 脱离或减轻日常生活中的其他角色,减轻或免除相应的责任和义务。免除的程度取决于疾病的性质、严重程度、患者的责任心及其支持系统所给予的帮助。

(2) 患者对于其陷入疾病状态没有责任,有权利接受帮助。一般公认患病是超出患者意志所能控制的事情,不是患者的过错,其对自身疾病不负责任,即不要求患者单纯依靠自己的意志和决心使疾病好转。当一个人患病时,除发生许多生理改变外,尚有社会、心理、精神情感等许多方面的问题,处于一种需要照顾的状态,因而也免除了因疾病所造成的问题的责任。

(3) 患者有寻求治疗和恢复健康的义务,有享受健康服务、知情同意、寻求健康保健信息和要求保密的权利。疾病会给患者带来痛苦、不适、伤残甚至死亡,因而大多数人患病后都期望早日恢复健康,并为恢复健康作出各种努力。然而,由于患者角色有一定的特权,也可成为继发性获益的来源。因此,一些人努力去寻求患者角色,还有人安于患者角色,甚至出现角色依赖等。

(4) 患者有配合医疗和护理的义务。在恢复健康的医疗和护理活动中,患者必须和有关的医护人员合作。例如:患者应根据要求休息、禁食、服药或接受注射等;传染病患者有义务接受隔离,以免疾病扩散等。

2. **患者角色适应不良** 患者角色可以是暂时的,也可能是持久或永久的。一个人在承担患者角色的过程中,常出现以下角色适应不良:

(1) 患者角色冲突:指个体在适应患者角色过程中与其常态下的各种角色发生心理冲突和行为矛盾。当患者的求医行为与其所担负的其他角色行为不能协调一致,只能做到某一方面而不能顾全其他方面时,就产生了角色冲突。多见于承担较多社会及家庭责任,且事业心、责任心较强的人。如某企业管理者住院期间因担心工作不能完成而在病室带病工作,致使其得不到应有的休息而影响康复。事实上,几乎每一个成年患者都是一个角色集,一旦成为一个患者角色,就可能会丧失其余的某些角色。角色冲突是患者角色适应不良的常见类型。

(2) 患者角色缺如:指个体患病后没有进入患者角色,不承认自己生病或对患者角色感到厌倦,对患者角色的不接纳和否认,以致其不能很好地配合治疗和护理。多见于年轻人、初诊为癌症或其他预后不良疾病的患者。例如,有的人虽然感到自己的身体不适或明知自己患病在身,但因不想影响工作、学习等而不去就医,不承担患者角色。

(3) 患者角色强化:指个体已恢复健康,需要由患者角色向日常角色转化时,仍然沉溺于患者角

Note:

色,对自我能力怀疑、失望,对常态下承担的角色感到恐惧,即患者角色的行为超过了与其疾病严重程度相应的行为强度。表现为多疑、依赖、退缩,对恢复正常生活没有信心等。现实中,一些人"小病大养"就是典型的患者角色强化现象。临床上还可见一些"恐病症"或"疑病症",或乐意宣称自己为患者的人,其原因可能是因听信错误的意见、心理障碍、缺乏自信心等,对医生和医院的依赖性增强,或期望继续从患者角色和逃脱原来的社会角色中获得某些利益(如药费、病假等)。

(4) 患者角色消退:指某些原因使一个已适应了患者角色的个体必须立即转入常态角色,在承担相应的义务与责任时,使已具有的患者角色行为退化甚至消失。表现为虽有求医行为,并已成为患者角色,但可能因对病情认识不足,或因另一角色行为加强,或因经济、家庭、工作、特殊环境等原因而使原有的患者角色行为减少。如患病的母亲,因孩子突然患病住院而承担起照顾孩子的责任,此时其母亲角色上升为第一位,原有的患者角色则消退。

(5) 患者角色行为异常:患者可能因对所患疾病认识不足,或因病痛的折磨而感到悲观失望,而出现较严重的抑郁、恐惧,甚至产生轻生念头和自杀行为。如癌症患者就较常见有自杀行为。有一些人求医并不是为了诊疗疾病,而是另有所图,或诊疗过程中病态固执、举止异常、不遵医嘱,均属患者角色行为异常之列。

3. 患者角色适应不良的影响因素

(1) 年龄:为影响患者角色适应的重要因素。年轻人对患者角色相对淡漠,而老年人则容易发生患者角色强化。

(2) 性别:女性患者比男性患者更容易发生患者角色冲突、患者角色消退等角色适应不良。

(3) 经济状况:经济状况差的患者容易出现患者角色缺如或患者角色消退。

(4) 家庭、社会支持系统:家庭、社会支持系统强的患者多能较快地适应患者角色。

(5) 其他:包括环境、人际关系、病室气氛等。良好、融洽的护患关系是患者角色适应的有利因素。

(四) 角色与角色适应的评估

1. 访谈法　访谈的重点是确认个体在家庭、工作和社会生活中所承担的角色,对角色的感知与满意情况,以及有无角色适应不良。

(1) 角色数量与任务:可询问个体目前在家庭、工作和社会生活中所承担的角色与任务,如"您从事什么职业及担任什么职务?""目前在家庭、单位或社会中所承担的角色与任务有哪些?"等。

(2) 角色感知:通过询问个体对自己承担的角色数量与责任的评价,以了解其角色感知。如"您是否清楚自己的角色权利和义务?""您觉得自己所承担的角色数量和责任是否合适?"等。

(3) 角色满意度:通过询问个体对自己角色的满意情况、与自己的角色期望是否相符等,了解其有无角色适应不良。

(4) 角色紧张:通过询问了解个体有无角色紧张的心理和生理表现。如个体是否感到压力很大、角色不能胜任,有无疲乏无力、头痛、心悸、焦虑、抑郁等角色适应不良的生理、心理反应。

访谈过程中应注意个体有关角色适应不良的叙述,并判断其类型。如"我觉得我的时间不够用""我感到很疲劳"等多提示角色负荷过重,"我因为工作而没有很好地照料患病的孩子"常提示角色冲突。

2. 观察法　主要观察内容为有无角色适应不良的心理和生理反应。

(1) 一般状况:观察有无角色紧张的表现,如疲乏、头痛、失眠等表现,或焦虑、愤怒、沮丧等表情。

(2) 角色行为:重点是受检者角色的行为表现,包括是否能安心诊疗、按时服药、按时按要求进行相关检查等。此外,应注意受检者需要同时承担的其他可能的角色行为。对于儿童,还应重点评估父母的角色表现。胜任父母角色者对自己所承担的父母角色感到满意和愉快,而不胜任者常表现出焦虑、沮丧或筋疲力尽,对孩子的表现感到失望、不满意甚至愤怒等。

（五）相关护理诊断 / 问题

1. 角色行为无效　与缺乏有关角色的知识或对角色的自我感知有所改变有关。

2. 父母角色冲突　与慢性疾病致使父母与子女分离有关。

3. 照顾者角色紧张　与缺乏有关角色知识或对角色的自我感知有所改变有关。

4. 有照顾者角色紧张的危险　与缺乏有关角色知识或对角色的自我感知有所改变有关。

二、家庭

家庭是个体最重要的关系网络和生活环境，家庭中的许多问题都直接或间接地影响着家庭成员的健康。

（一）基础知识

1. 家庭（family）　是基于一定的婚姻关系、血缘关系或收养关系组合起来的社会生活基本单位，是一种特殊的心理认可群体。家庭的定义有广义和狭义之分，狭义的家庭指一夫一妻制个体家庭，家庭成员包括父母、子女和其他共同生活的亲属。广义的家庭则泛指人类进化不同阶段上的各种家庭形式。家庭的产生、演化、发展，随着社会的进化而逐步由较低阶段向较高阶段发展，由较低的形式演进到较高的形式。通常认为经历了血缘家庭、普那路亚家庭、对偶家庭、专偶家庭 4 种家庭形式。

2. 家庭的特征　家庭的主要特征是：①家庭是群体，不是个体，至少应包括两个或两个以上的成员；②婚姻是建立家庭的基础和依据，婚姻是约束夫妻关系及保证家庭相对稳定的基础和依据；③组成家庭的成员应以共同生活、有较密切的经济和情感交往为条件。

3. 家庭结构（family structure）　是指家庭内部的构成和运作机制，反映了家庭成员之间的相互作用和相互关系。家庭结构包括家庭人口结构、权利结构、角色结构、沟通过程和价值观。

（1）家庭人口结构：即家庭类型（family form），指家庭的人口组成，家庭成员的数量。一般按家庭规模和人口特征可分为核心家庭、主干家庭、单亲家庭、重组家庭、无子女家庭、同居家庭和老年家庭7 类（表 4-3-1）。在我国，常采取以下分类：①核心型家庭，指以夫妻为核心以及未成年子女组成的家庭；②主干型家庭，由夫妻、夫妻的父母或直系长辈以及未成年子女组成，以男性血统为主干组成的家庭；③扩大型家庭，由核心家庭或主干家庭加上其他旁系亲属组成；④不完全型家庭，指夫妻关系残缺的家庭，如单亲家庭、父母双亡的家庭。

表 4-3-1　家庭人口结构类型

类型	人口特征
核心家庭	夫妻和其婚生或领养的子女
主干家庭	核心家庭成员加上夫妻任何一方的直系亲属，如祖父母、外祖父母、叔姑姨舅
单亲家庭	夫或妻单独一方和其婚生或领养的子女
重组家庭	再婚夫妻和前夫或 / 和前妻的子女，以及婚生或领养的子女
无子女家庭	仅夫妻两人
同居家庭	无婚姻关系而长期居住在一起的夫妻和其所生育或领养的子女
老年家庭	仅老年夫妇

（2）家庭权利结构（family power structure）：指家庭中夫妻间、父母与子女间在影响力、控制权和支配权方面的相互关系。家庭权利结构的一般类型有：①传统权威型，由传统习俗继承而来的权威，如父系家庭以父亲为权威人物；②工具权威型，由养家能力、经济权力决定的权威；③分享权威型，指家庭成员彼此协商，根据各自的能力和兴趣分享权利；④感情权威型，指由感情生活中起决定作用的一方做决定。家庭权利结构是护士进行家庭评估后采取家庭干预措施的重要参考资料，必须能确定谁是家庭中的主要决策者，与之协商，才能有效地提出建议，实施护理干预。

(3) 家庭角色结构(family role structure):指家庭对每个占有特定位置的家庭成员所期待的行为和规定的家庭权利、责任与义务。家庭角色结构受家庭人口结构和家庭价值观的影响,如在单亲家庭中,父亲除承担本身角色外,还必须承担母亲角色;一些家庭认为母亲应承担看护孩子的角色,而另一些家庭则认为父亲应承担看护孩子的角色。大多数家庭都具备维持家庭正常功能所必需的角色,如供应者角色、持家者角色、照顾孩子者角色等公开角色。此外,还可能存在家庭以外成员不易了解的角色,称为非公开性角色,如家庭统治者角色、麻烦制造者角色、安抚者角色、责罚者角色、受虐者角色等。其中有些角色不利于维持家庭的正常功能,并有损于家庭成员的健康。

良好的家庭角色结构应具有以下特征:①每个家庭成员都能认同和适应自己的角色范围;②家庭成员对某一角色的期望一致,并符合社会规范;③角色期待能满足家庭成员的心理需要,符合自我发展的规律;④家庭角色有一定的弹性,能适应角色的变化。

(4) 家庭沟通过程(family communication process):最能反映家庭成员间的相互作用与关系,家庭内部沟通良好是家庭和睦与家庭功能正常的保证。

家庭内部沟通过程良好的特征为:①家庭成员间能进行广泛的情感交流;②家庭成员互相尊重对方的感受和信念;③家庭成员能坦诚地讨论个人和社会问题;④家庭成员间极少有不宜沟通的领域;⑤家庭根据个体的成长发育水平和需求分配权利。

家庭内部沟通过程障碍的特征为:①家庭成员自卑;②家庭成员以自我为中心,不能理解他人的需求;③家庭成员在交流时采用间接和掩饰的方式;④家庭内信息的传递是不直接的、含糊的、有矛盾或防御性的。

(5) 家庭价值观(family values):指家庭成员判断是非的标准以及对特定事物的价值所持的信念与态度。为家庭成员对家庭活动的行为准则和生活目标的共同态度和基本信念,通常不被人们意识到,却深深地影响着每个家庭成员的思维和行为方式。价值观也在有意或无意中将家庭成员紧紧地联系在一起,指导家人的行为。

4. 家庭生活周期(family life cycle) 指从家庭单位的产生、发展到解体的整个过程。根据Duvall 模式,家庭生活周期可分为新婚、有婴幼儿、有学龄前儿童、有学龄儿童、有青少年、有孩子离家创业、空巢期和老年期 8 个阶段,每个阶段都有其特定的任务,需家庭成员协同完成,否则将在家庭成员中产生相应的健康问题(表 4-3-2)。

表 4-3-2 Duvall 家庭生活周期表

阶段	定义	主要任务
新婚	男女结合	沟通与适应,性生活协调及计划生育
有婴幼儿	最大孩子 0~30 个月	适应父母角色,应对经济及照顾婴幼儿的压力
有学龄前儿童	最大孩子 30 个月至 6 岁	孩子上幼儿园,培育其社会化技能
有学龄儿童	最大孩子 6~13 岁	儿童身心发展,上学及教育问题
有青少年	最大孩子 13~20 岁	与青少年沟通,进行责任与义务教育、性教育等
孩子离家创业	最大孩子离家至最小孩子离家	适应孩子离家
父母独处(空巢期)	父母独处至退休	适应仅夫妻俩的生活,巩固婚姻关系
退休(老年期)	退休至死亡	正确对待和适应退休、衰老、丧偶、孤独、疾病和死亡等

5. 家庭功能 家庭对人类生存和社会发展起着重要的作用,家庭功能健全与否与个体的身心健康密切相关,为家庭评估中最重要的部分。家庭功能主要包括:

(1) 生物功能:是指家庭所具有的繁衍后代,满足家庭成员衣、食、住、行等基本生活需求,以保证家庭成员身体健康的功能,是家庭最原始和最基本的功能。

(2) 经济功能:表现为家庭在任何条件下所具有的得以维持生存所必需的消费能力。家庭成员主要通过参加社会化劳动而谋生,以不断工作的形式增加家庭的收入,以保证家庭其他功能的正常进行。家庭通过其经济功能进一步影响社会的经济和生产。

(3) 文化功能:指家庭通过亲朋往来、文化娱乐、求学就业等活动以传递社会道德、法律、风俗或时尚等的过程。家庭通过其文化功能培养家庭成员的社会责任感、社会交往意识与技能。

(4) 教育功能:家庭教育对其成员的影响,是任何教育组织都不可替代的。人的品行个性观念以及健康心理观等,同其最初接受的家庭教育是分不开的,父母作为子女的第一任教师,其言行就是子女模仿的榜样。家庭教育在社会教育中占有特殊的地位和作用,但家庭教育不能取代学校和其他各类的职业教育,只有把家庭教育和其他各类教育结合起来,才能更好地发挥家庭教育和其他教育的作用。

(5) 心理功能:指家庭在维持家庭内部稳定,建立爱与归属感,维护家庭成员的安全与健康等方面提供良好的心理支持与照顾。

6. 家庭危机(family crisis) 指当家庭压力超过家庭资源,导致家庭功能失衡的状态。

家庭压力主要来自:①家庭经济收入减少,如失业、破产;②家庭成员关系的改变与终结,如离婚、分居、丧偶;③家庭成员角色改变,如初为人父(母)、退休、患病等;④家庭成员的行为违背家庭期望或损害家庭荣誉,如酗酒、赌博、犯罪等;⑤家庭成员生病、残障、无能等。

家庭资源是指家庭为了维持其基本功能,应对压力事件或危机状态所需的物质、精神与信息等方面的支持,可分为家庭内部资源和家庭外部资源两种类型。家庭内部资源包括:①经济支持,如住院费用的分担;②精神与情感支持,如对家人的关心、爱护、鼓励、安慰等;③信息支持,如提供医疗服务信息或保健知识;④结构支持,如改变家中设施、装修,以方便家人的生活。家庭的外部资源有:①社会资源,如亲朋好友和社会团体的支持;②文化资源,如欣赏戏剧音乐、参观文物古迹等,可陶冶情操、愉悦心情,提高家人的生活质量;③医疗资源,如医疗保健机构。

(二) 家庭的评估

家庭评估的常用方法为访谈、观察和量表测评。

1. 访谈法 重点为个体的家庭类型、生活周期与家庭结构。

(1) 家庭类型与人口结构:通过询问家庭的人口组成,确定其家庭类型。如"您的家庭有多少人?""人口组成是怎样的?"等。

(2) 家庭生活周期:通过询问,确定家庭所处的生活周期。如"您结婚多久了?""您有孩子吗?多大了?"等。

(3) 家庭结构

1) 权利结构:重点询问家庭的决策过程。如"家里大事小事通常由谁做主?""家里有麻烦时,通常由谁提出意见和解决的办法?"等。

2) 角色结构:重点询问家庭中各成员所承担的角色,包括正式角色与非正式角色,注意是否有人扮演有损家庭关系的角色如受虐者或虐待者等,以及家庭各成员的角色行为是否符合家庭的角色期望,是否有成员存在角色适应不良。

3) 沟通过程:了解家庭内部沟通过程是否良好,评估时应结合对家庭成员间语言和非语言沟通行为的观察进行综合分析。如"您的家庭和睦吗?""大家有想法或要求是否直截了当地提出来?"等。

4) 价值观:重点是了解家庭成员日常生活的规范和行为方式。如"家庭最主要的日常生活规范有哪些?""家庭成员的主要行为方式如何?""如何看待吸烟和酗酒等生活行为?""家庭是否倡导成员间相互支持、关爱、个人利益服从家庭整体利益?"等。

2. 观察法 主要内容为观察家庭沟通过程、父母的角色行为及有无家庭虐待。

(1) 家庭沟通过程:在与家庭接触的过程中,通过观察每个家庭成员的反应以及家庭各成员的情绪,可了解家庭的内部关系。出现下列情况提示家庭关系不良:①在家庭成员交流过程中,频繁出现

Note:

敌对性或伤害性语言;②家庭成员过于严肃,家庭规矩过于严格;③所有问题均是由某一家庭成员回答,而其他成员只是附和;④家庭成员间很少交流意见;⑤家庭内部有家庭成员被忽视。如果评估对象为家庭中某一成员,应重点观察其与家庭其他成员间的交往方式,如是否积极地表达自己的想法、是否与其他成员有充分的目光交流、是否允许他人发表意见等。

(2) 父母角色行为:可通过以下几方面观察父母是否胜任其角色,是否具有良好的抚养孩子的能力。①父母的情绪状态:胜任父母角色者对自己所承担的父母角色感到满意和愉快。而不胜任者常表现出焦虑、沮丧或筋疲力尽,对孩子的表现感到失望、不满甚至愤怒。②父母与子女间沟通方式:有良好抚养能力的父母对子女的反应敏感,经常与子女沟通。缺乏抚养能力的父母不注意子女的需求和反应,不允许子女质疑或提出反对意见。③子女的表现:有抚养能力的父母,其子女健康快乐,有依附父母的行为。缺乏抚养能力的父母,其子女可有抑郁、冷漠、孤独、怪僻、对父母排斥或过度顺从等表现,无依附父母的行为。

(3) 有无家庭虐待:观察家庭成员有无受虐待的体征,如皮肤淤血、软组织损伤、骨折等。虐待提示家庭内部成员间存在不健康的家庭关系。

3. 评定量表法 可采用评定量表对被评估者的家庭功能状况及其从家庭中可获得的支持情况进行测评。常用的评定量表有 Procidano 与 Heller 的家庭支持量表和 Smilkstein 的家庭功能量表。

(三) 相关护理诊断 / 问题

1. **语言沟通障碍** 与家庭成员间亲近感减弱或家庭成员间没有沟通交流有关。

2. **家庭运作过程改变** 与家庭情况改变或家庭危机有关;与酒精成瘾或缺乏解决问题的技巧有关。

3. **持续性悲伤** 与不能满足家庭成员的情感需要有关。

4. **有孤独的危险** 与情感上有失落感、社交孤立及身体隔离有关。

5. **有依附关系受损的危险** 与父母患病或存在躯体障碍有关。

6. **父母角色冲突** 与父母因病不能照顾子女、子女因病与父母分离等有关。

7. **照顾者角色紧张** 与照顾任务复杂,照顾者缺乏知识或经验等有关。

8. **无能性家庭应对** 与家庭情况改变或家庭危机有关。

三、文化

文化(culture)是一定历史、地域、经济、社会和政治的反映。人类社会生活的各个方面,包括社会化、社会互动、社会群体、社会制度和社会变迁等,都可以归结为各种文化现象。文化现象联系着社会生活和社会运行的各个方面,为社会发展的各个方面提供了有力的依据及保证。因此,护士有必要了解有关文化的基本知识,学习对患者的文化背景进行评估。

(一) 基础知识

文化是人类社会特有的现象。有了人类社会才有文化,文化是人们社会实践的产物。同时文化又是一种历史现象,是社会历史的积淀物。广义的文化是人类创造出来的所有物质和精神财富的总和,其中既包括世界观、人生观、价值观等具有意识形态性质的部分,也包括自然科学和技术、语言和文字等非意识形态的部分。狭义的文化指意识形态所创造的精神财富,包括信仰、风俗习惯、道德情操、学术思想、文学艺术、科学技术及各种制度等。

1. **文化的特征** 文化具有以下 6 个主要的特征:

(1) 获得性:文化不是与生俱来的,是在后天的生活环境及社会化过程中逐渐养成的,如人的观念、知识、技能、习惯、情操等都是后天习得的,是社会化的产物。

(2) 民族性:文化总是根植于民族之中,与民族的发展相伴相生。民族文化是民族的表现形式之一,是各民族在长期历史发展过程中自然创造和发展起来的,具有本民族特色的文化。

(3) 继承性和累积性:文化是一份社会遗产,是一个连续不断的动态过程。人类生息繁衍,向前发展,文化也连绵不断,世代相传。在文化的历史发展进程中,每一个新的阶段在否定前一个阶段的同时,必须吸收它的所有进步内容,以及人类此前所取得的全部优秀成果。任何社会的文化,都是同这个社会一样长久的,是长期积累而成的,并且还在不断地积累下去,是一个无止境的过程。

(4) 共享性:文化是一个社会群体的全体成员共同享有的,主宰着个体的价值观、态度、信念和行为。虽然文化不能决定群体中全部个体的所有行为,但文化对个体行为的影响仍然是不可避免,并且是可以被观察到的。不被社会承认的个别人的特殊习惯和行为模式,不能成为这个社会的文化。

(5) 整合性:文化体现在社会生活的各个方面,包括交流形式、亲属关系、教育、饮食、艺术、政治、经济和健康等,它们相互关联,密不可分,作为一个整体而起作用的。

(6) 双重性:文化既含有理想的成分,又含有现实的成分。文化的理想成分是为社会大多数成员认可的在某一特定情况下个体应恪守的行为规范,但现实中却总是存在着一些不被公众接受的不规范的行为。

2. 与健康密切相关的文化要素　文化包含知识、信仰、艺术、道德、法律、风俗、社会关系、社会组织、价值观等多种基本要素,其中与健康密切相关的主要有价值观、信念与信仰及习俗等。

(1) 价值观(values):是指社会或群体中的人们在长期社会化过程中通过后天学习逐步形成和共有的对于区分事物的好与坏、对与错、符合或违背人的愿望、可行与不可行的观点、看法与准则。价值观是信念、态度和行为的基础,通过形成人的思想、观点、立场、建立目标与需要的优先顺序指导人的行为,对人的社会生活起着重要作用。价值观中最有代表性的是人生观、行为观、人际观、时间观、人对自然的控制观和健康观等。不同的人、社会和民族有不同的价值观。

价值观与健康保健有着密切的关系,它可影响人们对健康的认识及对疾病与治疗的态度,并左右人们对解决健康问题轻重缓急的判断和行为。

(2) 信念(beliefs)与信仰(faith):信念是个体认为可以确信的看法,是个体在自身经历中积累起来的认识原则,是与个性和价值观相联系的一种稳固的生活理想。信仰则是人们对某种事物或思想、主义的极度尊崇与信服,并将其作为自己的精神寄托和行为准则。信仰的形成是一个长期的过程,是人们在接受外界信息的基础上沿着认知、情感、意志、信念和行为的轨道持续发展,最终融合而成的。

个体对健康和疾病所持的信念可直接影响其健康行为和就医行为,当人们从主观上判断其有病还是无病,以及因此所采取的行为,很大程度上受到文化的影响。

(3) 习俗(convention):又称风俗,指一个群体或民族在生产、居住、饮食、沟通、婚姻与家庭、医药、丧葬、节日、庆典、礼仪等物质文化生活上的共同喜好、习尚和禁忌。习俗在一定程度上体现各民族的生活方式、历史传统和心理感情,是民族特点的一个重要方面。

与健康相关的习俗主要有:

1) 饮食:饮食的文化烙印最为明显,是诸多民族习俗中最难以改变的。饮食文化表现在:①主食类别。我国以游牧业为主的民族,如蒙古族以牛羊肉和奶制品为主食;从事农业生产的民族,如汉族则以粮食为主食,肉食、蔬菜为辅食等。②烹调方式与进餐时间。如我国西南部分山区,食品多以腌、熏方式制作,虽味道鲜美,但亚硝酸盐含量高,食管癌发病率较高。在进食时间与餐次上,拉丁美洲人习惯在早餐与午餐之间加茶点,而美国人喜好在中餐与晚餐之间加茶点。③对饮食与健康关系的认识。饮食与健康有着密切的联系,这已是人们的共识,但不同文化可有不同的见解。如中国人认为香蕉可润肠、通便,美国人则认为香蕉有止泻作用。④其他,如经济、心理、社会以及个人习惯与爱好等对饮食也有影响。

2) 沟通:沟通是人与人之间动态的、持续的相互作用过程,包括语言和非语言两种形式。人们通过沟通相互了解、传达信息、交融情感、增长见识、寻求帮助。沟通具有高度的文化特征,存在着明显的文化差异。①语言沟通:每个国家、民族和地区都有其特有的语种、方言、语言禁忌等,不同阶层的成员,语言也有所差别;②非语言沟通:也存在文化差异,如招手,中国人召唤某人时掌心朝下,手上下摇动;美国人招呼某人来时掌心朝上,示指伸出前后移动,而这在中国可能会被认为是不礼貌的手势。

3) 传统医药:传统医药是与健康行为关系最为密切的习俗。几乎所有的民族均有其独特的传统医药,包括家庭疗法、民间疗法等,这些疗法通常被该民族的人所信赖,简便易行又花费无几。如我国民间用"刮痧"解风寒、橘皮化积食、冰糖梨祛痰、蜂蜜和番泻叶通便等。对这些习俗的评估有助于护士在不违反医疗原则的前提下选择患者熟悉而又乐于接受的护理措施。

（二）文化休克

文化休克(culture shock)指生活在某一种文化环境中的人初次进入到另一种不熟悉的文化环境,因失去自己熟悉的所有社会交流的符号与手段所产生的思想混乱与心理上的精神紧张综合征。简而言之,就是人们生活在陌生文化环境中所产生的迷惑与失落的经历。

1. 文化休克的原因 ①沟通障碍:在不同的文化背景下,同样的内容可能会有不同的含义,脱离了文化背景来理解沟通的内容会产生误解;②日常生活习惯的改变:当一个人的文化环境改变时,其日常生活活动、生活习惯等随之发生变化,需要花时间和精力去适应新环境的文化模式,在适应的过程中,人们往往会产生受挫感,从而引起的文化休克;③异域文化所致的孤独与无助:在异域文化中,一个人丧失了自己在原文化环境中原有的社会角色,同时对新环境感到生疏,又与亲人或朋友分离或语言不通,孤独和无助感便会油然而生,可造成情绪不稳定,产生焦虑和对新环境的恐惧等情绪,出现文化休克;④适应新习俗的困惑:不同文化背景的人都有不同的风俗习惯,一旦改变了文化环境,必须去适应新环境中的风俗习惯、风土人情,使得身处异乡的人既困惑又难以适应,但必须去了解和接受;⑤不同价值观的冲突:当一个人的文化环境突然改变时,其长时期形成的文化价值观与异域文化中的一些价值观可能产生矛盾和冲突,导致其行为的无所适从。

以上造成个体文化休克的诸因素需要个体对变化作出适应和调整,当同时出现的因素越多、越强烈时,个体产生文化休克的强度越明显。

2. 文化休克的分期 当个体离开熟悉的环境进入陌生的文化环境时,多经历以下4期的变化历程:

(1) 兴奋期:也被称为"蜜月期",指人们初到一个新的环境,被新环境中的人文景观和意识形态所吸引,对一切事物都感到新奇,渴望了解新环境中的风俗习惯和语言行为等,并希望能够顺利开展活动,进行工作。此期的主要表现是兴奋,情绪亢奋和高涨。此阶段一般持续几个星期到数月时间。

(2) 意识期:或称为沮丧期,个体好奇、兴奋的感觉被失望、失落、烦恼和焦虑代替,开始意识到自己要在新的环境中长时间停留,必须改变自己以往的生活习惯和思维模式去适应新环境的生活方式、风俗和习惯。此时个体原有的文化价值观与其所处新环境的文化价值观产生文化冲突,个人的信仰、角色、行为、自我形象和自我概念等可受到挫伤,尤其当原定计划无法正常实施、遭遇挫折时,会感到孤独,思念熟悉环境中的亲人、朋友,觉得新环境中的一切都不如自己熟悉的旧环境,并可能由此产生退缩、发怒和沮丧等表现,甚至由于心理压力太大而返回自己的家乡。此期是文化休克综合征中表现最重,也是最难度过的一期,一般持续数周、数月甚至更长的时间。

(3) 转变期:指在经历了一段时间的迷惑和沮丧后,个体开始学习、适应新环境的文化模式,逐渐了解新环境中的"硬文化"和"软文化",熟悉当地人的语言以及当地的风俗习惯,并有当地人做朋友。此时个人能用比较客观、平和的眼光看待周围的环境,原来心理上混乱、沮丧、孤独感和失落感渐渐减少,开始慢慢适应异文化的环境。

(4) 适应期:随着文化冲突问题的解决,个人已完全接受新环境中的文化模式,建立起符合新文化环境要求的行为、习惯、价值观念、审美意识等。在新环境中有安全感,一旦需要再次离开新环境,回到旧环境中,又会重新经历一次新的文化休克。我国许多早年移居国外的移民多处在此期,当他们重返故里时会产生文化休克。

3. 影响文化休克的因素　文化休克的程度除与新的文化与原有文化之间的差异有关外,还与个人的健康状况、年龄、既往的经历及应对方式等有关。

(1) 个人的健康状况:身心健康的人在应对文化冲突过程中,应对能力强于身心衰弱的个体。

(2) 年龄:儿童处于学习阶段且生活习惯尚未成形,对生活方式改变适应较快,应对文化休克的困难较少,异常表现亦较轻。反之,年龄越大,原有的文化模式越根深蒂固,则不会轻易放弃熟悉的文化模式而学习和适应新的文化模式。

(3) 既往应对生活改变的经历:既往生活变化较多,并对各种变化适应良好者,在应对文化休克时,较生活上缺乏变化者的困难要少,文化休克的症状亦较轻。

(4) 应对类型:对外界变化作出一般性反应和易适应的个体,与对外界变化容易作出特殊反应的个体比较,应对文化休克的能力要强,异常表现亦较轻。

当然,文化休克并不是一种疾病,而是一个学习的过程,一种复杂的个人体验,在此期间个体可能会产生不舒服甚至痛苦的感觉,特别是患者因住院而产生的文化休克。因此,护士需要评估和发现患者文化休克的表现,帮助患者尽快适应住院环境,消除文化休克对其健康的不良影响。

(三) 文化的评估

在进行文化评估时,护士可通过与受检者交谈或观察,评估其人生观、价值观、健康信念与信仰、文化程度、民族习俗等文化要素。

1. 访谈法　访谈是文化评估中较为重要的获得受检者资料的方式。

(1) 价值观:价值观存在于潜意识中,不能直接观察,又很难言表,人们也很少意识到其行为受潜意识中价值观的直接引导。因此,价值观的评估比较困难,目前尚无现成评估工具。可通过询问以下问题获取有关个体价值观的信息,如"通常情况下,什么对您最重要?""遇到困难时您是如何看待的?""一般从何处寻求力量和帮助?"等。

(2) 健康信念与信仰:对于健康信念的评估以 Kleinman 等人提出的健康信念评估模式应用最为广泛,包括以下 10 个问题:

1) 对您来说,健康指什么? 不健康又指什么?

2) 通常您在什么情况下才认为自己有病并就医?

3) 您认为导致您健康问题的原因是什么?

4) 您是怎样以及何时发现您有该健康问题的?

5) 该健康问题对您的身心造成了哪些影响?

6) 该问题的严重程度如何? 发作时持续时间长还是短?

7) 您认为您该接受何种治疗?

8) 您希望通过治疗达到哪些效果?

9) 您的疾病给您带来的主要问题有哪些?

10) 对这种病您最害怕什么?

(3) 习俗:可通过询问了解其饮食习惯和禁忌、沟通交流方式以及针对所患疾病常采用的民间疗法等。

此外,护士应具有跨文化护理的意识,应结合受检者的具体情况注意有无文化休克的可能,可询问受检者及亲属对医院环境等有无特殊要求。

2. 观察法　可以通过观察日常进食情况评估个体的饮食习俗;通过观察个体与他人交流时的表情、眼神、手势、坐姿等评估其非语言沟通文化;通过观察个体在医院期间的表现评估其有无文化休克。

(四) 相关护理诊断 / 问题

1. 精神困扰　与由于对治疗的道德和伦理方面的含义有疑问或由于强烈的病痛,其信仰的价值

Note:

系统面临挑战有关。

　　2. 有精神安适增进的趋势　　与有自我意识,有自觉性及内在的动力,有超越感,希望自己的精神状态更加健康向上有关。

　　3. 社会交往障碍　　与社交环境改变有关。

　　4. 言语沟通障碍　　与医院环境中医务人员使用医学术语过多有关。

　　5. 焦虑　　与环境改变及知识缺乏有关。

　　6. 恐惧　　与环境改变及知识缺乏有关。

　　7. 迁徙应激综合征　　与医院文化环境和背景文化有差异有关。

四、环境

导学案例与思考

　　王女士家里想要重新刷漆和涂墙,因不影响日常生活,就一边装修一边住在里面,装修用了 1 个月时间。装修后 1 年,她就发现自己经常感冒、发热,身上还起了一些皮疹。

　　请思考:

　　1. 王女士目前有什么健康相关问题?

　　2. 如何评估环境对王女士身体健康的影响?

　　环境是人类生存发展的物质基础,与人类健康密切相关。早在 1860 年,南丁格尔就已认识到环境、健康和护理之间的关系,并认为护理的功能就在于创造有利于人体功能发挥作用的最佳环境。护士应充分考虑环境与个体健康的相互作用,明确环境中现存或潜在的有害因素,以便于制订有针对性的护理措施。

　　(一) 基础知识

　　环境(environment)是指人类生存或生活的空间。狭义的环境指环绕个体的区域,如病房、居室;广义的环境则指人类赖以生存、发展的社会与物质条件的总和。根据性质不同,环境可分为自然环境和社会环境。

　　1. 自然环境　　又称物理环境,是一切存在于机体外环境的物理因素的总和。自然环境可分为两类:一类指天然形成的原生环境,如空气、水和土壤等;另一类是由于工农业生产和人群聚居等对自然施加的额外影响,引起人类生存条件的改变,称次生环境,如耕地、种植园、鱼塘、人工湖、牧场、工业区、城市和集镇等。各种物理环境因素在适当范围内会对人体健康起到积极的促进作用。若超出一定范围,则可威胁到人类的健康和安全,引起各种疾病。

　　2. 社会环境　　社会环境是指人类生存及活动范围内的社会物质与精神条件的总和。社会是个庞大的系统,包括社会政治制度、法律、社会经济、社会文化系统、教育、人口、民族、职业、生活方式、社会关系与社会支持等诸多方面,其中尤以社会政治制度、经济、文化、教育、生活方式、社会关系、社会支持与健康直接相关,是社会环境评估的重点。

　　(1) 社会政治制度:包括立法与社会支持系统、全社会资源分配、就业与劳动制度及劳动强度等。

　　(2) 社会经济因素:是保障人们衣食住行基本需求以及享受健康服务的物质基础。社会经济因素通过与健康有关的其他社会因素,如工作条件、生活条件、营养条件和卫生保健服务设施等相互作用,直接影响人们的健康。

　　(3) 社会文化系统:包括教育制度、人们的文化素质及受教育程度、家庭和邻里的影响,也包括文化娱乐场所、新闻、出版、影视等大众媒介,风俗习惯,以及各种社会潮流的影响。与健康密切相关的文化因素主要有对健康价值的认知、对症状的感知、患病后对治疗方式的选取、对卫生服务的反应,以及对实施营养、安全和公共生活的行为方式的接受等。

（4）生活方式：指人们在饮食、娱乐、社交等方面的社会行为，是在经济、文化、政治等许多因素相互作用下所形成的习惯，特别是受家庭影响而形成的一系列生活习惯、生活制度和生活意识。不同地区、民族、社会阶层的人生活方式可存在差异。此外，生活方式也与个人的喜好和习惯有关。

（5）社会关系与社会支持：社会关系为社会环境中非常重要的一个方面。个体的社会关系网络包括与之有直接或间接关系的所有人群。个体的社会关系网络越健全，人际关系越融洽，越容易得到所需的信息、情感及物质等多方面的支持。

（6）医疗卫生服务体系：指社会卫生医疗设施和制度的完善状况。社会应有良好的医疗服务和卫生保障系统，有必需的药物供应，有健全的疫苗供应与冷链系统，有充足的医疗卫生人员的良好服务。医疗卫生服务系统的主要工作是向个体和社会提供促进健康、预防疾病的医疗和康复服务，保护和改善居民的健康水平。

（二）环境对健康的影响

1. 物理环境对健康的影响　置于物理环境中的人，通过摄取其中有益于身体健康的物质来维持生命活动。同时，环境中也随时存在着、产生着和传播着危害人体健康的物质。物理环境中的危险因素包括：

（1）生物因素：如细菌、病毒、寄生虫等病原体及生物毒素等。被含有病原体的粪便、垃圾和污水污染的土壤，可成为相关疾病的传播媒介，如伤寒、副伤寒、痢疾、结核病等。还有破伤风、气性坏疽、肉毒杆菌等能在土壤中长期生存，成为人们感染这些疾病的重要来源。

（2）物理因素：如噪声、振动、电离辐射、电磁辐射等均会危害人体的健康。如长期暴露于噪声环境中会使人听觉迟钝，并会产生暂时性听阈位移。机体对有害的物理因素的反应有：紧张性头痛、注意力下降、焦虑、高血压和失眠等。

（3）化学因素：水和空气污染，生产毒物、粉尘和农药，交通工具排放的尾气等。在污染比较严重的环境，机体的任何系统都可能遭受环境有害物质的侵害，出现生理方面的各种反应，如恶心、呕吐、头痛、头晕眼花、感觉障碍、肌肉无力、呼吸困难等。

（4）气候与地理因素：空气的湿度、温度、气流和气压的变化都会对人的健康造成影响。某些地方性疾病已经被证实与当地的水质、气候和土壤成分有关。

2. 社会环境对健康的影响　社会环境与人的健康有密切的关系，积极的社会环境将促进人的健康；消极的社会环境除了可以通过直接对人造成伤害，如战争给人带来伤残甚至死亡以外，更多的情况下是通过一些中介因素而导致疾病的。

（1）社会政治制度：社会制度决定一个国家的卫生保障措施以及政府是否将公民的健康放在重要位置，是否积极采取措施以促进公众健康。一般卫生保障制度相对健全和完善的国家或地区，人民健康水平相对较高。

（2）社会经济因素：为社会环境中对健康影响最大的因素。经济状况低下者不仅要为吃饱穿暖而终日劳累奔波，患病时也得不到及时的治疗。缺乏医疗费用的住院患者易发生患者角色适应不良。此外，不同经济水平的人群，其健康状况和所患的疾病也不尽相同。如在发达国家和地区，人群的主要死亡原因是癌症和心脑血管疾病，而在多数发展中国家和地区是传染病和呼吸系统疾病。

（3）社会文化系统：良好的教育有助于人们认识疾病、获取健康保健信息、自觉改变不良生活方式和习惯，有效利用卫生服务资源。

（4）生活方式：生活方式对个体的健康状态有重要的影响，如不良的饮食习惯、吸烟、酗酒、吸毒或药物依赖，体育锻炼和体力活动过少，生活、工作紧张，娱乐活动安排不当，家庭结构异常等，都可能导致机体内部失调而致病。此外，超速驾驶、不系安全带、不戴安全帽等不遵守交通规则的行为，容易造成交通事故而导致伤亡（见本章第二节心理评估中的"健康行为"）。

（5）社会关系与社会支持：社会关系网络的健全程度、家庭社会支持的程度，与人们的身心调节及

Note:

适应能力、自我概念、生活质量以及对治疗、护理的依从性等密切相关。

（6）医疗卫生服务体系：当医疗卫生服务系统中存在各种不利于促进健康的因素，如医疗资源布局不合理、初级卫生保健网络不健全、城乡卫生人力资源配置悬殊、重治疗与轻预防倾向、医疗保健制度不完善等，或医疗质量低劣、误诊漏诊、医院交叉感染及服务质量差均可直接危害人群健康。

（7）其他：社会环境易受环境空间大小的影响，如城市发展过快、高楼林立、住宅过分拥挤、休闲设施缺乏等，均易导致人际关系疏远。此外，现代工业化的飞速发展使生活节奏加快，人们长期处于紧张状态，易导致情绪暴躁、烦闷、酗酒、药物成瘾等社会心理问题，并引发高血压及溃疡病等病症。

（三）环境的评估

通常采用访谈、实地考察和评定量表法等方法对环境进行评估。

1. 访谈法　通过访谈了解是否存在影响个体健康的物理环境和社会环境因素。

（1）物理环境：包括家庭环境和工作环境的评估。注意询问其居所及工作场所是否整洁、明亮；空气是否流通、新鲜；居住及工作环境中有无影响健康的危险因素；是否采用防护措施等。

（2）社会环境：重点评估社会是否安定和谐、医疗保健及保障制度是否健全合理、生活方式是否健康、有无稳定的社会关系、社会支持能否满足需要等。

2. 实地考察　实地考察社会大环境有无工业排放的废气污染空气，排放的废渣、废水浸入水源危害农田，造成农作物的污染；有无农民盲目施用农药、化肥和违禁的化学添加剂，导致食品中农药残留物超标等危害健康的因素等。同时通过实地考察可以了解个体所处工作、家庭或医院环境是否存在健康危险因素，以补充访谈的不足。

（1）家庭环境：包括居住环境和家庭中是否存在不安全因素，如居室建筑物装修污染等。

（2）工作环境：有无危险因素、有否遵守安全作业条例、是否采用防护措施等。

（3）病室环境：病室是否光线明亮、温度和湿度适宜、干净、整洁、无尘、无异味、无臭味，噪声控制是否在允许范围内，地面是否干燥、平整、防滑，有无空调或其他取暖设备，婴儿室有无恒温设备，电源是否妥善安置及使用安全与否，用氧时有无防火、防油、防震标识，药物储藏是否安全可靠等。

（四）相关护理诊断 / 问题

1. 社区保健缺乏　与社区缺乏保健设施、管理不到位等有关。

2. 焦虑　与面临重大应激事件而社会支持资源不足等有关。

3. 有感染的危险　与贫困导致营养不足、居住环境卫生状况差等有关。

4. 有中毒的危险　与环境有害气体污染有关。

5. 有受污染的危险　与环境空气质量、居住环境卫生状况差有关。

6. 有受伤的危险　与感官及视觉障碍有关；与环境缺乏安全设施等有关。

7. 有成人跌倒的危险　与环境缺乏安全设施等有关。

（施齐芳）

思 考 题

1. 与身体评估相比，心理社会评估有何特点？对护士有何要求？

2. 请结合自身的经历，选择某种心理健康问题分析其主要特点、可能的病因和诱因及评估方法等。

3. 你的家庭类型是什么？如何评估你所在家庭的功能情况？

4. 请根据下列资料思考相关问题。

患者，女，61 岁，退休，育有一子，在外地工作。退休后与丈夫经常去各地旅游，偶尔去看看儿子，生活过得很开心。遗憾的是 2 年前丈夫查出肝癌，半年前离世。患者一直无法接受，常常以泪洗面，认为是自己没有照顾好丈夫，没有及时发现，感到非常自责。儿子想接她去外地一起住，可以散散心，但她不肯离开家,总是一个人待在家里,翻看丈夫以往的照片,或者看着某处发呆。

问题：

(1) 该患者存在的主要健康问题是什么？

(2) 应重点从哪些方面进行评估？为什么？应如何进行评估？

NURSING

第五章

实验室检查

05章 数字内容

—— 学 习 目 标 ——

- 知识目标：
  1. 描述实验室检查标本采集与处理的原则及注意事项。
  2. 说出影响实验室检查结果的因素。
  3. 解释常用实验室检查结果的临床意义。
- 能力目标：
  1. 能够根据要求熟练准确地完成各项实验室检查标本的采集、保存和送检。
  2. 能够根据实验室检查结果所提供的线索准确提出可能的护理诊断/问题。
- 素质目标：
  具有尊重患者、爱护患者、保护患者隐私的职业精神。

第一节　概　　述

患者,男,42岁,因急性心肌梗死入院,护士对其进行静脉穿刺,分别使用紫色帽、蓝色帽、绿色帽、黄色帽、灰色帽真空采血管采集血液标本。

请思考:

1. 紫色、蓝色、绿色、黄色、灰色帽真空采血管有什么区别?
2. 一次静脉穿刺,如何分配这5管血液标本的先后顺序?

实验室检查(laboratory examination)是通过在实验室综合运用各种实验方法和技术对受检者的血液、体液、分泌物、排泄物等标本进行检查,来获取反映病原学、病理学或脏器功能状态等资料,在协助疾病诊断、推测疾病预后、制订治疗方案和护理措施、观察病情与疗效等方面具有重要的作用。

实验室检查主要内容包括:①临床血液学检查,血液和造血组织原发性疾病及非造血组织疾病所致血液学变化检查,包括血液中红细胞、白细胞及血小板数量、形态和细胞化学等检验;出血性及血栓性疾病实验室检查等。②临床生物化学检查,采用化学和生物化学技术对人体的体液成分进行检测,了解机体生理及病理状态下的物质组成和代谢、重要脏器的生化功能等,包括糖、脂类、蛋白质、电解质、微量元素、血气和酸碱平衡、临床酶学、激素与内分泌功能等检查。③临床免疫学检查,包括机体免疫功能、感染性免疫、自身性免疫及肿瘤标志物等检查。④临床病原学检查,感染性疾病常见病原体检查、细菌耐药性分析等。⑤体液和排泄物检查,对尿液、脑脊液、浆膜腔积液、精液等各种体液及粪便、痰液等排泄物的常规检查。⑥其他检查,包括染色体分析、基因诊断等。

知 识 拓 展

即 时 检 查

即时检查(point-of-care testing,POCT)也称床旁检查,是指在采样现场利用便携式分析仪器和配套试剂即刻进行分析的检验方法。即时检查省去了实验室检查时复杂的处理程序,可以快速获得检查结果。随着高新技术的发展和医学科学的进步,检查仪器小型化、操作简单化和报告结果即时化的POCT将会得到越来越普遍的应用。

实验室检查与临床护理密切相关,是健康评估的重要组成部分。一方面,护士需具备相关知识与技能储备,在标本采集前指导受检者做好准备和配合,保证标本的正确采集与处理;另一方面,实验室检查结果可指导护士观察与判断病情,为作出护理诊断提供客观依据。

护理学专业学生在学习过程中应重点关注和掌握:①标本采集方法、实验室检查结果主要影响因素及避免干扰的措施,需要时指导受检者做好标本采集的配合。②检查项目参考区间及临床意义。参考区间(reference interval)是指从参考下限到参考上限的区间,通常是中间95%区间(相当于均值±2个标准差),在某些情况下,只有一个参考限具有临床意义,通常是参考上限,这时参考区间是0至参考上限。参考区间与参考人群的特征如性别、年龄、饮食结构、活动状态、体位、所处地理与气候条件、生活习惯、职业和种族等因素有关。同时,与实验室使用仪器、试剂、方法等密切相关。因此,在分析和评价实验室检查结果时,应加以充分考虑。某些检查结果若超过一定界值时,可能危及生命,必须紧急处理,此值则被称为危急值(crisis value)。护士应熟悉临床常用检查指标参考区间及临床意义,特别是那些对疾病诊断、治疗和护理产生重大影响的指标,为临床护理工作提供客观依据。若出现危急值则需要立即报告医生,并做好相关的抢救准备。若发现检查结果与病情不符,应分析可能的原因,并及时复核检查。

一、影响实验室检查结果的因素

(一)标本采集前的因素

1. **饮食**　饮食对检查结果的影响主要取决于饮食成分和进食时间。例如非素食者尿酸、尿素和氨血清水平较素食者高;餐后血糖和甘油三酯可明显增高;进餐所致乳糜血与脂血等可影响血常规检查、凝血功能检查及血脂检查等结果;食用富含血红蛋白的动物血、肝脏等食物可导致化学法粪便隐血试验呈假阳性;食用富含维生素 C 的蔬菜水果后可导致尿糖测定结果降低甚至假阴性等。

2. **情绪**　检查前紧张、恐惧或焦虑等情绪可使血液内多种成分发生变化影响检查结果,尤其是肾上腺素、血气分析等项目。护士在标本采集前应向患者做必要解释、安慰和指导,使其情绪处于比较平静的状态。

3. **运动**　运动增加骨骼肌代谢,可使血液中丙酮酸和乳酸含量增加,即使是轻微运动也可使血液中乳酸含量增加 2 倍,剧烈运动时甚至可增加 10 倍以上。此外,运动还可增加细胞膜通透性,从而使血液中源于骨骼肌的酶,如天门冬氨酸氨基转移酶、乳酸脱氢酶和肌酸激酶等增加,甚至行走数分钟就可以出现变化。运动可使血胆固醇和甘油三酯水平持续降低数日。葡萄糖耐量、血浆蛋白质、纤溶活性等也与运动有关。因此,采集血液标本前 24 小时,受检者不宜剧烈运动,当天宜避免情绪激动,采血前宜静息至少 5 分钟。

4. **体位**　成人立位时血容量一般比卧位时少 600~700ml(血容量减少约 10%),由于无蛋白水溶液很容易通过毛细血管壁,因此,血浆量减少比血容量更为显著。由于血浆液体减少,血浆蛋白质浓度相对增加,这也包括了与蛋白有关的其他物质,如酶、激素及与蛋白结合药物、钙和胆红素等。这种变化还受到许多其他因素影响,包括体位变化时间、血压高低、血浆蛋白浓度和年龄等。护士应告知受检者在进行血清清蛋白、酶、甘油三酯、胆固醇、钙和铁等易受体位影响的检查项目的标本采集前不要长久站立。

5. **药物**　激素、解热镇痛药、抗肿瘤药和抗生素等多种药物都可影响检查结果。通常采集标本前 1 天起尽可能避免使用任何药物。如果受检者正在应用某种可能影响检查结果药物时,应及时提醒医生,停药或推迟给药等,直至完成检查。不能停用的药物应在检查申请单上注明,为检验结果解读提供参考。

6. **检查申请单填写质量**　检查申请单,要求完整和正确填写,包括受检者姓名、性别、年龄、门诊就诊号/住院号、病区病床号、医生姓名、申请日期、标本采集时间、标本类型、检查项目、临床诊断和用药情况等。

(二)标本采集中的因素

1. **标本采集错误**　标本采集前未仔细核对受检者姓名等相关信息、误采了他人的标本,从而导致检验结果与受检者不符的情况,可能引起严重后果。因此,采集标本前必须认真核对受检者相关信息,如姓名、年龄、性别、住院号、病区病床号和临床诊断等资料,在合适的标本采集容器上做好条形码或手工标记。

2. **止血带使用不当**　采集静脉血液标本时结扎止血带也可引起血液成分的改变,对检查结果有一定影响。①液体丢失:结扎止血带使大静脉血流阻断,静脉压升高,液体和小分子物质通过毛细血管壁使血液相对浓缩。②细胞内容物漏出:结扎止血带后使静脉压持续升高,导致静脉内代谢产物增加,如乳酸堆积使钾从细胞内漏出,血钾升高。③其他:若止血带压迫时间过长,还可导致纤溶系统被激活、血小板活化及某些凝血因子活性增强等,止血带结扎时间越长,可能引起血液成分变化就越大;用力拍打手臂、反复握拳、松拳动作也会增加肌肉代谢速率,人为导致血钾升高。因此,采血时止血带压迫时间应尽量控制在 1 分钟之内,切忌反复拍打刺激患者采血部位,最好采血针头进入静脉以后立即松开止血带。

3. 标本溶血　除病理性原因外,血液标本发生溶血的主要原因有:①采血用注射器或试管潮湿;②静脉穿刺血流不顺利;③穿刺处消毒所用酒精未干即采血;④注射器和针头连接不紧;⑤采血时有空气进入或产生泡沫等;⑥混匀含添加剂试管时用力过猛或送检过程中动作过大;⑦采血量不足,导致渗透压改变;⑧试管质量粗糙,送检过程中挤压血细胞等。由于细胞内、外各种成分有梯度差,溶血对很多检查结果都可能有影响,如导致红细胞计数、血细胞比容降低;细胞内钾、乳酸脱氢酶、转氨酶等漏出后引起检验结果假性升高等。

4. 标本污染　以输液时采血所致标本污染最常见。应避免采集正在输液患者的血液标本,尤其是用于葡萄糖或电解质的测定。如必须检查,应在输液对侧肢体采集血液标本。如果双侧肢体都静脉输液或静脉输液对侧肢体血管太细或有血肿不适合穿刺时,可自输液侧肢体远端进行采血。尿液、粪便标本采集过程中要避免经血、分泌物、前列腺液、消毒剂等的污染。粪便标本留取时应避免接触吸水性的纸张、尿不湿或衣物等,以免破坏粪便标本中的细胞。

（三）标本采集后的因素

从标本采集到检查间隔时间越短,检查结果越可靠。标本送检过程中应注意 3 个原则。①唯一标识原则:标本具有唯一标识,采用条形码系统能很好保证标本的唯一性,也可以通过在标本容器上手工标注受检者姓名和编号等方式保证标本唯一性;②生物安全原则:使用可反复消毒的专用容器送检标本,特殊标本应采用特殊标识字样（如剧毒、烈性传染等）的容器密封送检;③及时送检原则:标本离体后会迅速发生许多变化,导致各种成分含量有所改变,要求及时运送标本至实验室。同时,需要注意不同检查项目的特点与要求,在送检和保存过程中避免阳光直接照射、剧烈震荡、环境温度过低或过高的影响等。

二、标本采集与处理

实验室检查所用标本种类包括:①血液;②尿液;③粪便;④排泄物、分泌物与体液,如脑脊液、浆膜腔积液、痰液、胃液、十二指肠引流液、阴道分泌物、精液、前列腺液等。本节主要介绍血液、尿液、粪便常规检查的标本采集与处理。

（一）血液标本采集与处理

血液标本是实验室检查中最重要标本之一,也是应用最多的标本类型。广泛用于血液一般检查、血液生物化学与免疫学检查、血液病原微生物学检查等,正确采集与处理血液标本是获得准确、可靠检查结果的重要环节。

1. 血液标本类型　根据血液标本性质可将其分为全血、血浆和血清 3 种类型。①全血:主要用于血细胞成分计数等检查;②血浆:主要用于凝血因子和游离血红蛋白的检查,也可用于部分临床化学的快速检查;③血清:用于大部分临床化学及免疫学检查。

2. 血液标本的采集部位　血液标本可采自于毛细血管、静脉或动脉。

（1）毛细血管采血:主要用于静脉采血困难而需血量较少的床边检查项目和急诊项目,其结果代表局部的状态。婴幼儿可在拇指和足跟处采血;成人首选毛细血管采血部位是指端,烧伤患者可选择皮肤完整处采血。采血部位应无炎症或水肿,采血时穿刺深度要适当,切忌用力挤压,以免影响结果。因毛细血管血液循环较差,且易受外界气温影响,血细胞计数结果不稳定,与静脉血细胞计数存在较大差异,目前仅婴幼儿使用。

（2）静脉采血:需血量较多时采用。采血部位多在肘部静脉、腕部静脉或手背静脉。成人首选采血部位是肘前区静脉,肘部静脉不明显时,可选择腕部或踝部等处静脉。

（3）动脉采血:主要用于血气分析。穿刺部位包括肱动脉、桡动脉或股动脉,多在股动脉处采血。采集血液标本必须与空气隔离,立即送检。

3. 血液标本采集时间　不同血液测定项目对血液标本采集时间有不同要求。

(1)空腹采血:一般指禁食8小时后采血,多在晨起早餐前采血,常用于大部分血液生化检查,其优点是可避免饮食成分和白天生理活动对检验结果的影响,同时因每次均在固定时间采血以便于对照比较。但过度空腹又可导致某些检查结果异常,如血糖等。

(2)特定时间采血:即在特定时间段内进行采血。因人体生物节律在昼夜有周期变化,故在一天中不同时间所采的血标本检查结果也会随着变化。常用于口服葡萄糖耐量试验、血药浓度监测和激素测定等。

(3)随时或急诊采血:采血时间不受限制或无法限制,主要用于体内代谢较稳定或受体内代谢干扰较少的检查项目。采血时申请单上需要注明采血时间,以利解释检查结果的临床意义。

4. 真空采血系统的正确使用 真空定量采血系统包括持针器、采血针和真空采血管(图5-1-1),试管内已根据不同检查目的添加了适当的添加剂,如抗凝、促凝剂或防腐剂等(表5-1-1),这种采血方式具有计量准确、传送方便、标识醒目、容易保存、一次进针多管采血等优点。

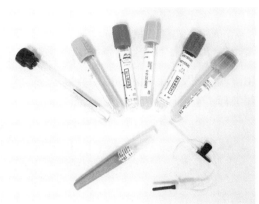

图 5-1-1 真空定量采血系统

表 5-1-1 真空采血管内所含添加剂及其主要用途

采血管帽颜色	添加剂	主要用途
红色(玻璃管)	无促凝剂(血凝活化剂)	生成血清,生化、免疫学检查
红色(塑料管)	促凝剂	生成血清,生化、免疫学检查
金黄色	促凝剂、分离凝胶(惰性分离胶)	生成血清,生化、免疫学检查
绿色	肝素锂(或肝素钠)	生成血浆,生化检查
浅绿色	肝素锂、分离凝胶	生成血浆,生化检查
棕色	肝素钠	生化检查、细胞遗传学检查
紫色	EDTA-K_2	血常规检查
灰色	葡萄糖酵解抑制剂、抗凝剂(草酸钾、氟化钠)	葡萄糖检查
浅蓝色	枸橼酸钠:血液=1:9	凝血检查、血小板功能检查
黑色	枸橼酸钠:血液=1:4	红细胞沉降率检查
黄色	枸橼酸、葡萄糖	HLA组织分型、亲子鉴定、DNA检查等
深蓝色	肝素锂、血凝活化剂、乙二胺四乙酸	微量元素检查

应用真空采血管,于采血后应立即颠倒试管以使试剂与血液标本混匀,其中浅蓝色帽试管应颠倒3~4次,其余试管颠倒5~8次。此外,还应特别注意不可以将一管内血液污染到另一管内,因为不同管内含有不同添加剂,使用不当会造成测定结果错误,例如即使污染一滴紫色帽试管(含高浓度的EDTA钾盐)内血液,也会使血钾明显升高,钙和镁明显降低,同时肌酸激酶和碱性磷酸酶活性降低;将绿色帽试管(含有肝素)内的血液污染到蓝色帽内,导致凝血试验出现错误结果。

由于不同采血管内添加剂不同及检查项目的要求,一针穿刺多管采血时推荐的采血顺序为血培养瓶,柠檬酸钠抗凝采血管(蓝、黑),血清采血管包括有促凝剂和/或分离胶(红、黄),含有或不含分离胶的肝素抗凝采血管(绿),有/无分离胶的EDTA抗凝采血管(紫),葡萄糖酵解抑制采血管(灰),见图5-1-2。

Note:

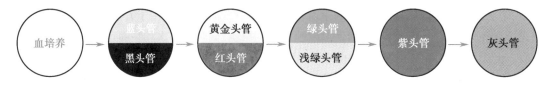

图 5-1-2　多管采血的血液分配顺序

（二）尿液标本采集与处理

尿液是人体具有重要意义的排泄物,其成分或含量改变可反映泌尿、血液、内分泌、循环等系统的生理或病理变化。尿液标本类型与采集方式的选择取决于尿液检查的目的、受检者状态与检查要求。尿液标本类型与应用范围见表 5-1-2。

表 5-1-2　尿液标本类型与应用范围

标本类型	应用范围
晨尿	常规筛检、细胞学检查、早孕检查
随机尿	常规筛检等
计时尿(3h 尿、12h 尿、24h 尿)	细胞学检查、化学物质定量检查
餐后尿	检查病理性尿蛋白、尿糖和尿胆原
中段尿	常规筛检、细胞学检查、微生物培养
导管尿	常规筛检、微生物培养

尿液标本采集前,应告知受检者尿液标本采集的目的及注意事项:①标本留取于清洁、干燥容器内及时送检;②不能配合的婴幼儿应先消毒会阴部后,将塑料采集袋黏附于尿道外口收集尿液,避免粪便混入;③女性受检者应冲洗外阴后留取中段尿,防止混入阴道分泌物或经血;④男性受检者应避免精液、前列腺液混入尿液;⑤标本留取后应立即送检,以免因光照、细菌生长等造成化学物质或有形成分的改变和破坏;⑥若不能 1 小时内及时送检,可将尿液置于 4℃冷藏保存 6~8 小时或加入适当防腐剂。

（三）粪便标本采集与处理

粪便是食物在体内被消化、吸收营养成分后剩余的产物,主要成分有未被消化的食物残渣、已被消化未被吸收的食糜、消化道分泌物、食物分解产物、肠道脱落的上皮细胞、细菌等。病理情况下,粪便中可见血液、脓液、寄生虫及其虫卵、包囊、致病菌、胆石或胰石。粪便检查对了解消化道及肝、胆、胰腺等器官有无病变,间接判断胃肠、胰腺、肝胆系统功能状况有重要价值。粪便标本采集与处理过程中需注意以下问题:

1. 使用一次性无吸水性、无渗漏、有盖的洁净容器,细菌培养标本容器应用灭菌有盖的容器采集标本。

2. 留取新鲜标本,挑取含有异常成分的粪便,如黏液或脓血成分,外观无异常的粪便应从粪便表面、深处及粪端多处取材,采集量至少相当于拇指大小。

3. 粪便标本不得混有尿液、消毒剂及污水等,以免有形成分被破坏或污染等。

4. 粪便常规检查标本不应超过 1 小时送检,否则会因消化酶、酸碱度变化以及细菌的作用等因素影响,导致粪便中的有形成分被破坏。寄生虫和虫卵检查不宜超过 24 小时,阿米巴滋养体检查标本应立即送检,送检中需保温,保持滋养体活力以利检出。

5. 检查蛲虫卵需用透明薄膜拭子于晚 12 时或清晨排便前自肛门周围皱襞处拭取后送镜检。

6. 肠道寄生虫有周期性排卵现象,一般连续送检 3 天,以提高阳性检出率。

7. 无粪便排出而又必须检查时,可经直肠指诊或采便管采集标本。灌肠粪便不宜做检查标本。

（朱光泽）

第二节　血液检查

血液是由血细胞和血浆组成的红色液体,流动于血管,循环于全身,直接或间接地与机体各组织和器官发生联系。血液中各成分的数量或质量的改变可反映血液系统及相关组织、器官的功能状态。本节将介绍血液常规检查、骨髓检查、出血性及血栓性疾病的实验室检查。

一、血液常规检查

血液常规检查主要是对红细胞、白细胞及血小板等外周血液细胞成分的数量和质量进行检查,主要指标包括:红细胞计数、红细胞个体形态、血红蛋白浓度、血细胞比容、红细胞平均指数、白细胞总数及分类计数、血小板计数、红细胞沉降率等。因血液常规检查取材方便、操作简便、测试快捷,可反映受检者生理、病理状态的基本信息,不仅能为临床进一步检查提供线索,还能为某些血液系统疾病的诊断提供重要依据,是临床疾病诊断的首选常规检查项目。

（一）红细胞检查

1. 红细胞计数及血红蛋白浓度测定

【参考区间】

正常人群红细胞和血红蛋白数参考值见表 5-2-1。

表 5-2-1　红细胞和血红蛋白数参考区间

人群	参考区间	
	红细胞数 /（×10^{12}·L^{-1}）	血红蛋白 /（g·L^{-1}）
成年男性	4.3~5.8	130~175
成年女性	3.8~5.1	115~150
新生儿	6.0~7.0	170~200

【临床意义】

（1）红细胞和血红蛋白增多:指单位容积循环血液中红细胞数、血红蛋白量及血细胞比容高于参考区间上限,可分为相对性增多和绝对性增多两类。

1）相对性增多:因血浆容量减少,使红细胞容量相对增加。见于严重呕吐、腹泻、大量出汗、大面积烧伤、尿崩症、甲状腺功能亢进危象、糖尿病酮症酸中毒等。

2）绝对性增多:临床上称为红细胞增多症（erythrocytosis）。按病因可分为:①原发性红细胞增多,又称真性红细胞增多症（polycythemia vera）,是一种原因未明的以红细胞增多为主的骨髓增殖性肿瘤,特点是红细胞持续性显著增多,白细胞和血小板也不同程度增多,总血容量也增加;②继发性红细胞增多,是由血液中红细胞生成素增多所致,可见于红细胞生成素代偿性增加,如胎儿、新生儿、高原地区居民,以及慢性阻塞性肺气肿、肺源性心脏病患者等;也可见于非代偿性增加,与某些肿瘤或肾脏疾病有关,如肾癌、肝癌、卵巢癌、多囊肾等。

（2）红细胞和血红蛋白减少:指单位容积循环血液中红细胞数、血红蛋白量及血细胞比容低于参考区间下限,通常称为贫血（anemia）。按贫血的严重程度可将其分为:①轻度贫血,血红蛋白小于参考区间下限至 90g/L;②中度贫血,血红蛋白 90~60g/L;③重度贫血,血红蛋白 60~30g/L;④极度贫血,血红蛋白 <30g/L。

2. 血细胞比容（hematocrit, HCT）测定　血细胞比容又称血细胞压积,是指血细胞在血液中所占容积的比值,其增高和减低受血浆容量改变和红细胞体积大小的影响。主要用于诊断贫血及判断贫血的严重程度。

Note:

【参考区间】

成年男性 0.40~0.50L/L;成年女性 0.35~0.45L/L。

【临床意义】

(1) HCT 增高:见于各种原因引起的血液浓缩,血细胞比容通常达 0.50 以上。临床上测定血细胞比容,可了解血液浓缩程度,作为计算补液量的依据。

(2) HCT 减低:见于各种类型贫血。但由于贫血类型的不同,红细胞体积大小也有不同,血细胞比容不一定与红细胞数减少成正比,需结合红细胞数、血红蛋白量及血细胞比容,这样计算红细胞各项平均值才更有参考价值。

3. 红细胞平均值的测定 常用的红细胞平均值包括平均红细胞容积(mean corpuscular volume, MCV)、平均红细胞血红蛋白量(mean corpuscular hemoglobin, MCH)、平均红细胞血红蛋白浓度(mean corpuscular hemoglobin concentration, MCHC)。

【参考区间】

MCV 82~100fl;MCH 27~34pg;MCHC 316~354g/L。

【临床意义】

根据以上 3 项红细胞平均值可对贫血进行细胞形态学分类(表 5-2-2)。

表 5-2-2　根据 MCV、MCH、MCHC 对贫血进行细胞形态学分类

形态学分类	MCV/fl	MCH/pg	MCHC/(g·L^{-1})	病因
正常细胞性贫血	82~100	27~34	316~354	再生障碍性贫血、急性失血性贫血、多数溶血性贫血、骨髓病性贫血等
大细胞性贫血	>100	>34	316~354	缺乏叶酸和/或维生素 B$_{12}$ 引起的巨幼细胞贫血
单纯小细胞性贫血	<82	<27	316~354	慢性感染、炎症、肝病、尿毒症、恶性肿瘤等引起的贫血
小细胞低色素性贫血	<82	<27	<316	缺铁性贫血、珠蛋白生成障碍性贫血、铁粒幼细胞性贫血

4. 网织红细胞(reticulocyte)计数 网织红细胞指晚幼红细胞到成熟红细胞之间的尚未完全成熟的红细胞,由于胞质内残存核糖体(内含有 mRNA)等嗜碱性物质,新亚甲蓝染色后呈现浅蓝色或深蓝色的网织状细胞而得名。

【参考区间】

百分数:成人 0.5%~1.5%,儿童 0.5%~1.5%,新生儿 3%~6%;

绝对值:成人(24~84)×10^9/L。

【临床意义】

(1) 网织红细胞增多:表示骨髓红细胞系增生旺盛,常见于溶血性贫血、急性失血、缺铁性贫血、巨幼细胞贫血及某些贫血患者治疗后,如补充铁或维生素 B$_{12}$ 及叶酸后。溶血性贫血时,因机体代偿外周血网织红细胞可高达 20% 或更高。

(2) 网织红细胞减少:表示骨髓造血功能减低,常见于再生障碍性贫血等。

5. 红细胞沉降率(erythrocyte sedimentation rate,ESR)测定 红细胞沉降率指红细胞在一定条件下沉降的速率,简称"血沉",是静止情况下,红细胞受重力、血浆浮力及血液组成相互作用的结果。

【参考区间】

成年男性 0~15mm/h,成年女性 0~20mm/h。

【临床意义】

(1) 生理性变化:12 岁以下儿童、60 岁以上老年人、女性月经期、妊娠 3 个月以上可出现血沉增快,

可能与生理性贫血或纤维蛋白原含量增加有关。

（2）病理性变化：结合病史、临床表现，对某些疾病的诊断与鉴别诊断有一定的价值。①急性感染类型的鉴别：急性细菌性炎症时，炎症发生后 2~3 天即可见血沉增快；病毒性感染时血沉变化不大。②风湿性疾病、结核病变活动与否的观察：活动期因纤维蛋白原及免疫球蛋白的增加，血沉明显加快；静止期血沉减慢。③组织损伤或坏死的鉴别：大面积组织损伤或手术创伤等时，血沉加快，如急性心肌梗死常于发病第 3~4 天血沉加快，可持续 1~3 周；心绞痛时血沉则无改变。④良性与恶性肿瘤的鉴别：恶性肿瘤血沉常明显增快，可能与肿瘤细胞分泌糖蛋白类产物（属球蛋白）、肿瘤坏死组织、继发感染或贫血等因素有关；良性肿瘤血沉多正常。⑤各种原因引起的高球蛋白血症，血沉常明显加快，如慢性肾炎、肝硬化等。⑥其他：如贫血时部分患者可出现血沉增快；动脉粥样硬化、糖尿病等患者血中胆固醇增高，血沉亦可增快。

（二）白细胞检查

1. 白细胞计数

【参考区间】

成人 $(3.5~9.5)\times10^9/L$；新生儿 $(15~20)\times10^9/L$；6 个月至 2 岁 $(11~12)\times10^9/L$。

【临床意义】

白细胞总数的增多或减少主要受中性粒细胞数量的影响，淋巴细胞数量上较大的改变也会引起白细胞总数的变化，除此之外的其他白细胞一般不会引起白细胞总数大的变化。其临床意义详见白细胞的分类计数。

2. 白细胞的分类计数

人体外周血的白细胞包括中性粒细胞、嗜酸性粒细胞、嗜碱性粒细胞、淋巴细胞和单核细胞 5 种。它们通过不同方式、不同机制消灭病原体、清除过敏原、参与免疫反应等，以维护机体的健康。5 种白细胞的正常百分数和绝对值见表 5-2-3。

表 5-2-3　5 种白细胞正常百分数和绝对值

细胞类型	百分数 /%	绝对值 /$(\times10^9 \cdot L^{-1})$
中性粒细胞（N）	40~75	1.8~6.3
嗜酸性粒细胞（E）	0.4~8.0	0.02~0.52
嗜碱性粒细胞（B）	0~1	0~0.06
淋巴细胞（L）	20~50	1.1~3.2
单核细胞（M）	3~10	0.1~0.6

3. 中性粒细胞（neutrophil，N）

（1）中性粒细胞数量变化

1）生理性增多：①年龄：初生儿白细胞较高，以中性粒细胞为主，至 6~9 天与淋巴细胞大致相等，后淋巴细胞逐渐增多，至 4~5 岁两者又大致相等，以后以中性粒细胞为主，逐渐接近于成年人水平。②日间变化：早晨较低，下午较高；静息状态较低，活动、进食后较高；剧烈运动、剧痛、激动时可显著增多。③妊娠与分娩：中性粒细胞可出现暂时性增多。

2）病理性增多：①急性感染，尤其是急性化脓性感染（如金黄色葡萄球菌、溶血性链球菌、肺炎链球菌等），中性粒细胞增高程度与感染微生物的种类、感染灶的范围、感染的严重程度及患者反应能力有关。②严重组织损伤或大量血细胞破坏，如大手术后、急性心肌梗死、急性溶血反应后 12~36 小时等。③急性大出血，特别是急性内脏出血后 1~2 小时内，白细胞数及中性粒细胞会明显增多，白细胞甚至高达 $20\times10^9/L$，如脾破裂、宫外孕输卵管破裂后白细胞迅速增高，可作为急性内脏出血的一个诊断参考指标。④急性中毒，代谢性中毒如糖尿病酮症酸中毒、慢性肾炎、尿毒症；急性化学药物中毒，如急性铅、汞及安眠药中毒等；生物毒素如昆虫毒、蛇毒等。⑤恶性肿瘤，如白血病、骨髓增殖性肿瘤及一些恶性实体瘤等,多数白血病类型外周血中白细胞呈现不同程度的增多,可达数十甚至数百×10⁹/L。

3) 中性粒细胞减少:成人外周血中性粒细胞绝对值低于2.0×10⁹/L,称为粒细胞减少症,低于0.5×10⁹/L,称为粒细胞缺乏症。可见于:①感染,如伤寒杆菌、流感、麻疹、风疹等感染时可减少;②血液系统疾病,如再生障碍性贫血、粒细胞减少症、粒细胞缺乏症等,同时常伴有血小板及红细胞减少;③理化因素损伤,如X线辐射,应用化学药物如解热镇痛药、氯霉素、磺胺类药、抗肿瘤药、抗甲状腺药及免疫抑制剂等;④脾功能亢进;⑤自身免疫性疾病,如系统性红斑狼疮等。

(2) 中性粒细胞核象变化

1) 核左移:外周血中杆状核细胞增多或出现晚幼粒、中幼粒、早幼粒细胞等,且百分率增高(超过5%)。常见于急性化脓性细菌感染、急性失血及急性溶血反应等。

2) 核右移:外周血中性粒细胞的细胞核出现5叶或更多分叶(正常人以3叶核为主),且其百分数超过3%时,称为核右移。常见于巨幼细胞贫血、造血功能减退或应用抗肿瘤代谢类药物后。若疾病进展期突然出现核右移的现象,则提示预后不良。

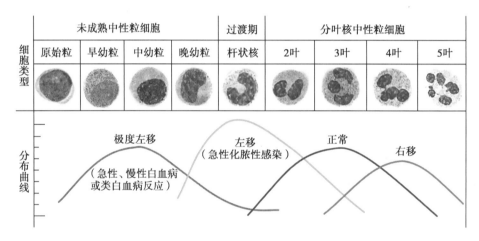

图 5-2-1 中性粒细胞的核象变化

(3) 中性粒细胞毒性变化:在严重传染病(如猩红热)、各种化脓性感染、败血症、恶性肿瘤、中毒、大面积烧伤等病理情况下,中性粒细胞可发生如下中毒性改变:①大小不等;②中毒颗粒;③空泡变性;④杜勒小体;⑤核变性。

4. 嗜酸性粒细胞(eosinophil,E)

(1) 嗜酸性粒细胞增多:①过敏性疾病,如支气管哮喘、食物过敏等;②寄生虫病,如血吸虫病、蛔虫病、钩虫病等;③血液病,如慢性髓细胞白血病、淋巴瘤、嗜酸性粒细胞白血病等;④皮肤病,如湿疹、剥脱性皮炎、银屑病等;⑤某些恶性肿瘤,如肺癌、多发性骨髓瘤等。

(2) 嗜酸性粒细胞减少:见于伤寒、副伤寒、手术后严重组织损伤、应用肾上腺皮质激素或促肾上腺皮质激素后。

5. 嗜碱性粒细胞(basophil,B)

(1) 嗜碱性粒细胞增多:见于过敏性疾病(如过敏性结肠炎等)、慢性髓细胞白血病、骨髓纤维化、嗜碱性粒细胞白血病、恶性肿瘤特别是转移癌等;也可见于糖尿病、传染病如水痘、流感等。

(2) 嗜碱性粒细胞减少:无临床意义。

6. 淋巴细胞(lymphocyte,L)

(1) 淋巴细胞数量变化

1) 淋巴细胞增多:儿童期的淋巴细胞会出现生理性增多。病理性增多主要见于:①某些感染性疾病,主要是病毒感染,如风疹、流行性腮腺炎、传染性单核细胞增多症、病毒性肝炎、流行性出血热等,也可见于百日咳、结核等其他感染;②组织移植后的排斥反应;③淋巴细胞白血病、淋巴瘤;④再生障碍性贫血时,淋巴细胞会相对增多。

2)淋巴细胞减少:主要见于接触放射线、应用肾上腺皮质激素或促肾上腺皮质激素、免疫缺陷性疾病等。在急性化脓性细菌感染时,由于中性粒细胞显著增多,亦会导致淋巴细胞相对减少。

(2)淋巴细胞形态学变化:传染性单核细胞增多症、病毒性肝炎、流行性出血热等疾病时,淋巴细胞增生,并出现形态学改变,称为异型淋巴细胞,又称为反应性淋巴细胞。根据其形态学特点可将其分为三型:Ⅰ型(泡沫型)、Ⅱ型(不规则型)和Ⅲ型(幼稚型)。

7. 单核细胞(monocyte,M)

(1)生理性增多:出生后2周的婴儿单核细胞可达15%或更多,正常儿童也比成年人稍多。

(2)病理性增多:①某些感染,如亚急性感染性心内膜炎、疟疾、黑热病、结核及急性感染的恢复期;②某些血液病,如急性单核细胞白血病、粒细胞缺乏症的恢复期、恶性组织细胞病、淋巴瘤、骨髓增生异常综合征等。

(3)单核细胞减少:临床意义不大。

(三)血小板检查

1. 血小板计数(platelet count,PLT)　是计数单位容积(L)外周血液中血小板的数量。

【参考区间】

$(125{\sim}350)\times10^9/L$。

【临床意义】

(1)血小板减少:PLT少于$125\times10^9/L$为血小板减少。见于:①血小板生成障碍,如再生障碍性贫血、白血病、放射线损伤、骨髓纤维化等;②血小板破坏或消耗亢进,如弥散性血管内凝血(DIC)、原发性免疫性血小板减少症等;③血小板分布异常,如肝硬化等所致的脾肿大、输入大量库存血或大量血浆引起血液稀释等。

(2)血小板增多:PLT超过$350\times10^9/L$为血小板增多。见于:①原发性增多,如慢性髓细胞白血病、真性红细胞增多症、原发性血小板增多症等;②反应性增多,如急性或慢性炎症等,但这种增多是轻度的,一般在$500\times10^9/L$以下。

2. 外周血小板形态　正常血小板胞体为圆形、椭圆形或不规则形,直径$2{\sim}3\mu m$,包括中型、小型和巨型,以中型为主。异常情况可表现为:①大小改变,多见于免疫性血小板减少症、急性髓系白血病。②形态变化,如病理性幼稚型增多,见于原发性和反应性血小板病。③分布异常,如原发性血小板增多症者,聚集成团、成片的血小板沾满视野;血小板无力症时则不出现聚集成堆的血小板。

二、骨髓检查

骨髓是人体出生后的主要造血器官,通过骨髓细胞形态学、细胞化学、病理学、免疫学、细胞遗传学、分子生物学等多种检查,对来源于血液和造血组织的原发性血液病及非血液病所致的继发性血液学改变进行诊断、治疗监测等具有重要意义。

知 识 拓 展

骨髓检查的适应证与禁忌证

1. 适应证　包括:①外周血细胞数量及形态异常,如一系、二系或三系细胞的增多或减少;外周血中出现原始、幼稚细胞等。②不明原因的发热,肝、脾、淋巴结肿大。③骨痛、骨质破坏、肾功能异常、黄疸、紫癜、血沉明显增快等。④化疗后的疗效观察。⑤其他如染色体核型分析、造血祖细胞培养、微生物及寄生虫学检查(如伤寒、疟疾)等。

2. 禁忌证　由于凝血因子缺陷引起的出血性疾病,如血友病;晚期妊娠的孕妇做骨髓穿刺术应慎重。

（一）骨髓检查的标本采集

应口头或书面告知受检者检查的目的,充分解释骨髓穿刺前局部麻醉、穿刺时和穿刺后可能发生的局部不适、穿刺所需时间(约 20 分钟),需要受检者配合穿刺等。严格消毒穿刺部位,采集所需骨髓液并及时床边制备骨髓片。穿刺后局部伤口无菌性止血至少 24 小时,防止感染,卧床休息 30~60 分钟。有任何异常出血或感染征象时应及时报告。

（二）骨髓检查的主要内容

1. 骨髓细胞形态学检查　制作骨髓涂片,经染色后,依据造血细胞系统各发育阶段的形态特征,在显微镜下进行分类计数,同时观察细胞形态学是否有异常,这也是骨髓其他检查的基础。

2. 细胞化学染色　以细胞形态学为基础,根据化学反应原理,将骨髓涂片进行染色,然后在显微镜下观察细胞化学成分及其分布特点,有助于了解各种血细胞的化学组成及病理改变,可用作血细胞类型的鉴别,对某些血液病的诊断和鉴别诊断有一定价值。常用的细胞化学染色有酶类、脂类、糖原、铁染色等。

3. 细胞免疫表型分析　使用单克隆抗体及免疫学技术对细胞膜表面和 / 或细胞质存在的特异性抗原进行检查,分析细胞所属系列、分化程度和功能状态。骨髓细胞在分化、发育、成熟过程中,免疫标志如出现异常表达,可反映骨髓细胞的功能异常,甚至肿瘤性改变。因此,骨髓细胞免疫表型分析有助于急性或慢性白血病、淋巴瘤等的诊断分型、治疗方案选择及预后判断。

4. 细胞遗传学及基因分析　自从 20 世纪 70 年代以来染色体分带技术的出现,尤其是高分辨显带技术的应用,细胞遗传学研究在血液学领域迅速发展,特别是在血液肿瘤性疾病的研究中。不但确定了某些染色体异常与疾病发生、发展、诊断、治疗及预后有密切关系,而且染色体的特定片段和易位也成为血液病诊断的依据。

5. 分子生物学检查　通过核酸分子杂交技术、聚合酶链反应技术、DNA 测序技术、基因芯片技术、蛋白质分析技术及转基因技术、基因表达谱分析技术等对血液肿瘤性疾病的分子诊断、临床治疗、预后有重要意义,是个体化精准治疗血液系统疾病的基础。

（三）正常骨髓象的特点

经 Wright 或 Giemsa 染色后,光学显微镜下正常骨髓中血细胞形态学特征如图 5-2-2。

1. 骨髓有核细胞增生活跃。

2. 粒红细胞比例（myeloid∶erythroid,M∶E）为(2~4)∶1,平均 3∶1。

3. 各系细胞比例

（1）粒系增生活跃:占有核细胞 40%~60%,其中原粒细胞 <2%,早幼粒细胞 <5%,中性中幼粒和晚幼粒细胞各 <15%,杆状核粒细胞多于分叶核粒细胞,嗜酸性粒细胞 <5%,嗜碱性粒细胞 <1%。细胞形态无明显异常。

（2）红系增生活跃:占有核细胞 20% 左右,其中原红细胞 <2%,早幼红细胞 <5%,中幼红细胞和晚幼红细胞各 10%。细胞形态无明显异常。

（3）巨核系细胞:巨核细胞 7~35 个 / 骨髓血膜片(1.5cm×3.0cm),以产生血小板的巨核细胞为主,易见血小板。细胞形态无明显异常。

（4）淋巴系细胞:占有核细胞 20%,小儿可达 40%。细胞形态无明显异常。

（5）单核系细胞:<4%,大多为成熟阶段细胞。细胞形态无明显异常。

（6）浆细胞:<2%,大多为成熟阶段细胞。细胞形态无明显异常。

（7）其他细胞:可见少量内皮细胞、网状细胞等,是骨髓特有的细胞成分。

4. 无异常细胞和寄生虫。

（四）骨髓检查在血液系统疾病中的临床应用

多数血液系统疾病具有特征性的血细胞形态及数量的改变,骨髓检查对这些疾病的诊断具有一定的决定性意义。本部分以血液系统常见疾病——贫血、白血病为例对其外周血和骨髓细胞形态学

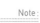

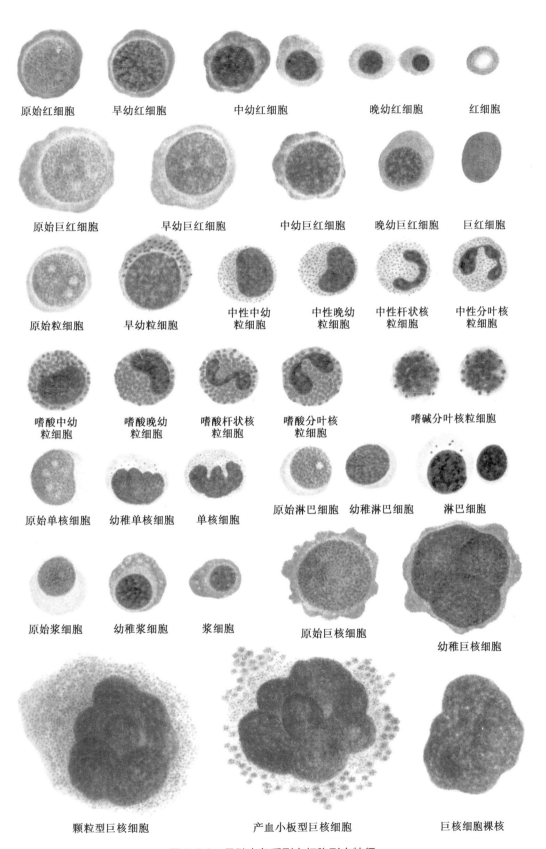

原始红细胞　　早幼红细胞　　　中幼红细胞　　　晚幼红细胞　　红细胞

原始巨红细胞　　早幼巨红细胞　　中幼巨红细胞　　晚幼巨红细胞　　巨红细胞

原始粒细胞　　早幼粒细胞　　中性中幼粒细胞　　中性晚幼粒细胞　　中性杆状核粒细胞　　中性分叶核粒细胞

嗜酸中幼粒细胞　　嗜酸晚幼粒细胞　　嗜酸杆状核粒细胞　　嗜酸分叶核粒细胞　　嗜碱分叶核粒细胞

原始单核细胞　　幼稚单核细胞　　单核细胞　　原始淋巴细胞　　幼稚淋巴细胞　　淋巴细胞

原始浆细胞　　幼稚浆细胞　　浆细胞　　原始巨核细胞　　幼稚巨核细胞

颗粒型巨核细胞　　产血小板型巨核细胞　　巨核细胞裸核

图 5-2-2　骨髓中各系列血细胞形态特征

Note:

检查的特点进行介绍。

1. 贫血 贫血是指外周血液中红细胞计数、血红蛋白浓度和血细胞比容低于参考区间下限,常用血红蛋白浓度来评价贫血的严重程度。外周血细胞形态有助于贫血的形态学分类,骨髓细胞检查有助于贫血的病因诊断和鉴别诊断。

(1) 缺铁性贫血:铁是合成血红蛋白必需的元素,当机体铁的摄入不足、需求增加或代谢障碍、丢失过多,出现缺铁状态,进而引起缺铁性贫血。

1) 血象:贫血的程度不一,轻者表现为正细胞正色素性贫血,重者呈典型的小细胞低色素性贫血,MCV、MCH、MCHC 均下降,血红蛋白浓度的降低较之红细胞数量的减少更为明显。白细胞和血小板一般无特殊改变,钩虫病引起的缺铁性贫血患者嗜酸性粒细胞增高。

2) 骨髓象:骨髓增生明显活跃,粒红比值减低。红系增生,常大于 30%,各阶段幼稚红细胞均见增多,以中幼红和晚幼红细胞为主;成熟红细胞胞体积小,中央淡染区扩大。粒系细胞相对减少,铁幼粒红细胞常小于 15%,甚至为 "0",但各阶段细胞比例及形态、染色大致正常。巨核细胞系无明显变化,血小板形态一般正常。可见嗜多色红细胞、低色素小红细胞,严重时可见环形红细胞等。

(2) 巨幼细胞贫血:巨幼细胞贫血是指叶酸和 / 或维生素 B_{12} 缺乏导致脱氧核糖核酸合成障碍所引起的一类贫血。

1) 血象:属大细胞正色素性贫血,MCV 增大、MCH 升高、MCHC 可正常。血涂片红细胞大小明显不均,形态不规则,可见椭圆形大红细胞,着色较深,嗜多色红细胞增多,网织红细胞常减少。白细胞和血小板常轻度减少,中性粒细胞核分叶过多,偶见中、晚幼粒细胞。

2) 骨髓象:骨髓增生明显活跃,粒红比值减低。红系细胞增生,常大于 40%,以早、中幼红细胞为主,出现各阶段巨幼红细胞,细胞核质发育失衡;易见嗜多色红细胞、嗜碱点彩红细胞及 Howell-Jolly 小体等;成熟红细胞胞体大,中央淡染区消失。粒系细胞相对减低,可见巨晚幼和巨杆状核粒细胞及分叶核细胞分叶过多现象。巨核细胞系数量正常,但可见巨型变或分叶状核,血小板生成障碍。

(3) 再生障碍性贫血:再生障碍性贫血是由于化学、生物、物理或原因不明等因素引起的一种以骨髓造血功能衰竭为特征的贫血,临床分为急性型和慢性型。

1) 血象:全血细胞减少、正细胞性贫血和网织红细胞绝对值减少。

2) 骨髓象:急性型者,多部位骨髓穿刺涂片显示红、粒、巨核三系细胞增生低下或极度低下,有核细胞明显减少,特别是巨核细胞减少,非造血细胞增多。慢性型者,骨髓中有残存的造血灶,可见骨髓增生现象,但巨核细胞仍减少。

2. 白血病 白血病是造血系统的一种恶性肿瘤,按病程和细胞分化程度可分为急性白血病和慢性白血病。

(1) 急性白血病:1976 年由法国(French,F)、美国(American,A)和英国(British,B)的血液学专家组成 FAB 协作组对白血病进行分型,该分型基于对患者骨髓涂片的组织形态学和组织化学染色的观察和计数,将急性白血病分为急性淋巴细胞白血病和急性髓系白血病两大类及若干亚型,以后又经过多次补充,详见表 5-2-4 和表 5-2-5。随着免疫学、细胞遗传学以及分子生物技术的发展,又逐渐提出了白血病的细胞形态学(morphology)、免疫学(immunology)、细胞遗传学(cytogenetics)和分子生物学(molecular biology)分型方案,简称 MICM 方案。

表 5-2-4 急性淋巴细胞白血病 FAB 分型

FAB 分型	分型标准
L1	以小原淋巴细胞为主,大小较一致,核染色质较粗,核仁小而不清,胞质量少
L2	以大原淋巴细胞为主,大小不一,核染色质较疏松,核仁 1 个至多个,胞质丰富
L3	以大原淋巴细胞为主,大小较一致,核染色质均匀细点状,核仁 1 个至多个且明显,胞质深蓝,可见大量空泡

Note:

表 5-2-5　急性髓系白血病 FAB 分型

FAB 分型	中文名称	分型标准
AML-M0	急性髓细胞白血病微分化型	骨髓原粒细胞 >30%，POX（-），表达髓系细胞抗原，无 T、B 细胞系抗原
AML-M1	急性粒细胞白血病未分化型	骨髓原粒细胞 >90%（NEC），POX（-/+），早幼粒细胞及其以下阶段粒细胞 <10%
AML-M2	急性粒细胞白血病部分分化型	骨髓原粒细胞 30%~89%（NEC），POX（+/+），早幼粒细胞及其以下阶段粒细胞 >10%，单核细胞 <20%
AML-M3	急性早幼粒细胞白血病	骨髓中异常早幼粒细胞 >30%（NEC），POX（+++），胞质内含大量嗜苯胺蓝颗粒和 / 或 Auer 小体
AML-M4	急性粒单细胞白血病	骨髓原始细胞 >30%（NEC），原粒、早幼粒及其以下阶段细胞 30%~80%，单核系细胞 >20%。M4Eo：除 M4 型特点外，异常嗜酸性粒细胞 ≥5%（NEC）
AML-M5	急性单核细胞白血病	骨髓单核系细胞 ≥80%（NEC），M5a：原单核细胞 ≥80%；M5b：原单核细胞 <80%，POX（-/+）
AML-M6	急性红白血病	骨髓原始细胞 >30%（NEC），幼红细胞 ≥50%
AML-M7	急性巨核细胞白血病	骨髓原始细胞 >30%（NEC），形态学、电镜 PPO（+）或免疫表型 CD41+、CD61+ 确认为原始巨核细胞

注：NEC：非红细胞（non erythroid cell）分类；POX：过氧化物酶（peroxidase）染色。

（2）慢性白血病：常见的慢性白血病有慢性髓细胞白血病和慢性淋巴细胞白血病，我国以慢性髓细胞白血病占绝大多数，慢性淋巴细胞白血病少见，欧美国家慢性淋巴细胞白血病常见。

1）慢性髓细胞白血病：①血象：血红蛋白及红细胞计数早期正常或轻度减少，以后逐渐减少，成熟红细胞形态大致正常；白细胞显著增高，早期多在 $50×10^9/L$ 以上，进展时常超过 $100×10^9/L$，可达 $1\,000×10^9/L$。以中幼粒细胞之后各阶段细胞为主，常伴嗜碱性粒细胞、嗜酸性粒细胞增多；血小板早期增多，可达 $1\,000×10^9/L$ 或正常，晚期减少。②骨髓象：骨髓增生极度活跃或明显活跃，粒红比值显著增高。粒细胞系极度增生，以中性中幼粒细胞、晚幼粒细胞增多为主，原粒和早幼粒细胞之和少于 10%；嗜碱性粒细胞、嗜酸性粒细胞增多。红细胞系受抑制；巨核细胞及血小板早期正常或增多，晚期减少。

2）慢性淋巴细胞白血病：①血象：红细胞及血红蛋白早期正常，晚期减少；白细胞计数增高，多在 $30×10^9/L$ 以上，以成熟小淋巴细胞为主，少见幼淋巴细胞及原淋巴细胞（常 <5%）；"篮细胞"多见；血小板早期多正常，晚期减少。②骨髓象：骨髓增生明显活跃或极度活跃；淋巴细胞系高度增生，以成熟小淋巴细胞为主；粒系及红系细胞明显减少；巨核细胞减少或无。

三、出血性及血栓性疾病的实验室检查

生理状态下，机体通过完善的凝血机制与抗凝血机制的动态平衡，使血液在血管内始终处于流动状态，发生出血时又能及时止血。机体的止血机制包括：①血管壁和血小板的作用；②凝血因子和抗凝因子的作用；③纤维蛋白溶解（简称纤溶）因子和抗纤溶因子的作用。病理状态下，止凝血与抗凝血机制失调可表现为：①止凝血机制亢进（增强）或抗凝血机制减退（减弱）而形成血栓，临床上出现血栓性疾病；②止凝血机制减退（减弱）或抗凝血机制亢进（增强）而引起出血，临床上出现出血性疾病。血栓与止血的实验室检查对血栓性和出血性疾病的诊断、鉴别诊断及治疗监测有着重要意义。

（一）出血时间测定

将皮肤刺破后，让血液自然流出到自然停止所需的时间称为出血时间（bleeding time，BT）。BT 的

长短主要反映血小板数量与功能、血管壁通透性和脆性的变化。常作为筛检试验,而非诊断试验。

【参考区间】

WHO 推荐用模板法或出血时间测定器测定:(6.9±2.1)分钟,超过 9 分钟为异常。

【临床意义】

(1) BT 延长见于:①血小板数量明显减少,如原发性和继发性血小板减少性紫癜;②血小板功能异常,如血小板无力症和巨血小板综合征;③严重缺乏某些凝血因子,如弥散性血管内凝血、血管性血友病;④血管异常,如遗传性出血性毛细血管扩张症;⑤药物影响,如服用抗血小板药物(阿司匹林等)、抗凝药(肝素等)。

(2) BT 缩短临床意义不大。

(二) 血浆凝血酶原时间测定

在受检血浆中加入 Ca^{2+} 和组织因子,测定其凝固所需的时间称为血浆凝血酶原时间(plasma prothrombin time,PT)。本试验常作为外源性凝血活性的综合性筛查指标。

【参考区间】

(1) 凝血酶原时间:不同方法、试剂检测结果有较大差异,需要设置正常对照值,超过正常对照 3 秒以上有临床意义。

(2) 凝血酶原时间比值(prothrombin time ratio,PTR):即受检者 PT/正常对照 PT,参考区间为 0.82~1.15。

(3) 国际正常化比值(international normalized ratio,INR):即 INR=PTR^{ISI},参考区间因国际敏感指数(international sensitivity index,ISI)不同而异,一般为 0.8~1.2。

【临床意义】

(1) PT 延长:见于外源性凝血因子Ⅰ、Ⅱ、Ⅴ、Ⅶ、Ⅹ先天性缺陷或获得性缺乏,后者见于严重肝病、维生素 K 缺乏、纤溶亢进、DIC 后期等。

(2) PT 缩短:见于 DIC 早期、心肌梗死、脑血栓形成、深部静脉血栓形成等血液呈高凝状态时,但敏感性和特异性差。

(3) PTR 及 INR 是口服抗凝药物(如华法林)治疗的首选监测指标,国内 INR 以维持在 2.0~2.5 为宜,一般不要大于 3.0。

(三) 活化部分凝血活酶时间测定

在受检血浆中加入部分凝血活酶、Ca^{2+} 及接触因子的激活剂,观察凝固的时间,即活化部分凝血活酶时间(activated partial thromboplastin time,APTT)。本试验常作为内源性凝血活性的综合性筛查指标。

【参考区间】

不同方法和试剂检测结果有较大差异,需要设置正常对照值,超过正常对照 10 秒以上有临床意义。

【临床意义】

(1) APTT 延长见于:①先天性凝血因子异常,如血友病 A 和 B;②后天性凝血因子缺乏,如严重肝病、维生素 K 缺乏、DIC、纤溶亢进等;③循环抗凝物增加,如系统性红斑狼疮;④普通肝素抗凝治疗的监测,患者使用普通肝素治疗后 APTT 延长,一般维持在正常对照的 1.5~2.5 倍比较合适。

(2) APTT 缩短:见于 DIC 高凝期及其他血栓性疾病等,但灵敏度和特异度差。

(四) 纤维蛋白原(fibrinogen,FIB)测定

【参考区间】

2~4g/L。

【临床意义】

(1) FIB 增高:见于糖尿病、急性心肌梗死、风湿病、急性肾小球肾炎、肾病综合征、大面积灼伤、休

克、大手术后、妊娠高血压综合征、急性感染及血栓前状态等。

(2) FIB 降低：见于 DIC、原发性纤溶症、急性重型肝炎、肝硬化、低(无)纤维蛋白原血症。

（五）纤维蛋白(原)降解产物、D- 二聚体测定

纤维蛋白(原)降解产物(fibrinogen and fibrin degradation products, FDP)在原发性和继发性纤溶时都会升高。D- 二聚体(D-Dimer)是继发性纤溶的标志。

【参考区间】

FDP：<5mg/L；D-Dimer：0~0.256mg/L。

【临床意义】

(1) FDP 阳性或增高：见于体内纤溶亢进，但不能鉴别原发性与继发性纤溶。

(2) D-Dimer 增高：是继发性纤溶的标志。

(3) FDP 和 D-Dimer 均显著增高：见于 DIC，两者联合测定更有利于提高 DIC 实验诊断的敏感性和特异性。

（六）凝血酶时间测定

在受检血浆中加入标准凝血酶溶液，测定凝固时间，即凝血酶时间(thrombin time, TT)。

【参考区间】

16~18 秒，超过正常对照 3 秒以上有临床意义。

【临床意义】

(1) TT 延长见于：①低(无)纤维蛋白原血症、异常纤维蛋白原血症；②纤溶亢进，FDP 增多，如 DIC 时；③肝素样抗凝物质增多，如严重肝病、胰腺疾病及过敏性休克等；④血液循环中抗凝血酶活性明显增强；⑤普通肝素抗凝治疗及溶栓治疗的监测。

(2) TT 缩短无临床意义。

（七）弥散性血管内凝血实验室检查

弥散性血管内凝血(disseminated intravascular coagulation, DIC)是由多种致病因素导致全身血管内微血栓形成和多脏器功能衰竭的全身性血栓 - 出血综合征。可以发生于多种疾病的病程之中，在原发病的基础上，血管内皮受损、血小板和凝血因子激活、抗凝功能减弱，导致机体微血管内广泛性微血栓形成，血小板和凝血因子大量消耗使血液呈低凝状态，并且继发纤溶亢进，引起全身性出血。由于广泛性血栓栓塞，导致各脏器供血不足、功能障碍，出现多器官功能衰竭。急性 DIC 患者病情十分危重，若不能及时诊治常危及生命。

实验室检查是确诊 DIC 的关键，常用的指标包括 PLT 计数、PT 测定、APTT 测定、FIB 测定、FDP 和 D-Dimer 测定等。

1. PLT 计数　血小板常 <100×10⁹/L，由于个体间血小板基数不同、骨髓代偿增生和释放血小板的情况不同，血小板减低的程度有差别，少数患者在高凝期时可不减低，必须动态观察血小板的变化，DIC 时 PLT 呈进行性减低。

2. PT 测定　PT 延长超过对照 3 秒以上或呈进行性延长有病理意义。不同患者或处于不同病程时可有显著差别，肝病并发 DIC 时 PT 显著延长，在妊娠中后期各种凝血因子含量或活性增高，若并发 DIC 时 PT 可仍在参考区间内或延长不明显，故 PT 结果必须紧密结合临床并做动态分析。

3. APTT 测定　APTT 呈进行性延长。

4. FIB 测定　FIB<1.5g/L 或呈进行性降低有病理意义。

5. FDP 和 D-Dimer 测定　FDP>20mg/L，肝病时需 >60mg/L；D-Dimer>0.5mg/L 有病理意义。DIC 时，FDP 和 D-Dimer 呈进行性增高。

（林蓓蕾）

Note：

第三节　其他体液或排泄物检查

排泄物、分泌物与体液检测是临床常用的实验室检查之一,包括尿液、粪便、痰液、脑脊液、浆膜腔积液等的检测。其结果对临床疾病诊断、药物治疗监测以及预后判断具有重要价值。

一、尿液检查

尿液(urine)是血液经过肾小球滤过、肾小管和集合管重吸收和排泌所产生的终末代谢产物,是人体体液的重要组成成分。泌尿系统本身的疾病可引起尿液成分的改变,其他系统疾病也可影响尿液的形成及成分的改变。

(一)一般性状检查

1. 尿量

【参考区间】

正常成人 24 小时尿量为 1 000~2 000ml。儿童按体重计算排尿量,为成年人的 3~4 倍。

【临床意义】

(1)多尿:成人 24 小时尿量大于 2 500ml,儿童 24 小时尿量大于 3 000ml 称为多尿(polyuria)。肾功能正常时,由于外源性或生理性因素,如饮水过多、使用利尿剂、静脉输液过多、精神紧张、癔症等均可引起尿量不同程度增多。病理性多尿见于:①肾脏疾病,如急性肾衰竭多尿期、慢性肾炎后期及慢性肾盂肾炎等;②内分泌疾病,如尿崩症、原发性醛固酮增多症等;③代谢性疾病,如糖尿病。

(2)少尿或无尿:成人 24 小时尿量少于 400ml 或每小时少于 17ml,学龄前儿童 24 小时尿量少于 300ml,婴幼儿 24 小时尿量少于 200ml,称为少尿(oliguria)。成人 24 小时尿量少于 100ml,小儿少于 30~50ml,称为无尿(anuria)。常见原因有:①肾前性,见于休克、严重脱水、心力衰竭等;②肾性,见于各种肾实质性病变如急性肾小球肾炎、慢性肾炎急性发作、急性肾衰竭少尿期,以及肾移植急性排斥反应等;③肾后性,见于尿路结石、肿瘤压迫等所致尿路梗阻。

2. 尿液外观

【参考区间】

淡黄色,透明清晰。

【临床意义】

(1)无色:见于尿量增多,如尿崩症、糖尿病,或饮水、静脉输液量过多。

(2)红色:最常见于血尿(hematuria),每升尿液中含血量超过 1ml 时,外观可呈现红色,称为肉眼血尿(macroscopic hematuria)。由于出血量不同呈淡红色云雾状、洗肉水样或混有血凝块。见于泌尿系统炎症、结石、肿瘤、结核、外伤等,也可见于血液系统疾病,如血友病、血小板减少性紫癜等。大面积烧伤、创伤等引起肌肉组织广泛损伤、变性,可出现肌红蛋白尿,尿液可呈粉红色或暗红色。

(3)茶色或酱油色:为血红蛋白尿(hemoglobinuria)的表现,系血管内溶血时,血浆中大量游离血红蛋白超过肾小管的重吸收能力而从尿液中排出所致,见于阵发性睡眠性血红蛋白尿、蚕豆病、血型不合的输血反应等。

(4)深黄色:若尿液的泡沫也呈黄色,震荡后不易消失,为胆红素尿(bilirubinuria),于空气中久置后胆红素被氧化为胆绿素,尿液呈棕绿色。见于胆汁淤积性黄疸或肝细胞性黄疸。另外,某些食物或药物,如服用呋喃唑酮、利福平、维生素 B_2 等也可使尿液呈黄色,但尿液的泡沫不黄,需要加以鉴别。

(5)乳白色:①脓尿(pyuria)和菌尿(bacteriuria),当尿中含有大量脓细胞、炎性渗出物或细菌时,新鲜尿液呈白色浑浊(脓尿)或云雾状(菌尿)。加热或加酸均不能使混浊消失。见于泌尿系统感染如肾盂肾炎、膀胱炎等。②脂肪尿(lipiduria),见于脂肪挤压损伤、骨折及肾病综合征等。③乳糜尿(chyluria),见于丝虫病、肿瘤、腹部创伤等所致的淋巴管受阻。

Note:

(6) 浑浊:尿液浑浊程度与其含有混悬物质的种类和数量有关,引起尿液浑浊的主要原因有尿液中含有大量细胞、细菌、结晶、乳糜液等。

3. 尿液气味

【参考区间】

尿液气味来自尿液中挥发性酸,受食物、饮料等影响,久置后因尿素分解有氨臭味。

【临床意义】

新排出的尿液即有氨臭味提示有膀胱炎或慢性尿潴留;烂苹果味提示糖尿病酮症酸中毒;蒜臭味提示有机磷中毒;鼠臭味提示苯丙酮尿症。

4. 尿比重　受肾小管重吸收和浓缩功能的影响,与尿中可溶性物质的数目和质量成正比,与尿量成反比。

【参考区间】

成人在普通膳食条件下,尿比重在 1.015~1.025 之间,晨尿最高,一般 >1.020;婴幼儿偏低。

【临床意义】

(1) 比重增高:见于血容量不足导致的肾前性少尿、急性肾小球肾炎、肾病综合征等;尿量多而比重高见于糖尿病。

(2) 比重降低:见于大量饮水、慢性肾衰竭、尿崩症等。尿比重固定于 1.010 ± 0.003,提示肾脏浓缩稀释功能丧失。

(二) 化学检查

尿液化学检查包括尿液的酸碱度、蛋白质、葡萄糖、酮体、胆红素、尿胆原、血红蛋白、白细胞酯酶、亚硝酸盐等。临床上常用干化学试纸条浸上尿液,可快速定性或半定量报告尿液中化学成分的含量。

1. 尿酸碱度(pH)

【参考区间】

尿液酸碱度受食物、药物及多种疾病的影响,在普通膳食条件下多呈弱酸性,晨尿 pH 为 5.5~6.5,随机尿可波动在 4.6~8.0 之间。

【临床意义】

(1) pH 增高:见于碱中毒、膀胱炎、肾小管性酸中毒、应用噻嗪类利尿剂及服用碳酸氢钠等碱性药物。另外,尿液放置过久因尿素分解释放氨,可使尿液呈碱性。

(2) pH 降低:见于酸中毒、高热、糖尿病、低钾血症、痛风、服用大量维生素 C 等酸性药物、进食肉类等。

2. 尿蛋白质

【参考区间】

定性:阴性;定量:<80mg/24h。

【临床意义】

24 小时尿蛋白质排出量超过 150mg,蛋白质定性检查呈阳性,称为蛋白尿(proteinuria)。

(1) 生理性蛋白尿:①功能性蛋白尿,指因剧烈运动(或劳累)、发热、低温、精神紧张、交感神经兴奋等所致的暂时性蛋白尿。多见于青少年,尿蛋白定性不超过(+),定量不超过 500mg/24h。②体位性蛋白尿,又称为直立性蛋白尿(orthostatic proteinuria),特点为卧床时尿蛋白定性为阴性,起床活动后为阳性,可能是直立位时前突的脊柱压迫左肾静脉导致局部静脉压增高所致。多见于瘦长体型的青少年。

(2) 病理性蛋白尿

1) 肾前性蛋白尿:多为溢出性蛋白尿,当血中出现大量低分子量蛋白质,超过肾阈时即可在尿中出现,如本周蛋白及血红蛋白等,分别称为本周蛋白尿和血红蛋白尿。

2) 肾性蛋白尿:①肾小球性蛋白尿,由肾小球滤膜损伤、毛细血管壁通透性增加或电荷屏障作用减弱所致,尿蛋白以清蛋白增多为主。见于急性肾小球肾炎、肾缺血、肾缺氧、肾淤血、糖尿病肾病、系统性红斑狼疮肾病等。②肾小管性蛋白尿,为近曲小管对低分子量蛋白质重吸收功能减退所致。见于肾盂肾炎、间质性肾炎、肾小管性酸中毒、重金属(汞、铬、铋)中毒等。③混合性蛋白尿,指肾脏病变同时累及肾小球和肾小管而导致的蛋白尿。

3)肾后性蛋白尿:主要见于泌尿系统炎症、出血,或有阴道分泌物、精液混入尿液,一般无肾脏本身的损害。

3. 尿糖

【参考区间】

阴性。

【临床意义】

正常人尿液中有微量葡萄糖,定性检查为阴性。当血糖浓度超过肾糖阈(一般为 8.88mmol/L)或血糖虽未升高但肾糖阈降低时,尿中出现大量的葡萄糖,尿糖定性试验阳性称为糖尿(glucosuria)。

(1)血糖增高性糖尿:血糖增高性糖尿的种类及临床意义见表 5-3-1。

表 5-3-1 血糖增高性糖尿的种类及临床意义

种类	临床意义
代谢性糖尿	由于糖代谢紊乱引起高血糖所致,典型的是糖尿病
应激性糖尿	在颅脑外伤、脑血管意外、情绪激动等情况下,肾上腺素、胰高血糖素大量释放,出现暂时性高血糖和糖尿
内分泌性糖尿	生长激素、肾上腺素、糖皮质激素等分泌过多,使血糖浓度增高
摄入性糖尿	短时间内摄入大量糖类或输注高渗葡萄糖溶液,引起血糖暂时性增高而产生的糖尿

(2)血糖正常性糖尿:血糖正常,但由于肾小管病变导致葡萄糖重吸收能力降低而出现的糖尿,又称为肾性糖尿(renal glycosuria)。常见于慢性肾炎、肾病综合征、间质性肾炎、家族性糖尿病等。

(3)非葡萄糖性糖尿:包括哺乳期妇女的乳糖尿、肝功能不全者的果糖尿和/或半乳糖尿以及大量进食水果后的果糖尿、戊糖尿等。

(4)假性糖尿:尿液中含有维生素 C、尿酸等还原性物质或某些药物,如异烟肼、水杨酸、阿司匹林等,可使尿糖定性检查呈假阳性。

4. 尿酮体 酮体(ketone bodies)是脂肪氧化代谢过程中的中间代谢产物,包括乙酰乙酸、β-羟丁酸和丙酮。正常人产生的酮体很快被利用,当肝脏内酮体产生的速度超过肝外组织利用的速度时,血液酮体浓度增高,可出现酮血症,过多的酮体从尿液排出形成酮尿(ketonuria)。

【参考区间】

阴性。

【临床意义】

尿酮体阳性主要见于:①糖尿病酮症酸中毒,尿酮体对诊断糖尿病酸中毒或昏迷有极高的价值。但糖尿病酮症酸中毒患者伴有肾衰竭,而肾阈值增高时,尿酮体亦可减少,甚至完全消失。②非糖尿病性酮症,如感染性疾病(肺炎、伤寒、败血症、结核等)、严重呕吐、剧烈运动、腹泻、禁食、全身麻醉后等患者。③中毒,如氯仿、乙醚麻醉后和磷中毒等。④药物影响,如服用降糖药的患者,由于药物有抑制细胞呼吸的作用,可出现尿酮体阳性的现象。

5. 尿胆红素

【参考区间】

阴性。

【临床意义】

尿胆红素增高见于:①肝内、外胆管阻塞,如胆石症、胰头癌、胆管肿瘤及门脉周围炎症等;②肝细胞损害,如病毒性肝炎、酒精性肝炎、药物或中毒性肝炎;③先天性高胆红素血症。

6. 尿胆原

【参考区间】

阴性或弱阳性。

【临床意义】

(1) 尿胆原增多见于:①病毒性肝炎、药物或中毒性肝损伤等;②溶血性贫血或巨幼细胞贫血等红细胞破坏过多时;③肠梗阻、顽固性便秘等使肠道对尿胆原回吸收增加,尿中尿胆原排出增多。

(2) 尿胆原减少见于:①胆道梗阻,如胆石症、胆管肿瘤、胰头癌等,完全梗阻时尿胆原缺如;②新生儿及长期服用广谱抗生素时肠道细菌缺乏,使尿胆原生成减少。

(三) 显微镜检查

尿液有形成分是指尿液在显微镜下观察到的成分,如尿液中的细胞、管型、结晶以及微生物、寄生虫等。

【参考区间】

见表 5-3-2。

表 5-3-2　尿液显微镜检查的指标与参考值

指标	参考值
红细胞	玻片法:平均 0~3 个 /HPF,定量检查 0~5 个 /μl
白细胞和脓细胞	玻片法:平均 0~5 个 /HPF,定量检查 0~10 个 /μl
上皮细胞	
肾小管上皮细胞	无
移行上皮细胞	无或偶见
鳞状上皮细胞	男性偶见,女性为 3~5 个 /HPF
管型	偶见透明管型

【临床意义】

1. **红细胞**　离心尿液红细胞超过 3 个 /HPF,而外观无血尿称为镜下血尿(microscopic hematuria)。根据尿液红细胞的形态可分为:①均一性红细胞,见于肾小球以外部位的泌尿系统出血,如尿路结石、损伤、出血性膀胱炎、血友病、剧烈活动等;②非均一性红细胞,见于肾小球肾炎、肾盂肾炎、肾结核、肾病综合征,多伴有蛋白尿和管型。

2. **白细胞和脓细胞**　离心尿液白细胞超过 5 个 /HPF,称为镜下脓尿(microscopic pyuria)。白细胞数量增多主要见于肾盂肾炎、膀胱炎、肾移植排斥反应等。

3. **上皮细胞**　尿液中的上皮细胞来源于肾小管、肾盂、肾盏、输尿管、膀胱和尿道等。①肾小管上皮细胞数量增多,提示肾小管病变,见于急性肾小球肾炎、急进性肾炎、肾小管坏死;②移行上皮细胞数量增多,提示泌尿系统相应部位病变,如膀胱炎、肾盂肾炎等;③鳞状上皮细胞数量增多,主要见于尿道炎,并伴有白细胞或脓细胞数量增多。

4. **管型**(cast)　是尿液中蛋白质、细胞及其崩解产物在肾小管、集合管内凝固而成的圆柱形蛋白聚体,是尿沉渣中非常有诊断价值的成分之一。管型形成的条件包括:①管型基质,原尿中的 T-H 蛋白、清蛋白等构成了管型的基质。②肾小管具有浓缩和酸化能力,浓缩可使形成管型的蛋白质浓度增高,酸化可使促使蛋白质进一步变性凝聚。③尿流缓慢,有局部性尿液淤积,有足够的停留时间使各种成分凝聚。④具有可交替使用的肾单位,处于休息状态时,尿液淤积,有足够的时间形成管型;该肾单位重新排尿时,已形成的管型可随尿液排出。由于组成管型的成分及特点不同,尿液中可见到各种管型,常见管型组成成分及意义见表 5-3-3。

Note:

表 5-3-3　常见管型的组成成分及意义

管型	组成成分	临床意义
透明管型	T-H 蛋白、清蛋白、少量氯化物	健康人偶见,其增多见于肾实质性病变
细胞管型		
红细胞管型	管型基质 + 红细胞	急性肾小球病变、肾小球出血
白细胞管型	管型基质 + 白细胞	肾脏感染性病变或免疫性反应
上皮细胞管型	管型基质 + 肾小管上皮细胞	肾小管坏死
颗粒管型	管型基质 + 变性细胞分解产物	肾实质性病变伴有肾单位淤滞
蜡样管型	细颗粒管型衍化而来	肾单位长期阻塞、肾小管有严重病变、预后差
脂肪管型	管型基质 + 脂肪滴	肾小管损伤、肾小管上皮细胞脂肪变性
肾衰管型	颗粒管型、蜡样管型演变而来	急性肾衰竭多尿期,若出现于慢性肾衰竭提示预后不良

5. 结晶　尿液经离心沉淀后,在显微镜下观察到形态各异的盐类结晶。生理性结晶多来自食物及人体正常的代谢,如草酸钙结晶、磷酸盐结晶、尿酸结晶等,一般无临床意义。病理性结晶主要有:①胆红素结晶,见于胆汁淤积性黄疸和肝细胞性黄疸;②胱氨酸结晶,见于肾结石、膀胱结石;③酪氨酸和亮氨酸结晶,见于急性重型肝炎、急性磷中毒等;④胆固醇结晶,见于肾盂肾炎、膀胱炎、肾淀粉样变性或脂肪变性;⑤磺胺及其他药物结晶,见于大量服用磺胺药物、解热镇痛药及使用造影剂等。

二、粪便检查

粪便是食物在肠道内被消化吸收后的剩余产物,包括未被消化的食物残渣、未被吸收的食糜、消化道分泌物、分解产物、脱落的上皮细胞以及肠道细菌等。病理情况下,可见血液、脓液、各种病原体等。粪便检查可直接或间接了解胃肠道以及通向肠道的肝脏、胆囊和胰腺等器官有无病变,对判断其功能状态具有重要意义。粪便检查主要包括一般性状检查、粪便隐血试验以及显微镜检查。

（一）一般性状检查

1. 量　成人每天一般排便 1 次,约 100~300g,粪便量随着食物种类、食量及消化器官的功能状态而异。

2. 颜色与性状　正常成人粪便为黄褐色、成形软便,有少量黏液。婴幼儿粪便可为黄色或金黄色糊状。临床常见异常改变如下:

（1）黏液便:正常粪便中的少量黏液与粪便均匀混合不易察觉。小肠炎症时增多的黏液均匀地混于粪便中;大肠病变时黏液不易与粪便混合;直肠炎症时黏液附着于粪便表面。单纯性黏液无色透明;细菌性痢疾、阿米巴痢疾时分泌的脓性黏液呈黄白色不透明状。

（2）黑便及柏油样便:见于上消化道出血(参见第二章第二节中的"呕血与黑便")。

（3）鲜血便:见于直肠息肉、直肠癌、肛裂及痔疮等。痔疮时常在排便后有鲜血滴落,其他疾病鲜血附着于粪便表面(参见第二章第二节中的"便血")。

（4）脓性及脓血便:当肠道下段有病变,如痢疾、溃疡性结肠炎、结肠或直肠癌等,常表现为脓性及脓血便。阿米巴痢疾以血为主,血中带脓,呈暗红色稀果酱样;细菌性痢疾则以黏液及脓为主,脓中带血。

（5）白陶土样便:粪便呈黄白色陶土样,见于各种原因引起的胆管阻塞。

（6）米泔样便:粪便呈白色淘米水样,内含有黏液片块,量大、稀水样,见于重症霍乱、副霍乱。

（7）稀糊状或水样便:小儿肠炎时粪便呈绿色稀糊状;假膜性肠炎时常排出大量稀汁样便,并含有膜状物;艾滋病患者伴发肠道隐孢子虫感染时,可排出大量稀水样便;副溶血性弧菌食物中毒,可排出洗肉水样便;出血性坏死型肠炎排出红豆汤样便。

(8) 细条样便：提示直肠狭窄，多见于直肠癌。

(9) 乳凝块：乳儿粪便中见有黄白色乳凝块，亦可见蛋花汤样便，常见于婴儿消化不良、婴儿腹泻。

3. 气味　正常粪便因含有吲哚与粪臭素而有臭味，食肉者味重，素食者味轻。患有慢性肠炎、胰腺疾病、结肠或直肠癌溃烂时粪便有恶臭；阿米巴痢疾粪便有血腥臭味；脂肪或糖类消化不良时粪便呈酸臭味。

4. 寄生虫体　正常人粪便中不含寄生虫体。肉眼可分辨的寄生虫虫体主要有蛔虫、蛲虫、绦虫节片等。钩虫虫体常需将粪便冲洗过筛后才能看到。服驱虫剂后应查粪便中有无虫体，驱绦虫后应仔细寻找其头节。

5. 结石　粪便中最常见的是胆石，也可见胰石、胃石、肠石等，常见于应用排石药物或碎石术后。

(二) 粪便隐血试验

消化道出血量较少时红细胞已被消化分解，粪便外观无血色，且显微镜检查也未发现红细胞者为隐血 (occult blood)。采用化学方法或免疫学方法检查粪便微量出血的试验称为粪便隐血试验 (fecal occult blood test, FOBT)。化学法的基本原理是利用血红蛋白中具有类似过氧化物酶活性的亚铁血红素，催化底物而显色，食物因素（含有血红蛋白的动物血如鱼、肉、肝脏，含有过氧化物酶的新鲜蔬菜）可导致假阳性；服用大剂量维生素 C 可导致假阴性。免疫法常用单克隆抗体胶体金法，特异性强，不受动物血红蛋白和过氧化物酶的干扰，也不受新鲜蔬菜、维生素 C 的干扰，不必限制饮食。

【参考区间】

阴性。

【临床意义】

FOBT 是粪便检查最常用的筛查项目，可作为消化道恶性肿瘤普查的一个筛查指标，其连续检查对早期发现结肠癌、胃癌等消化道恶性肿瘤有重要的价值。消化性溃疡，阳性率为 40%~70%，呈间歇性阳性；消化道恶性肿瘤，如胃癌、结肠癌，阳性率可达 95%，呈持续性阳性；急性胃黏膜病变、肠结核、克罗恩病、溃疡性结肠炎、钩虫病及流行性出血热等，FOBT 均可呈阳性。

(三) 显微镜检查

粪便显微镜检查是诊断肠道病原体感染最直接和最可靠的方法，可明确诊断相应的寄生虫病或寄生虫感染。对消化道肿瘤的诊断也具有重要价值。

【参考区间】

粪便显微镜检查项目及参考值见表 5-3-4。

表 5-3-4　粪便显微镜检查项目及参考值

项目	参考值
细胞	无红细胞、吞噬细胞和肿瘤细胞，偶见白细胞，以中性粒细胞为主，少见柱状上皮细胞
食物残渣	偶见淀粉颗粒、脂肪小滴，可见少量肌肉纤维、结缔组织、弹力纤维、植物细胞和植物纤维等
结晶	可见少量无临床意义的结晶，如磷酸盐、草酸钙、碳酸钙结晶
细菌	粪便中的细菌较多，球菌与杆菌的比例大致为 1∶10，约占粪便干重的 1/3，多为正常菌群
寄生虫	无寄生虫及寄生虫虫卵

【临床意义】

1. 细胞成分

(1) 红细胞：常见于肠道下段病变，如痢疾、溃疡性结肠炎、结肠和直肠癌等。阿米巴痢疾时红细胞多于白细胞；细菌性痢疾时红细胞少于白细胞。

(2) 白细胞：多以中性粒细胞为主。肠炎时白细胞小于 15 个 /HPF，常分散存在。细菌性痢疾可见大量白细胞，白细胞成堆分布、结构模糊，称为脓细胞。肠易激综合征、寄生虫感染时可见大量嗜酸性粒细胞。

（3）吞噬细胞：为吞噬较大异物的单核细胞，见于细菌性痢疾、出血性肠炎、溃疡性结肠炎等。吞噬细胞是诊断急性细菌性痢疾的主要依据之一。

（4）上皮细胞：大量增多或成片出现见于结肠炎、假膜性肠炎。

（5）肿瘤细胞：见于结肠癌、直肠癌。

2. 食物残渣　各种原因所致的消化功能不良、肠蠕动增快时，粪便中食物残渣增多。如易见到淀粉颗粒、脂肪小滴、肌肉纤维、植物细胞及植物纤维增多等。

3. 微生物与寄生虫　菌群失调见于长期使用广谱抗生素、免疫抑制剂和各种慢性消耗性疾病。真菌检出见于长期使用广谱抗生素、免疫抑制剂、激素和化学治疗后的患者，以白色假丝酵母菌最常见。粪便中可检出的寄生虫卵有蛔虫卵、钩虫卵、鞭虫卵、姜片虫卵、蛲虫卵、血吸虫卵和华支睾吸虫卵等，粪便中查到寄生虫卵是诊断肠道寄生虫感染最可靠、最直接的依据。原虫主要有阿米巴滋养体及其包囊等。

三、痰液检查

痰液（sputum）是肺泡、支气管和气管所产生的分泌物。正常人痰液很少，只有当呼吸道黏膜和肺泡受刺激时，分泌物增多，可有痰液咳出，痰液中有时易混入唾液和鼻腔分泌物。在病理情况下，痰中可出现细菌、肿瘤细胞及血细胞等。因此，通过痰液检测可协助某些呼吸道疾病的诊断。

（一）标本采集与处理

1. 采集方法　根据情况选择适宜的痰液标本采集方法。①自然咳痰法：最常用的方法。采集标本前嘱患者刷牙、清水漱口数次后，用力咳出气管深部或肺部的痰液，采集于干燥洁净容器内，要避免混杂唾液或鼻咽分泌物。②雾化蒸汽吸入法：对无痰或痰少患者，给予化痰药物，应用超声雾化吸入法，使痰液稀释，易于咳出。③一次性吸痰管法：用于昏迷患者或婴幼儿。④经气管穿刺吸取法和经支气管镜抽取法采集标本：适用于厌氧菌培养。

2. 采集合适的痰液标本

（1）一般性状检查：通常以清晨第一口痰液标本最适宜；检查24小时痰液量或观察分层情况时，容器内可加入少量苯酚防腐。

（2）细胞学检查：以上午9~10时采集深咳的痰液最好。

（3）病原生物学检查：详见本章第六节"临床微生物学检查"。

3. 选择适宜的容器　根据痰液标本检查项目不同，使用专用容器采集。

4. 及时送检　标本留取后要及时送检。若不能及时送检，可暂时冷藏保存，但不能超过24小时。

（二）一般性状检查

1. 量　正常人无痰或仅咳少量泡沫或黏液样痰。当呼吸道有病变时，痰液量增加，可为50~100ml/24h，且依病种和病情而异。急性呼吸系统感染较慢性炎症的痰液量少，病毒感染较细菌感染痰液量少。痰液量增多常见于支气管扩张、肺脓肿、肺水肿、肺空洞性改变和慢性支气管炎，有时甚至超过100ml/24h。

2. 颜色　病理情况下，由于痰液的成分不同，可呈现不同的颜色，痰液颜色改变的常见原因及临床意义见表5-3-5。

表 5-3-5　痰液颜色改变的常见原因及临床意义

颜色	常见原因	临床意义
黄色、黄绿色	脓细胞增多	肺炎、慢性支气管炎、支气管扩张、肺脓肿、肺结核
红色、棕红色	出血	肺癌、肺结核、支气管扩张
铁锈色	血红蛋白变性	大叶性肺炎、肺梗死

Note：

续表

颜色	常见原因	临床意义
粉红色泡沫样	肺淤血、肺水肿	左心衰竭
烂桃样灰黄色	肺组织坏死	肺吸虫病
棕褐色	红细胞破坏	阿米巴肺脓肿、肺吸虫病
灰色、灰黑色	吸入粉尘、烟雾	矿工、锅炉工、长期吸烟者
无色（大量）	支气管黏液溢出	肺泡细胞癌

3. 性状

（1）黏液性痰：黏稠、外观呈灰白色。见于支气管炎、支气管哮喘和早期肺炎等。

（2）浆液性痰：稀薄而有泡沫，是肺水肿的特征，若痰液中略带淡红色。见于肺淤血。

（3）脓性痰：将痰液静置，分为三层，上层为泡沫和黏液，中层为浆液，下层为脓细胞及坏死组织。见于支气管扩张、肺脓肿及脓胸向肺组织破溃等。

（4）血性痰：痰液中带鲜红血丝、血性泡沫样痰、黑色血痰。见于肺结核、支气管扩张、肺水肿、肺癌、肺梗死、出血性疾病等。

4. 气味

血腥气味见于各种原因所致的呼吸道出血，如肺癌、肺结核等；粪臭味见于膈下脓肿与肺相通时、肠梗阻、腹膜炎等；特殊臭味见于肺脓肿、晚期肺癌、化脓性支气管炎或支气管扩张等；大蒜味见于砷中毒、有机磷杀虫剂中毒等。

（三）显微镜检查

【参考区间】

少量中性粒细胞和上皮细胞。

【临床意义】

痰液显微镜检查是诊断病原微生物感染和肿瘤的直接方法。如痰液涂片镜检发现结核分枝杆菌可诊断为开放性肺结核；痰液脱落细胞阳性是确诊肺癌的组织学依据，其阳性率可达 60%~70%，是诊断肺癌的主要方法之一。痰液中常见有形成分及临床意义见表 5-3-6。

表 5-3-6　痰液中常见有形成分及临床意义

有形成分	临床意义
红细胞	支气管扩张、肺癌、肺结核
白细胞	中性粒细胞增多见于呼吸道化脓性感染；嗜酸性粒细胞增多见于支气管哮喘、过敏性支气管炎、肺吸虫病；淋巴细胞增多见于肺结核
上皮细胞	可见鳞状上皮细胞、柱状上皮细胞，无临床意义；大量增多见于呼吸系统炎症
肺泡巨噬细胞	肺炎、肺淤血、肺梗死、肺出血
硫磺样颗粒	肉眼可见的黄色小颗粒，将颗粒放在载玻片上压平，镜下检查中心部位可见菌丝放射状呈菊花形，主要见于放线菌病
寄生虫及虫卵	寄生虫感染

四、脑脊液检查

脑脊液（cerebrospinal fluid, CSF）是充满各脑室、蛛网膜下隙和脊髓中央管内的无色透明液体，其中大约 70% 来自脑室脉络丛的主动分泌和超滤，其余 30% 由室管膜和蛛网膜下隙产生，并通过蛛网膜绒毛回吸收入静脉。健康成人脑脊液的总量为 90~150ml，新生儿为 10~60ml。

脑脊液的生理作用有：①保护脑和脊髓免受外力的震荡损伤；②调节颅内压力的变化；③参与脑组织的物质代谢；④供给脑、脊髓营养物质和排出代谢产物；⑤调节神经系统碱储量，维持酸碱平衡等。

（一）标本采集与处理

1. 标本采集　由临床医生通过腰椎穿刺术获得脑脊液标本,特殊情况下可采用小脑延髓池或脑室穿刺术。

穿刺成功后首先测定脑脊液压力。待测定压力后,根据检查目的,分别采集脑脊液于 3 个无菌试管中,每个试管 1~2ml。第 1 管用于病原生物学检查;第 2 管用于化学和免疫学检查;第 3 管用于一般性状和细胞学检查。如疑有恶性肿瘤,则再采集 1 管进行脱落细胞学检查。标本采集后应在检查申请单上注明标本采集的日期和时间。

2. 标本处理　标本采集后立即送检,一般不能超过 1 小时,放置时间过久,下列因素可能引起脑脊液发生改变从而影响检查结果:①细胞破坏或沉淀,与纤维蛋白凝集成块,导致细胞分布不均,计数结果不准确;②细胞离体后迅速变形,影响分类计数;③葡萄糖迅速分解,造成糖含量降低;④细菌溶解,影响细菌的检出率。采集的脑脊液应尽量避免凝固和混入血液。

（二）压力测定

【参考区间】

卧位:成年人 80~180mmH$_2$O;儿童 40~100mmH$_2$O。

【临床意义】

（1）脑脊液压力增高:脑脊液压力大于 200mmH$_2$O,称颅内压增高。常见于:①化脓性脑膜炎、结核性脑膜炎等颅内炎症性病变;②脑肿瘤、脑出血、脑水肿等颅内非炎症性病变;③其他如高血压、静脉注射低渗溶液、咳嗽、哭泣等。

（2）脑脊液压力降低:主要见于各种原因所致的脑脊液循环受阻、流失过多或分泌减少等情况。

（三）一般性状检查

【参考区间】

无色透明液体,放置 24 小时不形成薄膜,无凝块和沉淀。

【临床意义】

1. 颜色　中枢神经系统感染、出血或肿瘤时可致脑脊液呈不同的颜色改变。

（1）红色:出血引起,主要见于穿刺损伤、蛛网膜下腔或脑室出血。穿刺损伤时,在留取 3 管标本时,第 1 管为血性,以后 2 管颜色逐渐变浅,离心后红细胞全部沉至管底,上清液无色透明。蛛网膜下腔或脑室出血,3 管均呈血性,离心后上清液为淡红色或黄色。

（2）黄色:又称黄变症,多因脑脊液中含有变性血红蛋白、胆红素或蛋白质异常增高所致,见于脑及蛛网膜下腔陈旧性出血、蛛网膜下腔梗阻、重症黄疸。

（3）乳白色或灰白色:多因白细胞增多所致,见于各种化脓性脑膜炎。

（4）微绿色:见于铜绿假单胞菌、肺炎链球菌、甲型链球菌感染所致脑膜炎。

（5）褐色或黑色:见于脑膜黑色素瘤等。

2. 透明度　当脑脊液因中枢神经系统病变而含较多细胞或细菌时可变得浑浊,浑浊的程度因细胞量或性质不同而异。病毒性脑膜炎、流行性乙型脑炎或神经梅毒者,脑脊液中细胞数轻度增加,可清晰或微浑;结核性脑膜炎者,脑脊液呈毛玻璃样浑浊;化脓性脑膜炎者,脑脊液明显浑浊。

3. 凝固性　当有炎症渗出时,纤维蛋白原及细胞数量增加可形成凝块。结核性脑膜炎时,脑脊液放置 12~24 小时后,可见液面形成纤细的网状薄膜,取此膜涂片查结核分枝杆菌,阳性率较高。急性化脓性脑膜炎时,脑脊液静置 1~2 小时后即可出现凝块或沉淀。蛛网膜下腔阻塞时,脑脊液因蛋白质含量显著增高,常呈黄色胶冻状。

（四）化学检查

1. 蛋白质测定

【参考区间】

定性:阴性或弱阳性;定量:0.2~0.4g/L(腰池)。

【临床意义】

脑脊液蛋白质含量增高可见于:①中枢神经系统炎症,如化脓性脑膜炎时,明显增加;结核性脑膜炎时,中度增加;病毒性脑膜炎时,仅轻度增加。②脑或蛛网膜下腔出血,可轻度增加。③椎管内梗阻,如脊髓肿瘤、蛛网膜下腔粘连、神经根病变引起脑脊液循环梗阻时,显著增加。

2. 葡萄糖测定

【参考区间】

2.5~4.4mmol/L(腰池)。

【临床意义】

脑脊液葡萄糖浓度降低主要见于细菌感染或破坏的细胞释放出葡萄糖分解酶,使糖无氧酵解增强,尤以化脓性脑膜炎最为显著;结核性脑膜炎、隐球菌性脑膜炎可轻度降低;病毒性脑膜炎、脑脓肿等中枢神经系统疾病多无显著变化。

3. 氯化物测定

【参考区间】

120~130mmol/L(腰池)。

【临床意义】

细菌性脑膜炎时氯化物减少,尤以结核性脑膜炎时降低明显;病毒性脑膜炎、脑脓肿等无显著变化。其他非中枢神经系统疾病,如呕吐、脱水、腹泻等大量丢失氯化物情况造成血氯减低时,脑脊液氯化物也可减少。

(五) 显微镜检查

1. 细胞计数

【参考区间】

无 RBC,仅有少量 WBC。成人:$(0~8)\times10^6/L$;儿童:$(0~15)\times10^6/L$。有核细胞多为淋巴细胞及单核细胞(7:3),偶见内皮细胞。

【临床意义】

脑脊液中细胞数量增多见于中枢神经系统病变:①化脓性脑膜,脑脊液细胞数量明显增高,主要为中性粒细胞;②结核性脑膜炎,脑脊液细胞数增高,发病初期以中性粒细胞为主,但很快下降,后期淋巴细胞增多;③病毒性脑炎、脑膜炎以及新型隐球菌性脑膜炎,脑脊液数量轻、中度增加,以淋巴细胞为主;④寄生虫性脑病,可见嗜酸性粒细胞增多。

2. 病原生物学

【参考区间】

阴性。

【临床意义】

脑脊液直接涂片,Wright 染色、Gram 染色及抗酸染色后寻找有关致病菌。如有细菌,并结合临床特征,可诊断为细菌性脑膜炎;墨汁染色发现未着色的新型隐球菌荚膜,可诊断为新型隐球菌性脑膜炎;如发现寄生虫或虫卵则可诊断为脑寄生虫病。此外,还可进行脑脊液细菌培养和药物敏感试验,必要时要进行动物接种,以帮助临床诊断和治疗。

常见脑和脑膜疾病的脑脊液检查的主要特点见表 5-3-7。

表 5-3-7 常见脑和脑膜疾病的脑脊液检查的主要特点

疾病	压力	外观	蛋白质	葡萄糖	氯化物	细胞计数
化脓性脑膜炎	↑↑↑	浑浊	↑↑	↓↓↓	↓	显著增高,可达数千 $\times10^6/L$ 以上,中性粒细胞为主
结核性脑膜炎	↑↑	浑浊	↑	↓↓	↓↓	较少超过 $500\times10^6/L$,初以中性粒细胞为主,后以淋巴细胞为主

 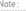

续表

疾病	压力	外观	蛋白质	葡萄糖	氯化物	细胞计数
病毒性脑膜炎	↑	透明或微浑	↑	正常	正常	多为数十×10⁶/L,淋巴细胞为主
流行性乙型脑炎	↑	透明或微浑	↑	正常或↑	正常	多为数十×10⁶/L,初以中性粒细胞为主,后以淋巴细胞为主
隐球菌性脑膜炎	↑	透明或微浑	↑↑	↓	↓	可达数百×10⁶/L,淋巴细胞为主
脑及蛛网膜下腔出血	↑	血性	↑↑	↑	正常	红细胞为主
脑肿瘤	↑	透明	↑	正常	正常	淋巴细胞为主

五、浆膜腔积液检查

人体浆膜腔包括胸腔、腹腔和心包腔。正常情况下,浆膜腔有少量液体起润滑作用,以减少脏器间的摩擦。当浆膜腔发生炎症、恶性肿瘤浸润,或发生低蛋白血症、循环障碍等病变时,浆膜腔内液体生成增多并积聚而形成浆膜腔积液(serous effusion)。按积液的性质分为渗出液和漏出液两大类。区分积液的性质对疾病的诊断和治疗有重要意义。

知 识 链 接

渗出液与漏出液产生机制及常见原因

渗出液为炎性积液,常为单侧性。细菌感染是产生渗出液的主要原因,也可见于恶性肿瘤、血液、胆汁、胰液、胃液等刺激或外伤等。因微生物毒素、组织缺氧及炎症介质作用使血管内皮受损,血管通透性增加,血液中大分子物质渗出血管壁所致。

漏出液为非炎性积液,常为双侧性。常见于晚期肝硬化、肾病综合征、重度营养不良、充血性心力衰竭、丝虫病或肿瘤压迫淋巴管等。主要是由于血管流体静压增高、血浆胶体渗透压降低、淋巴回流受阻、水钠潴留等原因所致。

(一) 标本采集与处理

1. **标本采集**　由医生进行浆膜腔穿刺术采集。穿刺成功后采集中段液体于无菌容器内,留取4管,每管1~2ml,第1管做细菌学检查,第2管做化学和免疫学检查,第3管做细胞学检查,第4管不加抗凝剂以观察有无凝集现象。细胞学检查可用EDTA-K₂抗凝,化学和免疫学检查宜用肝素抗凝。为提高检查的阳性率,最好在抗生素应用前进行检查。

2. **标本处理**　由于积液极易出现凝块、细胞变性、细菌破坏和自溶等,所以采集标本后应在30分钟内送检,否则应将标本置于4℃冰箱内保存。

(二) 一般性状检查

1. **颜色**　漏出液常为淡黄色。渗出液的颜色随病因而变化,如恶性肿瘤、结核性胸膜炎或腹膜炎、出血性疾病和内脏损伤等时呈红色血性;铜绿假单胞菌感染呈绿色;化脓性感染时多呈白色脓样;淋巴管阻塞时常呈乳白色。

2. **透明度**　漏出液常为清晰透明液体。渗出液常浑浊,以化脓性细菌感染最浑浊,可有凝块及絮状物产生;结核菌感染可呈微浑、云雾状;乳糜液因含有大量脂肪也呈浑浊外观。

3. **凝固性**　漏出液一般不易凝固。渗出液因含纤维蛋白原、细菌及组织裂解产物,多自行凝固或出现凝块;但如渗出液中含纤维蛋白溶解酶时,则不易出现凝固。

4. **比重**　漏出液含细胞、蛋白质成分少而比重低于1.015;渗出液因含细胞、蛋白质多而比重高于1.018。

（三）化学和免疫学检查

1. **黏蛋白定性试验（Rivalta 试验）**　漏出液为阴性；渗出液中常为阳性。

2. **蛋白质定量**　总蛋白是鉴别渗出液和漏出液最有价值的试验。漏出液蛋白总量常 <25g/L；而渗出液的蛋白总量常 >30g/L。

3. **葡萄糖定量**　漏出液的葡萄糖含量与血糖近似；渗出液中因含有大量白细胞和细菌，分解利用葡萄糖，导致其葡萄糖浓度降低，甚至无糖。

4. **酶活性检查**

（1）淀粉酶：腹水中淀粉酶活性明显增高见于急性胰腺炎、胰腺癌等；胸腔积液中淀粉酶明显增高见于食管穿孔、肺癌、胰腺外伤合并胸腔积液。

（2）乳酸脱氢酶（LDH）：LDH 测定有助于漏出液与渗出液的鉴别诊断。漏出液 LDH 活性与正常血清相似；渗出液 LDH 活性明显增高，化脓性胸膜炎 LDH 活性可达正常血清的 30 倍，癌性积液中度增高，结核性积液略高于正常。

（3）腺苷脱氨酶（ADA）：结核性积液时 ADA 明显增高，有助于结核的诊断及疗效观察。

（四）显微镜检查

1. **细胞计数**　漏出液细胞较少，常 <100×10^6/L；渗出液常 >500×10^6/L，化脓性积液可达 1 000×10^6/L 以上。

2. **细胞分类**　漏出液以淋巴细胞和间皮细胞为主，渗出液中各种细胞增多的临床意义不同。①中性粒细胞为主，常见于化脓性积液或结核性积液的早期。②淋巴细胞为主，常见于慢性炎症，如结核、梅毒和癌性积液等。③嗜酸性粒细胞为主，常见于变态反应和寄生虫感染引起的积液。④其他，如炎症时，大量中性粒细胞出现的同时，常伴有组织细胞出现；浆膜受刺激或受损时，间皮细胞可增多；狼疮性浆膜炎时，偶可找到狼疮细胞。

3. **寄生虫检查**　阿米巴病的积液中可找到阿米巴滋养体。乳糜样积液应注意检查有无微丝蚴。

4. **脱落细胞学检查**　疑有恶性肿瘤时可将积液离心沉淀，检查是否有肿瘤细胞。恶性肿瘤细胞是诊断原发性或继发性肿瘤的重要依据。浆膜腔积液中的肿瘤细胞多为转移性肿瘤或附近脏器肿瘤浸润所致。

（五）浆膜腔积液病原微生物学检查

若肯定或疑为渗出液，则应经无菌操作离心沉淀，涂片并染色后查找病原菌，必要时做细菌培养，一旦培养阳性应做药物敏感试验供临床用药参考。

（纪代红）

第四节　临床生物化学检查

临床生物化学（clinical biochemistry）检查是通过化学、生物化学与临床医学相结合的方法，对人体组织和体液中各种化学成分及含量进行定性和定量分析测定，了解其在人体生理或病理过程中所产生质和量的变化，为疾病临床诊断、病情监测、药物疗效、预后判断及疾病预防等方面提供信息和决策依据。

临床生物化学检查多用非抗凝血标本，通常使用金黄色帽真空负压分离胶管或红色帽无促凝胶真空负压采血管。应严格按照标本采集要求采集标本，标本采集后应在 1 小时内送检。常规生化标本中不可以混入抗凝剂，严禁将其他抗凝管（血常规管、血凝管等）中的标本倒入生化管内使用。

一、血清脂质与脂蛋白检查

血液中所有脂质总称为血脂，包括：①胆固醇（cholesterol，CHO），其中 30% 是游离胆固醇（free cholesterol，FC），70% 是胆固醇酯（cholesterol ester，CE）。细胞内主要为 FC，血浆内以 CE 含量较多。

胆固醇是细胞膜重要组成成分,也是胆酸、肾上腺和性腺激素的前体。②甘油三酯(triglyceride,TG),也称三酰甘油,包括由食物经肠道摄取的外源性 TG 和由肝脏合成的内源性 TG。TG 主要存在于乳糜微粒和前 β 脂蛋白中。TG 参与 CHO 和 CE 的形成,并与血栓形成有密切关系。③磷脂(phospholipid,PL),是细胞膜重要组成成分。④游离脂肪酸(free fatty acid,FFA),为血浆中未与甘油及胆固醇酯化的脂肪酸,又称为非酯化脂肪酸。

血脂检查对于动脉粥样硬化及心脑血管疾病的诊断、治疗和预防都有重要意义。由于血脂与饮食运动等关系密切,其标本采集要求:①素食或低脂饮食 3 天;②采血前 24 小时内禁酒、避免剧烈运动;③红色、黄色或绿色管帽真空采血管采集空腹静脉血;④采血过程中止血带结扎时间不可过长,防止标本溶血。

(一) 血清脂质测定

1. 血清总胆固醇测定

【参考区间】

理想范围:<5.20mmol/L;边缘升高:5.20~6.20mmol/L;升高:>6.20mmol/L。

【临床意义】

受遗传、年龄、性别、饮食、精神等多种因素影响,青年男性高于女性;女性绝经后高于同龄男性;新生儿哺乳后很快接近成人水平;胆固醇水平有随年龄增长而增高的趋势,但 70 岁后减低。

(1) 胆固醇升高:见于动脉粥样硬化所致的心脑血管病;各种原因所致的高脂血症、甲状腺功能减退、糖尿病等;长期吸烟、饮酒、精神紧张等;应用糖皮质激素、口服避孕药、阿司匹林等药物。

(2) 胆固醇降低:见于暴发性肝衰竭、肝硬化、甲状腺功能亢进、严重营养不良和严重贫血等。

(3) 冠心病治疗监测:对已经诊断为冠心病的患者,要求血清胆固醇控制在 4.66mmol/L 以下。

2. 血清甘油三酯测定

【参考区间】

理想范围:0.56~1.69mmol/L;边缘升高:1.70~2.30mmol/L;升高:>2.30mmol/L。

【临床意义】

(1) TG 升高见于:①生理性,如高脂肪饮食、运动不足和肥胖;②病理性,如冠心病、原发性高脂血症、动脉硬化症、肥胖症等。

(2) TG 降低:见于低 β- 脂蛋白血症和无 β- 脂蛋白血症、严重肝脏疾病、甲状腺功能亢进症、肾上腺皮质功能减退症等。

(二) 血清脂蛋白测定

1. 血清高密度脂蛋白胆固醇(high density lipoprotein cholesterol,HDL-C)测定 高密度脂蛋白(high density lipoprotein,HDL)是血清中颗粒最小、密度最大的一组脂蛋白。HDL 在胆固醇由末梢组织向肝脏的逆转运中起重要作用。一般以 HDL-C 含量估计 HDL 水平。

【参考区间】

理想范围:≥1.04mmol/L;升高:≥1.55mmol/L;降低:<1.04mmol/L。

【临床意义】

(1) HDL-C 增高:生理性增高见于长期足量运动等;病理性增高见于慢性肝炎、原发性胆汁性肝硬化。

(2) HDL-C 减低:生理性减低见于高糖及素食饮食、肥胖、吸烟和运动不足;病理性减低见于动脉粥样硬化、糖尿病、肾病综合征。

(3) 判断发生冠心病的危险性:HDL-C 水平低者患冠心病危险性增加;HDL-C 水平高者,患冠心病可能性小。

(4) 冠心病治疗监测:对冠心病患者要求治疗目标为 HDL-C 水平大于 1.00mmol/L。

2. 血清低密度脂蛋白胆固醇(low density lipoprotein cholesterol,LDL-C)测定 LDL-C 的

Note:

主要功能是将胆固醇自肝脏运向周围组织,使胆固醇在动脉内膜下沉积,促进动脉粥样硬化形成。一般以 LDL-C 含量估计 LDL 水平。

【参考区间】

理想范围:<3.40mmol/L;边缘升高:3.40~4.10mmol/L;升高:≥4.10mmol/L。

【临床意义】

(1) LDL-C 增高:LDL 增高与冠心病发病呈正相关,可用于判断发生冠心病的危险性。此外,也见于甲状腺功能减退、肾病综合征等。

(2) LDL-C 减低:见于甲状腺功能亢进症、肝硬化等。

3. **血清脂蛋白(a)[lipoprotein(a),Lp(a)]测定**　Lp(a) 是一种特殊的脂蛋白,其结构在蛋白质方面与 LDL 很相似,但带有一个富含碳水化合物、高度亲水性的 Apo(a)蛋白。Lp(a)可促进 LDL 在血管壁上聚集,增加动脉粥样硬化和动脉血栓形成的危险性。

【参考区间】

0~300mg/L。

【临床意义】

Lp(a)浓度明显增高是冠心病的一个独立危险因素,其浓度随年龄增加而增加。此外,Lp(a)浓度增高还可见 1 型糖尿病、肾脏疾病、炎症及血液透析后等。

(三) 血清载脂蛋白测定

1. **血清载脂蛋白 A(apo-lipoprotein A,ApoA)测定**　ApoA 是 HDL 的主要结构蛋白,ApoA Ⅰ 和 ApoA Ⅱ约占蛋白质的 90%,其中 ApoA Ⅰ的意义最明确,在组织浓度也最高,为临床常用检查指标。

【参考区间】

ApoA Ⅰ:男性(1.42 ± 0.17)g/L,女性(1.45 ± 0.14)g/L。

【临床意义】

ApoA Ⅰ与 HDL 一样可以预测和评价冠心病的危险性。

2. **血清载脂蛋白 B(apo-lipoprotein B,ApoB)测定**　ApoB 包含 ApoB48 和 ApoB100 两种,前者主要存在于乳糜微粒中,后者存在于 LDL 中。ApoB100 是 LDL 含量最高的蛋白质,实验室通常测定 ApoB100。

【参考区间】

男性(1.01 ± 0.21)g/L,女性(1.07 ± 0.23)g/L。

【临床意义】

ApoB 增高与动脉硬化、冠心病发病率呈正相关,也是冠心病的危险因素。可用于评价冠心病危险性和降脂治疗的效果。糖尿病、甲状腺功能减退、肾病综合征和肾衰竭等也可见 ApoB100 增高。ApoB100 减低见于无 β- 脂蛋白血症、低 β- 脂蛋白血症、恶性肿瘤等。

3. **其他载脂蛋白测定**　载脂蛋白 A Ⅱ、载脂蛋白 C Ⅱ、载脂蛋白 C Ⅲ、载脂蛋白 E 等也可测定,其临床价值尚需进一步明确。

(朱光泽)

二、心血管疾病的实验室检查

(一) 急性心肌损伤生物标志物检查

反映心肌缺血损伤的理想生物化学指标应具有以下特点:①高度的心脏特异性;②心肌损伤后迅速升高,并持续较长时间;③检查方法简便快速;④其应用价值已由临床所证实。临床常用指标有:

1. **肌酸激酶(creatine kinase,CK)及同工酶测定**　CK 主要存在于骨骼肌、心肌、平滑肌和脑组织中,由两种亚基 M 和 B 组成二聚体,包括 CK-MM、CK-MB 和 CK-BB 3 种同工酶。CK-MM 主要存在于骨骼肌中,占骨骼肌中总 CK 含量的 98%,心肌中 CK-MM 占心肌中总 CK 含量的 70%~80%;

CK-BB 主要存在于脑组织中,平滑肌中也含有一定量的 CK-BB;CK-MB 主要存在于心肌中,其他组织中含量甚少。正常血清中绝大部分为 CK-MM,有极少量的 CK-MB,CK-BB 含量甚微。

【参考区间】

CK:男性 50~310U/L,女性 40~200U/L;CK-MB 活性 <15U/L;CK-MB mass<5μg/L。

【临床意义】

(1) CK 升高见于:①急性心肌梗死(acute myocardial infarction,AMI),发生 AMI 时,CK 在 3~8 小时升高,24 小时达高峰,3~4 天后恢复至正常水平。AMI 时 CK 升高一般为参考区间的数倍,为早期诊断的较敏感指标。②挫伤、手术、癫痫发作等肌肉损伤,多发性肌炎、横纹肌溶解症等肌肉疾病,CK 可有不同程度升高。③急性脑外伤、脑恶性肿瘤者 CK 也可增高。

临床上,还可根据血清 CK 的变化判断 AMI 溶栓治疗后的效果,如在发病 4 小时内 CK 即达峰值,提示冠状动脉再通的能力为 40%~60%。

知识拓展

CK 的生理差异

CK 在不同年龄、性别和种族间存在差异,男性高于女性,新生儿出生时由于短暂缺氧和肌肉损伤,CK 总酶活性高于成年人的 2~3 倍,老年人和长期卧床者 CK 总酶活性降低,剧烈运动后 CK 总酶活性增高。

(2) CK-MB 升高:①AMI 时 CK-MB 升高早于 CK,2~8 小时后开始升高,血清 CK-MB 大幅度升高提示梗死面积大,预后差;若 CK-MB 保持高水平,表明心肌坏死仍在继续进行。②CK-MB/CK>6% 常提示为心肌损伤。CK-MB 活性与质量相比,以后者更为准确。

2. **乳酸脱氢酶(lactic dehydrogenase,LD)及同工酶测定** LD 广泛存在于心肌、骨骼肌和肾脏组织,其次存在于肝、脾、胰、肺和肿瘤组织。LD 由两种亚基(M、H)构成四聚体,形成 5 种同工酶,即 $LD_1(H_4)$、$LD_2(H_3M)$、$LD_3(H_2M_2)$、$LD_4(H_3M)$ 和 $LD_5(M_4)$。LD_1 和 LD_2 主要存在于心肌中,可占总酶的 50%;LD_3 存在于肺和脾;LD_4 和 LD_5 主要存在于肝脏,其次为横纹肌。

【参考区间】

速率法:120~250U/L。

【临床意义】

(1) 血清 LD 测定主要用于 AMI 的辅助诊断。

(2) 血清 LD 同工酶测定的意义:①通常在 AMI 发生后 6 小时,LD_1 开始升高,总 LD 活性升高略为滞后;②当 AMI 患者的 LD_1/LD_2 倒置且伴有 LD_5 增高时,提示患者心衰并伴有肝脏淤血或肝功能衰竭;③LD_1 活性大于 LD_2 也可出现在心肌炎、巨幼细胞贫血和溶血性贫血患者;④在肝实质病变,如病毒性肝炎、肝硬化或原发性肝癌时,可出现 $LD_5>LD_4$ 的情况;⑤骨骼肌疾病时 $LD_5>LD_4$,各型肌萎缩早期 LD_5 升高,晚期可出现 LD_1 和 LD_2 升高;⑥肺部疾患可有 LD_3 升高,白血病时常有 LD_3 和 LD_4 的升高。

3. **心肌肌钙蛋白(cardiac troponin,cTn)检测** 心肌肌钙蛋白为肌肉收缩的调节蛋白,由肌钙蛋白 T(TnT)、肌钙蛋白 I(TnI)和肌钙蛋白 C(TnC)三种亚单位组成,对心肌收缩起重要作用。TnT 和 TnI 具有独特的抗原表位,心肌特异性较高,对诊断心肌缺血损伤的严重程度有重要价值。

【参考区间】

cTnT:0.02~0.13μg/L 为正常,>0.2μg/L 为诊断临界值,>0.5μg/L 可诊断急性心肌梗死;cTnI<0.2μg/L 为正常,>1.5μg/L 为诊断临界值。

【临床意义】

(1) AMI:cTnI 和 cTnT 明显升高。两者在 AMI 发病后 3~6 小时即升高,cTnT 10~24 小时达峰值,

Note:

10~15 天恢复正常；cTnI 14~20 小时达到峰值，5~7 天恢复正常。

（2）不稳定型心绞痛：血清 cTnI 和 cTnT 也可升高，提示小范围心肌梗死的可能。

（3）用于溶栓疗效的判断：溶栓治疗后 90 分钟 cTn 明显升高，提示再灌注成功。

（4）其他微小心肌损伤：如钝性心肌外伤、心肌挫伤、甲状腺功能减退患者的心肌损伤等 cTn 也可升高。

（5）疑为 AMI：建议入院时、入院 6 小时和 12 小时各测定 1 次 cTn。

4. 肌红蛋白（myoglobin，Mb）测定　肌红蛋白是一种含氧结合蛋白，有贮氧和输氧的功能。正常人血清中含量甚微，当心肌或骨骼肌受损时释放入血。

【参考区间】

定性：阴性。

定量：男性 28~72μg/L，女性 25~58μg/L。

【临床意义】

（1）Mb 在 AMI 发病后 0.5~2 小时血中浓度即可升高，5~12 小时达峰值，18~30 小时内可完全恢复到正常水平。若胸痛发作后 6~12 小时不升高，有助于排除 AMI 的诊断。

（2）骨骼肌损伤、肾功能不全时 Mb 也升高。

（3）Mb 是溶栓治疗中判断有无再灌注较敏感而准确的指标。

5. 缺血修饰型清蛋白（ischemia modified albumin，IMA）　IMA 是反映心肌缺血改变的良好指标。

【参考区间】

IMA≤77.6U/ml。

【临床意义】

IMA 具有高敏感度、高阴性预测值的特点，是一种较为理想的检测心肌缺血的生化标志物。

知 识 拓 展

脂肪酸结合蛋白对 AMI 的诊断价值

脂肪酸结合蛋白（fatty acid-binding protein，FABP）存在于多种组织中，所结合的蛋白是清蛋白，以心肌和骨骼肌中含量最丰富。AMI 发病后 0.5~3 小时开始升高，12~24 小时内恢复正常，故 FABP 为 AMI 早期诊断指标之一。其灵敏度为 78%，明显高于 Mb 和 CK-MB。因此，FABP 对早期诊断 AMI 较 Mb、CK-MB 更有价值。

（二）心力衰竭的生物标志物检查

B 钠尿肽（B-type natriuretic peptides，BNP），又称脑钠肽（brain natriuretic peptides），是调节体液、钠平衡和血压的重要激素，具有排钠、利尿、扩血管的作用。心室肌细胞为 BNP 主要储存和释放部位，当容积负荷增大，心室压力增高时心肌细胞合成 B 型利钠肽前体（proBNP）释放入血，于心肌细胞外生成具有利尿利钠等生理活性的 BNP 和非活性的 N- 末端 BNP（NT-proBNP）。BNP 与 NT-proBNP 是临床常用的、最稳定的心功能损伤标志物。

【参考区间】

BNP：<50ng/L（<65 岁者），<100ng/L（>65 岁者）。

NT-proBNP：<125ng/L（<65 岁者），<250ng/L（>65 岁者）。

【临床意义】

（1）心力衰竭诊断和分级指标：心力衰竭患者 BNP/NT-proBNP 水平明显升高，且升高幅度与心力衰竭严重程度成正比。因此，BNP/NT-proBNP 水平升高可作为心力衰竭早期诊断的筛选指标，结合临床表现可进一步对心力衰竭严重程度进行分级。

（2）呼吸困难鉴别指标：心源性呼吸困难 BNP 水平升高，肺源性呼吸困难不升高，据此可鉴别诊断。

（朱光泽）

三、肝脏疾病的实验室检查

（一）血清酶学检查

肝脏是人体含酶最丰富的脏器。当肝细胞受损或坏死时，细胞内各种酶释放入血，某些由肝细胞合成的酶活性可能下降，而某些酶生成可能增加。根据血清中肝脏酶的种类及其活性变化，可了解肝脏病变的性质和程度。由于某些酶并非肝细胞所特有，血清总酶活性检查特异性低，而对同工酶测定的价值更大。

1. 血清转氨酶及同工酶测定　用于检查肝细胞损伤的主要有丙氨酸氨基转移酶（alanine aminotransferase，ALT）和天门冬氨酸氨基转移酶（aspartate aminotransferase，AST）。ALT 广泛存在于多种器官中，按含量多少顺序为肝脏、肾脏、心脏和骨骼肌等。肝细胞中 ALT 主要存在于细胞质中。AST 也广泛存在于多种器官中，按含量多少顺序为心脏、肝脏、骨骼肌和肾脏等。肝细胞中 AST 大部分存在于线粒体中。AST 有两种同工酶，存在于细胞质中的称为上清 AST（supernatant AST，ASTs），存在于线粒体中的称为线粒体 AST（mitochondrial AST，ASTm）。正常血清中大部分为 ASTs，ASTm 仅占 10% 以下。

【参考区间】

速率法（37℃）：ALT 5~40U/L，AST 8~40U/L。

DeRiris 比值（AST/ALT）：1.15。

【临床意义】

ALT 和 AST 能敏感地反映肝细胞受损及其程度。

（1）急性病毒性肝炎：ALT 与 AST 均显著升高，可达正常上限的 20~50 倍甚至 100 倍，其中以 ALT 升高显著。通常 ALT>300U/L、AST>200U/L，AST/ALT<1，是诊断急性病毒性肝炎重要的检测手段。急性重型肝炎时，因大量肝细胞坏死，致血中 ALT 下降，甚至降至正常范围内，与此同时胆红素却进行性升高，呈现"酶胆红素分离"现象，提示预后极差。

ALT 的半衰期为（47±10）小时，AST 的半衰期为（17±5）小时，急性肝炎恢复期 AST 先于 ALT 恢复正常。急性肝炎时，肝细胞轻度损害，线粒体未受破坏，血中 ALT 升高程度大于 AST，AST/ALT 比值降低，且血清中 AST 大部分为 ASTs，如肝细胞损害严重，线粒体受到破坏时，血清 ASTm 才升高，所以 ASTm 升高是肝细胞坏死的指征。

（2）慢性病毒性肝炎和脂肪肝：慢性迁延性肝炎患者 ALT、AST 轻度升高（100~200U/L）或正常，AST/ALT <1；若 AST 升高较 ALT 显著，AST/ALT>1，提示慢性肝炎进入活动期。脂肪肝时 ALT 可持续轻度升高并伴有高脂血症。

（3）肝硬化：肝硬化代偿期 ALT 可轻度增高或正常，失代偿期 ALT 可持续升高。肝硬化病变累及线粒体时，多数 AST 升高程度超过 ALT，终末期肝硬化转氨酶活性正常或下降。

（4）原发性肝细胞癌：ALT 与 AST 可正常或轻、中度升高。

（5）胆道疾病：各种原因引起胆道梗阻时，血清 ALT 与 AST 可中度升高，梗阻缓解后 1~2 周即可恢复正常。

（6）急性心肌梗死：急性心肌梗死后 6~8 小时，AST 增高，18~24 小时达高峰，4~5 天后恢复，若再次增高提示梗死范围扩大或新的梗死发生。

（7）其他疾病：急性肾盂肾炎、传染性单核细胞增多症、细菌性或阿米巴性肝脓肿、手术等均可导致血清 ALT 与 AST 轻度增高（50~200U/L）。某些化学药物如异烟肼、氯丙嗪等也可引起血清 ALT 增高，

Note:

所以 ALT 单项增高时需结合临床综合分析。

2. 血清碱性磷酸酶（alkaline phosphatase，ALP）及同工酶测定　血清中的 ALP 主要来源于肝脏和骨骼，常作为肝脏疾病的检查指标之一。

【参考区间】

磷酸对硝基苯酚速率法（37℃）：成年男性 45~125U/L；成年女性 20~49 岁为 30~100U/L，50~79 岁为 50~135U/L。

【临床意义】

（1）ALP 生理性增高见于：新生儿、儿童、青少年于骨骼生长期 ALP 比成人高；妊娠 3 个月时胎盘即可产生 ALP，9 个月达高峰，分娩后 1 个月左右即恢复正常；绝经期后妇女血清 ALP 水平有所上升。

（2）ALP 病理性增高见于：①肝胆系统疾病，如胰头癌或胆道结石等血清 ALP 浓度呈明显持续性升高；②骨骼系统病变，如成骨细胞瘤、骨折恢复期、佝偻病和转移性骨肿瘤等，血清 ALP 可有程度不同的升高；③其他，ALP 同工酶检查对肝外、肝内梗阻性黄疸，原发与继发性肝癌具有鉴别意义。ALP_1 升高见于肝外胆管梗阻，如转移性肝癌、肝脓肿等，可伴有 ALP_2 的升高；肝内胆管梗阻所致胆汁淤积患者则以 ALP_2 增高为主，ALP_1 相对减少。

3. 血清 γ- 谷氨酰转移酶（γ-glutamyl transferase，GGT）测定　GGT 在体内分布较广，血清中 GGT 主要来自肝脏，少量来自肾脏和胰腺。GGT 属于膜结合性糖蛋白酶类，因此当肝内合成亢进或胆汁排出受阻时，血清中 GGT 增高。

【参考区间】

γ- 谷氨酰 -3- 对硝基苯胺法（37℃）：男性 11~50U/L；女性 7~32U/L。

【临床意义】

（1）胆道阻塞性疾病：由于各种原因（如肝癌等）引起肝内、外梗阻时，GGT 排泄受阻而反流入血，血中 GGT 明显增高。GGT 是反映肝内占位性病变、胆汁淤积及胆道梗阻敏感的酶学指标之一。

（2）急、慢性酒精性肝炎：血清 GGT 可明显升高，检查血清 GGT 活性是反映酒精性肝损伤和观察戒酒的良好指标。

（3）急、慢性病毒性肝炎及肝硬化：急性肝炎时，GGT 呈中度升高；慢性肝炎、肝硬化非活动期，GGT 可正常；若 GGT 持续升高，提示病情活动或病情恶化。

（4）其他：系统性红斑狼疮、脂肪肝、胰腺炎等 GGT 可轻度升高。某些药物，如抗癫痫药、苯妥英钠或其他能诱导肝微粒体生物转化系统的药物均可导致 GGT 升高。

4. 胆碱酯酶（cholinesterase，ChE）　ChE 包括分布于红细胞和脑灰质中的乙酰胆碱酯酶（AChE，又称真胆碱酯酶）和分布于肝、脑白质和血清中的丁酰胆碱酯酶（SChE，又称假胆碱酯酶）。

【参考区间】

成人血清 ChE：5 000~12 000U/L。ChE 参考区间较大，但个体参考区间相对比较恒定。

【临床意义】

血清 ChE 是反映肝脏合成功能的重要指标。

（1）ChE 减低见于：①肝实质损害时（合成减低）；②有机磷中毒（酶活性受抑制）；③恶性肿瘤、严重营养不良、恶性贫血和某些药物作用等。

（2）ChE 增高见于：①肾脏疾病（排泄障碍或合成亢进）；②脂肪肝（营养过剩性或酒精性）；③肥胖、甲状腺功能亢进症、遗传性高 ChE 血症等。

（二）血清蛋白质检查

肝脏是机体蛋白质代谢的主要器官，肝脏合成蛋白质约占体内每天合成蛋白质总量的40%以上。测定血清蛋白含量及各种蛋白质的比例有助于了解肝脏合成蛋白质的功能状况，对肝脏疾病诊断和预后判断有重要意义。

1. 血清总蛋白、清蛋白、球蛋白和清蛋白 / 球蛋白比值检查　血清总蛋白（serum total protein，

STP)是血清清蛋白(albumin,A)和球蛋白(globulin,G)的总和。清蛋白由肝实质细胞合成,在血浆中半衰期约为 19~21 天,是血浆中重要的运输蛋白。在维持血浆胶体渗透压、缓冲血液酸碱及营养等方面起着重要作用。

【参考区间】

血清总蛋白:65~85g/L;血清清蛋白:40~55g/L;血清球蛋白:20~40g/L;清蛋白/球蛋白比值(A/G):(1.2~2.4):1。

【临床意义】

血清总蛋白降低一般与清蛋白降低相平行;血清总蛋白增高则常伴有球蛋白增高。由于清蛋白的半衰期较长,只有当肝脏病变达到一定程度和持续一定时间之后才能出现血清总蛋白和清蛋白的降低。

(1) 急性肝脏损伤:早期血清清蛋白可正常或轻度下降,球蛋白可轻度升高,TP 和 A/G 均可正常。急性、亚急性重型肝炎早期血清 TP 多明显下降,γ-球蛋白增加;晚期发生肝坏死,TP 明显下降。

(2) 慢性肝病:如慢性肝炎、肝硬化及肝癌时,常见清蛋白减少和 γ-球蛋白增加,A/G 比值下降。出现 A/G 比值倒置,提示肝功能严重损害。清蛋白持续下降者多预后不良;治疗后清蛋白上升,表明治疗有效。清蛋白减少到 30g/L 以下,易发生腹水。

(3) 肝外疾病:血清总蛋白或血清清蛋白减少还可见于:①蛋白质丢失过多,如肾病综合征、大面积烧伤等;②蛋白质分解过盛,如恶性肿瘤、甲状腺功能亢进等;③蛋白质摄入不足,如慢性营养障碍等。球蛋白增加还可见于系统性红斑狼疮、多发性骨髓瘤、黑热病和血吸虫病等。

2. 血清蛋白电泳 在碱性环境中(pH 8.6)血清蛋白质均带负电,在电场中均会向阳极泳动,由于蛋白质等电点的差异,电泳后由正极到负极分为清蛋白、α_1-球蛋白、α_2-球蛋白、β-球蛋白和 γ-球蛋白 5 个区带,血清蛋白电泳是初步了解血清蛋白中主要组分的一种技术方法。

【参考区间】

醋酸纤维膜法:清蛋白:62%~71%;α_1-球蛋白:3%~4%;α_2-球蛋白:6%~10%;β-球蛋白:7%~11%;γ-球蛋白:9%~18%。

【临床意义】

(1) 肝炎:急性肝炎早期或病变较轻时,电泳结果多无异常。随病情加重和时间延长,清蛋白、α-球蛋白及 β-球蛋白减少,γ-球蛋白增高。γ-球蛋白增高的程度与肝炎的严重程度成正比。

(2) 肝硬化:清蛋白中度或高度减少,α_1-球蛋白、α_2-球蛋白和 β-球蛋白也有降低倾向,γ-球蛋白明显增加,并可出现 β-γ 桥,即电泳图谱上从 β 区到 γ 区连成一片难以分开。

(3) 肝癌:α_1-球蛋白、α_2-球蛋白明显增高,有时可见在清蛋白和 α_1-球蛋白区带之间出现一条甲胎蛋白区带,具有诊断意义。

(4) 肝外疾病:①肾病综合征者,由于尿中排出大量清蛋白而使血清中清蛋白水平明显下降,α_2-球蛋白及 β-球蛋白升高;②多发性骨髓瘤、巨球蛋白血症、良性单克隆免疫球蛋白增生症者,血清蛋白电泳图谱 β 至 γ 区带处出现一特殊单克隆区带,称为 M 蛋白;③系统性红斑狼疮、风湿性关节炎等,可有不同程度的清蛋白下降及 γ-球蛋白升高。

3. 血清前清蛋白(prealbumin,PAB)测定 PAB 是肝细胞合成的小分子蛋白质,电泳位置在清蛋白之前,半衰期仅 1.9 天,测定其血清浓度可灵敏反映肝脏合成和分泌蛋白质的功能状况。

【参考区间】

成人(透射浊度法)为 280~360mg/L,1 岁为 100mg/L,1~3 岁为 168~281mg/L,儿童约为成人水平的一半,青春期急剧增加达成人水平。(mg/L 与 μmol/L 的换算公式为:mg/L×0.018 2 = μmol/L)。

【临床意义】

PAB 血清浓度明显受肝功能改变和营养状况的影响。由于其半衰期短,比清蛋白更能反映早期肝细胞损害。

(1) PAB 减低见于:①营养不良、慢性感染、恶性肿瘤晚期;②肝胆系统疾病,如肝炎、肝硬化、肝癌及阻塞性黄疸,尤其早期肝炎和急性重型肝炎时有特殊诊断价值(其减低早于其他血清成分)。

(2) PAB 增高:见于霍奇金淋巴瘤(霍奇金病)。

(三)胆红素代谢检查

胆红素主要来自衰老红细胞的血红蛋白代谢。血液中胆红素在进入肝细胞前为非结合胆红素(unconjugated bilirubin,UCB,又称间接胆红素);非结合胆红素被肝细胞摄取并与葡萄糖醛酸结合后,形成结合胆红素(conjugated bilirubin,CB,又称直接胆红素);血清总胆红素(serum total bilirubin,STB)是 UCB 和 CB 的总和。检查血清 STB、CB 及 UCB 浓度,对了解肝功能、鉴别黄疸类型以及病情判断有重要意义。

1. 血清胆红素测定

【参考区间】

成 人:STB 3.4~17.1μmol/L(0.2~1.0mg/dl),CB 0~3.4μmol/L(0~0.2mg/dl),UCB 1.7~10.2μmol/L,CB/STB 0.2~0.4。

【临床意义】

血清胆红素测定主要用于黄疸诊断及其类型鉴别。

(1) 判断有无黄疸及其程度:隐性黄疸 STB 为 17.1~34.2μmol/L;轻度黄疸 STB 为 34.2~171μmol/L;中度黄疸 STB 为 171~342μmol/L;重度黄疸 STB>342μmol/L。

(2) 推断黄疸原因:溶血性黄疸多为轻度黄疸,肝细胞性黄疸多为轻、中度黄疸,不完全梗阻的梗阻性黄疸常为中度黄疸,完全阻塞性者多为重度黄疸。

(3) 判断黄疸的类型:溶血性黄疸以 UCB 增高为主,CB/STB<0.2;梗阻性黄疸以 CB 增高为主,CB/STB>0.5;肝细胞性黄疸 CB 与 UCB 均增加,CB/STB 比值介于 0.2~0.5 之间。

2. 尿内胆红素与尿胆原检查 见本章第三节"尿液检查"相关内容。

不同类型黄疸的实验室检查鉴别要点见表 5-4-1。

表 5-4-1 不同类型黄疸的实验室检查鉴别要点

黄疸类型	直接胆红素	间接胆红素	尿胆原	尿胆红素	粪便颜色
溶血性黄疸	↑	↑↑↑	↑↑↑	-	深棕色
肝细胞性黄疸	↑↑	↑↑	-/↑	+	浅黄或正常
梗阻性黄疸	↑↑↑	↑	↓/-	++	浅黄或灰白

(四)血清总胆汁酸代谢检查

胆汁酸(bile acid,BA),肝细胞以胆固醇为原料直接合成的胆汁酸,在肝细胞内合成为初级胆汁酸,其主要成分有胆酸(CA)、鹅脱氧胆酸(CDCA),经胆汁排入小肠,经肠内细菌分解形成次级胆汁酸,主要成分有脱氧胆酸(DCA),还有少量石胆酸(LCA)及微量的熊脱氧胆酸(UDCA),约 95% 的胆汁酸被重吸收经门静脉至肝,肝细胞将 90%~95% 所摄取的胆汁酸经过肝细胞转变为结合胆汁酸后,连同新合成的初级胆汁酸一起再分泌至胆汁中,形成胆汁酸的"肠肝循环"。血清总胆汁酸(TBA)测定可反映肝细胞合成、摄取和排泌功能,是较其他指标更敏感的肝功能检查指标,也可用于检查肠道、胆道和门脉系统病变。

【参考区间】

TBA(酶法):0~10μmol/L;CA/CDCA 比值:0.5~1.0。

【临床意义】

(1) TBA 增高见于:①肝脏疾病,如急性肝炎、慢性活动性肝炎、肝硬化和肝癌等时,TBA 显著增高;②胆道阻塞性疾病,如胆石症、胆道肿瘤等肝内、肝外胆管阻塞;③其他疾病,如门脉分流、肠道疾病、胆结石等。

（2）CA/CDCA 比值：有助于判断肝损害类型。肝胆疾病，以肝细胞损害为主者（如肝硬化）CA/CDCA 比值常 <1.0；以胆汁淤积为主者 CA/CDCA 比值常 >1.0。

（五）肝脏纤维化检查

1. 单胺氧化酶（monoamine oxidase,MAO）测定　MAO 是一组作用于单胺类化合物，在有氧条件下催化其氧化脱氨反应的酶。体内 MAO 以肝脏、肾脏和脑组织中含量较多。MAO 能促进结缔组织成熟，因此，测定 MAO 能反映肝脏纤维化的程度。

【参考区间】

0~3U/L（速率法，37℃）。

【临床意义】

MAO 增高见于：①肝硬化，早期肝硬化 MAO 增高不明显，重症肝硬化及肝硬化伴肝癌时 MAO 活性明显增高。临床将 MAO 用于肝硬化辅助诊断，其增高程度与肝纤维化程度成正比。②其他肝脏疾病，如急性重型肝炎时血清中 MAO 增高，轻度慢性肝炎 MAO 大多正常，中、重度慢性肝炎近半数 MAO 增高。③肝外疾病，如甲状腺功能亢进、糖尿病、肢端肥大症、结缔组织病、慢性充血性心力衰竭时，MAO 也可增高。

2. 其他　用于反映肝纤维化的其他实验室检查有Ⅳ型胶原、Ⅲ型前胶原 N 末端肽（P-Ⅲ-P）、血清透明质酸（hyaluronic acid,HA）、层连蛋白（laminin）及脯氨酸羟化酶（proline hydroxylase,PH）等。

（六）血氨测定

严重肝病引起的中枢神经系统综合征，称为肝性脑病。肝性脑病的发生机制尚不清楚，但有80%~90% 的患者存在血氨浓度增高的现象。

【参考区间】

18~72μmol/L。

【临床意义】

（1）血氨升高：①生理性增高，见于进食高蛋白饮食或运动后；②病理性增高，见于严重肝损害、上消化道出血、尿毒症及肝外门静脉系统分流形成。

（2）血氨降低：可见于低蛋白饮食、贫血。

（朱光泽）

四、肾脏疾病的实验室检查

（一）肾小球滤过功能检查

1. 内生肌酐清除率（endogenous creatinine clearance rate,Ccr）测定　在严格控制外源性肌酐的情况下，内源性肌酐为血肌酐唯一来源，每日生成量比较稳定。收集 24 小时或 4 小时尿液，混匀计量，测定尿肌酐浓度，其间采血测定血肌酐浓度。按清除率公式计算 Ccr，由于个体肌肉含量不同，可用计算得来的值乘以 1.73m²/ 受试者体表面积（m²）进行校正。公式如下：

$$Ccr = \frac{尿肌酐浓度 \times 每分钟尿量（ml/min）}{血肌酐浓度}（ml/min）$$

$$校正 Ccr = Ccr \times 1.73m²/ 受试者体表面积（m²）$$

【参考区间】

成人 Ccr 为 80~120ml/（min·1.73m²）。40 岁后随年龄增加，Ccr 逐年下降，70 岁时约为青壮年的60%，血肌酐水平无相应增高。

【临床意义】

（1）判断肾小球滤过功能损害的敏感指标：如急性肾小球肾炎，当血清肌酐和尿素两项指标尚在正常范围时，Ccr 即可降低。

(2) 评估肾小球滤过功能损害程度：慢性肾衰竭患者 Ccr 51~70ml/min 为轻度肾功能损害；31~50ml/min 为中度肾功能损害；<30ml/min 为重度肾功能损伤；<20ml/min 为肾衰竭；<10ml/min 为终末期肾衰竭。

(3) 指导临床治疗和用药：当 Ccr<40ml/min 时，应限制患者蛋白质摄入；<30ml/min 时，使用噻嗪类利尿剂常无效；<10ml/min 时，可作为血液透析治疗的指征，此时呋塞米等利尿药物对患者的疗效明显减低。

(4) 监测肾移植术后排斥反应：若移植物存活 Ccr 会逐步回升，否则提示失败。Ccr 一度上升后又下降，提示发生排斥反应。

2. **血清肌酐（serum creatinine,Scr）测定** 是肌酸代谢的终产物。在控制外源性肌酐、未进行剧烈运动的情况下，血清肌酐浓度主要取决于肾小球滤过率。肾功能受损时，血肌酐可上升。

【参考区间】

全血 Cr：88.4~176.8μmol/L；血清或血浆 Cr：成人男性 53~106μmol/L，成人女性 44~97μmol/L。

【临床意义】

肾脏有较强的储备能力，当肾小球滤过率（glomerular filtration rate,GRF）降低到正常的 50% 时，Scr 仍可正常，GFR 降至正常水平 1/3 时，Scr 明显上升，且上升曲线斜率会陡然变大，所以 Scr 增高提示肾脏病变较重，常作为氮质血症、肾衰竭等病情观察和疗效判断的有效指标。

3. **血清尿素（blood urea nitrogen,BUN）测定** 尿素是蛋白质代谢的终产物之一，主要经肾小球滤过后随尿排出。当肾功能受损时，血中尿素浓度升高。高蛋白饮食，应用解热镇痛类药、头孢类或氨基糖苷类抗生素等可影响检查结果。

【参考区间】

成人：3.2~7.1mmol/L；儿童：1.8~6.5mmol/L。

【临床意义】

血清尿素增高见于：

(1) 肾小球滤过功能损害：由于尿素在有效肾单位受损约 50% 以上时才开始上升，因此为反映肾小球滤过功能损害的中晚期指标。

(2) 蛋白质分解或摄入过多：如上消化道出血、甲状腺功能亢进、大面积烧伤等，此时血肌酐及其他肾实质损害的指标可正常。

(3) 肾前性少尿：如严重脱水、大量腹水、心力衰竭、肝肾综合征等血中尿素浓度上升，但血清肌酐升高不明显。

4. **血清胱抑素 C 测定** 胱抑素 C 又称半胱氨酸蛋白酶抑制剂 C（cystatin C），可自由通过肾小球，原尿中胱抑素 C 全部被肾小管重吸收，在肾小管上皮细胞内分解，并且不回到血液中。因此，血液中胱抑素 C 的水平是反映肾小球滤过功能的可靠指标。

【参考区间】

成人 0.6~2.5mg/L。

【临床意义】

同血清尿素、肌酐和内生肌酐清除率。在判断肾小球滤过功能早期损害方面，以血清胱抑素 C 水平更为灵敏。

5. **尿微量清蛋白（microalbumin,MA）测定** 生理状况下，清蛋白几乎不能滤过肾小球，当肾小球受损，清蛋白在尿中的漏出量增加，即使早期轻微受损，也会出现微量清蛋白尿。测定尿液中的微量清蛋白可反映肾小球受损的情况。

【标本采集】

晨尿、定时留尿计算每分钟清蛋白的排泄率（albumin excretion rate,AER），24 小时尿标本计算清蛋白总排出量。剧烈运动后尿中可出现清蛋白，故标本采集应以清晨、安静状态下为宜。

【参考区间】

定时留尿：AER <20μg/min，<30mg/24h。

【临床意义】

尿液出现微量清蛋白主要见于糖尿病肾病、高血压肾病、狼疮性肾病等肾小球微血管病变早期。此外，泌尿系统感染、心力衰竭、隐匿性肾炎等也可出现微量清蛋白尿。

6. 尿转铁蛋白测定 转铁蛋白（transferrin，Tf）主要在肝内合成，为转运 Fe^{3+} 的主要蛋白，是一项反映肾小球滤过膜损伤的灵敏指标。

【参考区间】

散射浊度法：<2.12mg/L。

【临床意义】

肾小球损伤时尿中 Tf 排出增加，对早期发现糖尿病肾病的变化更为敏感。但由于尿中 Tf 浓度比清蛋白低很多，检测值离散度较大，在 pH≤4 的酸性尿中易降解，所以对糖尿病肾病的早期诊断和监测目前首选 MA。

(二) 近端肾小管功能检查

1. $α_1$-微球蛋白（$α_1$-microglobulin，$α_1$-MG）测定 游离的 $α_1$-MG 可自由透过肾小球，但原尿中 $α_1$-MG 约 99% 被近曲小管上皮细胞重吸收并分解，仅微量自尿中排泄。由于 $α_1$-MG 尿中的浓度远高于其他低分子量蛋白组分，目前已成为检测尿中低分子量蛋白质的首选指标。

【参考区间】

成人：血清游离 $α_1$-MG 10~30mg/L，尿液 $α_1$-MG <15mg/24h。

【临床意义】

尿 $α_1$-MG 增高提示近端肾小管功能受损；血清 $α_1$-MG 增高提示肾小球滤过率降低；尿 $α_1$-MG 和血清 $α_1$-MG 都增高提示肾小球滤过功能和肾小管重吸收功能均受损。血清 $α_1$-MG 降低见于严重肝实质性病变所致生成减少，如急性重型肝炎、肝坏死等。

2. $β_2$-微球蛋白（$β_2$-microglobulin，$β_2$-MG）测定 $β_2$-MG 是除成熟红细胞和胎盘滋养层细胞外的所有有核细胞都能产生的小分子量蛋白。测定尿 $β_2$-MG 和血清游离 $β_2$-MG 含量可用于监测肾小管重吸收和肾小球滤过功能。

【参考区间】

成人：尿 $β_2$-MG <0.3mg/L，血清 $β_2$-MG 1~2mg/L。

【临床意义】

(1) 尿 $β_2$-MG 升高：提示近曲小管受损，见于肾小管-间质性疾病、药物或毒物所致早期肾小管损伤，以及肾移植后早期急性排斥反应，可用于上述疾病的监测和预后判断。

(2) 血 $β_2$-MG 升高：提示肾小球滤过功能受损，比 Cr 更灵敏。但肺癌、肝癌、鼻咽癌、白血病等恶性肿瘤时，血 $β_2$-MG 升高；若生成过多，超过肾小管重吸收阈值，可见尿 $β_2$-MG 升高。

(3) 肾移植术后监测：肾移植成功后血和尿的 $β_2$-MG 很快下降；但当发生排斥反应时，血 $β_2$-MG 常升高，应用抗 $β_2$-MG 免疫抑制剂后尿 $β_2$-MG 仍升高提示排斥反应未能有效控制。

3. 视黄醇结合蛋白（retinol-binding protein，RBP）测定 RBP 是视黄醇（维生素 A）转运蛋白。当肾脏疾患或感染等导致肾小管重吸收功能障碍时，尿 RBP 浓度升高，血清 RBP 浓度下降。因此，尿 RBP 测定是诊断早期肾功能损伤和疗效判定的敏感指标。

【参考区间】

血清 RBP 为 45mg/L，尿 RBP 为 (0.11±0.07)mg/L，男性高于女性，成人高于儿童。

【临床意义】

RBP 灵敏度、特异性与 $β_2$-MG 相近，但不受 pH、温度的影响，比 $β_2$-MG 更实用、更可靠。

(1) 尿 RBP 升高：见于早期肾小管损伤、急性肾衰竭。

（2）血清 RBP 升高：常见于肾小球滤过功能减退、肾衰竭。

（三）远端肾小管功能检查

1. 尿浓缩稀释试验

【标本采集】

（1）昼夜尿比重试验：又称莫氏试验，受试日正常饮食，少饮水，晨 8 时排尿弃去，每 2 小时留尿 1 次，白天 6 次，晚上 8 时至次日晨 8 时 1 次共 7 个标本，分别测定尿量和尿比重。

（2）3 小时尿比重试验：又称齐氏试验，受试日正常饮食与活动，晨 8 时排尿弃去后，每 3 小时留尿 1 次至次晨 8 时，分装 8 个容器，分别测定尿量和尿比重。

标本采集过程中，务必注意排尿间隔时间准确，尿须排尽。

【参考区间】

成人 24 小时尿量 1 000~2 000ml，其中夜尿量 <750ml，昼尿量：夜尿量为 3：1~4：1，至少 1 次尿比重 >1.018，最高与最低比重之差 ≥0.009。3 小时尿比重试验：至少 1 次尿比重 >1.020，另一次尿比重 <1.003。

【临床意义】

（1）夜尿增多、尿比重异常：见于间质性肾炎、慢性肾小球肾炎、高血压肾病和痛风性肾病早期损害肾小管时。

（2）尿量超过 4L/24h，尿比重均低于 1.006，见于尿崩症。

2. 尿渗量（urine osmolality，Uosm）（尿渗透压）测定
Uosm 是指尿内具有渗透活性的全部溶质微粒的总数，单位为 mOsm/(kg·H$_2$O)。

【标本采集】

（1）禁饮尿渗量测定：用于尿量基本正常的患者。晚饭后禁饮 8 小时，清晨 1 次性送尿液检查，同时测空腹血浆渗量。

（2）随机尿尿渗量测定：常用于尿量减少患者，同时测空腹血浆渗量。

【参考区间】

尿渗量（Uosm）：600~1 000mOsm/(kg·H$_2$O)，平均 800mOsm/kg·H$_2$O，24 小时波动范围：50~1 200mOsm/(kg·H$_2$O)。

血浆渗量（Posm）：275~305mOsm/(kg·H$_2$O)，平均 300mOsm/(kg·H$_2$O)。尿渗量/血浆渗量（Uosm/Posm）=（3~4.5）：1。

【临床意义】

（1）判断肾浓缩功能：若 Uosm<300mOsm/(kg·H$_2$O)，称低渗尿，提示肾浓缩功能丧失而稀释功能仍然存在，见于尿崩症；正常人禁饮 8 小时后尿渗量 <600mOsm/(kg·H$_2$O)，且 Uosm/Posm 的比值等于或小于 1，表明肾浓缩功能障碍。

（2）鉴别肾前性和肾性少尿：肾前性少尿时，Uosm 常大于 450mOsm/(kg·H$_2$O)；肾性少尿时，Uosm 常小于 350mOsm/(kg·H$_2$O)。

（朱光泽）

五、葡萄糖及其代谢物的实验室检查

（一）空腹血糖测定

空腹血糖（fasting blood glucose，FBG）是指在隔夜空腹（至少禁食 8 小时，以 12~14 小时为宜，但不宜超过 16 小时，空腹期间可少量饮水）后，早餐前采血所测定的血糖值。

【标本采集】

以空腹血浆葡萄糖检测较为方便，结果也最可靠。推荐采用含氟化钠的灰色管帽真空采血管采血，可抑制糖酵解途径中酶活性。采血前 12~14 小时内停用胰岛素等降血糖药物，避免精神紧张和剧

烈运动等。标本采集过程中防止标本溶血,采集后尽快送检。

【参考区间】

成人血清(浆)空腹血糖:3.9~6.1mmol/L。

【临床意义】

(1) 空腹血糖增高:空腹血糖增高而又未达到诊断糖尿病标准时,称为空腹血糖过高;空腹血糖增高超过 7.0mmol/L 时称为高血糖症。根据空腹血糖水平将高血糖症分为轻、中、重度。①轻度增高:血糖 7.0~8.4mmol/L;②中度增高:血糖 8.4~10.1mmol/L;③重度增高:血糖 >10.1mmol/L。当血糖水平超过肾糖阈值(8.89mmol/L)时则出现尿糖阳性。

1) 生理性增高:见于高糖饮食、剧烈运动或情绪激动等。

2) 病理性增高见于:①各型糖尿病;②内分泌疾病,如甲状腺功能亢进症、巨人症、肢端肥大症、皮质醇增多症、嗜铬细胞瘤和胰高血糖素瘤等;③应激,如颅内压增高、颅脑损伤、中枢神经系统感染、心肌梗死、大面积烧伤、急性脑血管病等;④药物影响,如噻嗪类利尿剂、口服避孕药、肾上腺糖皮质激素等;⑤肝脏或胰腺疾病,如严重的肝病、坏死性胰腺炎、胰腺癌等;⑥其他,如高热、呕吐、腹泻、脱水、麻醉和缺氧等。

(2) 空腹血糖降低:空腹血糖低于 3.9mmol/L 为空腹血糖减低;空腹血糖低于 2.8mmol/L 时称为低血糖症,当空腹血糖低于 1.7mmol/L 时,可出现低血糖性昏迷。

1) 生理性减低:见于饥饿、长期剧烈运动和妊娠期。

2) 病理性减低见于:①胰岛素过多,如胰岛素用量过大、口服降糖药、胰岛 β 细胞增生或肿瘤等;②对抗胰岛素的激素分泌不足,如肾上腺皮质激素、生长激素缺乏;③肝糖原储存缺乏,如暴发性肝衰竭、急性肝炎、肝癌、肝淤血等;④急性酒精中毒;⑤先天性糖原代谢酶缺乏,如I、Ⅲ型糖原累积病等;⑥消耗性疾病,如严重营养不良、恶病质等;⑦非降糖药物影响,如磺胺药、水杨酸、吲哚美辛等;⑧特发性低血糖。

(二) 口服葡萄糖耐量试验

正常人口服或注射一定量葡萄糖后,血糖浓度可暂时增高,同时胰岛 β 细胞分泌胰岛素增多,血葡萄糖被合成肝糖原贮存,使血糖于短时间内即恢复至空腹水平,此为正常人葡萄糖耐受性。病理状态下,口服或注射一定量葡萄糖后,血糖急剧增高,短时间内不能恢复至原有水平,此即糖耐量异常或糖耐量减低。口服或注射一定量葡萄糖后间隔一定时间测定血糖浓度称为糖耐量试验,临床常用口服葡萄糖耐量试验(oral glucose tolerance test, OGTT)。OGTT 主要用于诊断症状不明显或血糖升高不明显的可疑糖尿病,对糖尿病的诊断有重要意义。

【标本采集】

受试者于试验日清晨采集空腹血糖标本后,将75g葡萄糖溶于300ml水中,5分钟内饮完,其后 0.5 小时、1 小时、2 小时和 3 小时各采集静脉血标本 1 次,采血的同时留取尿标本,分别测定血糖和尿糖。采血时取坐位姿势,整个试验过程不能吸烟、饮茶或咖啡。

【参考区间】

健康成年人 OGTT:FBG≤6.1mmol/L;服糖后 0.5~1 小时血糖升高达峰值,一般在 7.8~9.0mmol/L,应 <11.1mmol/L;服糖后 2 小时血糖≤7.8mmol/L;服糖后 3 小时血糖基本恢复至空腹血糖水平;各检测时间点的尿糖均为阴性。

【临床意义】

(1) 诊断糖尿病:有糖尿病典型症状,有以下情况之一者,即可诊断为糖尿病。①空腹血糖 >7.0mmol/L;②服糖后 2 小时血糖 >11.1mmol/L;③随机血糖 >11.1mmol/L。若无糖尿病典型症状者需改日复查确认。

(2) 糖耐量减低:指空腹血糖 <7.0mmol/L,服糖后 2 小时血糖为 7.8~11.1mmol/L,且血糖达到高峰的时间可延至 1 小时以后,血糖恢复正常的时间延至 2~3 小时以后,同时伴有尿糖阳性。多见于 2 型

Note:

糖尿病、肥胖症、甲状腺功能亢进症、肢端肥大症及皮质醇增多症等。

（3）葡萄糖耐量曲线低平：指服糖后血糖水平增高不明显，2 小时血糖仍处于低水平。见于胰岛 β 细胞瘤、腺垂体功能减退症、肾上腺皮质功能减退症等。

（三）糖化血红蛋白测定

血红蛋白 A1 与葡萄糖经非酶促反应结合而形成糖化血红蛋白（glycohemoglobin，GHb）。由于血红蛋白 A1 所结合的成分不同，可分为 HbA1a、HbA1b、HbA1c，其中 HbA1c 为血红蛋白 A1 与葡萄糖结合的产物，通常临床上测定的是 HbA1c。

【参考区间】

HbA1c：4.0%~6.0%。

【临床意义】

（1）作为糖尿病诊断和长期监控的指标：HbA1c 可以反映检查前 2~3 个月左右血糖的平均水平，是监测糖尿病患者血糖控制情况的指标之一，尤其是对一些血糖波动较大的患者更为适合。

（2）鉴别糖尿病性高血糖及应激性高血糖：前者 HbA1c 水平多增高，后者正常。

（四）糖化清蛋白测定

糖化清蛋白（glycated albumin，GA）是人体内葡萄糖与清蛋白发生非酶促反应的产物，由于清蛋白的半衰期为 17~19 天，所以 GA 可以反映糖尿病患者测定前 2~3 周血糖的平均水平。

【参考区间】

10.8%~17.1%。

【临床意义】

GA 是糖尿病近期血糖控制水平的一个监测指标，可反映患者过去 2~3 周的平均血糖水平，尤其适合糖尿病患者住院期间治疗效果的评价。

GA 监测的是短期血糖的改变，因此，GA 应与 HbA1c 结合应用而不是替代使用。当患者有血红蛋白异变体（如 HbS 或 HbC）存在时，会使红细胞寿命下降，此时 HbA1c 的意义不大，而 GA 更有价值。但清蛋白浓度和半衰期发生明显变化时会对糖化清蛋白产生很大的影响，因此肾病综合征、肝硬化、异常蛋白血症或急性时相反应之后的患者，不宜采用 GA 作为血糖的监测指标。

（五）血清胰岛素测定和胰岛素释放试验

血胰岛素水平受血糖浓度调控，血糖浓度高，可刺激胰岛 β 细胞分泌胰岛素。糖尿病时，胰岛 β 细胞分泌功能障碍或有胰岛素抵抗现象，从而产生高血糖症，也可伴有高胰岛素血症。胰岛素释放试验（insulin release test）可反映胰岛 β 细胞贮备功能。

【参考区间】

空腹胰岛素：1.9~23mU/L。

胰岛素释放试验：口服葡萄糖后胰岛素高峰在 0.5~1 小时，峰值为空腹胰岛素的 5~10 倍，服糖后 2 小时胰岛素 <30mU/L，3 小时后达到空腹水平。

【临床意义】

（1）鉴别糖尿病类型：1 型糖尿病，空腹胰岛素明显减低，服糖后仍很低；2 型糖尿病，空腹胰岛素水平可正常、稍高或稍低，服糖后胰岛素呈延迟性释放反应。

（2）高胰岛素血症或胰岛 β 细胞瘤：空腹血糖减低，糖耐量曲线低平，胰岛素 C 肽释放曲线相对较高。

（3）其他：胰岛素增高可见于肥胖、肢端肥大症、巨人症等；胰岛素减低可见于腺垂体功能低下、肾上腺功能不全或饥饿状态等。

（六）血清 C- 肽测定

C- 肽（C peptide）是胰岛素原水解成活性胰岛素过程中产生的无活性的氨基酸残基。C- 肽不受肝脏胰岛素酶的灭活，仅在肾脏中降解和代谢。C- 肽与外源性胰岛素无抗原交叉，其生成量不受外源性胰岛素的影响,C-肽也不受胰岛素抗体的干扰。因此,检查空腹血清 C-肽水平、C-肽释放试验可更好地评价胰岛 β 细胞的分泌和贮备功能。

【参考区间】

空腹血清 C-肽:0.3~1.3nmol/L。

C-肽释放试验:口服葡萄糖后 0.5~1 小时出现高峰,其峰值为空腹 C-肽的 5~6 倍。

【临床意义】

C-肽测定常用于糖尿病的分型诊断,由于其可真实地反映实际胰岛素水平,也用于指导胰岛素用量的调整。

(1) C-肽水平增高:空腹血清 C-肽增高、C-肽释放试验呈高水平曲线见于胰岛 β 细胞瘤;空腹血清 C-肽增高、C-肽/胰岛素比值降低见于肝硬化。

(2) C-肽水平减低:①空腹血清 C-肽降低,见于糖尿病。②C-肽释放试验,口服葡萄糖后 1 小时血清 C-肽水平降低提示胰岛 β 细胞贮备功能不足;释放曲线低平提示 1 型糖尿病;释放延迟或呈低水平见于 2 型糖尿病。③C-肽水平不升高,而胰岛素增高,提示为外源性高胰岛素血症,如胰岛素用量过多等。

（七）糖尿病相关抗体测定

1. 胰岛素自身抗体(insulin autoimmunity antibody,IAA)测定

【参考区间】

阴性。

【临床意义】

胰岛素自身抗体是针对自身胰岛素而产生的抗体。存在于胰岛素自身免疫综合征患者的体内,1 型糖尿病患者中的阳性率较高。IAA 测定对 1 型糖尿病的诊断和治疗具有重要的意义。

2. 胰岛素抗体(insulin antibody,INS-Ab)测定

【参考区间】

阴性。

【临床意义】

胰岛素抗体是患者使用异源性胰岛素后,体内产生的针对异源性胰岛素的抗体。INS-Ab 在血液循环中与注射到体内的胰岛素结合形成复合物,导致胰岛素治疗失效,是胰岛素治疗剂量或胰岛素制剂调整的依据。目前临床广泛使用基因工程制备的人源胰岛素制剂,可有效减少胰岛素抗体的产生。

3. 胰岛细胞自身抗体(islet cell antibody,ICA)测定

【参考区间】

阴性。

【临床意义】

胰岛细胞自身抗体在 60% 的 1 型糖尿病新发患者中呈阳性,表明有胰岛细胞受损。ICA 阳性用于糖尿病的分型,1 型糖尿病阳性。

4. 谷氨酸脱羧酶自身抗体测定

【参考区间】

阴性。

【临床意义】

谷氨酸脱羧酶自身抗体在新诊断的 1 型糖尿病患者中阳性率达到 60%~96%,有较高的灵敏度和特异性。新发糖尿病患者结果阳性者为 1 型糖尿病,可及时进行胰岛素治疗。

(王柏山)

六、胰腺疾病的实验室检查

胰腺是一个具有内分泌和外分泌双重功能的器官,其外分泌物总称为胰液,含有丰富的消化酶,

如胰淀粉酶、脂肪酶和蛋白酶等。正常情况下，胰液分泌的酶几乎全部进入十二指肠，只有很少一部分进入血液。胰液中的蛋白酶原无活性，不会损伤胰腺自身。急性胰腺炎时，胰液中胰蛋白酶和磷脂酶被激活，可致胰腺组织被消化性破坏，同时，胰液中的酶进入血液循环，导致血液中酶活性升高。检查血液中的胰液特异酶的浓度，有助于急性胰腺炎的诊断。目前临床上常检测的指标有血、尿淀粉酶和血液胰脂肪酶。

（一）血清淀粉酶与尿淀粉酶测定

淀粉酶（amylase，AMY）是最重要的水解碳水化合物的酶，可通过肾小球滤过，自尿液中排出。血液中的淀粉酶主要来自胰腺和唾液腺，尿液中淀粉酶则来自血液。胰腺病变时，其分泌的淀粉酶不能进入十二指肠而进入血液循环，可致血中淀粉酶增高，尿淀粉酶也增高。所以测定血或尿淀粉酶有助于胰腺疾病的诊断。

【参考区间】

血清淀粉酶：35~135U/L；尿淀粉酶：<1 000U/L。

【临床意义】

（1）血清淀粉酶增高

1）胰腺炎：最多见于急性胰腺炎，是急性胰腺炎的重要诊断指标之一，在发病后 2~12 小时活性开始升高，12~72 小时达峰值，3~4 天后恢复正常。AMY 活性升高的程度不一定和胰腺损伤程度相关，但其升得越高，患急性胰腺炎的可能性也越大。慢性胰腺炎、胰腺囊肿、胰腺管阻塞时 AMY 活性可轻度增高。

2）胰腺癌：早期可见 AMY 活性增高。其原因为：①肿瘤压迫造成胰腺导管阻塞，使其压力增高，AMY 逸入血液中；②短时间内大量胰腺组织破坏，组织中的 AMY 进入血液中。

3）非胰腺疾病：腮腺炎、消化性溃疡穿孔、上腹部手术后、机械性肠梗阻、肠系膜血管病变、胆道梗阻、急性胆囊炎、酒精中毒及肾功能不全等 AMY 活性亦可见中度或轻度升高。

（2）尿淀粉酶增高见于：①急性胰腺炎，发病后 12~24 小时开始升高，多数患者在 3~10 天后恢复到正常，因此在急性胰腺炎后期测定尿液 AMY 更有价值。但急性胰腺炎如伴有肾功能不全时，尿 AMY 也可不升高。②腮腺炎、肠梗阻和胰腺囊肿等疾病，尿 AMY 亦可轻度升高。

（二）血清脂肪酶测定

脂肪酶（lipase，LPS）是一种能水解长链脂肪酸甘油酯的酶，主要由胰腺分泌，少量由胃和小肠产生。LPS 经肾小球滤过后，全部被肾小管重吸收，所以尿液中无 LPS。

【参考区间】

色原底物法：13~63U/L（所用试剂不同参考区间有较大差异）。

【临床意义】

（1）LPS 增高：常见于胰腺疾病，特别是急性胰腺炎。LPS 于急性胰腺炎发病后 4~8 小时开始升高，24 小时达到峰值，可持续 10~15 天，其增高可与 AMY 平行，但有时增高的时间更早，持续的时间更长，增高的程度更明显。由于 LPS 组织来源较少，其特异性较 AMY 更高。LPS 诊断急性胰腺炎的灵敏度可达 82%~100%，AMY 与 LPS 联合检测的灵敏度可达 95%。由于 LPS 增高持续时间较长，在病程后期检测 LPS 更有利于观察病情变化和判断预后。此外，慢性胰腺炎 LPS 也可增高，但增高的程度较急性胰腺炎低。消化性溃疡穿孔、肠梗阻、急性胆囊炎等非胰腺疾病 LPS 也可增高。

（2）LPS 减低：胰腺癌或胰腺结石所致胰腺导管阻塞时，LPS 可减低。LPS 减低的程度与梗阻部位、梗阻程度及剩余胰腺组织的功能有关。LPS 减低也可见于胰腺囊性纤维化。

（王柏山）

七、水、电解质与酸碱平衡紊乱的实验室检查

正常情况下，机体通过各种缓冲体系、肺和肾脏等调控系统维持内环境平衡，调节细胞内外水、电

Note：

解质和酸碱平衡。当这些动态平衡因外部因素或内部因素受到干扰时,机体通过生理调控系统的代偿功能对平衡紊乱予以纠正。超出机体代偿能力后则出现水、电解质和酸碱平衡紊乱,进而表现出水肿、脱水、酸中毒、高钾血症等多种症状和疾病。临床上通过电解质及血液气体分析等实验室检查,及时了解机体内环境情况的变化,以指导临床诊断、病情监测和治疗。

（一）血清电解质测定

临床上常用静脉血清(浆)测定电解质,也有采用全血标本进行即时检查(POCT)。需要注意,采用不同类型的标本测定电解质时,其参考区间存在差异,如血浆钾浓度低于血清钾、全血钾浓度0.2~0.5mmol/L。

1. 血钾测定 细胞内钾占总钾量的98%,细胞外液钾仅占2%,血浆钾占总钾的0.3%。钾的主要生理功能是维持细胞代谢、细胞内渗透压、酸碱平衡、神经肌肉应激性和心肌的节律性。

【参考区间】

3.5~5.3mmol/L。

【临床意义】

(1)血钾降低:血清钾<3.5mmol/L为低钾血症。见于:①摄入不足,如胃肠功能紊乱、长期无钾饮食、手术后长期禁食等未及时补钾;②丢失过度,如严重呕吐或腹泻、肾上腺皮质功能亢进、长期使用强利尿剂、肾小管功能障碍、大面积烫伤等;③细胞外钾进入细胞内,如代谢性碱中毒、胰岛素治疗、肌无力症、甲状腺功能亢进等。

(2)血钾增高:血清钾>5.5mmol/L称为高钾血症。见于:①摄入过多,如输入大量库存血液、补钾过多过快、过度应用含钾药物等;②钾排泄障碍,如急性肾衰竭少尿或无尿期、慢性肾衰竭、肾上腺皮质功能减退症、长期大量使用潴钾利尿剂和长期低钠饮食等;③细胞内钾移出,如重度溶血、挤压综合征、组织破坏、大面积烧伤、运动过度、呼吸障碍所致组织缺氧和酸中毒、休克、组织损伤、中毒、化疗、注射高渗盐水或甘露醇等。

2. 血钠测定 钠是细胞外液的主要阳离子,约44%分布在细胞外液,9%存在于细胞内液,其余分布在骨骼中。钠的主要功能是维持体液的正常渗透压、酸碱平衡以及肌肉和神经的应激作用。

【参考区间】

137~147mmol/L。

【临床意义】

(1)血钠减低:血清钠<130mmol/L为低钠血症。见于:①摄取不足,如长期低盐饮食、饥饿、营养不良、低盐疗法及不适当的输液;②胃肠道失钠,如幽门梗阻、呕吐、腹泻及胃肠造瘘等;③肾失钠,如肾小管病变、反复使用利尿剂、慢性肾衰竭、肾上腺皮质功能减退、糖尿病酮症酸中毒;④皮肤性失钠,如大面积烧伤、大量出汗只补充水不补充钠;⑤大量引流浆膜腔积液。

(2)血钠增高:血钠>150mmol/L为高钠血症。见于:①摄入过多,如进食过量钠盐或注射高渗盐水且伴有肾功能障碍,心脏复苏时输入过多碳酸氢钠,透析液比例失调等;②体内水分摄入过少或丢失过多,如渗透性利尿或肾小管浓缩功能不全、出汗过多、甲状腺功能亢进等;③肾上腺皮质功能亢进,如库欣病、原发性醛固酮增多症等使肾小管对钠的重吸收增加;④脑性高钠血症,如脑外伤、脑血管意外、垂体肿瘤等。

3. 血氯测定 氯是细胞外阴离子,常伴随钠的摄入与排出。人体细胞内氯的含量仅为细胞外的一半。氯的主要功能为调节体内酸碱平衡,渗透压、水、电解质平衡,以及参与胃液中胃酸的生成。

【参考区间】

99~110mmol/L。

【临床意义】

(1)血氯降低:血清氯<90mmol/L为低氯血症。血清氯降低大多为稀释性,不伴酸碱平衡失调的低氯血症一般无重要的临床意义。见于:①摄入不足,如饥饿、营养不良、低盐治疗后等;②丢失过多,

Note:

如严重呕吐、腹泻、胃肠道引流、反复应用利尿剂、肾上腺皮质功能减退、糖尿病酮症酸中毒;③氯向组织内转移过多,如急性肾炎、肾小管疾病、酸中毒等;④水摄入过多:尿崩症。

(2) 血氯增高:血清氯>110mmol/L 为高氯血症。见于:①摄入过多,如摄入或静脉输入过量氯化钠溶液;②排泄减少,如急性肾小球肾炎少尿期、心功能不全等致肾血流量减少;③脱水,如腹泻、呕吐、出汗等致血氯浓缩性增高;④换气过度,如呼吸性碱中毒;⑤肾上腺皮质功能亢进,如肾小管对氯化钠重吸收增加。

4. 血钙测定 人体总钙约 99% 以上以磷酸钙的形式存在于骨骼及牙齿中,血液中钙含量不及总钙的 1%,主要存在于血浆中。钙离子的主要生理功能为减低神经肌肉的兴奋性、维持心肌传导系统的兴奋性和节律性、参与肌肉收缩及神经传导、激活酯酶及三磷酸腺苷、参与凝血过程。

【参考区间】

血清总钙:2.11~2.52mmol/L。

【临床意义】

(1) 血钙增高见于:①摄入过多,如静脉用钙过量、大量饮用牛奶等;②钙吸收作用增强,如维生素 A 或维生素 D 摄入过多;③溶骨作用增强,如原发性甲状旁腺功能亢进、甲状腺功能亢进、转移性骨癌、急性白血病、多发性骨髓瘤和淋巴瘤等;④肾脏功能损害,如急性肾衰竭。

(2) 血钙降低见于:①摄入不足或吸收不良,如长期低钙饮食、腹泻、胆汁淤积性黄疸、急性坏死性胰腺炎、妊娠后期等;②钙吸收作用减弱,如佝偻病、软骨病;③成骨作用增强,如甲状旁腺功能减退、恶性肿瘤骨转移;④肾脏疾病,如急性或慢性肾衰竭、肾病综合征、肾小管性酸中毒。

5. 血磷测定 体内的磷 70%~80% 存在于骨骼以及软组织和细胞内,小部分存在于体液中。血液中的磷以有机磷和无机磷两种形式存在。血清磷测定通常指测定无机磷。磷的生理功能主要为调节酸碱平衡,参与多种酶促反应和糖、脂类及氨基酸代谢,构成生物膜和维持膜的功能,参与骨骼组成。

【参考区间】

成人:0.85~1.51mmol/L;儿童:1.29~1.94mmol/L。

【临床意义】

(1) 血磷降低:血清磷低于 0.85mmol/L 为低磷血症。见于:①摄入不足或吸收不良,如佝偻病、脂肪泻、长期服用含铝的制酸剂、饥饿或恶病质、维生素 D 缺乏;②丢失过多,如呕吐和腹泻、血液透析、肾小管性酸中毒、急性痛风;③磷转入细胞内,如静脉注射葡萄糖或胰岛素、过度换气综合征、妊娠、急性心肌梗死、甲状腺功能减退;④其他,如酒精中毒、糖尿病酮症酸中毒、甲状旁腺功能亢进症、维生素 D 抵抗性佝偻病等。

(2) 血磷增高:血清磷高于 1.51mmol/L 为高磷血症。见于:①内分泌疾病,如甲状旁腺功能减退症、甲状腺功能减退;②肾排泄受阻,如慢性肾衰竭;③维生素 D 过多;④其他,如肢端肥大症、多发性骨髓瘤、骨折愈合期、艾迪生病、暴发性肝衰竭、粒细胞性白血病等。

6. 血镁测定 镁离子主要存在于细胞内,红细胞中镁离子含量高于血清。血清镁以游离镁(55%),与碳酸、磷酸或枸橼酸结合的镁盐(15%)以及蛋白结合镁(30%)3 种形式存在。前两者具有生物活性。钙和镁的生理功能相似,临床上低钙常伴随有低镁血症。

【参考区间】

成人:0.75~1.02mmol/L。

【临床意义】

(1) 血镁降低见于:①摄入不足,如禁食、呕吐、慢性腹泻;②尿排出过多,如肾功能不全、服用利尿剂;③其他,如甲状旁腺功能亢进、原发性醛固酮增多症、糖尿病酮症酸中毒等。

(2) 血镁升高见于:①肾功能不全少尿期;②甲状旁腺功能减退症;③艾迪生病;④多发性骨髓瘤;⑤镁制剂用量过多。

（二）血液气体分析

血液气体（简称血气）是指血液中所含的氧和二氧化碳。血气分析是指通过血气分析仪直接测定血液的酸碱度（pH）、氧分压（PaO$_2$）、二氧化碳分压（PaCO$_2$）三项指标，再利用公式（或仪器的微处理器）计算出其他指标，由此对酸碱平衡及呼吸、氧化功能进行判断的分析技术。部分血气分析仪还可同时测定电解质、糖、尿素、乳酸及胆红素等。

一般采集动脉血或动脉化毛细血管血作为血气分析的标本，特殊情况下也可采集静脉血。采集标本前，使患者处于安静状态。采集标本时，将 2ml 或 5ml 无菌注射器用 1 000U/ml 浓度的肝素充分湿化抗凝，推出多余的肝素，然后排尽注射器内的气体，选择桡动脉、肱动脉或股动脉，于皮肤消毒后穿刺，让动脉血自动流入注射器，采集动脉血 2ml，抽出针头后立即将针头插入小橡皮塞以隔绝空气，随后双手搓动注射器，使肝素与血液彻底混匀，标本应无凝块，10 分钟内送检。如因特殊情况不能及时检测，应将血标本置于 0~4℃冰箱中保存，最多不超过 2 小时。婴儿取足跟、踇趾或头皮等部位采血，采血前局部应先用热毛巾敷或轻轻按摩，使毛细血管血充分动脉化。若局部血液循环不好、局部水肿或休克等情况下采血，所取血液不能代表动脉血。采血结束后，用无菌干棉签按压穿刺处止血 10~15 分钟，以防形成血肿。如患者凝血时间异常或正在口服抗凝剂，则压迫止血时间可根据实际情况延长。

血气分析标本采集和 / 或保存不当，可致检测结果严重偏差，必须注意：①若进行辅助或人工呼吸治疗时，采血前至少要等 20 分钟，使其在完全控制自如的人工呼吸状态下采血；②氧气吸入治疗者：若病情许可，应停止吸氧 30 分钟后再采血；③正确填写化验单：要注明采血时间、是否用呼吸机和呼吸机工作参数、患者体温、吸入氧流量和吸氧方法、血红蛋白值等。

1. pH 测定　血液 pH 代表血液的酸碱度，正常人血液 pH 相对恒定，其变化取决于血液中 [HCO$_3^-$]/ [H$_2$CO$_3$] 缓冲体系，该体系的比值为 20∶1，当 [HCO$_3^-$] 或 [H$_2$CO$_3$] 其中任一因素发生改变即可影响血液 pH，两者同时增高或降低，若比值不变则血液的 pH 不变。血液 pH 是判断碱平衡调节中机体代偿程度最重要的指标。

【参考区间】

成人：动脉血 pH 7.35~7.45；静脉血 pH 7.31~7.41。

新生儿血液 pH：7.32~7.49。

【临床意义】

pH<7.35 为失代偿性酸中毒；pH>7.45 为失代偿性碱中毒。但 pH 测定只能确定是否有酸中毒或碱中毒，pH 正常不能排除无酸碱失衡，亦不能区别是代谢性还是呼吸性酸碱失衡，应结合其他酸碱平衡检查指标进行综合判断。

2. 血浆二氧化碳总量（total CO$_2$，T-CO$_2$）　指存在于血浆中各种形式的二氧化碳的总和。包括 3 个部分，即 HCO$_3^-$、物理溶解的二氧化碳及碳酸（H$_2$CO$_3$）。T-CO$_2$ 是代谢性酸碱中毒的指标之一，但受体内呼吸及代谢两方面因素的影响。

【参考区间】

成人：23~28mmol/L。

【临床意义】

二氧化碳潴留或代谢性碱中毒，体内 HCO$_3^-$ 增多时，T-CO$_2$ 升高；当通气过度致二氧化碳或 HCO$_3^-$ 减少时，T-CO$_2$ 降低。

3. 碳酸氢盐（HCO$_3^-$）　为体内主要的碱储备成分，对酸有较强的缓冲能力，反映代谢性因素，是判断酸碱平衡的主要指标。实际碳酸氢盐（actual bicarbonate，AB）是血中 HCO$_3^-$ 的真实含量；标准碳酸氢盐（standard bicarbonate，SB）是指在 38℃、血红蛋白饱和，经 PaCO$_2$ 为 40mmHg 的气体平衡后的标准状态下所测得的血浆 HCO$_3^-$ 的含量。

【参考区间】

AB：22~27mmol/L；SB：21~25mmol/L。

【临床意义】

AB 反映酸碱平衡中的代谢性因素,与 SB 不同之处在于 AB 在一定程度上受呼吸因素的影响。AB 与 SB 的差数,反映呼吸因素对血浆 HCO_3^- 影响的程度。临床上常将 AB 与 SB 两个指标结合起来分析和判断有否血液酸碱失衡。当 AB=SB,且处于正常范围时,为酸碱平衡;AB=SB<22mmol/L,为代谢性酸中毒失代偿;AB=SB>27mmol/L,为代谢性碱中毒失代偿;AB>SB,为呼吸性酸中毒,提示二氧化碳潴留,通气不足;AB<SB,为呼吸性碱中毒,提示二氧化碳排出过多,通气过度。

4. 缓冲碱(buffer base,BB) 为全血中起缓冲作用阴离子的总和,包括 HCO_3^-、血浆蛋白(Pr^-)和血红蛋白(Hb^-)等。

【参考区间】

45~55mmol/L。

【临床意义】

BB 降低提示代谢性酸中毒或呼吸性碱中毒;BB 升高提示代谢性碱中毒或呼吸性酸中毒。

5. 碱剩余(base excess,BE) 是指在 38℃,血红蛋白完全饱和,经 $PaCO_2$ 为 40mmHg 的气体平衡后的标准条件下,将 1L 血液滴定到 pH 等于 7.4 所需的酸或碱的量,血液偏碱性时,用酸滴定,BE 为正值;血液偏酸性时,用碱滴定,BE 为负值,可反映血液中碱贮备增加或减少的情况。

【参考区间】

−3~+3mmol/L。

【临床意义】

BE>+3mmol/L,为代谢性碱中毒;BE<−3mmol/L,为代谢性酸中毒。

6. 动脉二氧化碳分压(partial pressure of carbon dioxide,$PaCO_2$) 是指动脉血液中物理溶解的二氧化碳产生的压力。$PaCO_2$ 随肺通气量的变化而变化,通气量增加,$PaCO_2$ 下降;通气量减少,$PaCO_2$ 升高。

【参考区间】

成人:35~45mmHg(4.7~6.0kPa);儿童:26~41mmHg(3.5~5.5kPa)。

【临床意义】

$PaCO_2$ 可用于判断:①有无呼吸性酸、碱失衡及其代偿反应。$PaCO_2$<35mmHg(4.7kPa)提示通气过度,存在呼吸性碱中毒;$PaCO_2$>50mmHg(6.7kPa)提示存在呼吸性酸中毒。②是否存在代谢性酸碱失衡的代偿情况。代谢性酸中毒时 $PaCO_2$ 减低或代谢性碱中毒时 $PaCO_2$ 增高,均提示已通过呼吸进行代偿。③肺泡通气状况。因二氧化碳弥散能力很强,$PaCO_2$ 与肺泡二氧化碳分压(P_ACO_2)接近,可反映 P_ACO_2 的平均值。$PaCO_2$ 增高提示肺泡通气不足,二氧化碳潴留;$PaCO_2$ 减低提示肺泡通气过度,二氧化碳排出过多。④是否存在呼吸衰竭及其类型。$PaCO_2$>50mmHg(6.7kPa),表明为Ⅱ型呼吸衰竭;肺源性心脏病呼吸衰竭患者 $PaCO_2$ 超过 70~80mmHg(9.3~10.7kPa),肺性脑病的发生率明显上升。

7. 动脉血氧分压(PaO_2) 指血液中物理溶解的氧产生的压力。PaO_2 升高,有利于氧合血红蛋白(HbO_2)的生成,PaO_2 降低,有利于 HbO_2 的解离。

【参考区间】

成人:80~100mmHg(10.7~13.3kPa)。

【临床意义】

主要是判断机体有无缺氧及其程度:①PaO_2<70~80mmHg(9.3~10.7kPa),提示轻度缺氧;②PaO_2 在 60~70mmHg(8.0~9.3kPa),提示中度缺氧;③PaO_2<60mmHg(8.0kPa),提示重度缺氧,为呼吸衰竭的表现;④PaO_2<30mmHg(4.0kPa),生命难以维持。

8. 动脉氧饱和度(O_2saturation,SaO_2) 指血液中实际含氧量与氧容量的比值。SaO_2 反映的是 Hb 结合氧的能力,该能力与 PaO_2 有关。SaO_2 与 PaO_2 的关系曲线称氧离曲线,呈 S 形。

【参考区间】

91.9%~99%。

【临床意义】

SaO_2 与 PaO_2 测定的意义相同,均是反映机体有无缺氧的指标。不同的是前者受血液血红蛋白量的影响,如贫血、红细胞增多或血红蛋白变性等,后者则不受影响。

9. 阴离子间隙(anion gap,AG)测定 阴离子间隙指未测定阴离子(unmeasured anion,UA)与未测定阳离子(unmeasured cation,UC)之差。UA 指除经常测定的 Cl^- 和 HCO_3^- 外的其他阴离子,如某些无机酸(磷酸、硫酸等)、有机酸(乙酰乙酸、乳酸、丙酮等)。UC 指除 Na^+ 外的其他阳离子,如 K^+、Ca^{2+}、Mg^{2+} 等。血液中阴、阳离子总当量数相等,两者保持电中性,故 AG 可用血浆中常规测定的阳离子与常规测定的阴离子的差值计算得出,即 $AG(mmol/L)= Na^+ - [Cl^- + HCO_3^-]$。

【参考区间】

10~14mmol/L。

【临床意义】

AG 是反映血浆中固定酸含量的指标,可鉴别不同类型的代谢性酸中毒,辅助诊断混合型酸碱平衡失调。AG 增高为代谢性酸中毒,如肾功能衰竭、酮症酸中毒和乳酸中毒等。但并非所有的代谢性酸中毒 AG 均升高,如肠瘘、肾小管病变等引起的代谢性酸中毒,AG 则变化不大。

(王柏山)

八、内分泌激素实验室检查

(一) 甲状腺激素检查

甲状腺分泌的甲状腺激素生理作用十分广泛,对机体的许多生命活动均有重要的调节作用。甲状腺激素包括甲状腺素(thyroxine,T_4)和三碘甲状腺原氨酸(3,3′,5-triiodothyronine,T_3),两者均为酪氨酸含碘衍生物。在垂体分泌的促甲状腺激素(thyroid-stimulating hormone,TSH)的作用下,T_3 和 T_4 从甲状腺滤泡中释放入血。血中 T_3 和 T_4 绝大部分与血浆中甲状腺结合球蛋白(thyroxin binding globulin,TBG)结合,少部分为有生理活性的游离形式。血液中 T_4 占 90%,T_3 仅占 2%,但是 T_3 生理活性远强于 T_4,发挥了正常甲状腺激素功能的 2/3。T_3 主要由 T_4 脱碘产生。

甲状腺激素的分泌受腺垂体分泌的 TSH 调节,TSH 受下丘脑分泌的促甲状腺素释放激素(thyrotropin releasing hormone,TRH)调节,甲状腺激素对 TRH 具有负反馈调节作用。

1. 血清游离 T_4(free thyroxine,FT_4)和游离 T_3(free triiodothyronine,FT_3)测定 血清 FT_4 和 FT_3 能真实反映甲状腺功能状况,对甲状腺功能紊乱的诊断有重要价值。

【参考区间】

成人 FT_4:10~23pmol/L;FT_3:5.4~8.8pmol/L。

【临床意义】

(1) FT_4 改变:①FT_4 增高,见于甲状腺功能亢进症,其对诊断甲状腺功能亢进症的灵敏度较高。此外,FT_4 增高也可见于甲状腺危象。②FT_4 降低,主要见于甲状腺功能减退症,应用抗甲状腺、肾上腺皮质激素、苯妥英钠、多巴胺等药物,也可见于肾病综合征。

(2) FT_3 改变:①FT_3 增高,见于甲状腺功能亢进症,为诊断甲状腺功能紊乱灵敏可靠的指标,早期或具有复发前兆时即可明显增高。②FT_3 减低,见于低 T_3 综合征、慢性淋巴细胞性甲状腺炎晚期、应用肾上腺糖皮质激素等。

2. 反三碘甲状腺原氨酸(reverse triiodothyronine,rT_3)测定 rT_3 由 T_4 在外周组织脱碘而生成。生理情况下,rT_3 含量极少,其活性仅为 T_4 的 10%,但也是反映甲状腺功能的一个指标。

【参考区间】

0.2~0.8nmol/L。

Note:

【临床意义】

（1）rT_3 增高见于：①甲状腺功能亢进，rT_3 增高诊断甲状腺功能亢进的符合率为 100%；②非甲状腺疾病，如急性心肌梗死、肝硬化、尿毒症、糖尿病、脑血管病、心力衰竭等 rT_3 可增高；③药物影响，如普萘洛尔、地塞米松、丙硫嘧啶等可致 rT_3 增高。当甲状腺功能减退应用甲状腺激素替代治疗时，rT_3、T_3 正常说明用药量合适；若 rT_3、T_3 增高，而 T_4 正常或偏高，提示用药量过大。

（2）rT_3 减低见于：①甲状腺功能减退，甲状腺功能减退时 rT_3 明显减低；②慢性淋巴细胞性甲状腺炎，rT_3 减低常提示发生甲状腺功能减退；③药物影响，应用抗甲状腺药物治疗时，rT_3 减低较 T_3 缓慢，当 rT_3、T_4 低于参考值时，提示用药过量。

（二）肾上腺激素检查

肾上腺皮质分泌类固醇激素，作用广泛，对维持机体的基本生命活动和生理功能非常重要。肾上腺皮质激素的分泌活动受下丘脑分泌的促肾上腺皮质激素释放激素（corticotropin-releasing hormone，CRH）、垂体分泌的促肾上腺皮质激素（adrenocorticotropic hormone，ACTH）调控。肾上腺髓质主要分泌肾上腺素、去甲肾上腺素和少量多巴胺，三者的化学结构相似，临床统称为儿茶酚胺。儿茶酚胺类激素在机体的应激反应中起重要作用。

1. 肾上腺皮质激素检查

（1）血清皮质醇和尿液游离皮质醇测定：皮质醇（cortisol）主要由肾上腺皮质束状带细胞分泌，进入血液后大部分与皮质醇结合蛋白及清蛋白结合，游离状态的皮质醇极少。血循环中 5%~10% 的游离皮质醇（free cortisol，FC）从尿中排出。由于皮质醇的分泌有昼夜节律性变化，一般检测上午 8 时和午夜 2 时的血清皮质醇浓度分别代表峰浓度和谷浓度。血清皮质醇反映肾上腺皮质激素分泌的情况，尿液 FC 主要反映血液中有活性的游离皮质醇水平。临床上常以血清皮质醇和 24 小时尿液 FC 作为筛检肾上腺皮质功能异常的首选指标，也可以作为 ACTH、CRH 兴奋试验的观察指标。

【标本采集】

一般在患者处于正常规律睡眠状态时进行。于午夜 2 时和上午 8 时分别采血（黄色或红色管帽真空采血管采血），同时留取 24 小时尿液，及时送检。标本采集必须标注采集时间，因为皮质醇存在显著的昼夜变化。

【参考区间】

血清 FC：上午 8 时，140~630nmol/L；午夜 2 时，55~165nmol/L；峰谷比 >2。尿液游离 FC：30~276nmol/24h。

【临床意义】

血清皮质醇和 24 小时尿液 FC 增高见于库欣病、双侧肾上腺皮质肿瘤、垂体肿瘤、长期应激状态或长期服用糖皮质激素；降低见于艾迪生病、腺垂体功能减退等。

（2）尿液 17- 羟皮质类固醇和 17- 酮皮质类固醇测定：尿液中皮质类固醇的代谢产物主要分为 17 羟皮质类固醇（17- hydroxycorticosteroids，17-OHCS）和 17- 酮类固醇（17-ketosteroid，17-KS）。17-OHCS 主要是皮质醇的代谢产物，尿液中其含量高低可反映肾上腺皮质的功能。17-KS 是皮质醇和雄激素的代谢产物。女性和儿童尿液中的 17-KS 主要来自肾上腺皮质，男性约 1/3 来自睾丸，2/3 来自肾上腺皮质。因此，女性和儿童尿液 17-KS 含量的高低可反映肾上腺皮质功能，男性尿中 17-KS 含量则反映肾上腺皮质和睾丸的功能。

【标本采集】

24 小时尿液，留取标本时，要求患者禁食水果、茶、有色蔬菜以及含有维生素 C 和咖啡因的食物。

【参考区间】

17-OHCS：成人男性 21.28~34.48μmol/24h，成年女性 19.27~28.21μmol/24h。

17-KS：男性 28.5~61.8μmol/24h；女性 20.8~52.1μmol/24h。

【临床意义】

皮质功能亢进如库欣病、肾上腺皮质肿瘤、甲状腺功能亢进症、肥胖等,尿液 17-OHCS 和尿液 17-KS 增高;睾丸间质细胞瘤时,17-KS 增高。皮质功能减退如艾迪生病、腺垂体功能减退、肾上腺切除术后、甲状腺功能减退等,尿液 17-OHCS 和尿液 17-KS 减低;睾丸功能减退时,17-KS 减低。

(3) 血浆和尿液醛固酮测定:醛固酮(aldosterone,ALD)是肾上腺皮质球状带细胞分泌的一种盐皮质激素,作用于肾脏远曲小管,具有保钠排钾、调节水电解质平衡的作用。ALD 的浓度有昼夜变化规律,并受体位、饮食及肾素水平的影响。

【标本采集】

患者在普通饮食 5~7 天后,静脉采血,同时留取 24 小时尿液。

【参考区间】

血浆:卧位 (238.6 ± 104.0)pmol/L,立位 (418.9 ± 245.0)pmol/L;

尿液:9.4~35.2nmol/24h。

【临床意义】

ALD 增高主要见于肾上腺皮质肿瘤或增生引起的原发性醛固酮增多症(primary aldosteronism),也可见于有效血容量减低、肾血流量减少所致的继发性醛固酮增多症,如心力衰竭、肾病综合征等。长期服用避孕药等也可使 ALD 增高。ALD 减低主要见于肾上腺皮质功能减退症、垂体功能减退等。应用普萘洛尔、利血平等药物也可使 ALD 减低。

2. 肾上腺髓质激素检查

(1) 肾上腺素(epinephrine,E)和去甲肾上腺素(norepinephrine,NE)测定

【标本采集】

要求患者情绪稳定,于安静卧位时采血(红色、黄色或绿色管帽真空采血管采血)。留取 24 小时尿液时,要求患者前 2 天开始禁食咖啡、茶等兴奋性饮料及药物等。

【参考区间】

血液:E 0.615~3.24nmol/L;NE 109~437nmol/L。

24 小时尿液:E 0~20μg/24h;NE 15~80μg/24h。

【临床意义】

嗜铬细胞瘤时,血液和尿液 E 和 NE 均增高。

(2) 尿液香草扁桃酸(vanillylmandelic acid,VMA)测定:VMA 是儿茶酚胺的代谢产物。体内儿茶酚胺的代谢产物中有 60% 是 VMA,其性质较儿茶酚胺稳定,且 63% 的 VMA 自尿液排出,故测定尿液 VMA 可以了解肾上腺髓质的分泌功能。VMA 的分泌有昼夜节律性变化,测定其浓度应收集 24 小时混合尿液。

【标本采集】

留取 24 小时混合尿液,留取尿液标本时,要求患者提前 2 天禁食咖啡、茶等兴奋性饮料及药物等。

【参考区间】

2~7mg/24h。

【临床意义】

尿 VMA 增高主要见于嗜铬细胞瘤发作期、交感神经母细胞瘤、交感神经细胞瘤及肾上腺髓质增生等。

(三) 性激素检查

性激素(sex hormone)可分为雄性激素(androgen)和雌性激素(estrogen),后者包括雌激素和孕激素。性激素除少量由肾上腺皮质分泌外,男性主要在睾丸产生,女性非妊娠期主要由卵巢产生,妊娠期由胎盘产生。雄性激素主要为睾酮(testosterone)及少量脱氢异雄酮(dehydroepiandrosterone,DHEA)和雄烯二酮(androstenedione)。雌激素主要为雌二醇(estradiol,E_2)及少量雌三醇(estriol,E_3)

Note:

和雌酮(estrone),孕激素即孕酮(progesterone)。

实验室多采用免疫学的方法测定性激素,包括对血浆中各种性激素总浓度和游离浓度的测定。由于性激素浓度与年龄关系密切,雌性激素水平与月经周期相关,同一个体不同时期血中性激素水平差异巨大,单次测定结果不能全面真实地反映腺体的功能状况,必须对测定结果进行综合分析。

1. 孕酮测定　孕酮由黄体和卵巢分泌,是类固醇激素合成的中间代谢产物,对维持正常月经周期及正常妊娠有重要的作用。

【参考区间】

男性:0.2~1.4μg/L。

女性:卵泡期 0.2~1.5μg/L;排卵期 0.8~3.0μg/L;黄体期 1.7~27μg/L;停经后 0.1~0.8μg/L;怀孕早期 16.4~49μg/L;怀孕中期 19.7~52μg/L;怀孕晚期 25.3~93μg/L。

【临床意义】

(1) 孕酮增高:主要见于葡萄胎、妊娠高血压综合征、原发性高血压、卵巢肿瘤、多胎妊娠、先天性肾上腺皮质增生等。

(2) 孕酮减低:主要见于黄体功能不全、多囊卵巢综合征、胎儿发育迟缓、死胎、原发性或继发性闭经、无排卵性子宫功能型出血等。

2. 雌二醇测定　雌二醇(E_2)是雌激素的主要成分,由睾丸、卵巢和胎盘分泌,或由雌激素转化而来。血浆中 70% E_2 与清蛋白结合,其余为游离型。E_2 随月经周期和年龄而变化,其生理功能是促进女性生殖器官的发育和副性征的出现,并维持在正常状态。男性随年龄增长,E_2 水平也逐渐增高。E_2 对代谢也有明显的影响。

【参考区间】

男性:成人 7.63~42.6ng/L。

女性:卵泡期 12.5~166ng/L;排卵期 85.8~498ng/L;黄体期 43.8~211ng/L;停经后 <5.00~54.7ng/L;怀孕早期 215~4 300ng/L;怀孕中期 810~5 760ng/L;怀孕晚期 1 810~13 900ng/L。

【临床意义】

(1) E_2 增高:常见于女性性早熟、男性女性化、卵巢肿瘤以及性腺母细胞瘤、垂体瘤等,也可见于肝硬化、妊娠期。

(2) E_2 减低:常见于各种原因所致的原发性性腺功能减退,如卵巢发育不全,也可见于下丘脑和垂体病变所致的继发性性腺功能减退等。卵巢切除、青春期延迟、原发性或继发性闭经、绝经、口服避孕药等也可使 E_2 减低。

3. 睾酮测定　睾酮由男性的睾丸或女性的卵巢分泌。血液循环中具有活性的游离睾酮仅为2%。睾酮分泌具有昼夜节律性变化,上午 8 时为分泌高峰,测定上午 8 时的睾酮浓度对评价男性睾丸分泌功能具有重要价值。

【参考区间】

成年男性:20~49 岁 2.49~8.36μg/L;≥50 岁 1.93~7.40μg/L。

成年女性:20~49 岁 0.084~0.481μg/L;≥50 岁 0.029~0.408μg/L。

【临床意义】

(1) 睾酮增高:主要见于睾丸间质细胞瘤、男性性早熟、先天性肾上腺皮质增生症、肾上腺皮质功能亢进症、多囊卵巢综合征等。也可见于女性肥胖症、中晚期妊娠及应用雄激素等。

(2) 睾酮减低:主要见于原发性小睾丸症(Klinefelter syndrome)、睾丸不发育症、嗅神经 - 性发育不全综合征(Kallmann syndrome)、男性 Turner 综合征等,也可见于睾丸炎症、肿瘤、外伤、放射性损伤等。

4. 人类绒毛膜促性腺激素(human chorionic gonadotropin,hCG)测定　hCG 是一种主要由人体胎盘滋养层细胞产生的糖蛋白类激素,某些低分化的肿瘤细胞也可少量合成。妊娠早期绒毛组织形成后,合体滋养层细胞就开始大量合成分泌 hCG,妊娠 8~10 周时达到高峰。孕 12 周开始,由于

Note:

胎儿肾上腺抑制滋养细胞,hCG 呈特征性下降,至妊娠 20 周时降至较低水平,并维持到妊娠末。产后血清 hCG 以半衰期 24~36 小时的速度下降,2 周左右可降至不能测出。

【参考区间】

化学发光法:

男性:<2.67IU/L;

未孕女性:0.5~2.90IU/L;

妊娠女性:0.2~1 孕周 5~50IU/L;1~2 孕周 50~500IU/L;2~3 孕周 100~5 000IU/L;3~4 孕周 500~10 000IU/L;4~5 孕周 1 000~50 000IU/L;5~6 孕周 10 000~100 000IU/L;6~8 孕周 15 000~200 000IU/L;8~12 孕周 10 000~100 000IU/L。

【临床意义】

用于妊娠早期诊断,于停经后 2~3 天即可测出并逐步升高,妊娠前 3 个月测定 hCG 特别重要。此期间 hCG 升高也可能提示绒毛膜癌、葡萄胎或多胎妊娠;hCG 升高还可见于生殖细胞、卵巢、膀胱、胰腺、胃、肺和肝脏等肿瘤患者。hCG 含量降低提示流产、宫外孕、妊毒症或死胎。

(四) 下丘脑 - 垂体激素检查

1. **血清促甲状腺激素(thyroid stimulating hormone,TSH)测定**　TSH 为腺垂体合成分泌的糖蛋白,是下丘脑 - 垂体 - 甲状腺调节系统的主要调节激素。在反映甲状腺功能紊乱方面,血清 TSH 较甲状腺激素更为敏感。目前国际上推荐以血清 TSH 作为甲状腺功能紊乱的首选筛查指标。

【参考区间】

成人 0.34~5.60mIU/L。

【临床意义】

因甲状腺病变所致的原发性甲状腺功能亢进,T_4 和 T_3 增高,TSH 降低;因下丘脑或垂体病变所致的继发性甲状腺功能亢进,T_4 和 T_3 增高,TSH 同时增高。原发性甲状腺功能减退,T_4 和 T_3 降低,TSH 增高;继发性甲状腺功能减退,T_4 和 T_3 降低,TSH 也降低。长期服用含碘药物、居住在缺碘地区或艾迪生病者,血清 TSH 增高。

2. **促肾上腺皮质激素(adrenocorticotropic hormone,ACTH)测定**　ACTH 是腺垂体分泌的多肽激素,与皮质醇具有相同的生理昼夜变化。在皮质功能紊乱时,ACTH 和皮质醇的昼夜变化分泌节律消失。

【参考区间】

早晨(8:00):2.2~12.0pmol/L(10~55.1ng/L);

夜间(24:00):<2.2pmol/L(<10ng/L);

早晨和夜间的比值 >2。

【临床意义】

ACTH 检测可用于皮质醇增多症、肾上腺皮质功能减退的诊断以及疑有异位 ACTH 分泌的鉴别诊断。午夜血浆 ACTH 增高,见于下丘脑垂体性皮质醇增多症;早晨血浆 ACTH 降低,见于下丘脑垂体性皮质醇减退症、原发性皮质醇增多症,两者均存在昼夜节律消失的情况。

3. **生长激素(growth hormone,GH)测定**　GH 由腺垂体分泌,其生理功能是刺激长骨和各种软组织生长,促进蛋白质合成、糖原异生、脂肪分解和钙磷吸收。由于 GH 分泌具有脉冲式节律,白天于餐后 3 小时分泌,夜间熟睡后 1 小时多次脉冲式分泌。因而宜在午夜采血测定 GH,且单项测定意义有限,应同时进行动态检测。

【参考区间】

电化学发光免疫测定法:

男性:0~10 岁 0.094~6.29μg/L;11~17 岁 0.077~10.8μg/L,成年 0.03~2.47μg/L;

女性:0~10 岁 0.12~7.79μg/L;11~17 岁 0.123~8.05μg/L;成年 0.126~9.88μg/L。

Note:

【临床意义】

GH 增高最常见于垂体肿瘤所致的巨人症或肢端肥大症,也可见于外科手术、灼伤、低血糖症、糖尿病、肾功能不全等。GH 减低主要见于垂体性侏儒症、垂体功能减退症、遗传性 GH 缺乏症、继发性 GH 缺乏症等。高血糖、皮质醇增多症、应用肾上腺糖皮质激素也可使 GH 减低。

4. 催乳素(prolactin,PRL)测定 PRL 也称泌乳素,由腺垂体呈脉冲式分泌。腺垂体分泌 PRL 主要受下丘脑催乳素抑制激素的调节,具有昼夜节律变化。PRL 的主要生理功能是促进乳腺发育和泌乳,也可促进性腺的发育。

【参考区间】

电化学发光免疫测定法

男性:4.04~15.2μg/L;女性(未怀孕):4.79~23.3μg/L。

【临床意义】

孕妇血液中 PRL 的水平随孕期升高,可 >400μg/L;哺乳期血液中 PRL 也升高。非妊娠及哺乳期女性,血浆 PRL>300μg/L 时,可诊断为催乳素瘤;PRL 介于 100~300μg/L 时,应进行催乳素瘤与功能性高催乳素血症的鉴别。

(王柏山)

九、微量元素检查

微量元素通常指浓度低于体重 0.01% 的无机物,可分为必需微量元素、非必需微量元素和有害微量元素,必需微量元素包括铁、铜、锰、锌、铬、钴、钼、镍、钒、硅、锡、硒和氟等,有害微量元素包括镉、铅、汞、铝等。体内的微量元素处于动态平衡中。

微量元素与人体的生长和发育有着密切关系,无论是缺乏或过量,都可导致疾病的发生。检测微量元素在体内的变化,对疾病的诊断和治疗具有重要的意义。

(一) 必需微量元素测定

1. 铁测定

(1) 血清铁(serum iron,SI)测定:血液中的铁一部分与转铁蛋白结合,另一部分为游离状态,检测血清游离铁含量即为血清铁测定。

【参考区间】

男性:10.6~36.7μmol/L;女性:7.8~32.2μmol/L;儿童:9.0~22.0μmol/L。

【临床意义】

1) 生理性改变:增高见于 6 周内的新生儿;减低见于摄入或吸收不足的老年人,铁需要量增加的婴幼儿、青少年,以及月经期、妊娠期和哺乳期的妇女。

2) 病理性改变:增高见于:①红细胞生成或成熟障碍,如再生障碍性贫血、巨幼细胞贫血;②铁利用减低,如铅中毒、维生素 B_6 缺乏等;③红细胞破坏增加,如血管内溶血等;④铁吸收增加,如白血病、含铁血黄素沉着症、反复输血;⑤肝脏贮存铁释放和转铁蛋白合成障碍,如急性病毒性肝炎、慢性活动性肝炎和肝硬化等。减低见于缺铁性贫血、感染或炎症、真性红细胞增多症等。

(2) 血清总铁结合力(total iron binding capacity,TIBC)测定:正常血液中仅 1/3 的转铁蛋白与铁结合,血浆中未被铁结合的转铁蛋白在体外可与加入的铁完全结合而呈饱和状态,这种最大的铁结合量称为总铁结合力,可反映血清中游离转铁蛋白的含量。

【参考区间】

男性:50.0~77.0μmol/L,女性:54.0~77.0μmol/L。

【临床意义】

1) 生理性改变:TIBC 减低见于新生儿;TIBC 增高见于青年女性和妊娠期。

2) 病理性改变:TIBC 减低见于:①铁蛋白减少,如肝硬化、血色病;②转铁蛋白丢失,如肾病、脓毒血症;③转铁蛋白合成不足,如遗传性转铁蛋白缺乏症;④其他,如肿瘤、非缺铁性贫血、珠蛋白生成障碍性贫血、慢性感染等。TIBC增高见于:①转铁蛋白合成增加,如缺铁性贫血、妊娠后期;②铁蛋白释放增加,如急性肝炎、肝细胞坏死。

(3) 血清转铁蛋白饱和度(transferrin saturation,TS)测定:血清铁与总铁结合力的百分比值称为转铁蛋白饱和度。

【参考区间】

33%~55%。

【临床意义】

1) TS减低:血清转铁蛋白饱和度小于15%,结合病史可诊断为缺铁,其准确性仅次于铁蛋白,较血清总铁结合力和血清铁测定敏感。

2) TS增高:见于血色病、摄入过量铁、珠蛋白生成障碍性贫血等。

(4) 血清铁蛋白(serum ferritin,SF)测定:血清铁蛋白是铁的储存形式,铁蛋白核心具有强大的结合铁和储备铁的能力,以维持体内铁的供应和血红蛋白的相对稳定。血清铁蛋白含量较低,其变化可作为判断机体是否缺铁或铁负荷过多的指标。

【参考区间】

男性:15~200μg/L;女性:12~150μg/L。

【临床意义】

1) 生理性改变:SF在出生后1个月最高,3个月后开始减低,9个月时最低,10多岁时开始女性低于男性。

2) 病理性改变:SF增高见于:①体内贮存铁增加,如原发性血色病、依赖输血的贫血患者;②铁蛋白合成增加,如炎症、急性粒细胞白血病、肝肿瘤、胰腺癌、甲状腺功能亢进症;③组织铁蛋白释放增加,如肝衰竭、慢性肝病等。SF减低见于:①体内贮存铁减少,如缺铁性贫血、妊娠;②铁蛋白合成减少、维生素C缺乏等。

2. 锌测定

【参考区间】

9.0~20.7μmol/L。

【临床意义】

血清锌增高主要见于急性锌中毒。血清锌降低常见于慢性活动性肝炎、酒精性肝硬化、原发性肝癌等肝脏病变,胃肠道吸收障碍、某些慢性消耗性疾病、急性或慢性感染,以及手术、外伤、心肌梗死等急性创伤。

3. 铜测定

【参考区间】

男性:11.0~22.0μmol/L;女性:12.6~24.4μmol/L。

【临床意义】

血清铜增高见于感染性疾病、多种恶性肿瘤、肝硬化、甲状腺功能亢进、妊娠后期及摄入维生素和口服避孕药。血清铜降低见于摄入过量铁或锌引起竞争性吸收不良、肝豆状核变性或Menkes综合征等。

4. 碘测定

【参考区间】

<250μg/L。

【临床意义】

血清碘增高见于高碘性甲状腺肿。血清碘降低见于地方性甲状腺肿。

(二) 有害微量元素测定

有害微量元素的定义是相对的,对人类健康有害的微量元素铅、汞、镉、铝等主要来源于食物和饮水。环境污染和职业接触是有害微量元素体内蓄积增加的主要原因。

【参考区间】

血清:铅 <200μg/L;镉 <0.1μg/L;铝 <0.37μmol/L;

24 小时尿液:汞 <20μg/24h。

【临床意义】

主要用于职业接触后的检查。

(1)血清铅:血清铅的最高允许值为 600μg/L,铅过量可产生多种症状,如腹痛、畏食、运动失调等。

(2)血清镉:镉经肠道吸收后,在肝肾组织中蓄积,首先是肾损害,血镉的最高允许值为 10μg/L,单次致死量为 300mg。

(3)血清铝:血清铝的浓度大于上限的 20 倍后,可出现临床症状,如语言失调、癫痫、进行性痴呆。

(4)尿液汞:见于汞蒸气中毒,在脑中蓄积,产生兴奋性增加、行为障碍、记忆力丧失等神经症状。

(王柏山)

第五节 临床常用免疫学检查

临床免疫学是将免疫学基础理论、免疫学技术与临床医学相结合的边缘学科,主要应用免疫学理论和技术研究疾病的病因、发病机制、诊断及治疗。临床免疫学检查常用于感染性疾病、自身免疫性疾病、变态反应性疾病、免疫缺陷病和肿瘤等疾病的诊断及疗效观察。其主要检查包括免疫球蛋白测定、血清补体测定、感染性疾病的免疫学检查、自身免疫性疾病的实验室检查等。临床免疫检查多用非抗凝血标本,建议采用真空负压采血管采集血标本。

一、免疫球蛋白测定

免疫球蛋白(immunoglobulin,Ig)是一组具有抗体活性的球蛋白,由浆细胞合成与分泌,广泛分布于血液、体液及部分细胞的表面。Ig 可分为 IgG、IgA、IgM、IgD 和 IgE 五类。

(一) IgG、IgA、IgM、IgD 测定

IgG 是血清免疫球蛋白的主要成分,约占血清总 Ig 的 75%,主要由脾脏和淋巴结中的浆细胞合成,是机体重要的抗菌、抗病毒和抗毒素抗体,也是唯一能通过胎盘的 Ig。IgA 主要由肠系膜淋巴组织中的浆细胞产生,约占血清中总 Ig 的 10%,可分为血清型和分泌型 2 种,分泌型 IgA 在抗呼吸系统、消化系统和泌尿生殖系统的感染中起重要作用。IgM 为相对分子量最大的 Ig,又称巨球蛋白,是由 5 个 IgM 单体组成的五聚体大分子 Ig,这种多聚体结构赋予 IgM 较高的抗原结合价,在补体和吞噬细胞参与下,其杀菌、溶菌、激活补体和促进吞噬等作用均显著强于 IgG。IgM 主要分布于血液中,占血清中 Ig 的 5%~10%,在防止发生菌血症方面起重要作用。IgD 是 1965 年从骨髓瘤患者血清中发现的一种 Ig,在血清中以单体形式存在,含量很低,占血清中 Ig 总量的 1%,目前对其结构和功能了解不多,可能与变态反应和自身免疫性疾病有关。

【参考区间】

IgG:8.6~17.4g/L;IgA:1.0~4.2g/L;IgD:0.003~0.140g/L;

IgM:男性 0.3~2.2g/L;女性 0.5~2.8g/L。

【临床意义】

(1)高免疫球蛋白血症:多细胞株蛋白血症可见于慢性感染、肝病、自身免疫病、恶性肿瘤等。单细胞株蛋白血症主要见于浆细胞恶性病变,包括各类 Ig 多发性骨髓瘤、巨球蛋白血症和浆细胞瘤。

1)IgG 增高:见于各种感染性疾病和自身免疫性疾病,如慢性活动性肝炎、传染性单核细胞增多症、结核病、全身念珠菌感染、系统性红斑狼疮、类风湿关节炎等。

Note:

2）IgA 增高：主要为黏膜炎症和皮肤病变，如溃疡性结肠炎、酒精性肝炎、曲霉病、过敏性紫癜、皮肌炎等。

3）IgM 增高：多见于毒血症和感染性疾病的早期，如原发性胆汁性肝硬化和急性肝炎的发病初期、传染性单核细胞增多症、曲霉病、类风湿关节炎等。

4）IgD 增高：主要见于 IgD 型骨髓瘤、慢性骨髓炎、皮肤感染、流行性出血热等。

（2）低免疫球蛋白血症：①先天性低免疫球蛋白血症，主要见于体液免疫缺陷和联合免疫缺陷病，一种是 Ig 全缺，另一种是缺一种或两种，其中以 IgA 缺乏多见，患者易反复发生呼吸道感染。缺乏 IgG 者易患化脓性感染；缺乏 IgM 者易患革兰氏阴性菌败血症。②获得性低免疫球蛋白血症，可能与严重胃肠道疾病、肾病综合征、恶性肿瘤骨转移、重症传染病等有关。

（二）IgE 测定

IgE 主要由鼻咽部、扁桃体、支气管、胃肠道等黏膜固有层的浆细胞分泌，血清含量很低，占血清总 Ig 的 0.002%，能与肥大细胞、嗜碱性粒细胞膜结合，在I型变态反应性疾病的发病中具有重要作用。

【参考区间】

成人 IgE：0.1~0.9mg/L。

【临床意义】

（1）IgE 增高：IgE 是介导I型变态反应的主要抗体，在过敏性支气管炎、异位性皮炎、过敏性鼻炎、荨麻疹、IgE 型骨髓瘤、寄生虫感染、系统性红斑狼疮、类风湿关节炎等疾病中增高。血清总 IgE 水平是针对各种变应原 IgE 的总和，作为过敏反应性疾病的初筛试验，在鉴别过敏与非过敏方面有一定价值，但不能说明患者对何种物质过敏。特异性 IgE 检测是针对某一种过敏原的 IgE 测定，有助于寻找和确定过敏原。

（2）IgE 降低：见于先天性或获得性免疫缺陷综合征、恶性肿瘤、长期使用免疫抑制剂等。

二、血清补体测定

补体（complement）是存在于新鲜血清中具有潜在酶活力且不耐热的 3 组球蛋白，第 1 组由 C1~C9 的 9 种补体成分组成；第 2 组包括 B、D、P、H 等因子；第 3 组为补体的调节蛋白，如 C1 抑制物、C4 结合蛋白等。补体具有溶解靶细胞、促进吞噬、参与炎症反应等功能，还在免疫调节、清除免疫复合物、稳定机体内环境、参与变态反应及自身免疫性疾病等方面起重要作用。

（一）总补体溶血活性测定

总补体溶血活性（total complement hemolysis activity，CH）反映的主要是补体 9 种成分的综合水平，一般以 50% 的溶血率（CH_{50}）作为判别点。

【参考区间】

50 000~100 000U/L。

【临床意义】

（1）CH_{50} 活性增高：常见于各种急性炎症（风湿热急性期、结节性动脉炎、皮肌炎、伤寒、麻疹、肺炎等）、急性组织损伤、恶性肿瘤等。

（2）CH_{50} 活性降低：可由先天性和后天因素引起。先天性补体缺乏症较少见，由补体基因缺损或突变引起，主要导致补体成分或调节成分缺陷；后天因素主要由消耗过多、合成减少等因素引起，见于急性肾小球肾炎、系统性红斑狼疮、大面积烧伤、冷球蛋白血症、严重感染、肝硬化等。

（二）血清补体 C3 测定

补体 C3 参与补体旁路活化，主要由吞噬细胞和肝脏合成。

【参考区间】

免疫比浊法：0.7~1.4g/L。

【临床意义】

（1）C3 增高：C3 作为一种急性时相反应蛋白，在风湿热急性期、心肌炎、心肌梗死、关节炎等急性炎症或传染性疾病早期增高。

（2）C3 降低：①补体合成能力降低，如慢性活动性肝炎、肝硬化、肝衰竭等；②补体消耗或丢失过多，如活动性红斑狼疮、急性肾小球肾炎、冷球蛋白血症、严重类风湿关节炎、严重烧伤等；③补体合成原料不足，如儿童营养不良性疾病；④先天性补体缺乏。

（三）血清补体 C4 测定

补体 C4 由吞噬细胞和肝脏合成，是补体经典激活途径的一个重要组分。

【参考区间】

免疫比浊法：0.1~0.4g/L。

【临床意义】

与 C3 相似。C4 降低还见于多发性骨髓瘤、IgA 肾病、遗传性血管性水肿、遗传性 C4 缺乏等。

三、感染性疾病的免疫学检查

感染是病原体与人体在一定条件下相互作用的病理过程。感染的病原体包括各种细菌、病毒、寄生虫、真菌、支原体、衣原体、螺旋体等。病原体感染后，机体免疫系统活化，产生针对病原体抗原的特异性抗体，感染初期产生的抗体主要为 IgM，后期以 IgG 为主，特异性抗体的产生是病原体感染免疫学诊断的重要依据，但一部分血清学试验所用的抗原为病原体的共同抗原，其阳性结果为非特异性。本节主要介绍甲型、乙型和丙型肝炎病毒，人类获得性免疫缺陷病毒，梅毒感染等免疫学检查。

（一）甲型肝炎病毒标志物检测

甲型肝炎病毒（Hepatitis A virus，HAV）属于微小 RNA 病毒科嗜肝 RNA 病毒属，主要通过粪 - 口途径传播，在肝细胞内进行复制，通过胆汁从粪便排出。HAV 感染后，机体在急性期和恢复早期出现抗 -HAV IgM 抗体，在恢复后期出现抗 -HAV IgG 抗体，且可维持终身，对 HAV 的再感染有免疫防御能力。目前主要通过 ELISA 法或化学发光法检测抗 -HAV IgM 和抗 -HAV IgG 两种血清标志物。

【参考区间】

阴性。

【临床意义】

抗 -HAV IgM 阳性是甲型肝炎病毒急性感染早期诊断的主要标志物，可作为临床确诊依据；抗 -HAV IgG 阳性表示曾感染过 HAV，主要用于甲型肝炎的流行病学调查。

（二）乙型肝炎病毒标志物检测

乙型肝炎病毒（Hepatitis B virus，HBV）属嗜肝 DNA 病毒科，在 HBV 感染患者的血液中可见到大球形、小球形和管型 3 种不同形状与大小的 HBV 颗粒，大球形颗粒又称为 Dane 颗粒，是完整的感染性病毒颗粒，分为包膜和核心两部分，包膜由双层脂质和蛋白质组成，其中含有乙型肝炎病毒表面抗原（Hepatitis B surface antigen，HBsAg）和少量前 S 抗原。核心部分含有环状双股 DNA 和 DNA 多聚酶，核心表面是乙型肝炎病毒核心抗原（Hepatitis B core antigen，HBcAg），HBcAg 仅存在于感染的肝细胞核内，当其进入细胞质时即被 HBsAg 所覆盖而形成完整的 Dane 颗粒。乙型肝炎病毒 e 抗原（Hepatitis B e antigen，HBeAg）是由 HBV 的前 C 基因表达，常出现在 HBV 患者的血液中。机体感染 HBV 后产生针对上述抗原的不同抗体而形成 3 种不同的抗原抗体系统，即 HBsAg 和抗 -HBs、HBeAg 和抗 -HBe、HBcAg 和抗 -HBc，这些血清学标志物可通过 ELISA、化学发光等方法检测。血液中的 HBV DNA 的存在是 HBV 感染最直接、最灵敏和最特异的检查指标，常用聚合酶链反应（PCR）方法进行检测。

【参考区间】

均为阴性。

【临床意义】

（1）HBsAg：感染 HBV 1~2 个月后于血清中出现，可维持数周、数月至数年，HBsAg 本身不具有传染性,但阳性常作为传染性的标志之一。HBsAg 阳性见于:①乙型肝炎潜伏期和急性期;②慢性乙型肝炎、乙型肝炎肝硬化等;③慢性 HBsAg 携带者。

(2) 抗 -HBs:为针对 HBsAg 产生的中和抗体,一般于 HBsAg 转阴后出现,可持续多年,其滴度与保护作用相平行。抗 -HBs 阳性见于:①既往曾感染 HBV,现已有一定的免疫力;②接种乙肝疫苗后,一般只出现抗 -HBs 单项阳性;③被动性获得抗 -HBs 抗体,如接受免疫球蛋白或输血治疗的患者。

(3) HBeAg:由感染的肝细胞分泌入血,在血液中可游离存在。HBeAg 阳性见于 HBsAg 阳性的患者,是病毒复制、传染性强的指标,HBeAg 持续阳性的乙型肝炎易转变为慢性肝炎。

(4) 抗 -HBe:是 HBeAg 的对应抗体,但不是中和抗体,出现于急性感染的恢复期,持续时间较长,抗 -HBe 和 HBeAg 一般不会同时阳性。抗 -HBe 阳性见于:①HBeAg 转阴的患者,提示病毒复制减少,传染性减低;②部分慢性乙型肝炎、肝硬化、肝癌患者。

(5) HBcAg 和抗 -HBc:HBcAg 主要存在于受感染的肝细胞核内,不游离于血清中,检测较困难,临床一般不作为常规检查指标。抗 -HBc 是 HBcAg 的对应抗体,为反映肝细胞受到 HBV 侵害的指标,主要包括 IgM、IgG 型,可检测总抗 -HBc,也可分别检测抗 -HBc IgM、抗 -HBc IgG。抗 -HBc IgM 是感染 HBV 后血液中最早出现的特异性抗体,急性期滴度高,是诊断急性乙型肝炎和判断病毒复制、传染性强的重要指标,阳性还见于慢性活动性肝炎。抗 -HBc IgG 高滴度表明患者正在感染,低滴度表示既往感染过 HBV,在体内持续时间长,具有流行病学意义。

(6) HBV-DNA 定性或定量测定:HBV-DNA 阳性是急性乙型肝炎病毒感染的可靠诊断指标,还用于评价乙型肝炎抗病毒药物治疗效果、筛检献血员、监测血液制品的传染性、乙肝疫苗的安全性等。

乙型肝炎 5 项血清学标志物检查的临床意义见表 5-5-1。

表 5-5-1 HBV 血清学标志物的临床意义

感染模式	HBsAg	抗 -HBs	HBeAg	抗 -HBe	抗 -HBc	临床意义
1	+	-	+	-	+	急、慢性乙型肝炎,强传染性(俗称"大三阳")
2	+	-	-	-	+	急、慢性乙型肝炎,慢性 HBsAg 携带者
3	+	-	-	+	+	急性乙型肝炎趋向恢复或慢性乙型肝炎,弱传染性(俗称"小三阳")
4	-	+	-	-	+	急性 HBV 感染康复期或有既往感染史,目前有免疫力
5	-	-	-	+	+	乙型肝炎恢复期,弱传染性
6	-	-	-	-	+	急性 HBV 感染窗口期或既往曾感染过乙型肝炎,有流行病学意义
7	-	+	-	-	-	疫苗接种后或 HBV 感染后康复
8	-	+	-	+	+	急性乙型肝炎康复期,开始产生免疫力
9	-	-	-	-	-	非乙型肝炎感染

(三) 丙型肝炎病毒标志物检测

丙型肝炎病毒(Hepatitis C virus,HCV)属于黄病毒科的丙型肝炎病毒属,含有单股正链 RNA,主要通过血液传播,是引起输血后肝炎的病原体之一。丙型肝炎病毒易发生变异,病情较乙型肝炎轻,但更易转为慢性。主要的实验室检查指标有抗 -HCV IgM、抗 -HCV IgG 和 HCV-RNA 测定。

1. 丙型肝炎病毒抗体测定

【参考区间】

阴性。

【临床意义】

(1) 抗-HCV:为非保护性抗体,阳性结果是诊断 HCV 感染的重要依据。

(2) 抗-HCV IgM:阳性见于急性 HCV 感染,为诊断丙型肝炎的早期敏感指标。

(3) 抗-HCV IgG:出现晚于抗-HCV IgM,阳性表明体内有 HCV 感染,但不能作为早期诊断指标,阴性不能完全排除 HCV 感染。

2. 丙型肝炎病毒 RNA 定性和定量测定

【标本采集】

静脉血液,置于经 RNA 酶灭活的无菌试管内送检,严重溶血标本可影响检查结果。

【参考区间】

阴性。

【临床意义】

(1) HCV-RNA 定性:阳性提示 HCV 复制活跃,传染性强。

(2) HCV-RNA 定量:可连续观察 HCV-RNA 的动态变化,对判断病情、监测药物治疗效果及血液制品的安全性有重要意义。

(四) 人获得性免疫缺陷病毒感染检查

人类免疫缺陷病毒(human immunodeficiency virus,HIV)也称为艾滋病病毒,为单链 RNA 病毒,主要攻击和破坏辅助性 T 细胞(Th)。HIV 感染人体后进入 Th 细胞后使之破裂、溶解和消失,机体的 Th 细胞减少,Th 细胞与抑制性 T 细胞(Ts)的比值倒置,细胞免疫功能缺损,呈免疫抑制状态,从而发生各种条件致病性感染及肿瘤等。

HIV 感染的实验室检查主要包括抗-HIV 抗体检测、病毒培养、核酸检测和抗原检测,其中抗-HIV 抗体检测为最常规使用的方法,不仅因为这类检测特异性、敏感性较高,方法相对简便、成熟,还因为 HIV 抗体在病毒感染后除早期短暂的窗口期外,在整个生命期间长期稳定地存在并可被检测到。

HIV 抗体一般在人感染后几周逐渐出现,可延续终生,血清学检查分为初筛试验和确认试验,初筛试验敏感性很高,初筛阳性的标本再用特异性强的方法进行确认。最常用的初筛试验是酶联免疫吸附试验(ELISA),确认试验常用免疫印迹试验(western blot,WB)。

【参考区间】

阴性。

【临床意义】

主要用于 HIV 感染的诊断。初筛试验第 1 次阳性必须用不同试剂做第 2 次试验,以免出现假阳性。免疫印迹试验阳性可确诊 HIV 感染。

(五) 梅毒血清学检查

梅毒是由梅毒螺旋体引起的性传播性疾病,主要经过性接触传播,手术、哺乳、输血、接触污染物也可被传染。患有梅毒的孕妇,梅毒螺旋体可通过胎盘感染胎儿,早期可致胎儿流产、早产,晚期感染的成活胎儿可患先天梅毒。

感染梅毒螺旋体后,机体可产生多种抗体,主要有 IgM、IgG 两种特异性抗梅毒螺旋体抗体,IgM 抗体持续时间短,IgG 抗体可终身存在。非特异性抗体又称反应素,是由螺旋体破坏的组织细胞所释放的类脂样物质以及螺旋体自身的类脂和脂蛋白刺激机体产生的 IgM、IgG 抗体,可在非梅毒螺旋体感染的多种急、慢性疾病患者的血液中检出。

1. 非特异性类脂质抗原试验
试验使用的抗原由从牛心肌中提取的心磷脂、胆固醇和纯化的卵磷脂组成,即类脂质抗原,以检测患者血清中是否存在反应素。此类试验为诊断梅毒感染的筛选试验。临床上广泛采用的方法是快速血浆反应素试验(rapid plasma reagin test,RPR)。

【参考区间】

阴性。

【临床意义】

RPR 是非特异的定性试验,某些麻风、疟疾、病毒性肝炎患者等血清 RPR 试验可出现假阳性,故阳性结果者需进一步做确诊试验。

2. 梅毒螺旋体抗体试验　属于确诊试验,用密螺旋体抗原检测血清中螺旋体的特异性抗体,常用的方法有荧光密螺旋体抗体吸附试验(fluorescent treponemal antibody absorption,FTA-ABS)、梅毒螺旋体血凝试验(treponemal pallidum hemagglutination assay,TPHA)等。

【参考区间】

阴性。

【临床意义】

确诊试验阳性,结合临床可明确诊断为梅毒。

(六) TORCH 血清学检查

"TORCH"一词是由多种引起宫内感染的微生物英文单词的第一个字母组成,T 是弓形虫(toxoplasma);O 是其他微生物(others),包括乙肝病毒、柯萨奇病毒、梅毒螺旋体等;R 是风疹病毒(rubella virus);C 是巨细胞病毒(cytomegalovirus);H 是单纯疱疹病毒(herpes simplex virus)。

1. 风疹病毒抗体测定　风疹病毒属披膜病毒科风疹病毒属。孕妇若在孕早期发生风疹病毒感染约 50% 可致流产或死胎,若胎儿存活出生,则可能发生先天性风疹综合征,表现为先天性白内障、神经性耳聋、先天性心脏病、智力迟钝及小头畸形等。

【参考区间】

风疹病毒抗体 IgM 及 IgG 均阴性。

【临床意义】

风疹病毒 IgM 抗体阳性提示有近期感染,应做产科咨询以决定是否采取治疗性流产或继续妊娠。风疹病毒 IgG 抗体阳性表示已感染风疹病毒,具有免疫力。

2. 巨细胞病毒抗体测定　人巨细胞病毒(CMV)属疱疹病毒,CMV 围产期感染是导致胎儿畸形的重要原因之一,还可引起早产、胎儿宫内发育迟缓等。

【参考区间】

巨细胞病毒抗体 IgM 及 IgG 为阴性。

【临床意义】

巨细胞病毒抗体测定,双份血清抗体水平呈 4 倍或 4 倍以上增长时,有诊断意义。特异性抗体 CMV IgM 阳性为近期感染 CMV 的指标。

3. 弓形虫抗体检测　弓形虫病是由于弓形虫寄生于人体所引起的一种人畜共患的寄生原虫病,猫或其他宠物为主要传染源。孕期初次感染,弓形虫可通过胎盘感染胎儿,孕早期感染者可引起流产、死胎、胚胎发育障碍;妊娠中、晚期感染者可引起宫内胎儿生长迟缓和中枢神经系统损害、眼损害及内脏损害。

【参考区间】

弓形虫抗体 IgM 及 IgG 均阴性。

【临床意义】

IgM 抗体阳性提示现症感染;IgG 抗体阳性一般提示既往感染。

4. 单纯疱疹病毒抗体检测　单纯疱疹病毒(HSV)是一种双链 DNA 病毒,主要引起疱疹性口腔炎、疱疹性角膜炎、疱疹性脑膜炎、新生儿疱疹等。孕早期感染 HSV 可致流产,孕中、晚期感染可引起胎儿和新生儿发病。

【参考区间】

单纯疱疹病毒抗体 IgM 及 IgG 均阴性。

Note：

【临床意义】

单纯疱疹病毒抗体 IgM 阳性提示近期感染;单纯疱疹病毒抗体 IgG 阳性多为既往感染。

四、自身免疫性疾病的实验室检查

自身免疫性疾病(autoimmune disease,AID)是指由于某些原因造成免疫系统对自身成分的免疫耐受减低或破坏,致使自身抗体和 / 或致敏淋巴细胞损伤自身器官组织而引起的疾病,表现为相应组织器官的功能障碍。自身免疫性疾病按自身抗原分布的范围可分为器官特异性和非器官特异性两类,前者指自身抗原为某一器官的特定成分,病变局限于该器官如桥本甲状腺炎,后者是指自身抗原为细胞核成分或线粒体等,病变可遍及全身各组织器官如系统性红斑狼疮。一般而言,器官特异性自身免疫性疾病预后较好,非器官特异性自身免疫性疾病病变广泛,预后不良。

自身抗体是诊断自身免疫性疾病的重要指标,但有些自身抗体缺乏疾病诊断的特异性和敏感性,在选择和应用自身抗体检查时应予以注意。对于自身免疫性疾病患者,应同时做抗核抗体和器官特异性自身抗体检测,自身抗体阳性者,应继续做滴度或定量检测,有助于对疾病进程和疗效的观察。

(一) 类风湿相关抗体检测

1. 类风湿因子(rheumatoid factor,RF) RF 是变性 IgG 刺激机体产生的一种自身抗体,主要为 IgM 型,也可见 IgG、IgA、IgD 和 IgE 型。RF 主要存在于类风湿关节炎患者的血清及关节腔液中。临床上主要测定 IgM 型类风湿因子,测定方法有乳胶凝集法、酶联免疫吸附法以及免疫比浊法,以免疫比浊法最常用。

【参考区间】

免疫比浊法:<20U/mL。

【临床意义】

RF 阳性主要见于类风湿关节炎,约 90% 类风湿关节炎患者 RF 阳性,其中尤以病变广泛、病情严重、病程长、活动期及有关节外病变者的阳性率及滴度高,动态观察 RF 可作为病变活动性及药物治疗的疗效评价。其他结缔组织性疾病,如系统性红斑狼疮的阳性率约 60%,硬皮病、多发性肌炎等也可检出 RF,但滴度较低。此外,正常人尤其是老年人阳性率也可达 5%~10%。

2. 抗环瓜氨酸肽抗体(anticyclic citrullinated peptide antibody,anti-CCP antibody)测定抗 CCP 抗体的靶抗原主要是丝聚蛋白中的瓜氨酸,用人工合成的环瓜氨酸肽作为抗原检测抗 CCP 抗体,可明显提高检出率。

【参考区间】

阴性。

【临床意义】

抗 CCP 抗体对类风湿关节炎(RA)的早期诊断具有相当高的特异性(98%)和敏感性(40%~60%),是 RA 早期诊断的特异性指标,而且抗 CCP 抗体阳性者更易发生关节损害。

(二) 抗核抗体检测

狭义的抗核抗体(antinuclear antibody,ANA)是指抗细胞核成分的抗体,广义的抗核抗体包括抗脱氧核糖核酸抗体和抗可提取性核抗原抗体等。抗核抗体主要存在于血清中,也可存在于滑膜液、胸腔积液和尿液等其他体液中。

1. 抗核抗体 应用间接免疫荧光法作为总的抗核抗体的筛选试验。

【参考区间】

<1:40(所用试剂不同参考区间可有较大差异)。

【临床意义】

现已证实抗核抗体对很多自身免疫性疾病有诊断价值。抗核抗体阳性(高滴度)标志了自身免疫性疾病的可能性,抗核抗体的检测对风湿性疾病的诊断和鉴别具有重要意义。

Note:

2. 抗脱氧核糖核酸抗体（anti-DNA antibody，抗 DNA 抗体） 分为两大类：①抗天然 DNA 抗体（nDNA），或称为抗双链 DNA（dsDNA）抗体；②抗变性 DNA 抗体，或称抗单链 DNA（ssDNA）抗体。

【参考区间】

<1∶10（所用试剂不同参考区间可有较大差异）。

【临床意义】

抗 dsDNA 抗体对系统性红斑狼疮有较高的特异性，70%~90% 活动期的系统性红斑狼疮患者该抗体阳性。抗 ssDNA 抗体可见于多种疾病，特异性较差。

3. 抗可提取性核抗原抗体 可提取性核抗原是核物质中一类蛋白的总称，因这类核蛋白的共同特点是不含组蛋白，均能溶解于生理盐水和磷酸盐缓冲液，故称可提取性核抗原（ENA），ENA 抗原主要包括 Sm（Smith）、SS-A（Sjogren's syndrome A）、SS-B（Sjogren's syndrome B antigen）、Scl-70（scleroderma-70）、Jo-1（john-1）、PM-1（polymyositis-1）等，针对这些抗原产生的抗体统称为抗 ENA 抗体。

【参考区间】

阴性。

【临床意义】

（1）抗 Sm 抗体：抗 Sm 抗体阳性对系统性红斑狼疮诊断有高度的特异性，属于系统性红斑狼疮血清标志性抗体之一，但阳性率较低，若与抗 dsDNA 抗体同时检测，可提高系统性红斑狼疮的诊断率。

（2）抗 SS-A 抗体和抗 SS-B 抗体：抗 SS-A 抗体主要见于干燥综合征，也可见于其他自身免疫性疾病，如系统性红斑狼疮。13% 的系统性红斑狼疮及 30% 的干燥综合征患者有抗 SS-B 抗体。

（3）抗 Scl-70 抗体：见于 25%~75% 的进行性系统性硬化症（播散性）患者。

（4）抗 Jo-1 抗体：主要见于多发性肌炎或皮肌炎患者。

（三）抗组织细胞抗体检测

1. 血清抗线粒体抗体（antimitochondrial antibody，AMA）测定 AMA 是一组以线粒体内膜和外膜蛋白为靶抗原，具有非器官特异性和非种属特异性特点的自身抗体。

【参考区间】

阴性。

【临床意义】

AMA 阳性主要见于肝脏疾病，如原发性胆汁性肝硬化。而胆总管阻塞性肝硬化、肝外胆管阻塞和继发性胆汁性肝硬化者 AMA 阴性。

2. 血清抗中性粒细胞胞浆抗体（antineutrophil cytoplasmic antibodies，ANCA）测定 ANCA 是一组针对中性粒细胞许多胞浆抗原所产生的自身抗体，其靶抗原为中性粒细胞胞浆中的颗粒蛋白酶，如蛋白酶 3、髓过氧化物酶、人白细胞弹性蛋白酶、乳铁蛋白、组织蛋白酶 G 等。ANCA 与临床多种小血管炎性疾病的发生密切相关。

【参考区间】

阴性。

【临床意义】

ANCA 阳性见于韦格纳肉芽肿（Wegener's granulomatosis）、显微镜下多血管炎、变应性肉芽肿性血管炎，统称为 ANCA 相关性血管炎。

3. 血清抗甲状腺球蛋白抗体（anti-thyroid globulin antibody，TGAb）测定 甲状腺球蛋白是由甲状腺滤泡细胞合成的一种糖蛋白，TGAb 是自身抗体之一。

【参考区间】

<115IU/ml（所用试剂不同参考区间可有较大差异）。

【临床意义】

血清 TGAb 升高多见于甲状腺功能亢进、桥本甲状腺炎等。

4. 血清抗甲状腺过氧化物酶抗体（anti-thyroid peroxidase antibody，TPOAb）测定　　TPOAb 的靶抗原为甲状腺过氧化酶，是甲状腺自身抗体之一。

【参考区间】

<34IU/ml（所用试剂不同参考区间可有较大差异）。

【临床意义】

血清 TPOAb 升高多见于甲状腺功能亢进、桥本甲状腺炎及甲状腺肿瘤、单纯性甲状腺肿、亚急性甲状腺炎等。

五、肿瘤标志物检测

肿瘤标志物（tumor marker）是指存在于肿瘤细胞内或肿瘤细胞表达及脱落的物质，或者是宿主对体内肿瘤反应产生的物质，可存在于细胞胞质、细胞核中或细胞表面，也可见于血液、组织或体液中。检测血液或其他体液中的肿瘤标志物（体液肿瘤标志物）以及细胞内或细胞表面的肿瘤标志物（细胞肿瘤标志物），根据其浓度有可能对肿瘤的存在、发病过程和预后作出诊断。

肿瘤标志物的种类较多，目前尚无公认的统一分类和命名标准，大体上有如下几类：①胚胎抗原，为在胚胎期表达，正常成人不表达，伴随肿瘤发生重新表达的抗原，如甲胎蛋白、癌胚抗原；②糖类抗原，肿瘤发生导致细胞膜蛋白翻译后修饰（如糖基化等）异常所形成的抗原，如 CA50、CA19-9、CA72-4、CA15-3、CA125 等；③激素肽、酶及蛋白类抗原，正常组织中有表达，但在肿瘤组织中过量表达，如 hCG、PTH、ACTH、PSA、NSE、β_2-MG 等；④组织细胞肿瘤标志物，指组织细胞发生恶性变时，细胞或组织内发生标志性变化的蛋白质或基因，如雌激素受体、孕激素受体、癌基因或抑癌基因 myc、p53、H-ras 等。

（一）血清甲胎蛋白测定

甲胎蛋白（alpha-fetoprotein，AFP）是胎儿发育早期的一种糖蛋白，由卵黄囊及胚胎肝脏产生。AFP 存在于胎儿血清中，其浓度以胎龄 4~5 个月的胎儿血清含量最高，以后随胎龄增长而逐渐下降，出生后 AFP 的合成很快受到抑制，6 个月至 1 岁时，血中 AFP 逐渐降至正常成人水平。当肝细胞或生殖腺胚胎组织发生恶性病变时，有关基因重新被激活，使原来已丧失合成 AFP 能力的细胞又重新具有合成能力，导致血中 AFP 含量明显增高。

【参考区间】

≤7μg/L。

【临床意义】

（1）AFP 是诊断原发性肝细胞癌较敏感和特异的肿瘤标志物，AFP>300μg/L 有诊断意义。但也有 10%~30% 的原发性肝癌患者，AFP 不增高或增高不明显，可能与瘤体大小、分化程度有关。

（2）AFP 是肝癌治疗效果和预后判断的一项敏感指标，AFP 在一定程度上反映肿瘤的大小，其动态变化与病情有一定的关系。

（3）其他肿瘤如睾丸癌、卵巢癌、畸胎瘤、胃癌、胰腺癌等 AFP 也可升高。

（4）病毒性肝炎及肝硬化患者 AFP 轻度升高。

（5）妊娠 3 个月后体内 AFP 开始升高，分娩后 3 周恢复正常。

（二）血清癌胚抗原测定

癌胚抗原（carcinoembryonic antigen，CEA）是一种多糖蛋白复合物。正常情况下，CEA 由胎儿胃肠道上皮组织、胰和肝的细胞合成。妊娠前 6 个月内 CEA 含量增高，出生后血中含量极低。细胞发生恶性变时，肿瘤细胞合成 CEA 异常，血清 CEA 浓度增高。

【参考区间】

≤5ng/mL。

【临床意义】

CEA 是一种广谱肿瘤标志物,虽然不能作为诊断某种恶性肿瘤的特异性指标,但在恶性肿瘤的鉴别诊断、病情监测、疗效评价上仍有重要的临床价值。①用于消化系统恶性肿瘤的诊断:CEA 是一种重要的非器官特异性肿瘤相关抗原,分泌 CEA 的肿瘤大多位于空腔脏器,结肠癌、直肠癌、肺癌、胃癌、乳腺癌、胰腺癌、卵巢癌及子宫癌等可见 CEA 增高;②用于指导肿瘤的治疗及随访:CEA 含量与肿瘤大小、有无转移存在一定关系,对肿瘤患者血液或其他体液中 CEA 浓度进行连续观察,能为病情判断、预后及疗效观察提供重要的依据;③其他疾病:如肝硬化、肺气肿、直肠息肉、肠胃炎症等 CEA 可轻度升高。

(三) 血清糖类抗原 125 测定

糖类抗原 125(carbohydrate antigen 125,CA125)是一种糖蛋白,存在于上皮性卵巢癌组织和患者的血清中。

【参考区间】

男性:≤24U/ml;女性(18~49 岁):≤47U/ml;女性(≥50 岁)≤25U/ml(不同方法或不同检测系统参考区间不同)。

【临床意义】

CA125 是上皮性卵巢癌和子宫内膜癌的首选标志物,用于卵巢癌的早期诊断、疗效观察、预后判断、复发及转移的监测。其他疾病如乳腺癌、胰腺癌、胃癌、肺癌、结肠癌、直肠癌、子宫内膜异位症、盆腔炎、卵巢囊肿、肝炎、肝硬化等 CA125 也可升高。

(四) 血清糖类抗原 15-3 测定

糖类抗原 15-3(carbohydrate antigen 15-3,CA15-3)是一种糖蛋白,存在于乳腺、肺、卵巢、胰腺等恶性或正常的上皮细胞膜上,对乳腺癌的诊断和术后随访监测有一定的价值。

【参考区间】

≤24U/ml(不同方法或不同检测系统参考区间不同)。

【临床意义】

CA15-3 是乳腺癌最重要的标志物,30%~50% 乳腺癌患者的 CA15-3 明显升高,其含量的变化与治疗效果相关。肺癌、胃肠癌、子宫内膜癌、卵巢癌、宫颈癌等患者血清 CA15-3 也升高,少数良性乳腺疾病、肝硬化患者也可轻度升高,应予以鉴别。

(五) 血清糖类抗原 19-9 测定

糖类抗原 19-9(carbohydrate antigen 19-9,CA19-9)是胰腺癌、胃癌、结直肠癌、胆囊癌的相关标志物,正常人 CA19-9 含量很低,因此检测血清 CA19-9 可作为胰腺癌和消化道肿瘤的主要辅助诊断,对胰腺癌有较高的特异性和敏感性,连续监测对病情进展、手术效果、预后及复发判断有重要的价值。

【参考区间】

≤30U/ml(不同方法或不同检测系统参考区间不同)。

【临床意义】

主要用于胰腺癌的鉴别诊断和病情监测。胃癌、结直肠癌、胆囊癌、胆管癌、肝癌患者 CA19-9 也可升高。

(六) 糖链抗原 72-4 测定

糖链抗原 72-4(carbohydrate antigen 72-4,CA72-4)是被两种单克隆抗体(CC49 和 B72.3)所定义的肿瘤相关糖蛋白(TAG-72),第一种单克隆抗体 CC49 是抗高纯度的 TAG-72 抗体,第二种单克隆抗体 B72.3 是抗人转移乳腺癌细胞膜的抗体。CA72-4 是胃肠道肿瘤和卵巢癌的标志物,分子量 M 400 000。

【参考区间】

≤6.9U/ml。

【临床意义】

（1）恶性肿瘤：CA72-4 是监测胃癌的首选肿瘤标志物，灵敏度优于 CA19-9 和 CEA，若三者联合检测效果更好。卵巢癌、结肠癌、胰腺癌和非小细胞性肺癌时 CA72-4 含量也明显增加。相对于 CEA 和 CA 19-9，CA72-4 在良性疾病中有较高的临床特异性。

（2）联合检测：胃癌术后患者 CA72-4 和 CA19-9 联合检测的临床灵敏度增加，明显高于 CA72-4 和 CEA 联合检测。在大肠癌，CA72-4 和 CEA 联合检测可明显提高初步诊断的临床灵敏度。在卵巢癌，CA125 和 CA72-4 联合可明显提高临床灵敏度。

（七）血清前列腺特异性抗原测定

前列腺特异性抗原（prostate specific antigen，PSA）是一种由前列腺分泌的单链糖蛋白，存在于前列腺管的上皮细胞中，正常人血清中 PSA 含量极微。血中的 PSA 以两种形式存在：约 20% 为游离的 PSA（f-PSA），约 80% 为与蛋白质结合的复合 PSA（c-PSA）。临床测定的主要是总 PSA（t-PSA）和 f-PSA，计算 - 两者的比值。

【标本采集】

血清，黄色或红色管帽真空采血管采血，2~8℃保存，应于 24 小时内测定，否则 –20℃冻存。应于肛诊前取血检查，避免使用溶血或脂血标本。

【参考区间】

t-PSA<4μg/L；f-PSA<0.8μg/L；f-PSA/t-PSA>0.25（不同方法参考区间不同）。

【临床意义】

PSA 可作为前列腺癌筛查的标志物，也可作为监测前列腺癌病情变化和疗效的重要指标。在前列腺增生、前列腺炎、肾脏和泌尿生殖系统疾病时 PSA 也可轻度升高。临床上一般用 f-PSA/t-PSA 比值来鉴别诊断，比值 <0.15 为前列腺癌的可能性大；比值 >0.25 提示可能为良性病变。

（八）细胞角蛋白 19 片段测定

细胞角蛋白是一种支持蛋白，与肌动蛋白丝和微管共同构成了细胞支架，是上皮细胞的特征性标志。与细胞角蛋白相反，细胞角蛋白片段可溶于血清并可被检测到。细胞角蛋白 19（CYFRA 21-1）并非器官特异性或肿瘤特异性蛋白，但经常出现于肺部组织且特别易于出现于肺部恶性肿瘤结合处，主要用于非小细胞肺癌的鉴别诊断和预后评估，以及肺癌患者治疗效果和病程监测。

【参考区间】

<3.3ng/ml。

【临床意义】

（1）恶性肿瘤：CYFRA 21-1 阳性可见于所有的实体肿瘤，非小细胞肺癌的阳性率为 40%~64%，小细胞肺癌的阳性率为 16%~52%，在肺的鳞状细胞癌、大细胞癌和腺癌中也有较高的阳性率。此外，在膀胱癌、前列腺癌、卵巢癌、大肠癌、胰腺癌等也有不到 50% 的临床灵敏度。

（2）良性疾病：CYFRA 21-1 升高亦可见于良性疾病，在肺部疾病、胃肠道疾病、妇科疾病、泌尿系统疾病和肾功能不全患者中亦可见到 CYFRA 21-1 轻微升高。

（九）神经元特异性烯醇化酶

神经元特异性烯醇化酶（neuron specific enolase，NSE）是烯醇化酶的一种同工酶，目前认为它是小细胞肺癌（SCLC）和神经母细胞瘤的肿瘤标志物。癌肿组织糖酵解作用加强，细胞增殖周期加快，细胞内的 NSE 释放进入血液增多，导致此酶在血清内含量增高。NSE 也存在于正常红细胞和血小板中，标本溶血会影响测定结果，因此采血时要特别注意避免溶血。

【参考区间】

<16.3ng/ml。

【临床意义】

（1）小细胞肺癌（SCLC）：SCLC 患者 NSE 水平明显高于肺腺癌、肺鳞癌、大细胞肺癌等非小细胞肺癌（NSCLC），可用于鉴别诊断。还可用于监测小细胞肺癌放射治疗、化学治疗后的效果，治疗有效时 NSE 浓度逐渐降低至正常水平，复发时血清 NSE 升高。由于临床敏感度和特异性较低，NSE 不适合于小细胞肺癌的筛查和诊断。提倡将 NSE 和 CYFRA 21-1 联合检测，以提高诊断的灵敏度，两者联合检测还可为肺内占位性病变定性（良性和恶性）提供依据。

（2）神经母细胞瘤：患者 NSE 水平异常增高，而 Wilms 瘤升高较少，因此测定 NSE 的水平可用于上述疾病的诊断和鉴别诊断，也可用来监测神经母细胞瘤的病情变化、评价疗效和预测复发。

（3）神经内分泌细胞肿瘤：如嗜铬细胞瘤、胰岛细胞瘤、甲状腺髓样癌、黑色素瘤等患者血清内 NSE 也可增高。转移性精原细胞瘤 NSE 显著升高。

（王柏山）

第六节　临床微生物学检查

临床微生物学（clinical microbiology）检查的目的是确定感染的发生和性质，及早明确诊断，尽早选择适当的治疗方案，采取有效的预防措施。本节主要介绍临床微生物学检查标本采集与处理及其临床应用。

一、标本采集与处理

（一）基本原则

临床微生物学检查中，标本的正确采集、储存和运送是直接影响检查结果的重要因素，必须遵循如下基本原则：

1. 采集时间一般应在发病早期，应用抗微生物药物之前。对已用抗微生物药物而不能终止的患者，应在血药浓度最低时或下次用药前采集。

2. 必须使用密闭、灭菌的容器盛装培养标本，且容器不能使用消毒剂消毒灭菌。

3. 采集微生物学检测标本时，必须考虑所选标本的种类和采集部位。若选择部位不当，再好的采集方法，无法采集到有效的病原体而失去临床价值。

4. 所有标本的采集和运送应在无菌操作及防止污染的原则下进行。

5. 标本采集完毕，应尽快送检。若标本不能及时送检，应采取适宜的方式储存后送检，如淋病奈瑟菌、肺炎链球菌、嗜血杆菌培养的标本需在保温的情况下送检。

6. 送检申请单上必须提供临床诊断、标本类型、采集部位、检查目的等相关临床资料，以便实验室及时采取相应措施，并有助于检查结果的解释。急症或危重症患者应特殊说明。

7. 所有标本都应按有潜在病原菌予以处理，在采集、包装和送检过程中必须注意生物安全，防止污染传播和自身感染。对具有高度危险性的标本，如 HIV 感染者标本等，要有明显标识。

（二）血培养标本采集与处理

正常人的血液是无菌的。疑为菌血症、败血症、脓毒血症患者需要行微生物学检查，血液标本采集与运送须注意：

1. **采血时间**　一般在发热初期、寒战时或发热高峰到来前 0.5~1 小时采集血培养标本，对已应用抗菌药物治疗者，应在下次用药前采集。

2. **采血部位**　通常为肘部静脉。疑似细菌性心内膜炎时，以肱动脉或股动脉为宜；疑似细菌性骨髓炎或伤寒患者，则在髂后上棘穿刺抽取骨髓液做培养。

3. **皮肤消毒**　严格遵守无菌操作，消毒范围以穿刺点为中心，直径大于 5cm。

4. **采血量及培养瓶的选择**　成人每次采血 20~30ml，有氧瓶和无氧瓶各注入 10~15ml；新生儿、婴儿及儿童 1~5ml。骨髓标本可抽取 1~2ml 注入血培养瓶。分离结核分枝杆菌和真菌培养需特殊培养瓶；厌氧菌培养要严格避免将空气注入培养瓶内。

(三)尿培养标本采集与处理

正常情况下,由肾脏生成的尿液是无菌的,但外尿道寄居有正常菌群,采集尿液标本时需要注意:

1. **无菌操作** 避免操作过程中污染留取的尿液标本而导致检查结果错误。

2. **标本的采集方法** 应根据需要选择适宜的采集方法,多采取中段尿进行培养。为避免被外尿道寄居的正常菌群污染,应做好外阴部的清洁。①女性受检者:可用肥皂水或碘伏清洗外阴后再收集中段尿;②男性受检者:清洗阴茎头后留取中段尿标本;③排尿困难者:可导尿后留取,一般插入导管后先弃掉 15ml 尿液后再留取,但应避免多次导尿所致尿路感染;④对于厌氧菌的培养,采用膀胱穿刺法收集,置于无菌厌氧瓶中送检。

3. **标本的留取** 留取 10~20ml 尿液于灭菌容器内。

4. **及时送检** 尿液是细菌生长的良好培养基,室温下放置过久可使污染细菌大量繁殖生长,导致错误的结果。尿液中不要加入防腐剂。

(四)粪便培养标本采集与处理

粪便培养标本的采集与处理,详见本章第一节"标本采集与处理"。

(五)呼吸道标本采集与处理

鼻咽拭子、鼻咽洗液、痰液、通过气管收集的标本均可作为呼吸道标本。

1. **鼻咽拭子、鼻咽洗液** 可供鼻病毒、呼吸道合胞病毒、肺炎衣原体、溶血性链球菌等的病原学检查。

2. **痰液** 先用清水漱口或用牙刷清洁口腔,然后用力咳出呼吸道深部的痰。若受检者咳痰困难,可短时间抬高床脚,并吸入温热低张盐水雾化液,刺激下呼吸道,使痰液易于排出。为提高抗酸杆菌检查的阳性率,可采集 12~24 小时的痰液进行浓集。

3. **气管穿刺吸取法** 适用于厌氧菌培养。

4. **支气管肺泡灌洗液** 利用支气管镜将生理盐水灌入支气管和肺泡,再回收可获得支气管肺泡灌洗液。

痰标本中鳞状上皮细胞 <10 个 / 低倍镜视野、白细胞 >25 个 / 低倍镜视野为合格标本。

二、检查方法

(一)直接显微镜检查

1. **涂片不染色显微镜检查** 不染色标本检查通常用于观察细菌形态、动力及运动状况。未染色细菌呈无色透明,常用压滴法、悬滴法或湿式涂片,主要靠折光率与周围环境区别,有鞭毛的细菌运动活泼,无鞭毛的细菌呈不规则布朗运动。弧菌、螺旋体、弯曲杆菌等细菌形态和运动方式特征鲜明,具有临床意义。

2. **涂片染色显微镜检查** 标本直接涂片或经离心浓缩后涂片、干燥、固定后染色,在光学显微镜下可清楚地观察细菌的形态、染色性及特殊结构,并可根据染色反应性对细菌加以分类鉴定。

3. **荧光显微镜检查和免疫电镜检查** 荧光显微镜检查用于标本经荧光染色后直接检出某些病原微生物,如结核分枝杆菌、麻风分枝杆菌和白喉棒状杆菌等。电镜检查对某些病毒感染具有确诊的价值,如婴幼儿急性胃肠炎腹泻粪便电镜下查见车轮状的双层衣壳病毒颗粒即可诊断为轮状病毒引起的胃肠炎。

(二)病原体的分离培养和鉴定

根据受检者的临床症状、体征、病程演变以及显微镜检查等作出病原学的初步诊断,再根据可疑病原体生长培养特性,选择合适的培养基,确定孵育条件,做好接种前的标本处理,使其在体外人工培养基中生长、繁殖形成菌落,然后根据菌落性状、细菌的形态、染色性、细菌生化反应和血清学实验结果等,对分离菌作出鉴定。

对于病毒等不能人工培养的病原体,可以将标本接种于易感动物、鸡胚或合适的细胞。接种动物后,可根据动物感染范围、发病情况及潜伏期,初步推测为某种病原体。细胞培养的病毒,可依据细胞病变的特点或红细胞吸附、干扰现象、血凝性质等缩小病毒的鉴定范围,最后用血清学方法作出鉴定。

（三）病原体特异性抗原检测

借助免疫荧光技术、酶联免疫技术、化学发光技术、乳胶凝集试验、对流免疫电泳等技术,用已知抗体检测受检者血清及其他体液标本中的病原体抗原。直接检测病原体的特异性抗原,简便快速,有较高的敏感性,适用于多种感染性疾病的早期快速诊断。在使用抗菌药物治疗前,显微镜检查和培养均为阴性时,采用此类试验有助于感染性疾病的诊断。值得注意的是其诊断意义因标本不同而异。无菌的血液或其他体液检测出特异性病原体抗原具有诊断意义;若标本中存在多种寄居的病原体,可因交叉抗原的存在而降低其诊断价值。使用特异性好、效价高的单克隆抗体检测只能在活细胞内增殖的病毒、立克次体、衣原体等,在设有严格的对照和排除试验时,阳性结果可作为准确的病原学诊断依据。

（四）病原体核酸检测

临床常用的核酸检测技术主要有聚合酶链反应（polymerase chain reaction,PCR）、核酸探针杂交技术、实时荧光定量 PCR 技术等。PCR 技术是一种体外基因扩增技术,是利用 DNA 聚合酶介导一系列循环反应,对来自基因组 DNA 的信号进行放大,然后将扩增的 DNA 片段进行特异性鉴定,从而检出目的基因。PCR 检测方法简便、敏感性好、特异性强。随着医学技术的不断发展,新的检测技术不断应用于临床。核酸探针杂交技术、实时荧光定量 PCR 技术可对多种病原体进行检测。基因芯片技术和探针标记技术不仅能对病毒进行基因分型,还能检测病毒可能的耐药基因区域,预测其发生耐药的可能性和耐药程度,将会成为感染性疾病快速诊断的重要手段之一。

病原体核酸检测适用于目前尚不能分离培养或难以分离培养的微生物,尤其在病毒学研究和诊断方面得到越来越广泛的应用。如 HIV、HBV、HCV、HPV 等病毒载量的测定,在判断病毒是否是活动性感染、抗病毒治疗的监测等方面具有一定的临床意义。此外,病原体核酸检测也适用于检测核酸变异的病原微生物。变异是病原微生物适应环境和维持生存的一种重要方式,病毒是变异率比较高的微生物,病毒变异不仅对病毒感染性疾病的治疗、预后构成不利,同时还影响病毒感染的正确诊断。需要注意的是,由于核酸检测具有很高的敏感性,检测体系中极微量的待测核酸的污染均可产生假阳性结果;而不适当的标本处理、DNA 多聚酶抑制剂等均可导致假阴性结果。因此,必须制订严格的工作程序防止污染发生,并设立阴性对照。随着分子生物学技术的不断发生,检测试剂盒的标准化和商品化,操作更简便易行。

（五）血清学检查

血清学检查是目前应用最广泛的感染性疾病检测方法,是用已知病原体的抗原检测受检者血清中的相应抗体。人体感染病原体后经过一定时间后会产生特异性的抗体,并可维持数月或更长时间。因此,检测相应的抗体不仅有助于疾病的诊断,同时也可是疾病流行病学调查的一种方法。在进行疾病诊断时,一般需要在病程早期和晚期分别留取 2~3 份标本,若抗体效价增长 4 倍以上,或者特异性 IgM 抗体阳性,才具有现症感染的诊断意义。血清学检查的常用方法包括凝聚试验、补体结合试验、免疫荧光、放射免疫、酶联免疫吸附试验等。常用的血清学检查详见本章第五节的相关内容。

（六）抗菌药物敏感性试验和细菌耐药性检测

1. 抗菌药物敏感性试验 抗菌药物敏感性试验简称药敏试验,是指在体外测定抗菌药物抑制或杀灭细菌的能力,其目的有:①为临床提供选用有效抗菌药物的信息,以控制感染;②综合某地区某种属致病菌一定数量群体的药敏结果,了解该地区致病菌的耐药现状,为临床经验用药提供依据;③对新研发的抗菌药物进行药敏分析,评价其抗菌药效;④分析医院感染流行株的药敏谱,为是否是单株流行提供依据。

药敏试验结果的表示方法:①敏感,是指使用常规推荐剂量的抗菌药物进行治疗时,该抗菌药在受检者感染部位通常能达到的浓度可以抑制该感染菌的生长;②耐药,是指使用常规推荐剂量的抗菌药物进行治疗时,该抗菌药在受检者感染部位通常能达到的浓度不能抑制该感染菌的生长;③中度敏感,抗菌药对感染菌的最低抑菌浓度接近该药在血液和组织中的浓度,感染菌的临床应答可能低于敏感菌。

2. 细菌耐药性检测 细菌耐药性检测包括细菌耐药表型的检测和耐药基因型的检测,细菌耐药表型的检测可借助于药敏试验的结果,也可通过耐药基因的产物(如 β- 内酰胺酶)是否存在来实现。耐药基因型的检测则是检测耐药基因(如 *mecA* 基因)是否存在,以及耐药相关基因(如结核分枝杆菌的利福平作用靶点基因)是否存在耐药突变来实现。耐药基因检测相较于培养法,可以更早地检测出病原体的耐药性。

(纪代红)

思 考 题

1. 影响血液检查结果的因素有哪些? 应如何避免?

2. 哪些实验室检查有助于弥散性血管内凝血的诊断?

3. 脑脊液及浆膜腔积液检查的标本留取有一定的顺序要求,具体的顺序是什么? 为什么要按照这样的顺序留取?

4. 急性心肌损伤时心肌酶学的变化特点是什么?

5. 如何用内生肌酐清除率的检测结果评估肾功能的损害程度?

6. 试述 BNP 检查的临床意义。

7. 临床微生物学检查标本采集与处理的原则有哪些?

8. 请根据下列资料思考相关问题。

患者,女,16岁,不明原因发热,伴畏寒、头痛、恶心3天。体格检查:贫血貌。血常规:RBC 2.2×10^{12}/L,Hb 73.0g/L,MCV 100.3fL,MCH 38.5pg,MCHC 385.0g/L,SF 38.6ug/L。骨髓象:粒系增生尚活跃,以中幼粒以下阶段细胞增生为主,中性分叶核粒细胞比例稍低;红系增生明显活跃,以中、晚幼红细胞为主。

问题:

(1) 该患者血常规检查和骨髓检查结果有哪些异常?

(2) 该患者可能的病因是什么? 可能存在的护理诊断 / 问题有哪些?

URSING

第六章

心电图检查

06章 数字内容

学 习 目 标

知识目标：

1. 解释心电图产生的原理。

2. 复述心电图导联体系及各导联的连接方法。

3. 描述正常心电图各波段的命名、波形特点及正常值。

4. 解释心肌梗死的心电图图形演变特征与分期。

5. 描述临床常见异常心电图的图形特征（心房与心室肥大、心肌缺血与损伤、心肌梗死、常见心律失常、高钾血症、洋地黄效应与洋地黄中毒等）。

6. 解释常规心电图、动态心电图及心电图运动负荷试验的临床应用范围。

能力目标：

1. 熟练进行常规心电图描记、动态心电图检查及心电图运动负荷试验。

2. 能够对临床常见的异常心电图进行分析，作出相应的诊断。

素质目标：

1. 具有尊重、爱护和保护受检者隐私的职业精神。

2. 具备将心电知识与临床知识结合进行辩证思考的素养。

3. 具备质疑陈规、探究和创造精神。

第一节　心电图基本知识

一、心电图产生原理

心脏在每一次机械收缩前,均会产生电激动。心脏电激动产生的微小电流可以经过人体组织传导至体表。心电图(electrocardiogram,ECG)是利用心电图机自体表记录的心脏每一心动周期所产生的电活动变化的曲线图形。

(一)心肌细胞的除极与复极

心电图反映了整个心脏电激动的综合过程,其基础是单个心肌细胞的电激动。单个心肌细胞的电活动过程可分为极化、除极和复极 3 个阶段(图 6-1-1)。

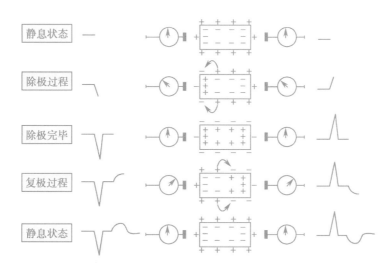

图 6-1-1　心肌细胞除极与复极及细胞膜内外电位变化示意图

1. **极化阶段**　心肌细胞在静息状态时,细胞膜外排列的阳离子带正电荷,细胞膜内排列同等数量的阴离子带负电荷。因此,膜外的电位高于膜内的电位,形成静息电位。细胞膜外各点之间无电位差,膜内外维持动态平衡不产生电流,称为极化状态(polarization)。此时,若在心肌细胞的两端连接导线至电流计,可描记出一条水平的等电位线。

2. **除极阶段**　当心肌细胞受到一定强度的刺激(阈刺激)时,受刺激处的细胞膜对离子的通透性发生改变,Na^+ 的通透性突然升高(快 Na^+ 通道开放),K^+ 通透性降低(K^+ 通道关闭),细胞膜外大量 Na^+ 迅速流入细胞内。这种离子的跨膜流动导致细胞膜内外的正、负离子分布发生逆转,由极化阶段内负外正的状态转为内正外负的状态,此即心肌细胞的除极(depolarization)过程,此时心肌细胞膜内带正电荷,膜外带负电荷,称为除极状态。已除极部位的细胞膜外带负电荷,而邻近未除极部位细胞膜外仍带正电荷,从而形成了一对电偶(dipole)。电偶的电源(正电荷)在前,电穴(负电荷)在后,电流自电源流向电穴,并沿一定方向迅速扩展,除极的方向就是电荷移动的方向。此时,若将探查电极面对除极方向(即面对电源),可以描记出一个向上的波形;将探查电极背对除极方向(即面对电穴),可描记出一个向下的波形;将探查电极置于细胞的中部,则可描记出一个先正后负的双向波形。由于除极过程快,所形成的除极波呈高、窄、尖形。整个细胞除极完毕后,细胞膜外均带负电荷,无电位差,电流曲线回至等电位线。

3. **复极阶段**　心肌细胞除极之后,由于细胞的新陈代谢,使细胞膜依靠 K^+-Na^+ 泵的作用,重新调整了对 Na^+、K^+ 的通透性,于是细胞膜内外的正、负离子分布逐渐恢复到极化状态,即由外负内正的状态转变为外正内负的状态,这一过程称为复极(repolarization)。复极的过程与除极相同,即先开始除极的部分先开始复极。在复极过程中,已复极部分的细胞膜外重新带有正电荷,未复极的部分仍为负电荷,膜外形成电位差,产生电流,电流的方向是从已复极的部位流向未复极的部位,即电穴(负电荷)在前,电源(正电荷)在后,其方向正好与除极过程相反,所以描记的复极波方向与除极波相反。因为复极的过程比除极慢 2~7 倍,所以复极波起伏迟缓,波形宽,振幅较低。复极完毕后,细胞膜外均带正电荷,电位差消失,电流曲线回至等电位线(图 6-1-2)。

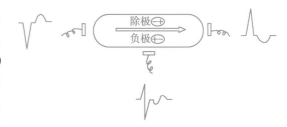

图 6-1-2 单个心肌细胞探测电极方位与除极、复极波形方向的关系示意图

(二)心脏的除极与复极

正常人心室除极时,从心内膜向心外膜推进,即正电荷由心内膜向心外膜移动,因此面对心外膜的电极描记出一个向上的波形,而心室的复极是从心外膜向心内膜进行的,其确切机制尚未完全清楚,可能是由于心外膜下的心肌温度较心内膜下的心肌高,心室收缩时,心外膜承受的压力又比心内膜小,所以心外膜的心肌复极过程发生较早。此时,面对心外膜的电极亦可描记出一个向上的波形。因此,在正常人的心电图中,记录到的复极波方向常与除极波的主波方向一致,这与单个心肌细胞不同。

二、心电图导联体系

在人体体表相隔一定距离的任意两点分别放置正、负电极,通过导联线与心电图机连接形成电路,即可描记一系列心电波形,这种连接和记录的方法称为心电图导联。由于电极位置和不同的连接方法,可组成许多不同的导联,描记出来的波形也不同,这样可从不同角度记录出心脏电活动的变化。在临床工作中,为了便于对同一受检者不同时期所做的心电图进行比较,对电极的放置部位和导联的连接方式进行了明确的规定。目前,临床上最普遍应用的是由 Einthoven 创设的国际通用导联体系(lead system),称为常规 12 导联体系。

(一)肢体导联

肢体导联(limb leads)包括标准肢体导联Ⅰ、Ⅱ、Ⅲ和加压肢体导联 aVR、aVL、aVF。标准肢体导联(standard limb leads)反映两个肢体之间的电位差变化(图 6-1-3)。加压肢体导联基本上代表的是正极(探查电极)所置部位的电位变化,其负极为连接其余两个肢体的电极各串联 5 000Ω 电阻后并联起来构成的中心电端(central terminal)或无干电极(图 6-1-4)。肢体导联的电极分别放置于右臂(R)、左臂(L)和左腿(F)(表 6-1-1),连接此 3 点所形成的等边三角形即 Einthoven 三角,其中心点相当于中心电端。

在导联的正负极间做一假想的连线,就形成了该导联的导联轴,方向由负极指向正极。6 个肢体导联形成了 6 个导联轴,Ⅰ、Ⅱ、Ⅲ导联的导联轴分别是 Einthoven 三角的 3 条边,aVR、aVL、aVF 的导联轴分别是自 Einthoven 三角的中心点(中心电端)指向 3 个顶点的 3 条线。为了便于表明 6 个导联轴之间的方向关系,将Ⅰ、Ⅱ、Ⅲ导联的导联轴平行移动,使之与 aVR、aVL、aVF 的导联轴一并通过 Einthoven 的中心点,便构成了额面六轴系统(hexaxial system)(图 6-1-5)。此坐标系统采用 ±180° 的角度标志,以左侧为 0°,顺钟向的角度为正,逆钟向的角度为负。每个导联轴从中心点被分成正负两半,每个相邻导联轴间的夹角为 30°。额面六轴系统反映心脏电位在额面上、下、左、右的变化,主要用于判断肢体导联的心电图波形以及测定额面心电轴。

(二)胸导联

胸导联(chest leads)反映检测部位的电位变化,包括 V_1~V_6 导联,又称心前区导联(precordial leads)。胸导联的正极置于胸壁规定的部位(表 6-1-2、图 6-1-6),其负极为肢体导联 3 个电极各串联 5 000Ω 电阻后并联起来构成的中心电端或无干电极,该处的电位接近零电位且较稳定。

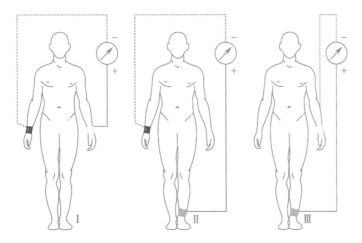

图 6-1-3 标准肢体导联电极连接方式示意图

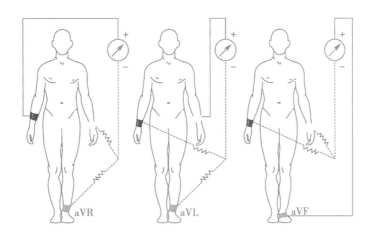

图 6-1-4 加压肢体导联电极连接方式示意图

表 6-1-1 肢体导联的电极位置

导联名称	正极 (探查电极)	负极	导联名称	正极 (探查电极)	负极
I	左上肢	右上肢	aVR	右上肢	左上肢 + 左下肢
II	左下肢	右上肢	aVL	左上肢	右上肢 + 左下肢
III	左下肢	左上肢	aVF	左下肢	右上肢 + 左上肢

表 6-1-2 胸导联的电极位置

导联名称	正极 (探查电极)	负极	导联名称	正极 (探查电极)	负极
V_1	胸骨右缘第 4 肋间	中心电端	V_4	左锁骨中线平第 5 肋间	中心电端
V_2	胸骨左缘第 4 肋间	中心电端	V_5	左腋前线与 V_4 同一水平	中心电端
V_3	V_2 与 V_4 连线中点	中心电端	V_6	左腋中线与 V_4 同一水平	中心电端

Note：

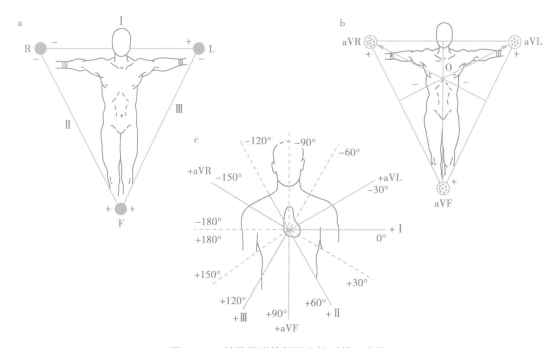

图 6-1-5　肢体导联的额面六轴系统示意图

a.标准导联的导联轴；b.加压肢体导联的导联轴；c.肢体导联额面六轴系统。

　　临床对疑有后壁心肌梗死、左心室肥厚或心脏移位等患者，一般加做 V_7~V_9 导联：V_7 位于左腋后线 V_4 水平处；V_8 位于左肩胛骨线 V_4 水平处；V_9 位于左脊旁线 V_4 水平处。小儿心电图或诊断右心病变（如右心室心肌梗死）有时需要选用 V_{3R}~V_{6R} 导联，电极放置右胸部与 V_3~V_6 对称处。

　　胸导联的导联轴均从中心电端指向探查电极，6 个胸导联以左腋中线为 0°，右腋中线为 180°，V_1~V_6 导联分别处于不同角度的电轴上，构成横面六轴系统，反映心脏激动在前、后、左、右方向上的变化，主要用于判断胸导联的心电图波形以及心电轴的钟向转位（图 6-1-7）。

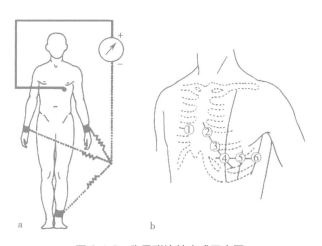

图 6-1-6　胸导联连接方式示意图

a.胸导联的电极连接方式；b.胸导联检测电极在体表的位置。

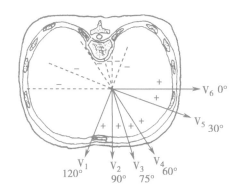

图 6-1-7　胸导联的导联轴系统示意图

三、心电向量与心电图

（一）心电向量

向量又叫矢量，是物理学上专用名词，通常用箭头指示方向，用箭杆长短表示大小。心肌细胞除极或复极过程中可产生电偶,电偶的移动是有一定方向的。尽管每个单位面积心肌细胞产生的电偶数完全相同,但由于心肌不是规则的整体,因而在心肌进行除极的过程中,有时除极面较大,有时较小,这样就产生了量的差异。这种电位幅度既有一定方向又有一定大小,就称为心电向量。

（二）瞬间综合心电向量

心脏电激动的每一个瞬间均有许多心肌细胞同时除极或复极,产生许许多多方向大小各不相同的心电向量,这些心电向量可以按照一定的规则合成瞬间综合心电向量。具体规则为:若两个向量方向相同,则方向不变,幅度相加;若两个向量方向相反,则方向与较大的向量一致,幅度相减;若两个向量的方向构成一定角度,则以平行四边形法求得其对角线为综合向量(图 6-1-8)。

可以认为,体表测得的心电变化是所有参与电活动的心肌细胞产生的电位变化的综合结果,其强度与下列因素有关:①与心肌细胞数量(心肌厚度)成正比关系;②与探查电极位置和心肌细胞之间的距离成反比关系;③与探查电极的方位和心肌除极、复极的方向所构成的角度有关,夹角越大,心电位在导联上的投影越小,电位越弱(图 6-1-9)。

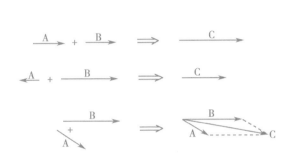

图 6-1-8 心电向量综合法示意图

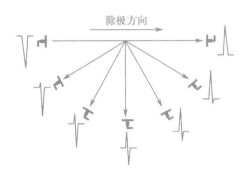

图 6-1-9 探查电极电位和波形与心肌除极方向的关系示意图

（三）立体心电向量环

随着每一心动周期时间的推移,瞬间综合心电向量的方向和大小不断发生变动,直至该心动周期中全部心肌的电活动完成时,重新回到零点。将每一心动周期中循序出现的瞬间综合心电向量的顶端连接起来所构成的环状轨道,即为立体心电向量环。心脏在除极和复极的过程中,共形成了 3 个立体心电向量环,分别是 P、QRS 和 T 向量环。

1. P 向量环 正常窦房结发出的冲动先传导至右心房,使右心房上部首先除极,然后除极过程逐渐向右心房下部和左心房扩展,直至全部心房除极完毕。心房除极过程中瞬间综合心电向量的轨迹构成了 P 向量环,呈长椭圆形,前一部分代表右心房的除极向量,后一部分代表左心房的除极向量,中间部则为两房共同除极的向量。P 向量环起自右心房右上方,然后依次指向右前下方、左下方、左后上方,最后回到零点。

2. QRS 向量环 心房完成除极后,心脏的电激动经房室交界区,在室间隔上部分成左、右束支开始除极。首先由左束支的分支自室间隔左侧中上 1/3 处开始除极,然后迅速向右上、下方扩展,此时产生的除极向量指向右前方,偏上或偏下。与此同时,沿右束支下传的激动使室间隔右侧及心室部也开始除极,之后激动通过左、右束支及其分支和浦肯野纤维,迅速引起两侧心室除极,此时除极向量的方向指向左前方。右心室壁较左心室壁薄,因此当右心室除极完毕时,左心室仍在继续除极,此时左心室的向量因为没有右心室的向量与之拮抗,综合心电向量指向左后下方,达到心动周期中的最大向量。左心室后底部及室间隔底部是心室壁中最后除极的部分,其产生的除极向量指向后上方(图 6-1-10)。心室除极过程产生的瞬间综合心电向量的轨迹构成了 QRS 向量环。QRS 向量环起自室间隔中上 1/3,然后依次指向右前下、左前下、左后下、左后上方,最后回到零点。

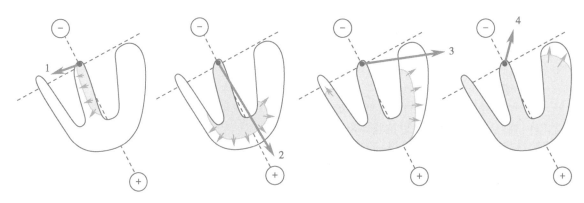

图 6-1-10 心室除极过程的瞬间综合心电向量示意图

3. T 向量环 心室复极过程中瞬间综合心电向量的轨迹构成了 T 向量环。由于复极过程较慢且幅度较小,正常心电图 T 向量环是 QRS 向量环的 1/3 左右,主要方向与 QRS 向量环基本一致。

(四) 心电向量图与心电图的关系

心电图是立体心电向量环经两次投影形成的。立体心电向量环在人体的额面、横面和侧面的投影,即为第一次投影,形成了心电向量图。所谓 3 个面的投影是指光线从前后、左右和上下方向各垂直于某一平面产生的投影,分别称为额面投影、左(右)侧面投影和横面投影。平面心电向量环在额面六轴系统和胸导联轴上的第二次投影,分别形成了肢体导联心电图(图 6-1-11)和胸导联心电图(图 6-1-12),即平面 P 向量环在导联轴上投影形成了 P 波,QRS 向量环投影形成了 QRS 波,T 向量环投影形成了 T 波。心电图的导联轴分为正负两侧,若平面心电向量环投影在心电轴的正侧,形成正向波形,投影在心电轴的负侧,则形成负向波形。

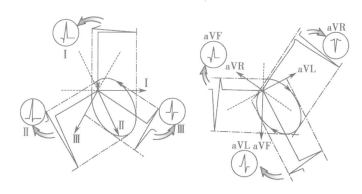

图 6-1-11 平面心电向量环在额面六轴系统上投影形成的波形示意图

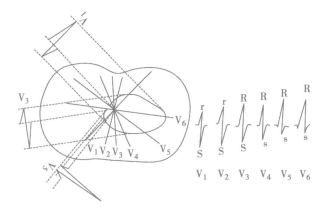

图 6-1-12 平面心电向量环在胸导联上投影形成的波形示意图

四、心电图各波段的形成与命名

心脏的特殊心肌细胞构成了心脏的传导系统,包括窦房结、结间束(分为前、中、后结间束)、房间束(起自前结间束,称 Bachmann 束)、房室结、希氏束(His bundle)、束支(分为左、右束支,左束支又分为前分支和后分支)以及浦肯野纤维(Purkinje fiber)(图 6-1-13)。心脏的传导系统与每一心动周期顺序出现的心电变化密切相关。

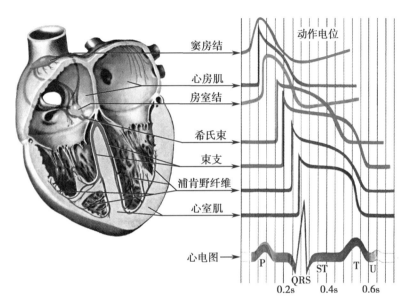

图 6-1-13　心脏各部位动作电位与心电图各波段的关系

正常心脏的电激动起源于窦房结,兴奋心房的同时,激动沿结间束传导至房室结(激动传导在此延迟 0.05~0.07 秒),然后循希氏束→左、右束支→浦肯野纤维顺序传导,最后兴奋心室。这种先后有序的电激动的传播,引起一系列电位变化,形成了心电图的相应波段(图 6-1-13)。临床心电学对这些波段的名称进行了统一的规定(图 6-1-14)。

1. P 波(P wave)　最早出现的振幅较小的波,反映心房除极过程的电位变化。P 波起始部代表右心房除极,终末部代表左心房除极,中间部代表右、左心房除极。

2. PR 段(PR segment)　自 P 波终点至 QRS 波群起点间的线段,反映心房复极过程及房室结、希氏束、束支的电活动。

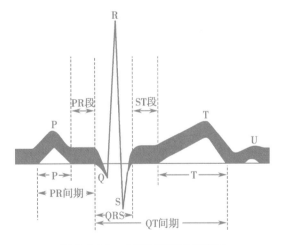

图 6-1-14　心电图各波段示意图

3. PR 间期(PR interval)　自 P 波起点至 QRS 波群起点间的线段,包括了 P 波和 PR 段,反映自心房开始除极至心室开始除极的时间。

4. QRS 波群(QRS wave)　为振幅最大的波,反映心室除极过程的电位变化。因探查电极所置位置的不同,QRS 波群可以呈现多种形态,其命名方法如下:在参考水平线以上第一个出现的正向波称为 R 波;Q 波为 R 波前的负向波;S 波为 R 波后的第一个负向波;R′ 波为 S 波后的正向波;S′ 波为 R′ 波后的负向波。如果 QRS 波群只有负向波,则称为 QS 波。若位于参考水平线同侧的一个波有 2 个或以上转折点,称为切迹或顿挫。一般用英文字母的大小写来区分各波波幅的大小。若波幅≥0.5mV者,常用 Q、R、S 表示;若波幅 <0.5mV 者,常用 q、r、s 表示;在同一导联中,若波幅小于最高波幅的 1/2,也应用小写英文字母表示(图 6-1-15)。

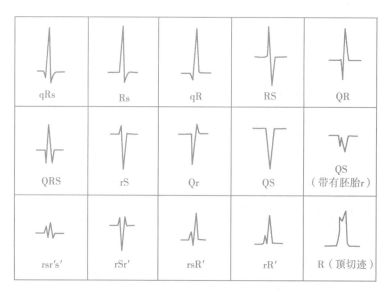

图 6-1-15　QRS 波群命名示意图

5. J 点　QRS 波与 ST 段的交点,用于 ST 段偏移的测量。

6. ST 段(ST segment)　自 QRS 波群终点至 T 波起点间的线段,反映心室缓慢复极过程的电位变化。

7. T 波(T wave)　为 ST 段后一个圆钝而较大的波,反映心室快速复极过程的电位变化。

8. QT 间期(QT interval)　自 QRS 波群起点至 T 波终点的水平距离,反映心室开始除极至心室复极完毕全过程的时间。

9. u 波(u wave)　为 T 波之后 0.02~0.04 秒出现的振幅很小的波,反映心室后继电位,其产生机制尚不清楚,近年认为心室肌舒张的机械作用可能与 u 波的形成有关。

(陆敏敏)

第二节　正常心电图

一、心电图测量

心电图通常描记在特殊的记录纸上。心电图记录纸是一种由边长各为 1mm 的方格组成的坐标记录纸。纵线代表电压,用以计算各波振幅的大小,横线代表时间,用以计算各波和各间期所占的时间。记录纸上细线的间距为 1mm,粗线的间距为 5mm(图 6-2-1)。

心电图纸的常规走纸速度为 25mm/s,因此每小横格代表 0.04 秒。当定标电压为 1mV=1cm 时,每小纵格代表电压 0.1mV;当定标电压为 1/2mV,纵线上每小格代表 0.2mV;当定准电压选为 2mV,则每小格为 0.05mV。

(一) 心率的测量

在安静清醒的状态下,正常心率范围在 60~100 次 /min。测量心率时,首先应判断受检者的心律是否规整。若心律规整,测量一个 RR(或 PP)间期的秒数,然后用 60 除以此数即可得出心率,如测得的 RR 间期为 0.8 秒,心率为 60/0.8=75 次 /min。若心律不规整,则需测定 5 个以上连续的 RR 间期

Note:

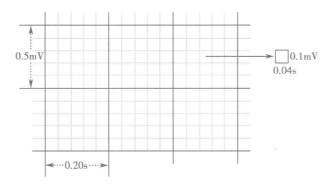

图 6-2-1　心电图记录纸示意图（走纸速度 25mm/s,定标电压 1mV=1cm）

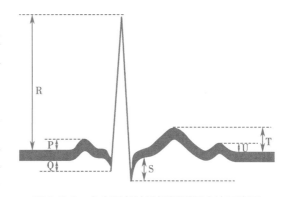

图 6-2-2　心电图各波段振幅测量方法示意图

（或 PP 间期）算出平均值,然后按照以上方法计算。也可以数 30 大格(共 6 秒)内的 QRS 波群或 P 波的个数(压线不算)乘以 10,即为每分钟的心室率或心房率。

（二）各波段振幅的测量

P 波振幅测量的参考水平应以 P 波起始前的水平线为准。测量 QRS 波群、J 点、ST 段、T 波和 u 波振幅,统一采用 QRS 起始部水平线作为参考水平(图 6-2-2)。测量正向波的振幅,应自参考水平线的上缘垂直测量至波的顶端,测量负向波应自参考水平线的下缘垂直测量至波的底端。

测量 ST 段移位时,应取 QRS 起始部为参考水平线,常取 J 点后 40 毫秒、60 毫秒或 80 毫秒处作为测量点(图 6-2-4)。当 ST 段抬高时,应测量该点 ST 段上缘距参考水平线上缘的垂直距离;当 ST 段压低时,应测量该点 ST 段下缘距参考水平线下缘的垂直距离。记录 ST 段测量结果时,最好用 ST_{40}、ST_{60}、ST_{80} 表示测量点,并注明 ST 段移位的幅度和形态。ST 段移位的常见形态有水平型、下垂型和上斜型(图 6-2-3)

（三）各波段时间的测量

测量各波时间应选择比较清晰的导联,自波形起点的内缘测至波形终点的内缘(图 6-2-4)。单导联心电图仪描记的心电图,P 波及 QRS 波时间应选择 12 个导联中最宽的 P 波及 QRS 波进行测量;PR 间期应选择 P 波宽大且有 Q 波的导联进行测量;QT 间期应取 12 个导联中最长的 QT 间期导联。12 导联同步心电图仪描记的心电图,测量 P 波和 QRS 波时间,应分别从 12 导联同步记录中最早的 P 波起点测量至最晚的 P 波终点以及从最早的 QRS 波起点测量至最晚的 QRS 波终点;PR 间期应从 12 导联同步心电图中最早的 P 波测量至最早的 QRS 波起点;QT 间期应是 12 导联同步心电图中最早的 QRS 波起点至最晚的 T 波终点的间距。

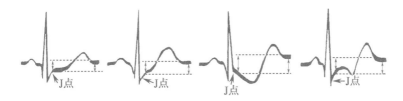

图 6-2-3　ST 段移位测量示意图

Note：

R 峰时间(R peak time)又称室壁激动时间(ventricular activation time,VAT),是指经 QRS 波群起始部和 R 波顶点的两条垂直线之间的水平距离。如有 R'波,则应测量 R'峰;如 R 波有切迹,应测量至切迹第二峰。

（四）心电轴的测量

1. **概念** 心电轴(cardiac electric axis)一般指的是平均 QRS 心电轴,是心室除极过程中全部瞬间向量的综合(平均 QRS 向量),代表心室在除极过程这一总时间内平均向量的方向与大小。心电轴是空间性的,但心电图学中所指的心电轴是平均 QRS 心电轴在额面上的投影。一般采用平均心电轴与I导联正侧段之间的角度来表示平均心电轴的偏移方向。正常心电轴的范围为 $-30°\sim+90°$ 之间;电轴位于 $-90°\sim-30°$ 范围为电轴左偏;位于 $+90°\sim+180°$ 范围为电轴右偏;位于 $-180°\sim-90°$ 范围,定义为"不确定电轴"(图 6-2-5)。除测定 QRS 波群电轴外,还可用同样方法测定 P 波和 T 波电轴。

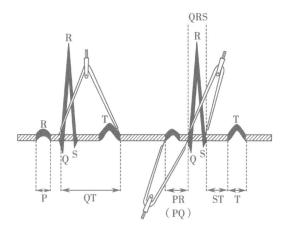

图 6-2-4 心电图各波段时间测量方法示意图

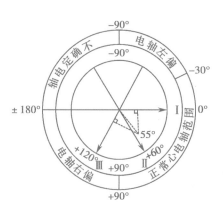

图 6-2-5 正常心电轴及其偏移示意图

2. **测量方法** 常用的心电轴测量方法有目测法、做图法和查表法。

（1）目测法:根据I、Ⅲ导联 QRS 波群的主波方向估计心电轴是否偏移。若I、Ⅲ导联的 QRS 波群主波均为正向波,提示电轴不偏;若I导联出现较深的负向波,Ⅲ导联主波为正向波,提示电轴右偏;若I导联主波为正向波,Ⅲ导联出现较深的负向波,则提示电轴左偏(图 6-2-6)。

（2）做图法:分别测算I和Ⅲ导联 QRS 波群振幅的代数和,然后在I、Ⅲ导联轴上分别通过这两个数值点画垂直线,求得两垂直线的交叉点。电偶中心 0 点与该交叉点相连即为心电轴,该轴与I导联轴正侧的夹角即为心电轴的角度(图 6-2-7)。

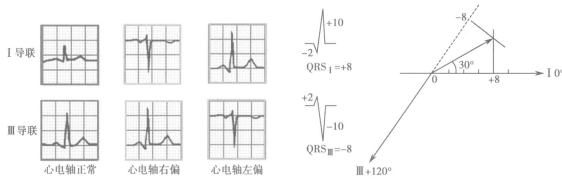

图 6-2-6 目测法判断心电轴示意图

图 6-2-7 做图法测算心电轴示意图

（3）查表法：分别测算I和III导联QRS波群振幅的代数和，然后直接查表求得心电轴。

3. 临床意义 心电轴的偏移，一般受心脏在胸腔内的解剖位置、两侧心室的质量比例、心室内传导系统的功能、激动在室内传导状态以及年龄、体型等因素影响。左心室肥厚、左前分支阻滞等可以使心电轴左偏；右心室肥厚、左后分支阻滞等可使心电轴右偏；不确定心电轴可以发生在正常人（正常变异），亦可见于某些病理情况，如肺源性心脏病、冠心病、高血压等。

（五）钟向转位

自心尖部朝心底部方向观察，设想心脏可循其本身长轴发生顺钟向或逆钟向转位，可通过胸导联中左、右心室过渡区波形（R/S≈1的波形）出现的位置来判断（图6-2-8）。正常时，过渡区波形出现于V$_3$或V$_4$导联。顺钟向转位（clockwise rotation）时，正常在V$_3$或V$_4$导联出现的波形转向左心室方向，即出现在V$_5$、V$_6$导联上。逆钟向转位（counterclockwise rotation）时，正常V$_3$或V$_4$导联出现的波形转向右心室方向，即出现在V$_1$、V$_2$导联上。顺钟向转位可见于右心室肥厚，而逆钟向转位可见于左心室肥厚。

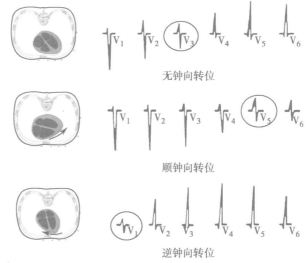

无钟向转位

顺钟向转位

逆钟向转位

图 6-2-8 心脏钟向转位示意图

二、正常心电图波形特点与正常值

（一）P波

1. 位置 任何导联的P波一定出现在QRS波群之前。

2. 形态 大部分导联P波呈钝圆形，可有轻度切迹或双峰，但峰间距<0.04秒。一般情况下，额面P向量环在+40°~+60°之间，因此，窦性P波在I、II、aVF、V$_4$~V$_6$导联直立；aVR导联倒置，其他导联可双向、倒置或低平。

3. 时间 正常人P波时间一般应小于0.12秒。

4. 振幅 在肢体导联一般小于0.25mV，在胸导联一般小于0.2mV。如V$_1$导联P波为正负双向时，其负向波称为V$_1$导联P波终末电势（P terminal force），即Ptf V$_1$，以其波幅与时间的乘积表示强度。正常人Ptf V$_1$绝对值≤0.04mm·s。

（二）PR间期

心率在正常范围时，成人PR间期一般为0.12~0.20秒，老年人及心动过缓者，可略延长，但一般不超过0.22秒，幼儿及心动过速者，PR间期相应缩短。

（三）QRS波群

1. 形态

（1）肢体导联：一般I、II、aVF导联的QRS波群主波向上，aVR导联的波群主波向下。

（2）胸导联：自V$_1$至V$_5$导联应有R波逐渐增高与S波逐渐变浅的移行规律（图6-2-9），V$_5$的R波一般高于V$_6$的R波。其中，V$_1$、V$_2$导联多呈rS型，R/S<1；V$_5$、V$_6$导联可呈qR、qRs、Rs或R型，R/S>1；V$_3$、V$_4$导联多呈过渡区波形，R/S≈1。

2. 时间 正常成人QRS时间多数在0.06~0.10秒，一般不超过0.11秒。

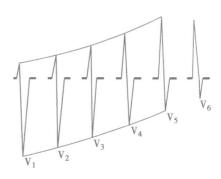

图 6-2-9 胸导联QRS波群移行规律示意图

Note：

3. R 峰时间　正常成人 R 峰时间在 V_1、V_2 导联一般不超过 0.04 秒,在 V_5、V_6 导联一般不超过 0.05 秒。

4. 振幅

(1) 肢体导联:R 波在 I 导联不超过 1.5mV,aVL 导联不超过 1.2mV,aVF 导联不超过 2.0mV,aVR 导联不超过 0.5mV,$R_I+R_{III}\leqslant2.5mV$。

(2) 胸导联:V_1 导联的 R 波一般不应超过 1.0mV,$R_{V1}+S_{V5}\leqslant1.2mV$,$V_5$、$V_6$ 导联的 R 波不超过 2.5mV,$R_{V5}+S_{V1}\leqslant4.0mV$(男性)或 3.5mV(女性)。

6 个肢体导联的 QRS 波群其正向波与负向波绝对值相加一般不应都低于 0.5mV,6 个胸导联的 QRS 波群正向波与负向波绝对值相加不低于 0.8mV,否则称为低电压。

5. Q 波　除 III 和 aVR 导联外,正常 Q 波时间一般不超过 0.03 秒,振幅不超过同导联 R 波的 1/4。正常人 V_1、V_2 导联不应有 Q 波,偶可呈 QS 型。

(四) ST 段

正常的 ST 段大多为一等电位线,有时也可有轻微的偏移,但在任一导联,ST 段下移不超过 0.05mV;ST 段上移在 V_1、V_2 导联不超过 0.3mV,V_3 导联不超过 0.5mV,V_4~V_6 导联不超过 0.1mV。

(五) T 波

1. 形态　正常 T 波形态圆钝,双支不对称,前半部斜度较平缓,而后半部斜度较陡。T 波的方向多与 QRS 主波方向一致。T 波方向在 I、II、V_4~V_6 导联直立,aVR 导联倒置,III、aVL、aVF、V_1~V_3 导联可直立、双向或倒置。若 V_1 导联的 T 波向上,V_2~V_6 导联的 T 波就不应再向下。

2. 振幅　在以 R 波为主的导联中,T 波不应低于同导联 R 波的 1/10。在胸导联中,除 V_1 导联的 T 波不应超过 0.4mV 外,其余导联可高达 1.2~1.5mV 仍属正常。

(六) QT 间期

QT 间期的长短与心率有直接的关系。心率越快,QT 间期越短;反之 QT 间期越长。当心率在 60~100 次 /min 时,QT 间期在 0.32~0.44 秒之间。为消除心率对 QT 间期的影响,常用校正的 QT 间期(QTc),常用 Bazett 公式计算,$QTc=QT/\sqrt{RR}$,即 RR 间期为 1 秒(心率 60 次 /min)时的 QT 间期。QTc 的正常上限值一般为 0.44 秒。近年推荐的 QT 间期延长标准为:男性 QTc 间期≥0.45 秒,女性 QTc≥0.46 秒。

(七) u 波

正常 u 波的形态前半部斜度较陡,后半部斜度较缓,与 T 波形态相反。u 波在胸导联较易见到,以 V_2、V_3 导联较为明显。正常人 u 波方向大体与 T 波相一致。u 波明显增高常见于低血钾,u 波倒置可见于高血压和冠心病。

三、小儿心电图特点

小儿的生理发育过程迅速,其心电图变化也较大。总的趋势可概括为自起初的右心室占优势型转变为左心室占优势型的过程,具体特点归纳如下:

1. 心率较快　小儿心率比成人快,至 10 岁以后可维持为成人的心率水平,即 60~100 次 /min。因心率快,小儿的 PR 间期较成人为短,7 岁以后趋于恒定(0.10~0.17 秒),小儿的 QTc 间期较成人略长。

2. P 波时间稍短而电压较高　小儿 P 波时间较成人稍短(儿童 <0.09 秒),新生儿 P 波电压较高,以后则较成人为低。

3. 胸导联电压振幅较高　小儿因胸壁薄且导电好,其胸导联电压较高。诊断心室肥厚的电压标准明显高于成人,如 3~14 岁小儿 R_{V5} 达 3.5mV、$R_{V5}+S_{V1}$ 达 5.0mV 可能仍为正常。

4. 婴幼儿常呈右心室占优势的 QRS 图形特征　I 导联有深 S 波;V_1(V_{3R})导联多呈高 R 波而 V_5、V_6 导联常出现深 S 波;R_{V1} 电压随年龄增长逐渐减低,R_{V5} 逐渐增高,Q 波较成人深(常见于 II、III、 aVF 导联) 等。

5. T 波变异性较大　新生儿的肢体导联及右胸导联常出现 T 波低平、倒置。

四、老年人心电图特点

在老年人中,心电图出现异常的概率明显增加,为青年人的 3 倍以上。但是,这些改变均为老年人组织学、代谢改变和心脏电激动经传导系统传导速度减慢所致,临床意义不大。老年人心电图有以下特征:

1. P 波振幅减低　主要与心房内传导阻滞有关。

2. PR 间期轻度延长　与房室传导延缓有关。

3. QRS 波群时限延长　与心脏和胸壁距离、胸壁的厚度、肺气肿、脊柱后凸引起的心脏位置改变等有关。

4. QT 间期延长　QT 间期常随年龄增大而延长,但不超过正常上限值。

5. T 波振幅减低　随着年龄的增长,出现供应心脏的血管、神经和心肌本身的生理性功能减退。

(李　静)

第三节　异常心电图

————————————————— 导学案例与思考 —————————————————

患者,男,70 岁,高血压病史 20 年,平素血压控制在 150/85mmHg 左右。参加单位体检,心电图检查结果如下(图 6-3-1):

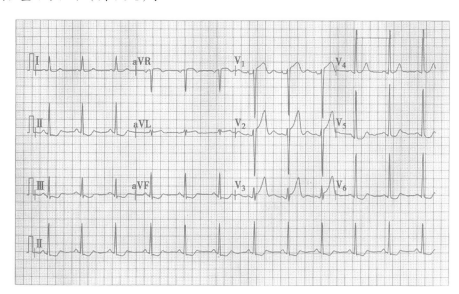

图 6-3-1　心电图检查结果

请思考:

1. 该患者心电图的特征有哪些?

2. 根据该患者心电图的特征性图形,可作出什么诊断?

一、心房肥大

心房肥大多表现为心房扩大而较少表现为心房肌肥厚。心房扩大引起心房肌纤维变粗、增长及

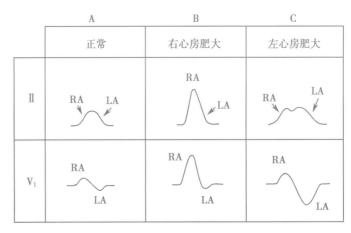

图 6-3-2 心房肥大心电图表现示意图

RA:右心房;LA:左心房。

房间传导束牵拉与损伤,导致整个心房肌除极综合向量的振幅和方向发生改变。心房肥大的心电图特征主要表现为 P 波的形态、时间及振幅的改变(图 6-3-2)。

(一) 左心房肥大

窦房结位于上腔静脉与右心房交界处,其发出的激动最先引起右心房除极,产生 P 波的前半部分,随后沿房间束传导至左心房,产生 P 波的后半部分,P 波中部则是左、右心房共同除极产生的电位变化。当左心房肥大(left atrial enlargement)时,牵拉左心房内的传导束,使其传导速度变慢,造成左心房的除极时间延长,导致 P 波时间增宽,呈双峰型,第一峰代表右心房除极波,第二峰代表左心房除极波。因左心房位于心脏的左后方,左心房肥大除了使 P 向量环环体增大(尤以向量向后增大最为显著)外,还使其方向偏向左方及后方,所以心电图以偏左侧的导联上 P 波改变较为明显。因此,当左心房肥大时,心电图主要表现为 P 波时间延长。

1. 心电图特征 ①P波增宽:P波时间≥0.12秒,常呈双峰型,后峰大于前峰,峰间距离≥0.04秒,以Ⅰ、Ⅱ、aVL 导联及胸导联明显,又称"二尖瓣型 P 波";②V_1 导联 P 波常呈正负双向,其负向部分明显加深加宽,P 波终末电势($PtfV_1$)的绝对值 >0.04mm·s;③PR 段缩短:P 波时间与 PR 段时间之比 >1.6(图 6-3-3)。

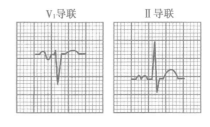

2. 病因 多见于风湿性心脏病(尤其是二尖瓣狭窄),也可见于扩张型心肌病、高血压、慢性左心衰竭等引起的左心房增大。

图 6-3-3 左心房肥大心电图

(二) 右心房肥大

正常情况下右心房除极早于左心房,当右心房肥大(right atrial enlargement)时,其除极时间虽然延长,并与稍后的左心房除极重叠,但总的心房除极时间并不延长,心电图主要表现为 P 波振幅增高。

1. 心电图特征 ①P 波高尖:振幅≥0.25mV,尤以Ⅱ、Ⅲ、aVF 导联明显,又称"肺型 P 波";②V_1 导联 P 波直立时,振幅≥0.15mV,如 P 波呈双向时,其振幅的算术和≥0.20mV;③P 波时间正常:<0.12秒(图 6-3-4)。

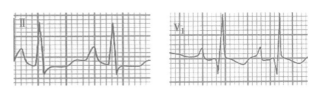

图 6-3-4 右心房肥大心电图

2. 病因　多见于各种原因引起的肺源性心脏病,也可见于房间隔缺损、肺动脉高压等。

(三) 双心房肥大

双心房肥大(biatrial enlargement)时,心房除极向量增大,除极时间延长,因心房除极是右心房在前,左心房在后,所以双心房肥大时,各自增大的除极向量都可显示出来。在心电图上表现为 P 波高宽呈双峰型。

1. 心电图特征　①P 波高大、增宽,呈双峰型,肢体导联振幅≥0.25mV,胸导联振幅≥0.20mV,时间≥0.12 秒,峰间距离≥0.04 秒;②V_1 导联 P 波高大、双向,上下振幅均超过正常范围(图 6-3-5)。

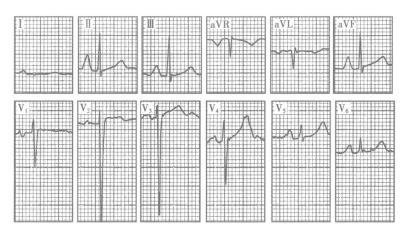

图 6-3-5　双心房肥大心电图

2. 病因　多见于较严重的先天性心脏病。

(陆敏敏)

二、心室肥厚

心室肥厚(ventricular hypertrophy)是器质性心脏病的常见后果,通常因心脏收缩期或 / 和舒张期负荷过重所致。当心室肥厚到一定程度时即可引起相应的心电图变化。一般认为与心室肥厚心电改变有关的因素包括:①心肌纤维增粗、心室除极面积增大,心肌除极产生的电压增高;②心室壁的增厚及心肌细胞变性导致传导功能低下,使心室肌激动的时程延长;③心室壁肥厚使心室肌复极顺序发生改变。这些心电变化可以作为诊断心室肥厚的重要依据,但心电图在诊断心室肥厚方面存在一定的局限性。这是因为来自左、右心室肌相反方向的心电向量进行综合时,有可能互相抵消而未表现出两者各自的心电图特征,以致难以作出肯定的诊断;此外,除了心室肥厚外,同样类型的心电图改变也可由其他因素引起。因此,作出心室肥厚诊断时,需要结合临床资料及其他检查结果,通过综合分析,才能得出正确结论。

(一) 左心室肥厚

正常左心室位于心脏的左后方,其室壁明显厚于右心室,所以正常时心脏综合向量表现为左心室占优势的特征(图 6-3-6a)。左心室肥厚(left ventricular hypertrophy,LVH)时,可使左心室优势的情况更为突出,引起左室面导联如Ⅰ、aVL、V_5、V_6 导联 R 波振幅异常增大而右心室面导联如 V_1、V_2 导联上出现加深的 S 波(图 6-3-6b)。

1. 心电图特征

(1) QRS 波群电压增高。常用的左心室肥厚电压标准有:①肢体导联,$R_1>1.5mV$,$R_{aVL}>1.2mV$,$R_{aVF}>2.0mV$ 或 $R_1+S_{Ⅲ}>2.5mV$;② 胸 导 联,R_{V5} 或 $R_{V6}>2.5mV$,或 $R_{V5}+S_{V1}>4.0mV$(男) 或 3.5mV(女);③ Cornell 标准,$R_{aVL}+S_{V3}>2.8mV$(男性) 或 2.0mV(女)。

Note:

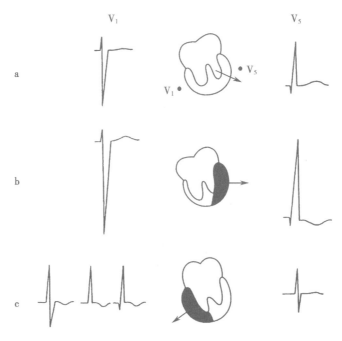

图 6-3-6　左、右心室肥厚的机制及心电图表现

a. 正常；b. 左心室肥厚；c. 右心室肥厚。箭头分别表示正常、左心室肥厚及右心室肥厚时的心室除极综合向量。

（2）出现额面 QRS 心电轴左偏。

（3）QRS 波群时间延长至 0.10~0.11 秒，但一般 <0.12 秒。V₅、V₆ 的室壁激动时间 >0.05 秒。

（4）ST-T 改变：在 R 波为主的导联（如 V₅、V₆ 导联），ST 段可呈下斜型压低达 0.05mV 以上，同时伴有 T 波低平、双向或倒置（图 6-3-7）。在以 S 波为主的导联（如 V₁ 导联），则反而可见直立的 T 波。此类 ST-T 变化多为继发性改变，也可能同时伴有心肌缺血。

QRS 波群电压增高是左心室肥厚的一个重要特征，其中以胸导联的改变更有意义。对于判断左心室肥厚，电压增高是诊断的必备条件，在此基础上，结合一项其他阳性指标，即可诊断。符合条件越

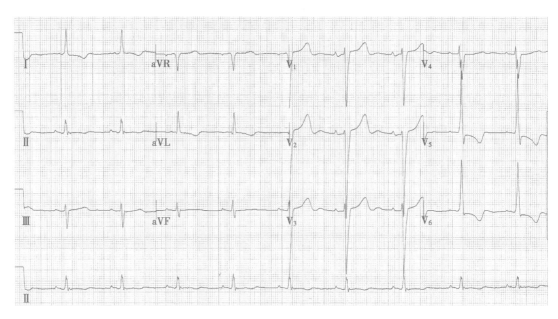

图 6-3-7　左心室肥厚心电图

多及超过正常范围越大者,诊断的可靠性越大。如仅有 QRS 电压增高而无其他任何阳性指标者,心电图应诊断为左心室高电压。

2. 病因 多见于高血压性心脏病、冠心病、肥厚型心肌病、二尖瓣关闭不全、主动脉瓣狭窄或关闭不全、动脉导管未闭等。

(二) 右心室肥厚

由于右心室厚度仅为左心室壁的 1/3,只有当右心室肥厚(right ventricular hypertrophy,RVH)达到一定程度,改变了正常以左心室占优势的心室除极特征,转为右心室占优势,使右心室面导联如 V_1、aVR 导联 R 波增高,而左室面导联如 I、aVL、V_5 导联 S 波变深(图 6-3-6c)。

1. 心电图特征

(1) QRS 波群形态与振幅改变:V_1 导联呈 R 型或 Rs 型,即 R/S≥1,重度右心室肥厚时 V_1 导联可呈 qR 型(除外心肌梗死);V_5、V_6 导联 S 波较正常加深,即 R/S≤1;R_{V1}>1.0mV 或 R_{V1}+S_{V5}>1.05mV(重症>1.2mV);aVR 导联以 R 波为主,R/q 或 R/S≥1,R_{aVR}>0.5mV。

(2) 心电轴右偏≥+90°(重症 >+110°)。

(3) QRS 波群时限多正常,VAT_{V1}>0.03 秒。

(4) ST-T 改变:右胸导联(V_1、V_2)ST 段压低,伴 T 波倒置(图 6-3-8),为继发性 ST-T 改变。

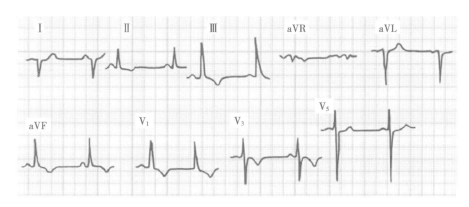

图 6-3-8 右心室肥厚心电图

2. 病因 多见于慢性肺源性心脏病、二尖瓣狭窄、法洛四联症、原发性肺动脉高压、房间隔缺损、室间隔缺损、肺动脉瓣狭窄或关闭不全等。

(三) 双侧心室肥厚

双侧心室肥厚(biventricular hypertrophy)多见于各种心脏病晚期。由于左、右心室除极向量增大,时间延长,其 QRS 向量环的方向和大小的改变取决于左心室或右心室肥厚的程度,并不是简单地将左、右心室的异常表现相加,而在心电图上表现各自相应或抵消的心电图特征。心电图可有以下几种表现:

1. 大致正常心电图 由于双侧心室肥厚程度较轻,不能在心电图上表现出来,或双侧心室电压同时增高,增大的向量互相抵消所致。

2. 单侧心室肥厚心电图 只反映一侧心室肥厚,而另一侧心室肥厚的图形被掩盖。一般以仅显示左心室肥厚多见。

3. 双侧心室肥厚心电图 既表现右心室肥厚的心电图特征,如 V_1 导联 R 波为主、电轴右偏等,又存在左心室肥厚的某些征象,如 V_5 导联 R/S>1、R 波振幅增高等(图 6-3-9)。

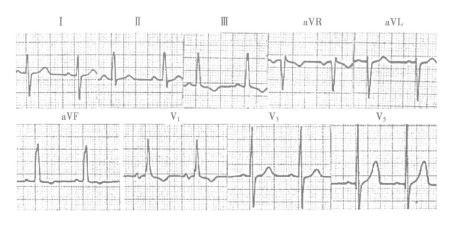

图 6-3-9　双侧心室肥厚心电图

（陆敏敏）

三、心肌缺血与 ST-T 改变

心肌缺血（myocardial ischemia）是指冠状动脉的供血不能满足心肌代谢需要。通常发生在冠状动脉粥样硬化的基础上。当心肌某一部分缺血时，将影响到心室复极的正常进行，并可使缺血区相关导联发生 ST-T 异常改变。心肌缺血的心电图改变类型取决于缺血的严重程度、持续时间和缺血发生部位。

（一）心肌缺血的心电图类型

1. 缺血型心电图改变　正常情况下，心外膜处的动作电位时程短于心内膜，心外膜完成复极早于心内膜，因此，心室肌复极过程可以看作是由心外膜向心内膜方向进行。心肌缺血时，复极过程发生改变，心电图上出现 T 波振幅与方向的变化。

（1）心内膜下心肌缺血：心肌复极的方向仍然正常，心内膜缺血区心肌复极更加延迟，使原来存在的与心外膜复极向量相抗衡的心内膜复极向量减小或消失，导致 T 波向量幅度增加而方向不变，出现与 QRS 主波方向一致的高尖直立的 T 波（图6-3-10a），如下壁心内膜下缺血时，下壁导联Ⅱ、Ⅲ、aVF 可出现直立高大的 T 波。

（2）心外膜下心肌缺血：当心外膜下心肌缺血时，由于心外膜下心肌的复极迟迟不能进行，导致

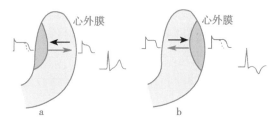

图 6-3-10　心肌缺血与 T 波变化的关系
a. 心内膜下缺血；b. 心外膜下缺血。黑色箭头示复极方向，粉色箭头示 T 波向量方向。

复极顺序的逆转，即心内膜开始先复极，膜外电位为正，而缺血的心外膜心肌尚未复极，膜外电位仍呈相对的负性。这时在面向缺血区的导联，可记录一个两支对称倒置较深的 T 波（图 6-3-10b），如下壁心外膜下缺血时，下壁导联Ⅱ、Ⅲ、aVF 可出现倒置的 T 波。

2. 损伤型心电图改变　当心肌持续缺血时，心肌细胞的除极速度也会减慢，出现心肌在除极的同时复极已经开始。心电图可出现缺血性 ST 段的改变，表现为 ST 段的压低及 ST 段抬高两种类型。

心肌损伤时，ST 向量由正常心肌指向损伤心肌。当心内膜下心肌损伤时，ST 向量由心外膜指向心内膜，使面向心外膜面的导联出现 ST 段压低；心外膜下心肌损伤时，ST 向量指向心外膜面导联，引起相应导联的 ST 段抬高。发生损伤型 ST 段改变时，对侧部位的导联可记录到相反的 ST 段改变（图6-3-11）。

另外，当发生透壁性心肌缺血时，心电图往往表现为心外膜下缺血（T 波深倒置）或心外膜下损伤（ST 段抬高）类型。有学者把引起这种现象的原因归为：①透壁性心肌缺血时，心外膜缺血范围大

于心内膜;②因检测电极靠近心外膜缺血区,所以透壁性心肌缺血在心电图上主要表现为心外膜缺血的改变。

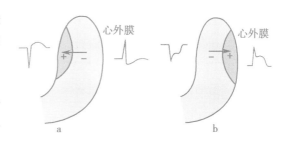

图 6-3-11 心肌损伤与 ST 段偏移的关系
a. 心内膜下损伤;b. 心外膜下损伤。箭头示 ST 向量方向。

（二）心肌缺血心电图图形的临床意义

心肌缺血的心电图可仅仅表现为 T 波改变或者 ST 段改变,也可同时出现 ST-T 改变。临床上约一半的冠心病患者未发生心绞痛时,心电图可以正常,而仅于心绞痛发作时才记录到 ST-T 改变。约 10% 的冠心病患者在心绞痛发作时心电图可以正常或仅有轻度 ST-T 改变。

典型的心肌缺血发作时,面向缺血部位的导联呈现缺血型 ST 段压低(水平型、下斜型下移 ≥0.01mV)和 / 或 T 波倒置(图 6-3-12)。有些冠心病患者心电图可呈持续性 ST 改变(水平型或下斜型下移 ≥0.05mV)和 / 或 T 波低平、负正双向和倒置,而于心绞痛发作时出现 ST-T 改变加重或伪性改善。冠心病患者心电图上出现倒置深尖、双肢对称的 T 波(称之为冠状 T 波),反映心外膜下心肌缺血或有透壁性心肌缺血,这种 T 波改变亦见于心肌梗死患者。变异型心绞痛(冠状动脉痉挛为主要因素)表现为缺血部位导联出现暂时性 ST 段抬高并伴有高耸 T 波和对应导联出现 ST 段压低,这是严重急性心肌缺血表现,若 ST 段持续抬高,提示将发生心肌梗死。

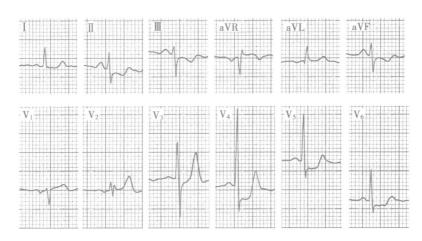

图 6-3-12 心肌缺血
患者心绞痛发作,Ⅱ、Ⅲ、aVF 导联及 V₄~V₆ 导联 ST 段水平或下斜型压低 >0.1mV。

（李 静）

四、心肌梗死

 —————————— 导学案例与思考 ——————————

患者,男,58 岁,1 小时前出现急性胸部剧烈疼痛,心电图检查结果如下(图 6-3-13):
请思考:
1. 该患者的心电图是否正常?依据是什么?
2. 该患者心电图表现提示其可能的原因是什么?

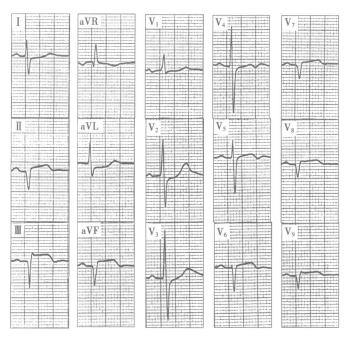

图 6-3-13 心电图检查结果

心肌梗死（myocardial infarction,MI）绝大多数是在冠状动脉粥样硬化基础上发生完全性或不完全性闭塞所致,属于冠心病的严重类型。除了临床表现及心肌坏死标志物升高外,心电图的特征性改变及其演变规律是确诊心肌梗死、判断病情和预后的主要依据。

（一）心肌梗死的基本心电图图形

冠状动脉发生闭塞后,随着时间的推移,心电图上可先后出现心肌缺血、心肌损伤和心肌坏死 3 种图形,形成特征性心电图改变。各部分心肌接受不同冠状动脉分支的血液供应,因此,图形改变通常具有明显的区域特点。心电图显示的电位变化是梗死后心肌多种心电变化综合的结果。

1."缺血型"改变　是冠状动脉急性闭塞后出现最早的变化,一般缺血发生于心内膜下肌层,使面向缺血区的导联出现高耸而直立的 T 波。若缺血发生于心外膜下肌层,则面向缺血区的导联出现 T 波对称性倒置,呈"冠状 T 波"。

2."损伤型"改变　随着缺血时间延长,缺血程度进一步加重,可出现"损伤型"图形改变,主要表现为面向损伤心肌的导联出现 ST 段抬高,逐渐抬高的 ST 段与 T 波融合,形成一条弓背向上的单向曲线。关于急性心肌缺血和心肌梗死引起 ST 段抬高的机制至今仍不清楚,通常认为与损伤电流有关。一般来讲,损伤改变不会持久,或者恢复,或进一步发展为心肌坏死。常见的"损伤型"ST 段抬高的形态变化见图 6-3-14。

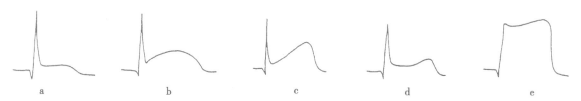

图 6-3-14　常见的"损伤型"ST 段抬高的形态

a. 平抬型;b. 弓背型;c. 上斜型;d. 凹面向上型;e. 单向曲线型。

3."坏死型"改变　若进一步缺血或缺血时间进一步延长可导致心肌细胞变性、坏死。坏死的心肌细胞丧失了电活动,不再产生心电向量,而正常健康心肌仍照常除极,致使产生一个与梗死部位相反的综合向量（图 6-3-15）。由于心肌梗死主要发生于室间隔或左心室壁心肌,往往引起起始 0.03 秒

Note:

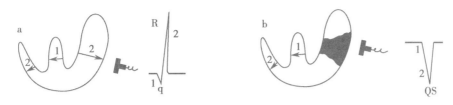

图 6-3-15 坏死型 Q 波或 QS 波产生机制

a.正常心肌除极顺序:室间隔向量1产生q波,左、右心室综合除极向量2产生R波;b.心肌坏死后,电极透过坏死"窗口"只能记录相反的除极向量,产生 QS 波。

除极向量背离坏死区,所以"坏死型"图形改变主要面向坏死区的导联出现异常 Q 波(时限≥0.04 秒、振幅≥1/4R)或呈 QS 波。一般认为,梗死的心肌直径>20mm 或厚度 >5mm 才可产生病理性 Q 波。

临床上,当冠状动脉某一分支发生闭塞,则受损伤部位的心肌发生坏死,直接置于坏死区的电极记录到异常 Q 波或呈 QS 波;靠近坏死区周围受损心肌呈损伤型改变,记录到 ST 段抬高;而外边受损较轻的心肌呈缺血型改变,记录到 T 波倒置。体表心电图导联可同时记录到心肌缺血、损伤和坏死的图形改变(图6-3-16)。因此,若上述三种改变同时存在,则急性心肌梗死的诊断基本确立。

(二)心肌梗死的心电图演变及分期

急性心肌梗死发生后,其图形除具有特征性改变外,还可随着心肌缺血、损伤和坏死的发展与恢复呈现一定的演变规律,这对心肌梗死的诊断同样具有重要意义。根据心电图图形的演变过程和演变时间可分为超急性期、急性期、亚急性期(近期)和陈旧期(愈合期)(图 6-3-17)。

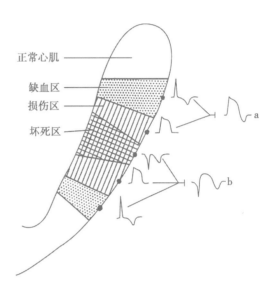

图 6-3-16 急性心肌梗死后心电图的特征性改变

a. 位于坏死区周围的体表电极记录到缺血和损伤型的图形;b. 位于坏死区中心的体表电极同时记录到缺血、损伤、坏死型的图形。

"●"点示直接置于心外膜的电极可分别记录到缺血、损伤、坏死型图形。

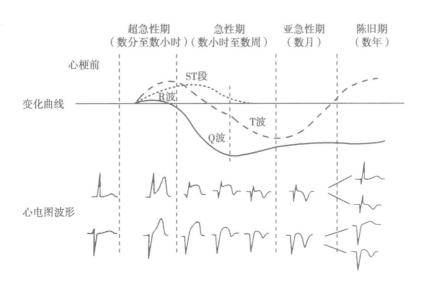

图 6-3-17 急性心肌梗死图形演变与分期

1. **超急性期(亦称超急性损伤期)** 急性心肌梗死发病数分钟后,首先出现短暂的心内膜下心肌缺血,心电图上产生高大的 T 波,之后迅速出现 ST 段呈上斜型或弓背向上型抬高,与高耸直立 T 波相连。由于急性损伤性阻滞,可见 QRS 振幅增高,并轻度增宽,但尚未出现异常 Q 波。这些表现一般仅持续数小时,临床上多因持续时间太短而不易记录到。此期若能及时给予干预和治疗,可避免发展为心肌梗死或使已发生梗死的范围趋于缩小。

2. **急性期** 此期开始于梗死后数小时或数日,可持续数周,心电图呈现动态演变过程。ST 段呈弓背向上抬高,抬高显著者可形成单向曲线,继而继续下降;心肌坏死导致面向坏死区导联 R 波振幅降低或丢失,出现异常 Q 波或 QS 波;T 波由直立开始倒置,并逐渐加深(图 6-3-18)。坏死型 Q 波、损伤型 ST 段和缺血型 T 波倒置在此期可同时存在。

3. **亚急性期(近期)** 出现于梗死后数周至数月,此期以坏死及缺血图形为主要特征。心电图表现为抬高的 ST 段恢复至基线,缺血性 T 波由倒置较深逐渐变浅,坏死性 Q 波由深变浅并持续存在。

4. **陈旧期(愈合期)** 常出现在心肌梗死数月

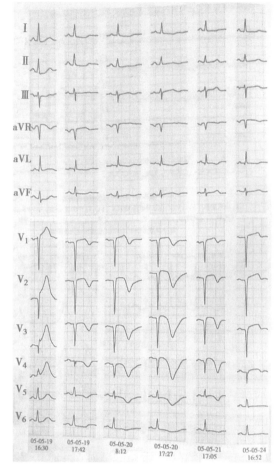

图 6-3-18　急性前间壁心肌梗死的演变
可见 Q 波、ST 段及 T 波在心肌梗死急性期的演变过程。

之后。心电图表现为 ST 段和 T 波恢复正常,T 波也可持续倒置、低平,趋于恒定不变。理论上异常 Q 波将持续存在终生,但随着瘢痕组织的缩小和周围心肌的代偿性肥大,其范围在数年后有可能明显缩小。小范围梗死的图形改变有可能变得很不典型,异常 Q 波甚至消失。

近年来,随着医疗水平的提高,对急性心肌梗死患者早期实施有效治疗(溶栓、抗栓或介入性治疗等),已显著缩短整个病程,并可改变急性心肌梗死的心电图表现,可不再呈现上述典型的演变过程。

(三)心肌梗死的定位诊断及梗死相关血管的判断

心肌梗死的范围基本上与冠状动脉的分布一致,心肌梗死的部位主要根据坏死性图形(异常 Q 波或 QS 波)出现的导联而作出判断,进而可大致确定与梗死相关的病变血管(表 6-3-1)。下壁心肌梗死时,在Ⅱ、Ⅲ、aVF 导联出现异常 Q 波或 QS 波,多为右冠状动脉梗死,少数为左回旋支梗死;前间壁梗死时,异常 Q 波或 QS 波主要出现在 V_1~V_3 导联(图 6-3-19),常为左前降支发生梗死;广泛前壁心肌梗死时,在大部分胸导联(V_1~V_5)出现异常 Q 波或 QS 波,多为左前降支梗死。

表 6-3-1　心电图导联与心室部位及冠状动脉供血区域的关系

导联	心室部位	供血的冠状动脉
Ⅱ、Ⅲ、aVF	下壁	右冠状动脉或左回旋支
Ⅰ、aVL、V_5、V_6	侧壁	左前降支或左回旋支

续表

导联	心室部位	供血的冠状动脉
$V_1 \sim V_3$	前间壁	左前降支
$V_3 \sim V_5$	前壁	左前降支
$V_1 \sim V_5$	广泛前壁	左前降支
$V_7 \sim V_9$	正后壁	左回旋支或右冠状动脉
$V_{3R} \sim V_{4R}$	右心室	右冠状动脉

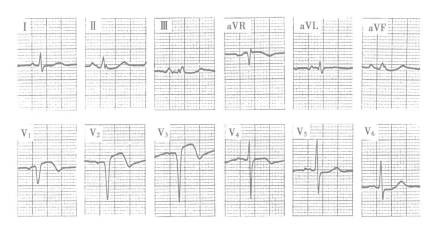

图 6-3-19　急性前间壁心肌梗死

在急性心肌梗死发病早期(数小时内),尚未出现坏死型 Q 波,心肌梗死的部位可根据 ST 段抬高或压低及 T 波异常(增高或深倒置)出现的导联来判断。

(四) 心肌梗死分类

1. Q 波型和非 Q 波型心肌梗死　非 Q 波型心肌梗死既可为非透壁性,亦可为透壁性。与典型的 Q 波型心肌梗死比较,此种不典型的心肌梗死较多见于多支冠状动脉病变。此外,发生多部位梗死(不同部位的梗死向量相互作用发生抵消)、梗死范围弥漫或局限、梗死区位于心电图常规导联记录的盲区(如右心室、基底部、孤立正后壁梗死等)均可产生不典型的心肌梗死图形。

2. ST 段抬高型和非 ST 段抬高型心肌梗死　为了最大限度地改善心肌梗死患者的预后,而将急性心肌梗死分为 ST 段抬高型和非 ST 段抬高型,并与不稳定心绞痛统称为急性冠脉综合征。ST 段抬高型心肌梗死可以不出现 Q 波,而非 ST 段抬高型心肌梗死亦可出现 Q 波。以 ST 段的改变进行分类,体现了对急性心肌梗死早期诊断、早期干预的理念。在坏死型 Q 波出现之前及时进行干预(溶栓、抗栓、介入治疗等),可挽救面临坏死的心肌或减小梗死面积。另外,ST 段抬高型梗死和非 ST 段抬高型梗死,两者的干预治疗对策是不同的,可以根据心电图上是否出现 ST 段抬高而选择合理的治疗方案。ST 段抬高型梗死是指 2 个或 2 个以上相邻的导联出现 ST 段抬高(ST 段抬高的标准为:在 V_2、V_3 导联抬高 ≥0.2mV,在其他导联抬高 ≥0.1mV)(图 6-3-20);非 ST 段抬高型梗死是指心电图上表现为 ST 段压低和 / 或 T 波倒置或无 ST-T 异常。在作出 ST 段抬高或非 ST 段抬高心肌梗死诊断时,应结合临床病史并注意排除其他原因引起的 ST 段改变。

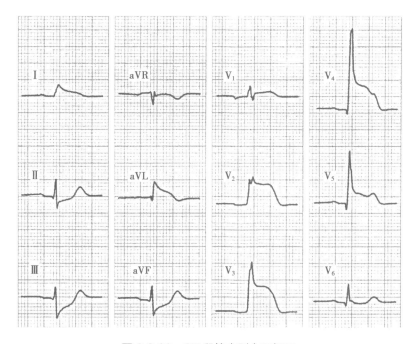

图 6-3-20　ST 段抬高型心肌梗死

V_1~V_5 导联及 I、aVL 导联 ST 段抬高,冠状动脉造影:左前降支近段闭塞。

(李　静)

五、心律失常

(一) 概述

正常人的心脏起搏点位于窦房结,并按正常传导系统顺序激动心房和心室。如果心脏激动的起源异常或 / 和传导异常,称为心律失常(arrhythmias)。心电图是诊断心律失常最简便、较精确的方法。心律失常产生原因包括:

1. **激动起源异常**　分为窦性心律失常和异位心律两种情况:①窦性心律失常,即窦房结起搏点本身激动的程序与规律异常;②异位心律,即心脏激动全部或部分起源于窦房结以外的部位,可分为主动性和被动性两种。

2. **激动传导异常**　分为传导阻滞和传导途径异常。①传导阻滞:包括传导延缓或传导中断;②传导途径异常:激动传导通过房室之间的附加异常旁路,使心肌某一部分提前激动。

若激动起源异常和激动传导异常同时存在,可引起复杂的心律失常表现。

目前,心律失常多按形成原因进行分类(表 6-3-2)。

(二) 窦性心律与窦性心律失常

心脏的正常起搏点为窦房结,凡起源于窦房结的心律称为窦性心律(sinus rhythm)。一般心电图机描记不出窦房结激动电位,常以 P 波的特点来推测激动是否来源于窦房结。

1. **窦性心律的心电图特征**　P 波规律出现,且在 I、II、aVF、V_4~V_6 导联直立,在 aVR 导联倒置。正常窦性心律时,PP 间期规则,同一导联上两个 PP 间期之差 <0.12 秒,PR 间期为 0.12~0.20 秒,静息心率的参考范围为 60~100 次 /min(图 6-3-21)。有研究显示,国内健康人群静息心率的参考范围为:男性 50~95 次 /min,女性 55~95 次 /min。

2. **窦性心动过速**(sinus tachycardia)　是窦房结自律性增高的一种窦性心律失常。

(1) 心电图特征:成人窦性心律的频率 >100 次 /min,多在 100~150 次 /min(图 6-3-22)。P 波形态正常,PR 间期及 QT 间期可相应缩短,有时可伴有继发性 ST 段轻度压低和 T 波振幅降低。

(2) 临床意义:常见于运动、精神紧张、发热、低血压、心力衰竭、甲状腺功能亢进、贫血、失血、心肌

表 6-3-2　心律失常的分类

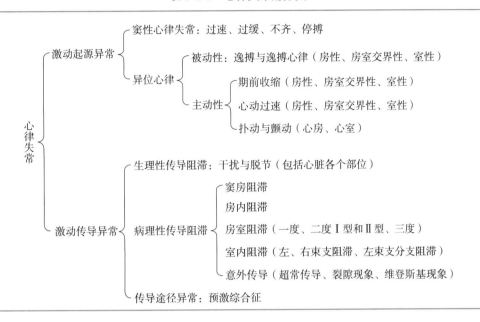

图 6-3-21　正常窦性心律心电图

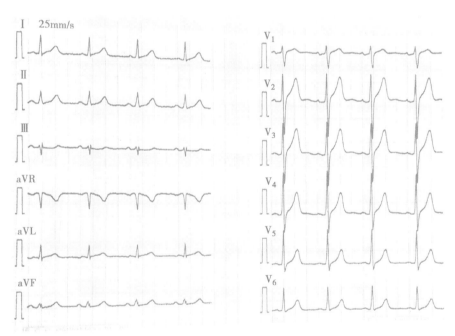

图 6-3-22　窦性心动过速（心率 110 次/min）

炎和拟肾上腺素类药物作用等情况。

3. **窦性心动过缓**（sinus bradycardia）　因窦房结自律性降低引起。传统上规定成人窦性心律的频率 <60 次/min，称为窦性心动过缓。但有研究显示，约有 15% 健康人的静息心率低于 60

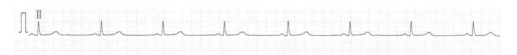

图 6-3-23　**窦性心动过缓**(心率 45 次 /min)

次 /min,尤其是男性。

(1) 心电图特征:成人窦性心律的频率 <60 次 /min(图 6-3-23)。

(2) 临床意义:常见于老年人和运动员心率相对过缓等生理情况;也可见于窦房结功能障碍、颅内压增高、甲状腺功能低下和服用某些药物(如 β 受体拮抗剂)等情况。

4. 窦性心律不齐(sinus arrhythmia)　是指窦性心律的起源未变,但节律不整。

(1) 心电图特征:同一导联两个 PP 间期之差 >0.12 秒。窦性心律不齐常与窦性心动过缓同时存在(图 6-3-24)。

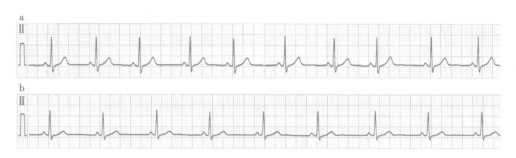

图 6-3-24　**呼吸性窦性心律不齐**
a. 自然状态下,示心律不齐;b. 屏住呼吸,示心律不齐消失。

(2) 临床意义:较常见的一类窦性心律不齐与呼吸周期有关,称呼吸性窦性心律不齐,表现为吸气时心率较快,呼气时变慢,呈周期性变化,屏气时消失(图 6-3-24),多见于青少年,一般无临床意义。另有一些比较少见的窦性心律不齐与呼吸无关,例如与心室收缩排血有关的(室相性)窦性心律不齐以及窦房结内游走性心律不齐等,多见于老年人、有心脏疾病及脑血管病患者,偶可见于正常人。

5. 窦性停搏(sinus arrest)　亦称窦性静止。在规律的窦性心律中,有时因迷走神经张力增大或窦房结功能障碍,在一段时间内窦房结停止发放激动。

(1) 心电图特征:在窦性心律中,规则的 PP 间期中突然出现 P 波脱落,形成长 PP 间距,且长 PP 间期与正常 PP 间期不成倍数关系(图 6-3-25)。窦性停搏后常出现逸搏或逸搏心律。

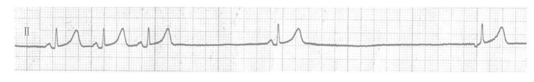

图 6-3-25　**窦性停搏**

(2) 临床意义:可见于迷走神经张力增高、窦房结退行性病变、心肌梗死脑血管意外、高钾血症及药物毒性作用等。

6. 病态窦房结综合征(sick sinus syndrome,SSS)　由各种原因累及窦房结及其周围组织而产生一系列缓慢性心律失常,并引起头昏、黑矇、晕厥等临床表现,称为病态窦房结综合征。

(1) 心电图特征:①持续的窦性心动过缓(心率 <50 次 /min),且不易用阿托品等药物纠正;②窦性停搏或窦房传导阻滞;③在显著窦性心动过缓基础上,常出现室上性快速心律失常(房性心动过速、心房扑动、心房颤动等),又称为慢 - 快综合征;④若病变同时累及房室交界区,可出现房室传导障碍,或

Note:

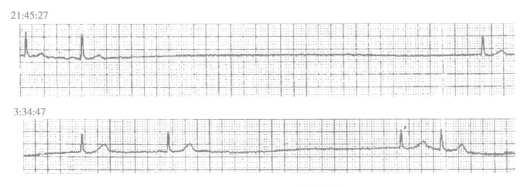

21:45:27

3:34:47

图 6-3-26 **病态窦房结综合征**
动态心电图监测中夜间出现的窦性停搏。

发生窦性停搏时,长时间不出现交界性逸搏,此即称为双结病变(图 6-3-26)。

(2) 临床意义:多见于起搏传导系统退行性病变以及冠心病、心肌炎(尤其是病毒性心肌炎)、心肌病等。

(三) 异位心律

异位心律包括主动性异位心律和被动性异位心律。主动性异位心律包括期前收缩、心动过速、扑动与颤动,被动性异位心律包括逸搏与逸搏心律。

1. 期前收缩 期前收缩是指起源于窦房结以外的异位起搏点提前发出的激动,又称过早搏动,简称早搏,是临床上最常见的心律失常。期前收缩的产生机制包括折返激动、触发活动及异位起搏点兴奋性增高等。期前收缩可来自各种不同的异位起搏点,最多的是室性期前收缩,其次是房性期前收缩,交界性期前收缩比较少见。

描述期前收缩心电图特征时的常用术语如下:

联律间期(Coupling Interval):指异位搏动与其前窦性搏动之间的时距,折返途径与激动的传导速度等可影响联律间期长短。房性期前收缩的联律间期应从异位 P 波起点测量至其前窦性 P 波起点,而室性期前收缩的联律间期应从异位搏动的 QRS 起点测量至其前窦性 QRS 起点。

代偿间歇(Compensatory Pause):指期前出现的异位搏动代替了一个正常窦性搏动,其后出现一个较正常心动周期为长的间歇。由于房性异位激动,常易逆传侵入窦房结,使其提前释放激动,引起窦房结节律重整,因此房性期前收缩大多为不完全性代偿间歇(即联律间期与代偿间隙之和小于正常 PP 间期的 2 倍)。而交界性和室性期前收缩,距窦房结较远,不易侵入窦房结,故往往表现为完全性代偿间歇(即联律间期与代偿间隙之和等于正常 PP 间期的 2 倍)。

单源性期前收缩:指期前收缩来自同一异位起搏点或有固定的折返径路,其形态、联律间期相同。

多源性期前收缩:指在同一导联中出现 2 种或 2 种以上形态及联律间期互不相同的异位搏动。如联律间期固定,而形态各异,则称为多形性期前收缩,其临床意义与多源性期前收缩相似。

频发性期前收缩:依据出现的频度可人为地分为偶发(≤5 个 /min)和频发性(>5 个 /min)期前收缩。常见的二联律(bigeminy)与三联律(trigeminy)就是一种有规律的频发性期前收缩。前者指期前收缩与窦性心搏交替出现;后者指每 2 个窦性心搏后出现 1 次期前收缩。连续 2 个期前收缩,称为成对的期前收缩;连续 3 个以上期前收缩,形成心动过速。

(1) 室性期前收缩(premature ventricular contraction)

1) 心电图特征:①提前出现的 QRS-T 波前无相关的 P 波;②QRS 波群宽大畸形,时限常 >0.12 秒,T 波方向多与主波方向相反;③多为完全代偿间歇(图 6-3-27)。若夹在两个相邻正常窦性搏动之间的期前收缩,其后无代偿间歇(图 6-3-28),称为间位性室性期前收缩(又称插入性室性期前收缩)。也可出现室性期前收缩二联律(图 6-3-29)、三联律(图 6-3-30)、多形性室性期前收缩或多源性室性期前收缩(图 6-3-31)等。如室性期前收缩发生较早,QRS 波群落在前一个窦性心搏的 T 波上,称室性期前收缩 R on T 现象(图 6-3-32)。

Note:

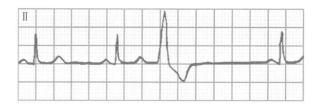

图 6-3-27 室性期前收缩

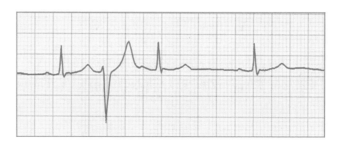

图 6-3-28 间位性室性期前收缩

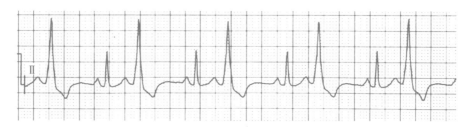

图 6-3-29 室性期前收缩二联律

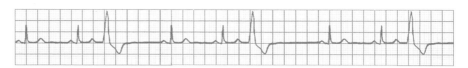

图 6-3-30 室性期前收缩三联律

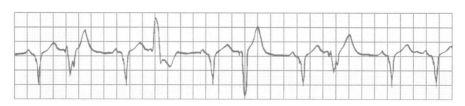

图 6-3-31 多源性室性期前收缩

Note:

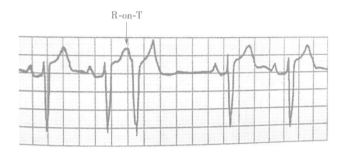

图 6-3-32　**室性期前收缩 R on T 现象**

2）临床意义：正常人及各种心脏病患者均可发生室性期前收缩。正常成人 24 小时动态心电图检测，约有 50% 的人可发生室性期前收缩，并随年龄增长而增加。常在精神不安、情绪激动、运动，以及过量烟、酒、咖啡时易于出现。但若出现在器质性心脏病，如冠心病、急性心肌梗死、高血压、心肌炎、心肌病、风湿性心脏病及二尖瓣脱垂等，多属于病理性室性期前收缩。此外，麻醉、手术、电解质紊乱（低钾、低镁等）和药物中毒（洋地黄、奎尼丁等）也能诱发室性期前收缩。

临床上具有潜在危险的室性期前收缩：频发（>5 次 /min）、成联律、成对室性期前收缩、多源（形）性室性期前收缩、R on T 性室性期前收缩出现在器质性心脏病中多为病理性，且多为引发更严重心律失常的先兆。

（2）房性期前收缩（premature atrial contraction）

1）心电图特征：①提前出现的异位 P′ 波，其形态与窦性 P 波不同；② P′R 间期 >0.12 秒；③大多为不完全代偿性间歇，即期前收缩前后两个窦性 P 波之间的间期小于正常窦性 PP 间期的 2 倍（图6-3-33）。部分期前收缩 P′ 波之后无 QRS 波群，呈阻滞型，称为房性期前收缩未下传；如 P′ 之后的 QRS 波群宽大，称为房性期前收缩伴室内差异性传导。

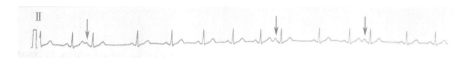

图 6-3-33　**房性期前收缩**

2）临床意义：多为功能性，正常成人 24 小时动态心电图检测，约有 60% 的人可发生房性期前收缩。疲劳、焦虑、吸烟、饮酒、咖啡均可诱发房性期前收缩。在各种器质性心脏病如冠心病、肺源性心脏病、心肌病等患者中，房性期前收缩的发生率明显增加，并常可引发其他快速性房性心律失常。

（3）交界性期前收缩（premature junctional contraction）

1）心电图特征：①期前出现的 QRS-T 波的形态与窦性下传者基本相同，其前无窦性 P 波；②出现逆行 P′ 波（P 波在Ⅱ、Ⅲ、aVF 导联倒置，aVR 导联直立），可发生于 QRS 波群之前（P′R 间期 <0.12 秒）或 QRS 波群之后（RP′ 间期 <0.20 秒），或者与 QRS 相重叠；③大多为完全性代偿间歇（图 6-3-34）。

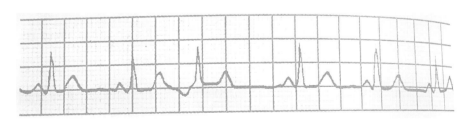

图 6-3-34　**交界性期前收缩**

2）临床意义：偶发的交界性期前收缩多见于健康人，频发、连发的交界性期前收缩多发生于器质性心脏病，如冠心病、心肌炎、心肌病、风湿性心脏病等。

2. 异位性心动过速 异位心动过速是指异位节律点兴奋性增高或折返激动引起的快速异位心律（期前收缩连续出现 3 次或 3 次以上）。根据异位节律点发生的部位，可分为房性、交界性及室性心动过速，其中房性与交界性心动过速，统称为室上性心动过速。

（1）阵发性室上性心动过速（paroxysmal supraventricular tachycardia，PSVT）：包括房性与交界性心动过速，发作时常因频率过快，P 波与 T 波相重叠不易辨别，故统称为室上性心动过速（室上速），可突发、突止。

1）心电图特征：①频率一般在 160~250 次 /min，节律规则；②QRS 波群形态一般正常，伴有束支阻滞或室内差异性传导时，可呈宽 QRS 波群；③P′波不易辨认；④常伴有继发性 ST-T 改变（图 6-3-35）。

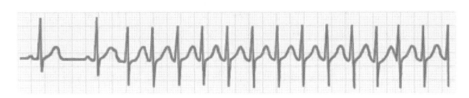

图 6-3-35　阵发性室上性心动过速

2）临床意义：多为无器质性心脏病，不同年龄与性别均可发生，也可见于风湿性心脏病、慢性肺源性心脏病、高血压性心脏病、冠心病、甲亢性心脏病等患者，此外，还可见于急性感染、缺氧、低钾血症、药物中毒（洋地黄、奎尼丁等）。

（2）室性心动过速（ventricular tachycardia，VT）：简称室速，是属于宽 QRS 波心动过速类型。

1）心电图特征：①频率多在 140~200 次 /min，节律可稍不齐；②宽大畸形的 QRS 波群，时限常 >0.12 秒；③多无 P 波，如能发现 P 波，则 P 波频率慢于 QRS 波群频率，PR 无固定关系（房室分离）；④偶有 P 波下传，夺获心室，形成正常化的 QRS 波群，或部分夺获心室，形成室性融合波，室性融合波的形态介于窦性与异位室性搏动之间，这是支持室性心动过速的心电图特征（图 6-3-36、图 6-3-37）。

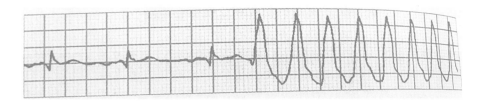

图 6-3-36　阵发性室性心动过速

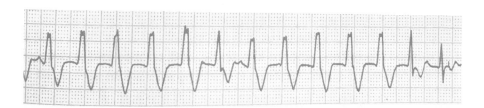

图 6-3-37　室性心动过速

V₁ 导联可见一系列快速、增宽畸形的 QRS 波群，时限 0.12 秒，频率 136 次 /min，RR 间期略不规则，其间有独立的窦性 P 波；第 13 个 QRS 波群形态和时限正常，略有提前发生，其前有窦性 P 波，PR 间期 0.22 秒，为心室夺获（CB）；第 6、12 个 QRS 波群为室性融合波（FB）。

2）临床意义：常发生于各种器质性心脏病患者，最常见于冠心病，尤其是曾患过心肌梗死者，其次见于心肌病、心力衰竭、二尖瓣脱垂、心瓣膜病等，也可见于代谢障碍、电解质紊乱、长 QT 综合征等，偶可发生于无器质性心脏病者。

（3）非阵发性心动过速（nonparoxysmal tachycardia）：可发生在心房、房室交界区或心室，又称加速的房性、交界性或室性自主心律。此类心动过速发作多有渐起渐止的特点，为异位起搏点自律性增高所致。

1）心电图特征：频率比逸搏心律快，比阵发性心动过速慢，交界性心律频率多为 70~130 次 /min，室性心律频率多为 60~100 次 /min。由于心动过速频率与窦性心律频率相近，易发生干扰性房室脱节，并出现各种融合波或夺获心搏。

2）临床意义：多发生于器质性心脏病。

（4）扭转型室性心动过速（torsade de pointes，TDP）：是一种严重的室性心律失常。

1）心电图特征：发作时可见一系列增宽变形的 QRS 波群，以每 3~10 个心搏围绕基线不断扭转其主波的正负方向（图 6-3-38），每次发作持续数秒到数十秒而自行终止，但极易复发或转为心室颤动。临床上表现为反复发作心源性晕厥或称为阿 - 斯综合征。

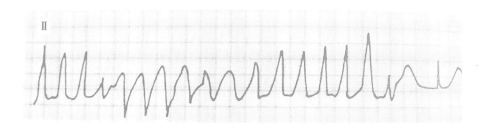

图 6-3-38　扭转型室性心动过速

2）临床意义：扭转型室性心动过速可由不同病因引起，临床上常见的原因有：①先天性长 QT 间期综合征；②严重的房室传导阻滞，逸搏心律伴有巨大的 T 波；③低钾、低镁伴有异常的 T 波及 u 波；④某些药物（例如奎尼丁、胺碘酮等）所致。

3. 扑动与颤动　扑动与颤动是一种频率较心动过速更快的异位快速心律失常。异位激动可起源于心房或心室，所形成的节律分别称为心房扑动与颤动或心室扑动与颤动。若发生在心室，则可致心室射血功能基本丧失，常诱发猝死等严重后果。主要的电生理基础为心肌的兴奋性增高，不应期缩短，同时伴有一定的传导障碍，形成环形激动及多发微折返。

（1）心房扑动（atrial flutter，AFL）：简称房扑，典型心房扑动的发生机制属于房内大折返环路激动。心房扑动大多为短阵发性，少数可呈持续性。心房扑动不如心房颤动稳定，常可转为心房颤动或窦性心律。

1）心电图特征：①正常 P 波消失，代之以连续的锯齿状扑动波（F 波），多数在Ⅱ、Ⅲ、aVF 导联中清楚可见（图 6-3-39），频率多为 250~350 次 /min，F 波间无等电位线，波幅大小一致，间隔规则。②房室传导按固定比例（2：1 或 4：1）下传，则心室律规则；若房室以不固定比例下传，则心室律可不规则。③QRS 波群形态和时限正常，伴室内差异性传导时 QRS 波群增宽。

2）临床意义：健康者很少见，患者多伴有器质性心脏病，如风湿性心脏病、冠心病、高血压性心脏病、心肌病等。此外，肺栓塞、慢性充血性心力衰竭、二尖瓣狭窄或三尖瓣狭窄与反流导致的心房扩大，也可出现心房扑动。心房扑动还可见于甲状腺功能亢进、酒精中毒、心包炎等。

（2）心房颤动（atrial fibrillation，AF）：简称房颤，是临床常见的心律失常，大多发生在器质性心脏病基础上，多与心房扩大、心肌受损、心力衰竭等有关，但也有少部分心房颤动患者无明显器质性心脏病。心房颤动发生机制比较复杂，多数可能系多个小折返激动所致。

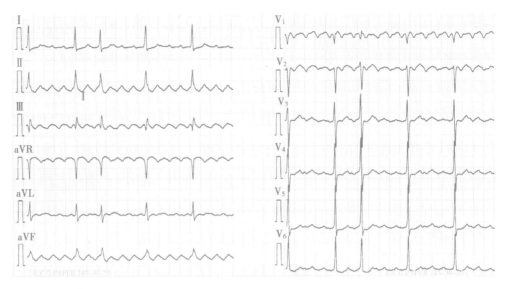

图 6-3-39　心房扑动(2∶1 或 4∶1 下传)

1) 心电图特征:①正常 P 波消失,代之以大小不等、形状各异的颤动波(f 波),常以 V_1 导联最明显,f 波频率为 350~600 次 /min;②心室律绝对不规则,即 RR 间期绝对不等(图 6-3-40);③QRS 波群形态多正常,伴有室内差异性传导时 QRS 波群增宽,应注意与室性期前收缩进行鉴别。

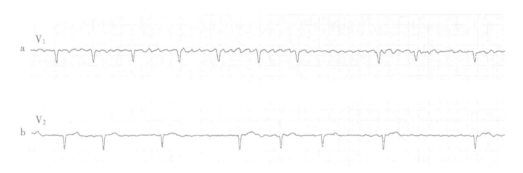

图 6-3-40　心房颤动
a. 颤动波较粗大;b. 颤动波较细小。

2) 临床意义:心房颤动可以是阵发性或持续性,心房颤动时整个心房失去协调一致的收缩、心排血量降低,易形成附壁血栓。心房颤动大多发生在器质性心脏病基础上,常见于风湿性心脏病、冠心病、高血压性心脏病、甲状腺功能亢进、心肌病、慢性肺源性心脏病,也可见于正常人,多在情绪激动、手术后、运动及大量饮酒时发生。心房颤动发生于无心脏病的中青年,称为孤立性心房颤动。

(3) 心室扑动与颤动:多数人认为心室扑动(ventricular flutter)是心室肌产生环形激动的结果,其出现一般具备两个条件:一是心肌明显受损、缺氧或代谢失常;二是异位激动落在易颤期。心室扑动常不能持久,不是很快恢复,便会转为心室颤动而导致死亡。心室颤动(ventricular fibrillation)往往是心脏停搏前的短暂征象,也可以因急性心肌缺血或心电紊乱而发生。由于心脏出现多灶性局部兴奋,以致完全失去排血功能。

1) 心室扑动心电图特点:无正常 QRS-T 波,代之以连续快速而相对规则的大振幅波动,频率达 200~250 次 /min(图 6-3-41)。

2) 心室颤动心电图特点:往往是心脏停搏的短暂征象,也可以因急性心肌缺血或心电紊乱而发生。心电图上 QRS-T 波完全消失,出现大小不等、极不匀齐的低小波,频率为 200~500 次 /min(图 6-3-42)。

Note:

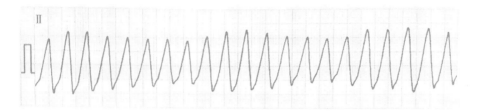

图 6-3-41　**心室扑动**

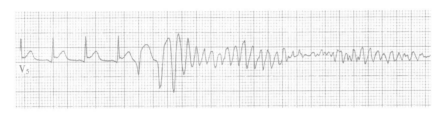

图 6-3-42　**心室颤动**

3) 临床意义：心室扑动和心室颤动均是极严重的致死性心律失常,常见于缺血性心脏病。此外,严重缺氧、缺血、预激综合征合并心房颤动、电击伤以及引起 QT 间期延长的抗心律失常药物亦可引起。

4. **逸搏与逸搏心律**　当高位节律点发生病变或受到抑制而出现停搏或节律明显减慢时(如病态窦房结综合征),或者因传导障碍而不能下传时(如窦房或房室传导阻滞),或其他原因造成长的间歇时(如期前收缩后的代偿间歇等),作为一种保护性措施,低位起搏点就会发出一个或一连串的冲动,激动心房或心室。仅发生 1~2 个称为逸搏,连续 3 个以上称为逸搏心律(escape rhythm)。按发生的部位分为房性、房室交界性和室性逸搏。其 QRS 波群的形态特点与各相应的期前收缩相似,两者的差别是期前收缩属提前发生,为主动节律,而逸搏则在长间歇后出现,属被动节律。

(1) 心电图特征

1) 房性逸搏与逸搏心律：长间歇后出现 P′-QRS-T 波群,符合房性期前收缩的特点,房性逸搏心率频率多为 50~60 次 /min(图 6-3-43)。

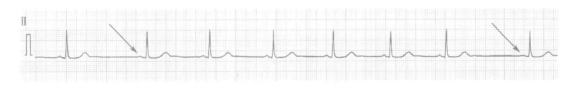

图 6-3-43　**房性逸搏**
箭头所指的 P′ 波在较长的间歇后出现,其形态与其他 P 波(窦性)不同。

2) 交界性逸搏与逸搏心律：长间歇后出现 P′-QRS-T 波群,符合交界性期前收缩的特点。交界性逸搏心律率一般为 40~60 次 / 分 min,慢而规则(图 6-3-44)。

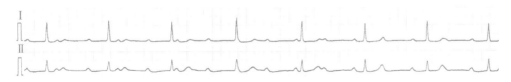

图 6-3-44　**交界性逸搏**

3) 室性逸搏与逸搏心律：长间歇后出现 QRS-T 波群,符合室性期前收缩的特点。室性逸搏心律频率一般为 20~40 次 /min,慢而规则,亦可以不规则(图 6-3-45)。

Note：

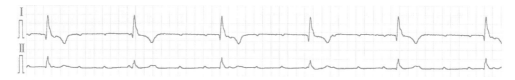

图 6-3-45 **室性逸搏**

（2）临床意义：临床上以交界性逸搏最为多见，室性逸搏次之，房性逸搏较少见。交界性逸搏见于窦性停搏以及三度房室传导阻滞等，室性逸搏多见于双结病变或发生于束支水平的三度房室传导阻滞。

（四）传导阻滞

心脏传导异常包括病理性传导阻滞、生理性干扰脱节及传导途径异常。传导阻滞多是传导系统的器质性病变，抑或迷走神经张力增高引起的功能性抑制或某些药物性作用。按传导阻滞发生的部位，分为窦房传导阻滞、房内传导阻滞、房室传导阻滞和心室内传导阻滞。其中以房室传导阻滞最常见，其次为心室内传导阻滞。按阻滞程度可分为一度（传导延缓）、二度（部分激动传导发生中断）和三度（传导完全中断）。

1. 房室传导阻滞（atrioventricular block，AVB） 由于房室交界区不应期延长，激动经房室交界区下传时出现传导的延迟或阻断，在心电图上主要表现为 P 波与 QRS 波群的关系异常，是最常见的心脏传导阻滞。

（1）心电图特征：

1）一度房室传导阻滞：表现为 PR 间期延长，但无 QRS 波群脱落。①成人 PR 间期 >0.20 秒（老年人 >0.22 秒）；②对比两次检测结果，在心率没有明显改变时，PR 间期较前延长超过 0.04 秒。符合以上标准之一，即可诊断（图 6-3-46）。

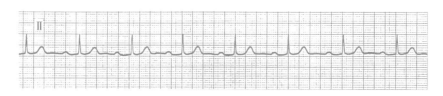

图 6-3-46 **一度房室传导阻滞（PR 间期 0.30 秒）**

2）二度房室传导阻滞：表现为部分室上性节律不能下传心室，致部分 P 波后 QRS 波群脱落。按脱落的特点分为两种类型。①二度 I 型房室传导阻滞：亦称莫氏 I 型（Morbiz I），表现为 P 波规律出现，PR 间期逐渐延长，直至 1 个 P 波后脱落 1 个 QRS 波群，漏搏后传导阻滞得到一定改善，PR 间期又趋缩短，之后又逐渐延长，如此周而复始地出现，又称文氏现象（Wenckebach phenomenon）。通常以 P 波个数与下传数的比例来表示房室传导阻滞的程度，如 4：3 传导，表示 4 个 P 波中有 3 个下传而只有 1 个不能下传（图 6-3-47）。②二度 II 型房室传导阻滞：亦称莫氏 II 型（Morbiz II）（图 6-3-48），表现为能够下传的 PR 间期恒定不变（可正常也可延长），但部分 P 波后有 QRS 波群脱漏。房室传导比例为 2：1、3：1、3：2、4：3、5：4 等，比例可固定或不固定。凡连续出现 2 次或 2 次以上的 QRS 波群脱漏者，称为高度房室传导阻滞，易发展成完全性房室传导阻滞（图 6-3-49）。

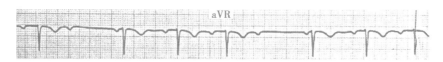

图 6-3-47 **二度 I 型房室传导阻滞（4：3 传导）**

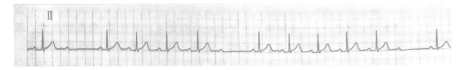

图 6-3-48 二度Ⅱ型房室传导阻滞

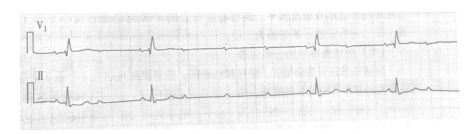

图 6-3-49 高度房室传导阻滞

3）三度房室传导阻滞：又称完全性房室传导阻滞。当来自房室交界区以上的激动完全不能通过阻滞部位时，在阻滞部位以下的潜在起搏点就会发放激动，出现交界性逸搏心律或室性逸搏心律。表现为 P 波与 QRS 波群之间毫无关系，（PR 间期不固定），心房率快于心室率。交界性逸搏心律可表现为 QRS 波群的形态正常，QRS 波群的频率一般在 40~60 次 /min。室性逸搏心律可表现为 QRS 波群形态宽大畸形，频率一般为 20~40 次 /min（图 6-3-50）。

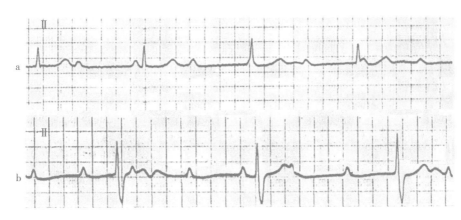

图 6-3-50 三度房室传导阻滞

（2）临床意义：房室阻滞多数是由器质性心脏病，如冠心病、急性心肌梗死、心肌炎、心肌病、高血压、钙化性主动脉瓣狭窄、先天性心脏病等所致。此外，心脏手术、电解质紊乱、药物中毒（如洋地黄、奎尼丁等）及传导系统退行性变亦可发生。少数可见于迷走神经张力增高的正常人或运动员。二度Ⅰ型房室传导阻滞较Ⅱ型常见，前者多为功能性或病变位于房室结或希氏束近端，预后较好；后者多属器质性损害，病变大多位于希氏束远端或束支部位，易发展为完全性房室传导阻滞，预后较差。

2. 室内传导阻滞（intra-ventricular block） 是指室上性的激动在心室内传导过程中发生异常，从而导致 QRS 波群时限延长及形态发生改变。根据阻滞的部位不同可以分为右束支阻滞、左束支阻滞、左束支分支阻滞、室内双束支阻滞和室内三束支阻滞（图 6-3-51）。根据阻滞的程度可以分为完全性阻滞和不完全性阻滞。

（1）右束支阻滞（right bundle branch block，RBBB）：因右束支细长而且不应期长，所以发生阻滞较多见。右束支阻滞时，心室除极仍始于室间隔中部，自左向右方向除极，接着通过浦肯野纤维正常快速激动左心室，最后通过缓慢的心室肌传导激动右心室。因此QRS波群前半部分接近正常，而后半部分QRS时间延迟、形态发生改变。

1) 心电图特征：完全性右束支阻滞的心电图表现为：①成人QRS波群时间≥0.12秒。②V_1或V_2导联QRS呈rsR′型或M型，此为最具特征性的改变；I、V_5、V_6导联S波增宽而有切迹，其时限≥0.04秒；aVR导联呈QR型，其R波宽而有切迹。③V_1导联R峰时间>0.05秒。④V_1、V_2导联ST段轻度压低，T波倒置；I、V_5、V_6导联T波方向与终末S波方向相反，仍为直立（图6-3-52）。不完全性右束支阻滞时，QRS形态和完全性右束支阻滞相似，但QRS波群时间<0.12秒。

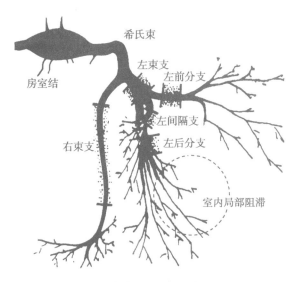

图 6-3-51　室内传导阻滞可能发生部位

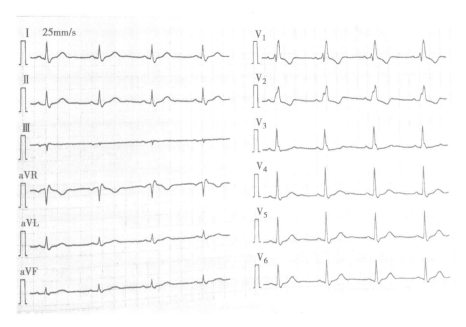

图 6-3-52　完全性右束支阻滞

2) 临床意义：右束支阻滞可以发生在各种器质性心脏病如风湿性心脏病、高血压性心脏病、冠心病、先天性心脏病及心肌病等，也可见于正常人。

(2) 左束支阻滞(left bundle branch block，LBBB)：左束支粗而短，由双侧冠状动脉分支供血，不易发生传导阻滞。左束支阻滞时，激动沿右束支下传至右心室前乳头肌根部才开始向不同方面扩布，引起心室除极顺序从开始就发生一系列改变。由于初始室间隔除极变为右向左方向除极，导致I、V_5、V_6导联正常室间隔除极波（q波）消失；左心室除极不是通过蒲肯野纤维激动，而是通过心室肌缓慢传导激动，故心室除极时间明显延长；心室除极向量主要向左后，其QRS向量中部及终末部除极过程缓慢，使QRS主波（R或S波）增宽、粗钝或有切迹。

1) 心电图特征：完全性左束支阻滞的心电图表现：①成人QRS波群时间≥0.12秒；②V_1、V_2导联呈rS波或呈QS波，I、aVL、V_5、V_6导联R波增宽、顶峰粗钝或有切迹；③I、V_5、V_6导联q波一般消失；

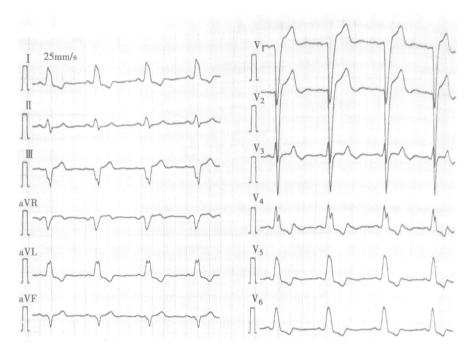

图 6-3-53　完全性左束支阻滞

④V_5、V_6 导联 R 峰时间 >0.06 秒；⑤ST-T 方向通常与 QRS 波群主波方向相反（图 6-3-53）。如 QRS 波群时间 <0.12 秒，则为不完全性左束支阻滞。

2）临床意义：大多为器质性心脏病所致，常见于冠心病、急性心肌梗死、充血性心力衰竭、高血压性心脏病、风湿性心脏病及梅毒性心脏病。此外，也可见于急性感染、药物中毒（奎尼丁、普鲁卡因胺）等。单纯性完全性左束支阻滞多与传导系统原发性退行性病变有关。30 岁以下正常人发生完全性左束支阻滞非常少见。

（3）左前分支阻滞（left anterior fascicular block，LAFB）：左前分支细长，支配左心室左前上方，主要由左前降支供血，易发生传导障碍。左前分支阻滞时，心脏激动沿左后分支下传，首先使左心室后下壁除极，QRS 波群初始向量朝向右下方，在 0.03 秒之内由左下转向左上，使此后的主向量位于左上方。

1）心电图特征：①QRS 波群心电轴左偏在 –90°～–45°；②Ⅱ、Ⅲ、aVF 导联 QRS 波群呈 rS 型；Ⅰ、aVL 导联呈 qR 型；③aVL 导联 R 峰时间 ≥45ms；④QRS 时间轻度延长，但 <0.12 秒（图 6-3-54）。

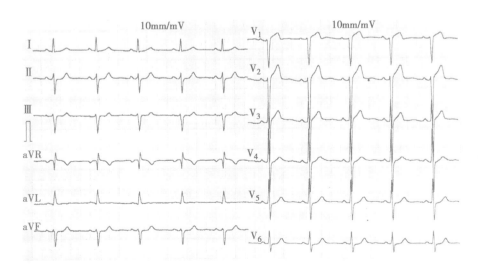

图 6-3-54　左前分支阻滞

2）临床意义：左前分支阻滞较为常见，常见于冠心病，其他可见于心肌病、心肌炎、先天性心脏病、传导系统退行性变、高钾血症等，少数为无心血管疾病的单纯性左前分支阻滞，预后良好。

（4）左后分支阻滞（left posterior fascicular block，LPFB）：左后分支粗短，具有双重血液供应，不易受损，故左后分支阻滞比较少见。

1）心电图特征：①QRS 波群心电轴右偏在 +90° ~+180°；②Ⅰ、aVL 导联 QRS 波群呈 rS 型；③Ⅲ、aVF 导联呈 qR 型；④QRS 时间轻度延长，但 <0.12 秒（图 6-3-55）。

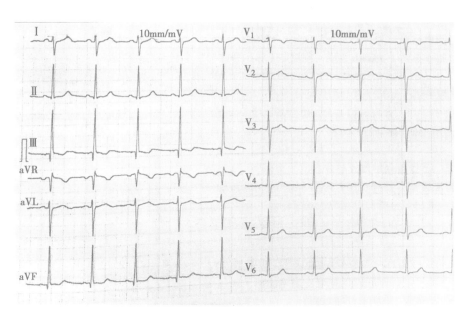

图 6-3-55　左后分支阻滞

2）临床意义：单纯左后分支阻滞发生率很低，一旦出现，常提示弥漫性心肌损伤，病变严重。左后分支阻滞最常见于冠心病，其他可见于高血压性心脏病、心肌病等。急性心肌梗死时出现左后分支阻滞，预后较差。

（五）预激综合征

预激综合征（pre-excitation syndrome）是指在正常的传导途径之外，沿房室环周围还存在附加的房室传导束（旁路），使室上性激动抢先抵达心室并提前激动一部分心室肌引起的心律失常。

1. 预激综合征的类型及其心电图特征

（1）WPW 综合征（Wolff-Parkinson-While syndrome）：又称经典型预激综合征，其解剖学基础为房室环存在直接连接心房与心室的一束纤维（Kent 束）。窦房结激动或心房激动可经传导很快的旁路纤维下传预先激动部分心室肌，同时经正常房室结途径下传激动其他部分心室肌（图 6-3-56）。心电图特征为：①PR 间期缩短 <0.12 秒；②QRS 波群增宽 ≥0.12 秒；③QRS 起始部有预激波（delta 波）；④PJ 间期正常；⑤出现继发性 ST-T 改变（图 6-3-57）。根据 V₁ 导联 delta 波极性及 QRS 主波方向可对旁路进行初步定位。如 V₁ 导联 delta 波正向且以 R 波为主，则一般为左侧旁路；如 V₁ 导联 delta 波负向或 QRS 主波以负向波为主，则大多为右侧旁路。

（2）LGL 综合征（Lown-Ganong-Levine syndrome）：又称短 PR 综合征。目前有关 LGL 综合征的解剖生理有两种观点：①存在绕过房室结传导的旁路纤维 James 束；②房室结较小，发育不全，或房室结内存在一条传导异常快的通道引起房室结加速传导。心电图上表现为 PR 间期 <0.12 秒，但 QRS 起始部无预激波。

（3）Mahaim 型预激综合征：Mahaim 纤维具有类房室结样特征，传导缓慢，呈递减性传导，是一种特殊的房室旁路。此类旁路只有前传功能，没有逆传功能。心电图上表现为 PR 间期正常或长于正

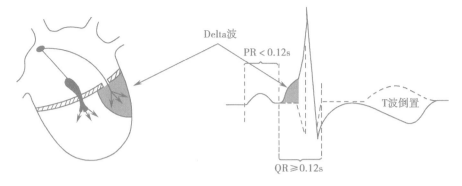

图 6-3-56　WPW 综合征的心电图特征

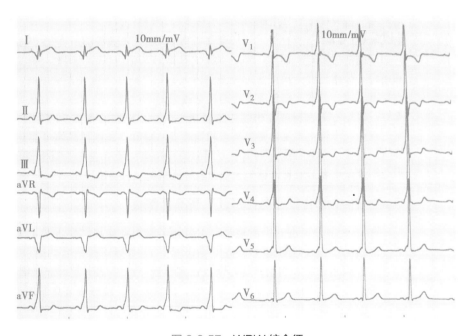

图 6-3-57　WPW 综合征

常值,QRS 波群起始部可见预激波。Mahaim 型旁路可以引发宽 QRS 波心动过速并呈左束支阻滞图形。

2. 临床意义　预激综合征多见于健康人,其主要危害是常可引发房室折返性心动过速,WPW 综合征如合并心房颤动,还可引起快速的心室率,甚至发生心室颤动,属于严重心律失常类型。

(桂庆军)

六、电解质紊乱和药物影响

(一) 电解质紊乱

血清电解质浓度的增高与降低都会影响心肌的除极与复极过程,并可反映在心电图上。心电图虽然有助于电解质紊乱的诊断,但由于受其他因素的影响,心电图改变与血清中电解质浓度并不完全一致,故应密切结合病史和临床表现进行综合判断。

1. 高钾血症(hyperkalemia)　细胞外血钾浓度超过 >5.5mmol/L 时,QT 间期缩短和 T 波高尖,基底部变窄(图 6-3-58);血清钾 >6.5mmol/L 时,QRS 波群增宽,PR 及 QT 间期延长,R 波电压降低及 S 波加深,ST 段压低。当血清钾增高 >7mmol/L,QRS 波群进一步增宽,PR 及 QT 间期进一步延长;P 波增宽,振幅低,甚至消失,有时实际上窦房结仍在发出激动,沿 3 个结间束经房室交界区传入心室,因心房肌受抑制而无 P 波,称之为"窦室传导"(图 6-3-59)。高钾血症的最后阶段,宽大的 QRS 波群甚

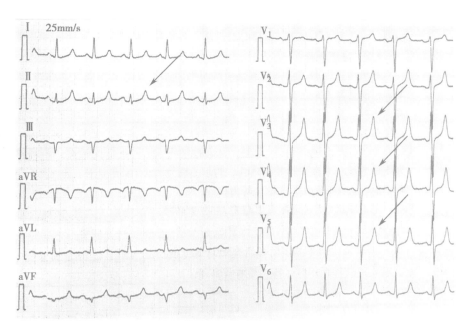

图 6-3-58 高钾血症心电图(血钾 6.25mmol/L)

T 波高尖。

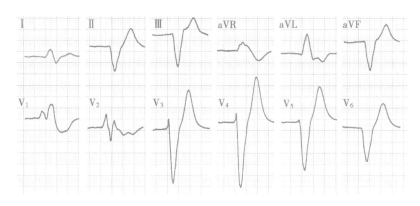

图 6-3-59 高钾血症心电图(血钾 8.5mmol/L)

"窦室传导":多数导联 QRS 波群前看不到 P 波。

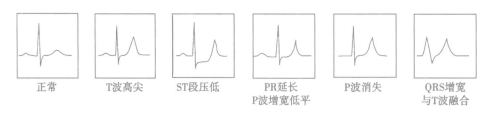

图 6-3-60 不同血钾水平引起的心电图变化示意图(血钾水平逐渐增高)

至与 T 波融合呈正弦波。高钾血症可引起室性心动过速、心室扑动或颤动,甚至心脏停搏。不同浓度高钾血症引起的心电图变化见图 6-3-60。

2. 低钾血症(hypokalemia) 典型改变为 ST 段压低,T 波低平或倒置以及 u 波增高(u 波 >0.1mV 或 u/T>1 或 Tu 融合、双峰),QT 间期一般正常或轻度延长,QT-u 间期延长(图 6-3-61)。明显的低钾血症可使 QRS 波群时间延长,P 波振幅增高(图 6-3-62)。低钾血症可引起房性心动过速、室性异位搏动和室性心动过速、室内传导阻滞、房室传导阻滞等各种心律失常。

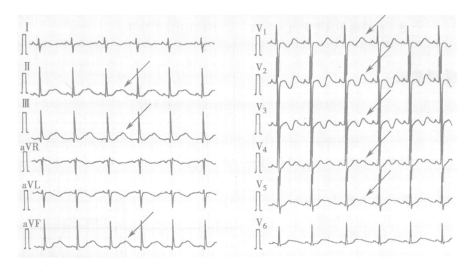

图 6-3-61　低钾血症心电图(血钾 2.5mmol/L)

Ⅱ、Ⅲ、aVF、V₁~V₆ 导联 u 波增高,Tu 融合、双峰。

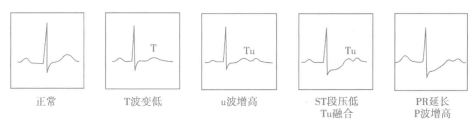

| 正常 | T波变低 | u波增高 | ST段压低
Tu融合 | PR延长
P波增高 |

图 6-3-62　不同血钾水平引起的心电图变化示意图(血钾水平逐渐降低)

3. **高钙血症**(hypercalcemia)**和低钙血症**(hypocalcemia)　高钙血症时,主要表现为 ST 段缩短或消失,QT 间期缩短。严重高血钙(例如快速静注钙剂时),可发生窦性静止、窦房传导阻滞、室性期前收缩、阵发性室性心动过速等(图 6-3-63)。低钙血症时,则表现为 ST 段明显延长,QT 间期延长,直立 T 波变窄、低平或倒置,很少发生心律失常(图 6-3-64)。

(二) 药物影响

1. **洋地黄类药物**　洋地黄类药物的治疗剂量与中毒剂量十分接近,且个体差异大。洋地黄类药物的治疗剂量所引起的心电图变化为洋地黄效应心电图,中毒剂量所引起的心电图变化为洋地黄中毒或过量心电图。

(1) 洋地黄效应(digitalis effect):洋地黄效应的心电图特征为 R 波为主的导联先出

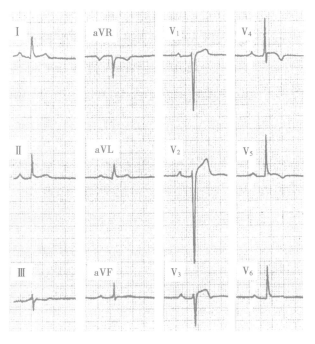

图 6-3-63　高钙血症心电图(血钙 3.8mmol/L)

现 T 波呈低平、负正双向或倒置,同时伴有 ST 段下垂型压低,然后 ST 段与 T 波融合呈"鱼钩样",QT 间期缩短(图 6-3-65)。

Note:

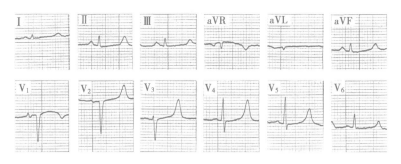

图 6-3-64 低钙血症心电图(血钙 1.46mmol/L)

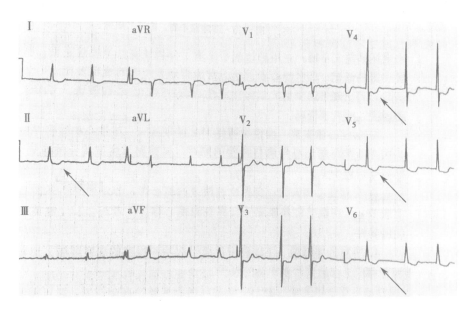

图 6-3-65 洋地黄效应(鱼钩样改变)

（2）洋地黄中毒(digitalis toxicity)：洋地黄中毒的心电图表现为各种心律失常。常见的心律失常有频发性（二联律或三联律）及多源性室性期前收缩，严重时可出现室性心动过速（特别是双向性心动过速），甚至心室颤动。交界性心动过速伴房室脱节，房性心动过速伴不同比例的房室传导阻滞也是常见的洋地黄中毒表现。洋地黄中毒还可出现房室传导阻滞，当出现二度或三度房室传导阻滞时，则是洋地黄严重中毒表现。另外也可发生窦性静止或窦房传导阻滞、心房扑动、心房颤动等。

2. 奎尼丁 奎尼丁属I_A类抗心律失常药物，并且对心电图有较明显作用。

（1）奎尼丁治疗剂量时的心电图表现：①QT 间期延长；②T 波低平或倒置；③u 波增高；④P 波稍宽可有切迹，PR 间期稍延长。

（2）奎尼丁中毒时的心电图表现：①QT 间期明显延长；②QRS 时限明显延长（用药过程中 QRS 时限不应超过原来的 25%，如达到 50% 应立即停药）；③各种程度的房室传导阻滞，以及窦性心动过缓、窦性静止或窦房传导阻滞；④各种室性心律失常，严重时发生扭转型室性心动过速甚至心室颤动，引起晕厥和突然死亡。

3. 其他药物 如胺碘酮及索他洛尔等也可使心电图 QT 间期延长。

（桂庆军）

第四节　心电图描记、分析与临床应用

一、心电图描记

准确进行心电图描记是心电图分析和诊断的基础。本节主要介绍常规心电图的描记,其他心电图检查见本章第五节的相关内容。

(一) 常规心电图描记的操作步骤

1. 描记前准备

(1) 环境准备:①保持室内温暖,以免寒冷刺激引起肌电干扰;②检查床不宜过窄,以保证受检者躺卧舒适,以免肢体紧张产生肌电干扰;③检查床旁不要摆放其他电器用具;④心电图机的电源线应尽可能远离检查床和导联电线。

(2) 用物准备:准备心电图机、电源线、导联线、盐水棉球或导电胶、污物盘、大毛巾和心电图纸,检查心电图机功能是否完好。

(3) 受检者准备:按申请单核对受检者的检查号 / 住院号、姓名、性别等基本信息,嘱受检者休息片刻,仰卧于床,平静呼吸、四肢平放、肌肉放松,记录过程中不可移动四肢及躯体。除急症外一般应避免于饱餐或吸烟后检查。

(4) 检查者准备:洗手。

2. 描记心电图

(1) 设定心电图机:连接心电图机电源线,打开电源。根据机型,设置参数和打印格式。输入受检者基本信息,如住院号、姓名、性别、年龄等,设定走纸速度 25mm/s、定标电压 10mm/mV,必要时按下"抗交流电干扰"键(HUM)或"去肌颤滤波"键(EMG)。

(2) 安置电极:在电极安置部位涂抹导电胶或生理盐水,以消除皮肤阻力,减少伪差。若放置电极部位的皮肤污垢或毛发过多,必须预先清洁皮肤或剃毛,否则皮肤接触阻抗较大,易引起基线漂浮或其他伪差。

具体电极安置方法为:①肢体导联:肢体导联线较长,末端接电极板处分别有红、黄、绿、黑标志。在受检者两手腕屈侧腕关节上方约 3cm 处及两内踝上方约 7cm 处涂抹导电胶,将红色电极接右上肢,黄色电极接左上肢,绿色电极接左下肢,黑色电极接右下肢。②胸导联:胸导联线较短,末端接电极处也有颜色标志,红、黄、绿、褐、黑、紫分别代表 V_1~V_6 导联。在胸导联电极放置部位涂抹导电胶后依次放置 V_1、V_2、V_4、V_3、V_5 和 V_6 导联。应注意,任一胸导联电极均可记录任意一个胸导联的心电图,关键取决于该电极放置的部位。导联放置完毕后为受检者盖上大毛巾。

(3) 描记各导联心电图:观察心电图机显示屏的心电图波形,图形清晰、基线平稳,即可自动或手动采集心电图信号。如为自动模式,心电图机在采集完毕后自动停止并打印心电图。如为手动模式,在记录 3~5 个心室波后,按下停止按钮,切换导联依次描记其余导联的心电图(12 导联心电图无需切换导联)。

如疑为后壁心肌梗死者,需加做 V_7~V_9 导联;右位心或右心心肌梗死者,需加做 V_{3R}~V_{5R} 导联;在手动模式时,QRS 波群振幅过高或过低者,可选择定标电压 1/2 键或 2 键,即 1mV=5mm 或 20mm 保证描记质量,并做好定标电压的标记,以免分析图形时发生错误;描记心电图发现有 ST-T 改变的胸痛者,需在短期内重复描记心电图,以便证实是否为急性心绞痛发作。

操作过程中注意观察受检者的反应。描记结束时,多数机型能自动记录描记时间,如心电图机没有记录,则需手动补上描记结束时间。

(4) 归置用物:关闭心电图机,拔下电源,移去大毛巾,去除、整理并归置电极板与导联线。

(二) 心电图描记质量控制

高质量的心电图要求基线稳定、波形清晰、无伪差。

1. **伪差**　伪差是指除心脏电激动外因素引起的心电图改变,主要包括基线不稳、交流电干扰和肌电干扰。识别、减少和消除伪差的方法如下:

(1) 基线不稳:表现为心电图基线呈波浪状上下起伏或突然升降(图 6-4-1),其发生主要与受检者肢体移动及呼吸影响有关。嘱受检者描记过程中不移动肢体,保持平静呼吸,必要时屏气后描记即可消除。

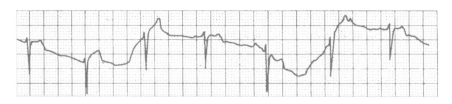

图 6-4-1　呼吸对心电图基线的影响

(2) 交流电干扰:为产生伪差最常见的原因。表现为心电图基线上出现规则而密集的小波,频率为 50Hz,幅度有大有小,使基线变粗,可出现在局部或全部导联上(图 6-4-2)。其发生主要与电极板和皮肤接触不良、地线接触不良、环境中有交流电影响等因素有关。检查并去除上述因素,必要时按下"抗交流电干扰"键可使其消失。

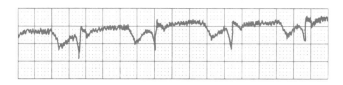

图 6-4-2　交流电干扰

(3) 肌电干扰:表现为一个或数个导联的心电图基线上出现不规则的密集微小波,频率 10~100Hz(图 6-4-3)。其发生与受检者紧张或因寒冷等导致肌颤有关,又称为肌颤波。嘱受检者放松肢体,调整室内温度,必要时按下"去肌颤滤波"键可消除。

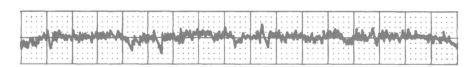

图 6-4-3　肌肉震颤对心电图基线的影响

2. **导联线连接错误**　以左、右手导联接错最常见,结果可致 I 导联图形呈倒影,P 波和 T 波倒置,QRS 波群可呈 Qr 或 rS 型,II 导联与 III 导联、aVR 导联与 aVL 导联图形互换,类似右位心图形,但胸导联图形正常(图 6-4-4)。操作时认真仔细并熟知各导联安置的正确部位是避免导联线接错的最好解决方法。

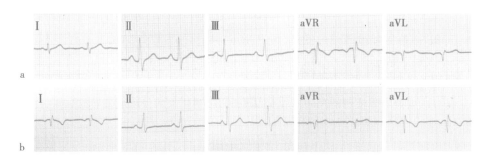

图 6-4-4　左、右手导联接错对心电图的影响
a. 正确连接;b. 左、右手接错。

3. **其他** 此外,还有一些心电图描记过程中需要注意的问题,如心电图机走纸速度不均可致 PR 间期、QRS 时间、RR 间距不等,P 波和 T 波畸形,易误诊为期前收缩,描记过程中要注意观察并避免走纸速度不均。心电图机阻抗过度或不足,也可致心电图 QRS 波群电压降低或增大,这种情况通过定标电压的形态可以识别。

二、心电图的分析方法与步骤

1. **检查心电图描记的质量** 确认定标电压和走纸速度,检查各导联是否均已正确描记并准确标记,判断有无伪差。

2. **确定主导心律** 寻找并分析 P 波的形态与出现的规律,确定主导心律是否为窦性或有无 P 波。若不是窦性或无 P 波,应进一步分析是何种异位心律替代了窦性心律。

3. **计算心率** 确定心律是否规则,然后测量 PP 间期和 / 或 RR 间期并按公式计算心房率和 / 或心室率。

4. **判断心电轴和有无钟向转位** 判断心电轴的偏移情况;分析过渡波形在胸导联出现的位置,判断有无钟向转位及其类型。

5. **测量间期与时间** 测量 PR 间期、QRS 波群时间和 QT 间期。

6. **依次分析各波形的特点** 依次分析 P 波、QRS 波群、ST 段、T 波和 u 波的特点:①P 波的形态、方向、振幅和时间有无异常;②各导联 QRS 波群形态、时间、振幅,有无异常 Q 波及其出现的导联;③ST 段有无移位,移位出现的导联、程度及形态;④T 波形态、方向、振幅及其与 QRS 的关系;⑤u 波的方向与振幅。

7. **得出结论** 在得出结论时,至少从心律、传导、房室肥大和心肌 4 个方面考虑心电图有无异常,然后结合临床资料,作出具体而明确的心电图诊断。

需要注意的是,分析心电图时需熟悉心电图的正常变异。如 P 波偏小常无临床意义;儿童 P 波偏尖;QRS 波群振幅随年龄增加而递减;儿童右心室电位占优势;横位时Ⅲ导联易见 Q 波;顺钟向转位时,V_1、V_2 导联可出现 QS 波形;呼吸可引起交替电压现象;青年人易见 ST 段斜形轻度抬高;自主神经功能紊乱者,尤其女性,可出现 ST 段压低、T 波低平或倒置;体位、情绪、饮食等可引起 T 波振幅减低;儿童和妇女 $V_1 \sim V_3$ 导联可出现 T 波倒置等。

三、心电图的临床应用

临床心电图主要用于:①分析与鉴别各种心律失常;②判断有无急性心肌缺血和心肌梗死,明确心肌梗死的性质、部位和分期;③了解有无心房、心室肥厚;④客观评价某些药物对心肌的影响程度及心律失常的治疗效果,为临床用药的决策提供依据;⑤为其他疾病(如心包炎等)和电解质紊乱(如血钾和血钙的过低或过高等)的诊断提供依据;⑥心电图和心电监护还广泛用于手术麻醉、各种危重患者的病情监测、用药观察、航天或登山运动的心电监测等;⑦与心脏电生理检查同步描记,帮助判断电生理现象和辅助诊断。

值得注意的是,心电图的某些改变并无特异性,同样的心电图改变可见于多种心脏疾病;某些较轻的心脏病或疾病早期,心电图并无异常。因此,心电图在应用中必须结合临床资料方可作出正确的判断。

(陆敏敏)

第五节 其他常用心电图检查

一、动态心电图

动态心电图(ambulatory electrocardiography,AECG)是采用动态心电图仪进行多导联、同步、连续记录 24 小时或更长时间的心电图。动态心电图技术首先由美国学者 N. J. Holter 于 1957 年研制,并于 1961 年投入临床使用,因而又称 Holter 监测。动态心电图能够对受检者在日常活动和夜间睡眠情况下,以及在身体和精神状况不断变化的条件下进行连续的心电图监测和记录,提供相应的心电活动信息,具有常规心电图等其他检查不能替代的作用和价值,因此,已经成为临床上广泛使用的无创性心血管病检查和诊断手段之一。

(一)导联系统

目前多采用双极导联,电极一般均固定在躯体胸部。导联的选择应根据不同的检测目的而定,常用的导联及电极放置部位如下:

1. **CM₁ 导联**　正极置于胸骨右缘第 4 肋间(即 V₁ 位置)或胸骨上,负极置于左锁骨下窝中 1/3 处。该导联可以清楚地显示 P 波,分析心律失常时常用此导联。

2. **CM₂ 或 CM₃ 导联**　正极置于 V₂ 或 V₃ 的位置,负极置于右锁骨下窝中 1/3 处。怀疑受检者有变异性心绞痛(冠状动脉痉挛)时,宜联合选用 CM₃ 和 M$_{aVF}$ 导联。

3. **CM₅ 导联**　正极置于左腋前线平第 5 肋间处(即 V₅ 位置),负极置于右锁骨下窝中 1/3 处。该导联对检出缺血性 ST 段下移最为敏感,且记录到的 QRS 波振幅最高,是常规使用的导联。

4. **M$_{aVF}$ 导联**　正极置于左腋前线肋缘,负极置于左锁骨下窝内 1/3 处。该导联主要用于检测左心室下壁的心肌缺血改变。

无关电极可置于胸部任何部位,一般置于右胸第 5 肋间腋前线或胸骨下段中部。

12 导联动态心电图系统的电极放置部位与运动负荷试验的电极放置部位相同(见本节的"常见运动负荷试验")。

(二)临床应用范围

动态心电图可以获得受检者日常生活状态下 24 小时甚至更长时间的心电图资料,因此比普通心电图更容易捕捉到异常心电图改变,还可以结合受检者的生活日志,分析受检者的症状、活动状态及服用药物等与心电图变化之间的关系。其临床应用范围如下:

1. 心悸、气促、头昏、晕厥、胸痛等症状的性质判断。

2. 心律失常的定性和定量诊断。

3. 心肌缺血的诊断和评价,尤其是发现无症状心肌缺血的重要手段。

4. 心肌缺血及心律失常药物疗效的评价。

5. 通过观察复杂心律失常等指标,判断各种心脏病患者的预后。

6. 选择安装起搏器的适应证,评定起搏器的功能,检测与起搏器有关的心律失常。

7. 医学科学研究和流行病学调查,如正常人心率的生理变动范围,宇航员、驾驶员、潜水员心脏功能的研究等。

(三)注意事项

1. 要求受检者在佩戴记录器监测过程中做好日志,按时间记录其活动状态和有关症状。无论有无症状都应认真填写记录。一份完整的生活日志对于正确分析动态心电图资料具有重要参考价值。

2. 动态心电图常受监测过程中受检者体位、活动、情绪、睡眠等因素的影响,有时在生理与病理之间难以划出明确的界限。因此,对动态心电图监测到的某些结果,尤其是 ST-T 改变,还应结合病史、症状及其他临床资料综合分析以作出正确的诊断。

(四)分析报告

分析报告应包括以下主要内容:

1. 监测期间的基本节律、24 小时心搏总数、平均心率、最高与最低心率及发生的时间。

2. 各种心律失常的类型、快速性和 / 或缓慢性心律失常、异常心搏总数、发生频率、持续时间、形态特征及心律失常与症状、日常活动和昼夜的关系。

3. 监测导联 ST 段改变的形态、程度、持续时间和频度,ST 段异常改变与心率变化及症状的关系。

4. 选择和打印有代表性的正常和异常的实时心电图片段,作为动态心电图诊断报告的依据。

5. 对佩戴起搏器受检者,报告中还应包括起搏器功能的评价和分析。

分析报告最后应作出此次动态心电图监测的诊断结论。

动态心电图属回顾性分析,并不能了解受检者即刻的心电变化。再加上导联的局限,尚不能反映某些异常心电改变的全貌。对于心脏房室大小的判断、束支传导阻滞、预激综合征的识别、房性和室性心律失常的定位以及心肌梗死的诊断和定位等,仍需依靠常规 12 导联心电图检查。近年,12 导联动态心电图系统的开发和应用可以部分弥补这方面的不足。

二、心电图运动负荷试验

心电图运动负荷试验(exercise electrocardiographic test,EET)是指通过运动增加心脏的负荷,使心肌耗氧量增加,当负荷达到一定量时,冠状动脉狭窄患者的心肌供血不能相应增加,从而诱发静息状态下未能表现出来的心肌缺氧,并通过心电图检查结果显示出来,由此判断是否存在心肌缺血及发现早期冠心病的一种检测方法。虽然与冠状动脉造影结果对比有一定比例的假阳性与假阴性,但由于其方法简便实用、无创伤、相对安全,一直被公认是一项重要的临床心血管疾病检查手段。

(一) 运动试验的适应证、禁忌证与并发症

1. 适应证　包括:①对不典型胸痛或可疑冠心病患者进行鉴别诊断;②评估冠心病患者的心脏负荷能力;③评价冠心病的药物或介入手术治疗效果;④进行冠心病易患人群流行病学调查筛选试验。需要注意的是,心电图显示有预激图形、左束支传导阻滞、起搏心律的患者不适宜采用该项检查。

2. 禁忌证　包括:①急性心肌梗死(2 天内)或心肌梗死合并室壁瘤;②高危的不稳定型心绞痛;③未控制的有症状的心力衰竭;④中、重度瓣膜病或先天性心脏病;⑤急性或严重慢性疾病;⑥未控制的、伴有症状或血流动力学障碍的心律失常;⑦急性心包炎或心肌炎;⑧急性肺栓塞;⑨严重主动脉瓣狭窄;⑩急性主动脉夹层;⑪ 严重高血压;⑫ 严重残疾不能运动者。

3. 并发症　运动试验危及生命的并发症主要包括心肌梗死、急性肺水肿及恶性心律失常。并发症总的发生率为(1.2~2.4)/10 000,以心室颤动居多,约占 50% 以上。

(二) 运动负荷量的确定

运动负荷量分为极量与亚极量两档。极量是指受试者心率达到个体生理极限的负荷量。极限运动量一般以统计受试者的最大心率为指标,最大心率的粗略计算法为:220- 年龄数(次 /min)。亚极量是指心率达到 85%~90% 最大心率的负荷量,临床上多采用亚极量运动负荷试验。应根据患者的年龄和病情设定运动负荷量,如 55 岁的患者最大心率为:220-55=165 次 /min,亚极量负荷试验的心率应为:165×85%=140 次 /min。

(三) 常用的运动负荷试验

常用的心电图运动负荷试验有双倍二阶梯运动试验、踏车运动试验和平板运动试验,目前多用后两种运动试验。

1. 踏车运动试验(bicycle ergometer test)　让受检者在特制装有功率计的踏车上做踏车运动,以速度和阻力调节负荷大小,负荷量分级依次等量递增。负荷量以(kg·m)/min 计算,每级运动 3 分钟。男性由 300(kg·m)/min 开始,每级递增 300(kg·m)/min;女性由 200(kg·m)/min 开始,每级递增 200(kg·m)/min;直至心率达到受试者的目标心率。运动前、中、后多次进行心电图记录,逐次分析作出判断。

2. 平板运动试验(treadmill test)　让受检者在活动的平板上走动,按预先设计的运动方案,仪器自动分级依次递增平板速度及坡度以调节负荷量,分析运动前、中、后的心电图变化以判断结果。平板运动方案应根据受检者体力及测试目的而定,一般 60 岁以下受检者选择经典 Bruce 方案(表6-5-1),老年人和冠心病患者采用修订 Bruce 方案(表 6-5-2)。平板运动试验是较好的运动形式,其所达到最大耗氧能力高于踏车运动,且易达到目标心率,因而更符合生理性运动。

表 6-5-1　经典 Bruce 方案分级标准

级别	时间 /min	速度 /(km·h⁻¹)	坡度(°)	级别	时间 /min	速度 /(km·h⁻¹)	坡度(°)
1	3	2.7	10	5	3	8.0	18
2	3	4.0	12	6	3	8.8	20
3	3	5.4	14	7	3	9.6	22
4	3	6.7	16				

表 6-5-2　Bruce 修订方案分级标准

级别	时间 /min	速度 /(km·h⁻¹)	坡度(°)	级别	时间 /min	速度 /(km·h⁻¹)	坡度(°)
1	3	2.7	0	5	3	5.4	14
2	3	2.7	5	6	3	6.7	16
3	3	2.7	10	7	3	8.0	18
4	3	4.0	12				

（四）运动试验检查步骤

1. 检查前的准备

（1）受检者的准备：①受检者应在运动试验前 2 小时内禁食、禁烟、禁酒,可饮水、洗澡,穿适合运动的衣服。在运动试验前 12 小时内不要做特殊运动。②若运动试验的目的是明确诊断,应考虑停用某些药物(尤其是 β 受体拮抗剂),因药物可削弱受检者对运动的反应和难以解释运动试验的结果。

（2）检查者的准备：①评估受检者的健康状况。包括询问受检者的健康史、进行体格检查及查阅相关的辅助检查结果,以排除可能的禁忌证和获得重要的临床体征,如心脏杂音、奔马律、肺部干湿啰音等。②向受检者做好解释说明。包括检查目的、检查过程、危险性和可能的并发症,并请受检者或家属签署知情同意书。③皮肤准备。检查系统的关键部位是电极与皮肤的界面,在放置电极之前需要备皮,然后用乙醇清洁皮肤,再用细砂纸轻轻打磨表皮,使皮肤阻抗降至最低,降低信噪比。

2. 导联电极的放置　因在运动中无法将电极放置在肢体上,为记录到高质量的 12 导联心电图,目前国际上普遍采用 Mason-Likar 改良后的 12 导联电极放置部位(图 6-5-1),将上肢的电极尽量接近肩部,下肢的电极尽量放置在脐下,以便于与 12 导联心电图进行比较。

3. 基线测量　运动前描记和记录受检者卧位和立位 12 导联心电图并测量血压,以便与运动中血压和心电图进行比较。

4. 运动试验与监测　按预定方案进行运动试验,运动中要注意询问受检者的情况,并密切观察其心电图及血压变化。遇到紧急情况,可按下紧急制动按钮,停止运动。

通过监视器对心率、心律及 ST-T 改变进行监测,每 3 分钟记录心电图和测量血压 1 次。在达到预期亚极量负荷后,使预期最大心率保持 1~2 分钟再终止运动。运动终止后,每 2 分钟记录 1 次心电图,一般至少观察 6 分钟。如果 6 分钟后 ST 段缺血性改变仍未恢复到运动前图形,应继续观察至恢复。

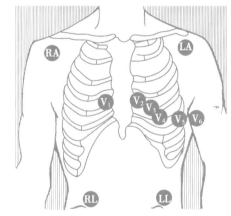

图 6-5-1　运动试验 12 导联电极放置部位示意图

RA、LA、RL、LL 为肢体导联电极,放置部位如图所示;V₁~V₆ 为胸导联电极部位。

（五）终止运动试验的指征

1. 绝对指征　包括:①试验中运动负荷增加,但收缩压较基础血压水平下降超过 10mmHg,并伴随其他心肌缺血的征象;②中、重度心绞痛;③神经系统症状增加(例如共济失调、眩晕、近似晕厥状态);④低灌注表现(发绀或苍白);⑤由于技术上的困难无法监测心电图或收缩压;⑥受试者要求终止;⑦持续性室性心动过速;⑧在无诊断意义 Q 波的导联上出现 ST 段抬高(≥1.0mm)(非 V_1 或 aVR)。

2. 相对指征　包括:①试验中运动负荷增加,收缩压比原基础血压下降≥10mmHg,不伴有其他心肌缺血的征象;②ST 段或 QRS 波改变,例如 ST 段过低过度压低(水平型或下垂型 ST 段压低 >2mm)或显著的电轴偏移;③除持续性室性心动过速之外的心律失常,包括多源性室性期前收缩、室性期前收缩三联律、室上性心动过速、心脏阻滞或心动过缓;④劳累、气促、哮喘、下肢痉挛、跛行;⑤束支传导阻滞或心室内传导阻滞与室性心动过速无法鉴别;⑥胸痛增加;⑦高血压反应(建议 SBP>250mmHg 和 / 或 DBP>115mmHg)。

(六) 运动试验结果的判断

运动试验结果分析应当包括运动量、临床表现、血流动力学及心电图反应。记录符合心绞痛的缺血性胸痛的发生非常重要,特别是使受检者终止试验的胸痛。最重要的心电图表现是 ST 段的压低和抬高,常见的 ST-T 改变类型见图 6-5-2。

目前国内外较公认的运动试验的阳性标准为:

1. 运动中出现典型的心绞痛。

2. 运动中出现 ST 段下斜型或水平型下移≥0.1mV,或原有 ST 段下降者,运动后在原有基础上再下降 0.1mV,并持续 2 分钟以上方逐渐恢复正常(图 6-5-3)。

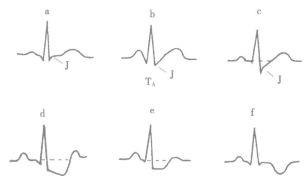

图 6-5-2　**常见的 ST-T 改变类型示意图**
a. 正常 ST-T 形态;b. 心房复极向量引起假性 ST 段下移;c. 单纯 J 点降低;d. 缺血型 ST 段下斜型下移;e. 缺血型 ST 段水平型下移;f. 单纯 T 波倒置。

少数人运动试验中可出现 ST 段抬高≥0.1mV。如果运动前受检者心电图有病理性 Q 波,此 ST 段抬高多为室壁运动异常所致。如果运动前受检者心电图正常,运动中出现 ST 段抬高提示有透壁性

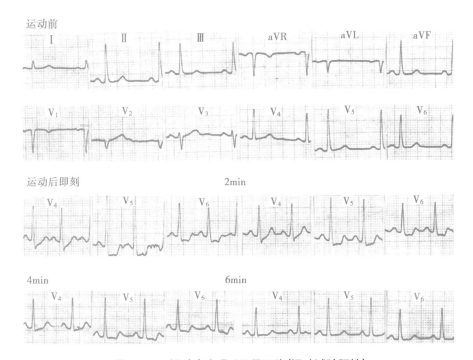

图 6-5-3　**运动中出现 ST 段下移(运动试验阳性)**
受检者运动中 V_4~V_6 导联出现 ST 段水平型下移≥0.1mV;运动终止后 6 分钟,下移的 ST 段逐渐恢复到运动前水平。

心肌缺血,多为某一冠状动脉主干或近端存在严重狭窄,或冠状动脉痉挛所致。

在评价运动试验结果时,运动试验引起的心电图、血流动力学、症状和体征的改变应结合在一起,用以解释运动试验的结果。应特别注意不能混淆心电图运动试验阳性与冠心病的诊断,仅心电图运动试验阳性而无胸痛症状者,不能作为诊断冠心病的依据,尤其是女性。另一方面,运动心电图阴性者不能肯定排除冠心病,应结合临床其他资料进行综合判断。

(李　静)

思 考 题

1. 肢体导联与胸导联之间的区别与联系有哪些?

2. 正常心电图由哪些波段组成? 各反映心脏电激动的哪个部分?

3. 左心室肥厚与右心室肥厚的心电图特征有哪些异同? 为什么?

4. 房室传导阻滞有哪些类型? 其各自的心电图特征有哪些异同?

5. 高钾血症患者的心电图有何特点? 为什么会有这样的特点?

6. 动态心电图的主要优势是什么? 与常规心电图相比,存在哪些不足? 可能的改进方式是什么?

7. 请根据下列资料思考相关问题。

患者,男,54岁,3天前因情绪激动出现心前区疼痛,呈闷痛感,疼痛向左肩臂放射,持续2~3分钟,可自行缓解。第2天再次发作,伴心前区紧缩感,持续3~5分钟,含服硝酸异山梨酯后缓解,为进一步诊治来医院就诊。入院后心前区疼痛再次发作,急行心电图检查显示"窦性心律,Ⅱ、Ⅲ、aVF 导联 ST 段水平型下移0.1mV,T 波倒置"。

问题:

(1) 该患者心前区疼痛最可能的病因是什么?

(2) 分析该患者的心电图图形特征,解释其临床意义。

影像学检查

07章　数字内容

───── 学 习 目 标 ─────

知识目标：

1. 说明放射学检查、超声检查及核医学检查前患者的准备及检查后的处理。

2. 解释不同影像学检查技术的基本原理、图像特点及主要临床应用。

3. 描述各系统正常的 X 线表现及基本病变的 X 线表现。

能力目标：

1. 能结合患者的具体情况指导受检者做好检查前的准备。

2. 能比较不同影像学检查技术的优缺点。

3. 能根据影像学检查结果分析受检者可能存在的健康问题。

素质目标：

1. 具有尊重和爱护受检者，保护受检者隐私的职业精神。

2. 具有严谨求实、肯于钻研和乐于探究的科学精神。

患者,女,56岁,2小时前无明显诱因突然出现上腹部剧烈刀割样疼痛,阵发性加重,腹胀伴呕吐。体格检查:体温38.5℃,急性病容,腹式呼吸减弱,全腹有压痛、反跳痛及肌紧张,上腹部与右下腹部明显。肝浊音界消失,移动性浊音(+)。

请思考:

1. 为了进一步明确病因,首选的辅助检查是什么? 为什么?

2. 如果进行影像学检查,该患者可选择的影像学检查及其临床意义是什么?

影像学检查是运用X线、计算机体层成像、血管造影、磁共振成像、超声、核医学等各种成像技术使人体内部结构和器官成像,借以了解人体解剖、生理功能状况和病理变化,以达到健康评估、疾病诊断、辅助治疗、预测预后的目的。了解不同影像学检查方法的成像原理、图像特点、检查技术及临床应用价值,有助于护士更好地评估受检者的状况、充分做好检查前的准备工作和检查后的必要护理,因此是健康评估必不可少的组成部分。

第一节　放射学检查

放射学检查是影像学检查的重要组成部分,以传统的X线诊断学为基础,又包括了计算机体层成像、数字减影血管造影、磁共振成像等先进成像手段,同时由传统的模拟成像转变为数字化成像,借助于图像存档与传输系统(PACS)改变了图像的存储方式,极大地促进了临床工作。

一、概述

(一) X线检查

1. 成像基本原理 X线是波长极短的电磁波,其特性包括:穿透性、荧光效应、感光效应、电离效应,前三个特性与成像密切相关,后者是放射治疗和防护的基础。

X线图像形成的基本条件:①X线具有一定的穿透力,能穿透人体的组织结构;②被穿透的组织结构,存在着密度和厚度的差异,X线在穿透过程中被吸收的量不同,以致剩余下来的X线量有所差别;③这个有差别的剩余X线,可经过显像过程加以显示。

人体组织结构根据密度不同可归纳为三类。①高密度的组织结构:骨组织和钙化灶等;②中等密度的组织结构:软骨、肌肉、神经、实质器官、结缔组织以及体液等;③低密度的组织结构:脂肪组织以及有气体存在的呼吸道、胃肠道、鼻窦和乳突气房等。

当强度均匀的X线穿透密度及厚度不同的组织结构时,密度高、组织厚的部分对X线的吸收多;而密度低、组织薄的部分对X线的吸收少。于是,到达X线片和荧屏上的X线存在差异,从而形成黑白对比和明暗差别的影像。换言之,组织结构、器官的密度及厚度的差别,是产生影像对比的基础,是X线成像的基本条件。人体组织结构密度上的差别所产生的X线影像对比称之为自然对比。而对于缺乏自然对比的组织或器官,可通过人为引入一定量的在密度上较之高或低的物质,使之产生对比,称为人工对比,也称造影检查。

2. 图像特点 X线图像是由从黑到白不同灰度的影像所组成,是灰阶图像。这些不同灰度的影像是以光学密度反映人体组织结构的解剖及病理状态。图像上的白影与黑影,主要反映组织结构密度的高低,如白影、灰影、黑影分别提示为高密度、中等密度和低密度。需要注意的是:①X线图像是X线束穿透某一部位的不同密度和厚度组织结构后的投影总和,是该穿透路径上各个结构影像相互叠加在一起的影像;②由于X线束是从X线管向人体呈锥形投射的,使X线影像有一定程度的放大和被照体形状失真,并产生伴影,使X线影像的清晰度减低。

3. 检查技术

（1）普通检查：包括荧光透视（fluoroscopy）和 X 线摄影（radiography）。荧光透视（简称透视）优点为操作简便、费用低廉、可以动态观察器官结构和功能变化等，缺点为透视的影像对比度及清晰度较差，目前主要用于胃肠道造影检查。X 线摄影的优点为图像对比度和清晰度均较好，能留存客观记录，但常需互相垂直的两个方位摄影，如正位和侧位。

（2）特殊检查：有软线摄影、体层摄影、放大摄影和荧光摄影等。自应用 CT 等现代成像技术以来，只有软线摄影还在应用，主要用于乳腺检查。

（3）造影检查：检查所用的对比剂按其密度高低分为高密度和低密度两类。临床上常用的高密度对比剂为钡剂和碘剂。对比剂的引入方法包括直接引入和间接引入。①直接引入：包括口服、灌注、穿刺注入或经导管直接注入器官或组织内等；②间接引入：经口服或静脉注入后，对比剂经吸收或排泄，使脏器显影。各种造影检查都有相应的检查前准备和注意事项，必须认真准备，以保证检查满意和受检者的安全。

4. 检查中的防护　X 线检查应用广泛，X 线照射人体将产生一定的生物效应。若接触的 X 线量在容许范围内，则少有影响；若 X 线量超过容许辐射量，就可能产生放射反应，甚至放射损害。因此，应重视 X 线检查中受检者和工作人员的防护，尤其重视对孕妇、小儿患者和放射线工作人员的防护。

历 史 长 廊

X 射线的发现

X 射线是由德国物理学家威廉·伦琴（Wilhelm Röntgen，1845—1923）最早发现，因而也称伦琴射线。1895 年 11 月 8 日，伦琴正在进行阴极射线实验，为了避免环境光的影响，他用黑纸把放电管包严，在完全遮光的暗室内进行实验。在给放电管加上电压放电时，他发现在黑暗中距离放电管约 1m 处的荧光屏发出微弱的闪光，断开电源，闪光消逝。伦琴对此感到非常好奇，一连多日将自己关在实验室，经过废寝忘食的反复研究，他意识到这可能是某种特殊的射线。这种射线能穿过纸、2~3cm 厚的木头和薄铝片，但不能穿过较厚的金属和其他致密物质。1895 年 12 月 22 日，他邀请夫人来到实验室，并为夫人拍下了第一张人手 X 射线照片。随后伦琴宣布了自己的新发现，并将该性质不明的射线称为 X 射线，并因此于 1901 年获得诺贝尔物理学奖，成为第一位诺贝尔物理学奖获得者。

（二）计算机体层成像

1. 成像基本原理　计算机体层成像（computed tomography，CT）是用 X 线束从多个方向对人体检查部位具有一定厚度的层面进行扫描，由探测器接收透过该层面的 X 线，转变为可见光后，由光电转换器转变为电信号，再经模拟/数字转换器转为数字，输入计算机处理。图像处理时，将选定层面分成若干个体积相同的立方体，称之为体素。扫描所得数据经计算而获得每个体素的 X 线衰减系数或称吸收系数，再排列成矩阵，即构成数字矩阵。数字矩阵中的每个数字经数字/模拟转换器转为由黑到白不同灰度的小方块，称之为像素，并按原有矩阵顺序排列，即构成 CT 图像。CT 图像是重建的数字断层图像，像素反映的是相应体素的 X 线吸收系数。

2. 设备　主要有 3 部分。①扫描部分：由 X 线管、探测器和扫描架组成，用于对检查部位进行扫描；②计算机系统：将扫描收集到的信息数据进行存储运算；③图像显示和存储系统：将计算机处理、重建的图像显示在显示器上并用照相机将图像摄于照片上，数据也可存储于磁盘或云盘中。

3. 图像特点　CT 图像是由一定数目从黑到白不同灰度的像素按矩阵排列所构成的灰阶图像。像素越小，数目越多，构成的图像越细致，即空间分辨力高。CT 图像的空间分辨力不如 X 线图像高。

CT 图像与 X 线图像都是以不同的灰度来反映器官和组织对 X 线的吸收程度，但是 CT 图像的密度分辨率比 X 线图像高。CT 图像定量测量组织对 X 线的吸收系数,用 CT 值来反映组织密度的高低,单位为 HU。水的 CT 值为 0HU,人体中密度最高的骨皮质吸收系数最高,CT 值为 +1 000HU,而空气密度最低,为 -1 000HU。人体中密度不同的各种组织的 CT 值居于 -1 000HU~+1 000HU 的 2 000 个分度之间。为了使欲观察组织显示得更为清楚,CT 图像应用窗技术,通过调节窗宽、窗位,可获得肺窗、纵隔窗(软组织窗)、骨窗、头窗等。与 X 线图像相比,CT 图像常用的是轴位断层图像,能很好地显示人体软组织的密度差别,分辨由软组织构成的器官,如脑、脊髓、纵隔、肝、胆、胰以及盆腔器官等,并在良好的解剖图像背景上显示出病变的影像。

4. 检查技术

(1) 普通 CT 扫描:①平扫,是指不用对比增强或造影的普通扫描,一般都是先行平扫。②对比增强扫描(CE),是经静脉注入水溶性有机碘对比剂后再行扫描的方法,较常应用。血管内注入碘对比剂后,器官与病变内碘的浓度可产生差别,形成密度差,可使病变显影更为清楚。常用方法为团注法,一般在二三十秒内将全部对比剂迅速注入。③造影扫描:是先行器官或结构的造影,然后再行扫描的方法。

(2) CT 灌注成像:是经静脉团注有机水溶性碘对比剂后,对感兴趣器官,例如脑(或心脏),在固定的层面行连续重复扫描,得到多帧图像,通过不同时间影像密度的变化,绘制出每个像素的时间 - 密度曲线,从而算出对比剂到达病变的峰值时间(PT)、平均通过时间(MTT)、局部脑血容量(rCBV)和局部脑血流量(rCBF)等参数,再经假彩色编码处理可得相应的参数图。分析这些参数与参数图可了解感兴趣区血流灌注状态。CT 灌注成像属于一种功能成像。

(3) 图像后处理技术:运用不同的后处理技术计算螺旋 CT 所获得的容积数据,形成各种重建图像。①再现技术:可获得被检查器官的三维立体 CT 图像,通过旋转可在不同方位上观察;也可重组冠状、矢状乃至任意方位的断层图像及其他显示方式的图像。再现技术有 3 种,即表面再现、最大强度投影(MIP)和容积再现(VR)技术。②CT 血管造影(computed tomography angiography,CTA):是静脉内注入对比剂后行 CT 扫描,可立体地显示血管影像。目前 CTA 主要用于显示动脉,少数用于显示静脉。③仿真内镜显示技术:是将计算机技术与 CT 或 MRI 结合而开发出的仿真内镜功能。目前几乎所有管腔器官都可行仿真内镜显示,无痛苦,易为受检者所接受。仿真结肠镜可发现直径仅 5mm 的息肉,尤其是带蒂息肉。

(三)数字减影血管造影

1. 成像基本原理 血管造影是将水溶性碘对比剂注入血管内,使血管显影的 X 线检查方法。传统血管造影图像上,血管与骨骼及软组织重叠投影,可影响血管的清晰显示。数字减影血管造影(digital substraction angiography,DSA)利用计算机处理数字影像信息,消除骨骼和软组织影像,仅使血管清晰显影。

2. 成像设备 基本包括 X 线发生器、影像增强器、电视透视、高分辨力摄像管、模 / 数转换器、电子计算机和图像存储器等。

3. 数字减影方法 数字减影是在视野内发生某些特定改变的前后分别获得影像,通过数字化减影处理来突出特定结构(如含碘对比剂的血管)。常用减影方法为时间减影法。

4. 成像技术 包括静脉 DSA、动脉 DSA、动态 DSA 和三维 DSA。其中,动脉 DSA 临床常用,分为选择性和非选择性两种,多采用经股动脉穿刺途径。

(四)磁共振成像

磁共振成像(magnetic resonance imaging,MRI)是利用原子核在磁场内受到射频脉冲激励而发生磁共振现象所产生的磁共振信号,经计算机处理重建成像的一种影像技术。

1. 成像基本原理 只有单一质子的氢原子核最易受外来磁场的影响,并且氢质子在人体内分布最广,含量最高。因此,医用 MRI 多选用 H 为靶原子核。人体内的每一个氢质子可被视为一个小磁体。正常情况下,这些小磁体自旋轴的分布和排列是杂乱无章的,若此时将人体置于一个强大磁场中,这

Note:

些小磁体的自旋轴将按磁场磁力线的方向重新排列,如果再施加特定的射频脉冲后,将发生一系列的物理学现象,并产生磁共振信号。磁共振信号有 T_1、T_2 和质子密度(Pd)等参数,并由这些参数构成磁共振的图像。主要依赖 T_1 参数重建的图像即为 T_1 加权像(T_1WI),T_1WI 有利于观察解剖结构;主要依赖 T_2 参数重建的图像称为 T_2 加权像(T_2WI),T_2WI 对显示病变组织较好;主要由组织内质子密度构成的图像称为质子密度加权像(PdWI)。

2. 设备 MRI 设备包括主磁体、梯度系统、射频系统、计算机及数据处理系统以及辅助设备等。医用 MRI 设备所用的磁场强度一般为 0.35~3.0T,常用的为 1.5T。

3. 图像特点 MR 图像为多参数灰阶图像。MR 采用不同的扫描序列和成像参数,可获得 T_1WI、T_2WI 和 PdWI。在经典的自旋回波(SE)序列中,通过调整重复时间(TR)和回波时间(TE),就可得到上述 3 种图像。一般短 TR、短 TE 可获得 T_1WI;长 TR、长 TE 可获得 T_2WI,长 TR、短 TE 可获得 PdWI。MR 可以直接获得人体横断位、冠状位、矢状位及任意斜位的多方位断层图像。

流空效应:即流动的液体,如心血管内快速流动的血流,在成像过程中采集不到信号而呈无信号的黑影。

MR 对比增强效应:即顺磁性物质作为对比剂可缩短周围质子的弛豫时间。应用此效应可行对比增强检查。

4. MR 检查技术 MR 要获取不同的图像必须选择适当的脉冲序列和成像参数。常用的脉冲序列有自旋回波序列、反转恢复序列、梯度回波序列等。不同的 MR 检查技术所采用的成像参数不同。①平扫检查:常规检查,多为横断层 T_1WI 和 T_2WI;②MR 对比增强检查:为提高 MRI 影像对比度,人为地改变组织的 MR 特征性参数,MR 对比剂可克服普通成像序列的限制,它能改变组织和病变的弛豫时间,从而提高组织与病变间的对比;③MR 血管造影技术:是对血管和血流信号特征显示的一种技术;④MR 水成像技术:主要是利用静态液体具有长 T_2 弛豫时间的特点,使含液体的器官显影的技术,是一种安全、无需对比剂、无创伤性的影像学检查手段;⑤脑功能成像(fMRI):可提供人脑部的功能信息,包括扩散成像(DWI,在对早期脑梗死的检查中有重要临床价值)、灌注成像(PWI)和血氧水平依赖性 MR 成像(BOLD MRI);⑥MR 波谱技术:是利用 MR 中的化学位移现象来测定分子组成及空间分布的一种检测方法,对一些由于体内代谢物含量改变所致的疾病有一定的诊断价值。

二、放射学检查的准备与处理

 导学案例与思考

患者,男,45 岁,上腹部胀痛 2 天,加重伴恶心、呕吐 2 小时,呕吐物为咖啡样胃内容物。为进一步明确诊断,拟行腹部放射学检查。

请思考:

1. 该患者在进行放射学检查前需要做哪些准备吗?为什么?

2. 该患者在进行放射学检查前,还需要重点询问哪些资料?为什么?

(一) X 线常规检查的准备与处理

1. 普通检查前准备 透视及摄片检查前应向患者说明检查目的、方法和注意事项,消除其紧张或恐惧心理。指导受检者采取正确的检查姿势,充分暴露检查部位,脱去检查部位的厚层衣物,去除影响 X 线穿透的物品如金属饰物、敷料、膏药和发卡等。

2. 特殊检查前准备 以乳腺钼靶软 X 线摄影应用最为广泛。告知受检者:检查时需脱掉上身衣物包括内衣,乳腺会因机器压迫板的压迫而感不适,并无大碍。

(二) X 线造影检查的准备与处理

X 线造影检查常用的对比剂为医用硫酸钡和碘剂,造影检查的受检者除了要做好常规 X 线检查的准备外,还需要根据检查部位、对比剂及造影方法的不同做好相应的准备和处理。

1. 钡剂造影检查 为了能在 X 线下显示胃肠道解剖形态、功能,以利于疾病诊断,常使用医用硫酸钡悬液和气体进行双重对比造影检查。

(1) 食管造影检查:受检者多取立位,先常规颈、胸及上腹部透视,然后口含医用硫酸钡悬液,于透视中小量吞咽,根据需要更换体位,观察并摄片记录食管的形态、结构及功能情况。

一般检查前不禁食、禁饮,对疑有食管梗阻、贲门失弛缓症及胃底静脉曲张者禁食、禁饮。疑食管有非金属异物时,可于钡剂内加棉絮纤维,吞服钡剂后棉絮可悬挂于异物上,以便显示异物的位置。

(2) 上消化道双重对比造影检查:先常规胸、腹部透视,检查有无异常密度影,口服产气粉使胃充气扩张,然后吞咽少许医用硫酸钡悬液并嘱受检者翻身使钡剂均匀涂布在胃黏膜表面,以显示胃黏膜表面的细微结构。透视的同时拍摄必要的黏膜相。其后再嘱受检者服下较多的钡剂填充胃腔,透视并摄片以获得充盈相。

检查注意事项:①检查前 3 天禁服不透 X 线的药物如钙、铁、铋剂等。②检查前 1 天进食少渣易消化的食物、晚饭后禁食、禁饮。③胃潴留患者检查前 1 天清除胃内容物。④需显示黏膜面的细微结构及微小病变时,肌内注射抗胆碱药物如 654-2 等以降低胃肠张力,但青光眼、前列腺增生患者禁用;如需在较短时间内观察小肠,可口服甲氧氯普胺以增加胃肠道张力,促进蠕动。⑤上消化道出血者一般在出血停止和病情稳定数天后方可检查。⑥疑有胃肠穿孔、肠梗阻者及妊娠 3 个月内的孕妇禁止检查。

(3) 结肠双重对比造影检查:于肠道清洁后,先常规腹盆部透视,其后经肛门注入适量气体,然后经直肠灌入医用硫酸钡悬液,透视下改变体位,以使钡剂充盈全部结肠及回盲部,观察结肠的形态、结构与功能状态。

检查注意事项:①检查前连续 2 日无渣饮食,遵医嘱口服缓泻剂如复方聚乙二醇、甘露醇、硫酸镁等将肠内容物排空,忌用清洁剂;②检查前 24 小时内禁服所有影响肠道功能及 X 线显影的药物;③钡剂温度与体温基本一致;④排便失禁者可改用气囊导管,以免钡剂溢出。

2. 碘剂造影检查 碘剂主要为有机碘,分为离子型和非离子型,后者因对比剂在体内不发生解离、对体液干扰小、不良反应少,发生碘过敏反应的风险甚微,在临床上较常使用。常用于血管造影、泌尿系统造影及关节造影。

(1) 检查前准备

1) 评估与告知:造影检查前,询问受检者有无造影检查的禁忌证,包括既往有无过敏、甲状腺功能亢进症、糖尿病肾病、肾功能不全等病史;向受检者介绍检查的目的、方法、可能经历的痛苦和注意事项等。

2) 签署知情同意书:使用碘剂前,受检者或其监护人应签署"碘对比剂使用患者知情同意书"。

3) 碘过敏试验:非离子型碘剂一般无需碘过敏试验。

4) 预防碘剂不良反应:尽量选用非离子型等渗性对比剂;糖尿病患者在碘剂使用前 48 小时停用双胍类药物;建议在碘剂使用前后给予充分的补水,利于对比剂的排出。

5) 检查室常规配备抢救用物,与急诊室或临床相关科室建立针对碘剂不良反应抢救的应急快速增援机制。

(2) 检查后处理

1) 留置观察:使用对比剂后,受检者需留置观察至少 30 分钟,高危患者应留置观察更长时间,如症状严重者则应在重症监护室观察治疗。

2) 碘剂不良反应的分级与处理:根据碘剂过敏反应的程度将其分为轻度、中度和重度 3 级。①轻度:表现为发热、恶心、皮肤瘙痒、皮疹等;②中度:有寒战、高热、头疼、眩晕、胸闷、心悸、皮疹、呕吐等;③重度:可出现胸闷、心悸、冷汗、面色苍白、意识丧失、血压下降等。轻度对比剂不良反应可给予对症处理,寒战、高热、胸闷、心悸等中、重度反应者立即给予对症处理,同时终止使用碘剂,较严重的过敏反应者及时给予抗过敏、扩容和吸氧等抗休克处理。

Note:

3）碘剂血管外渗的表现与处理:碘剂血管外渗可致局部皮肤红、肿、热、痛并形成红斑,肿胀范围可迅速扩大,出现皮肤水疱、溃疡和坏死,伴外渗远端肢体感觉改变,甚至发生骨-筋膜室综合征。注射碘剂过程中一旦外渗,应立即停止注射,于拔针前尽量回抽外渗的对比剂,局部予以冰敷,密切观察2~4小时,必要时请相关医生会诊。外渗局部皮肤采用地塞米松或利多卡因局部湿敷,或透明质酸酶局部注射。48小时内抬高患肢使其高于心脏平面。必要时进行患肢X线摄片以监测渗出范围,住院观察24小时。

3. 冠状动脉造影检查　冠状动脉造影检查较复杂且有一定的痛苦和危险。因此,除造影检查的一般准备外,还应做好以下工作:

（1）检查前准备

1）向家属交代病情、检查目的及可能出现的问题,请家属签署"介入手术知情同意书"。

2）造影前检查出血时间、凝血时间、血小板计数、凝血酶原时间等。

3）术前1天备皮。

4）禁食6小时以上。

5）心电监护。

6）训练深吸气、憋气和强有力的咳嗽动作以配合检查。

7）必要时给予镇静剂,如术前15~30分钟,肌内注射地西泮10mg。

（2）检查中监护:严密观察病情,保证液体通路通畅,及时用药,配合医生参加抢救工作。

（3）检查结束后处理

1）穿刺部位加压包扎6小时;穿刺侧肢体限制活动6~12小时。注意观察动脉搏动和远端皮肤颜色、温度及穿刺处有无渗血。一般于造影次日即可解除加压包扎并下地行走。

2）插管造影历时较长者,可给予抗生素预防感染。

（三）CT检查的准备与处理

1. 平扫检查　重点为受检者准备。

（1）检查前须将详细病情摘要等相关资料提供给CT医生以备参考。

（2）检查前去除受检者检查部位衣物上的金属物品或饰品。

（3）胸、腹部检查前,指导受检者进行平静呼吸及屏气训练。

（4）病情危重的受检者须在医护人员监护下进行检查。

（5）不能配合的患儿可采用镇静措施如水合氯醛灌肠后进行检查。

（6）妊娠女性、情绪不稳定或急性持续痉挛者不宜做本检查。

（7）上腹部检查者检查前1周内不可做钡剂造影;检查前禁食、禁饮4~6小时;检查前30分钟口服1.5%~3%泛影葡胺溶液500~800ml,临检查前再口服200ml,使对比剂充盈胃、十二指肠及近端小肠。

（8）盆腔检查者检查前晚口服缓泻剂;检查前嘱受检者饮水,使膀胱充盈尿液以利检查。

2. 增强扫描检查　受检者需要注射碘剂。因此,除做好平扫检查前受检者的准备之外,还应注意做好碘剂检查的相应准备与处理。

（四）MRI检查的准备与处理

1. 检查前准备

（1）检查前告知受检者:磁共振检查时间较长,且受检者所处环境幽暗、噪声较大;检查期间全身放松、平静呼吸、保持体位不动;注意听从检查者的语言提示,配合检查。

（2）检查禁忌:受检者带有义齿、手表、钥匙、磁卡等各种金属物品;有磁性植入如心脏起搏器、金属人工瓣膜、脑动脉瘤夹闭术、胰岛素泵或神经刺激器、宫内节育器等,不能进行检查,以免发生意外。

（3）检查前请受检者自备纯棉睡衣或换上磁共振室检查专用的衣服和拖鞋。

（4）头、颈部检查的受检者应在检查前1天洗头,勿擦头油、摩丝等护发品;眼部检查前勿化妆;腹部增强检查前4小时禁食、禁饮;胰胆管成像（MRCP）检查前禁饮6小时以上;盆腔检查者,膀胱须充盈中等量尿液。

（5）幽闭恐惧症、高热、早期妊娠或散热功能障碍者不能进行检查；有意识障碍、昏迷、癫痫、精神症状等不能有效配合检查的受检者，除非经相关专业临床医生同意，否则不能进行检查；不能配合的患儿须采取镇静措施，如水合氯醛灌肠等。

（6）增强检查的受检者除上述准备外，还应询问受检者钆对比剂的过敏史；告知对比剂注射部位可出现短暂温热或疼痛，注射过程中也可能出现渗漏血管外现象；严重肾功能不全、肾移植及孕妇不建议使用钆对比剂，危重患者需由临床医生陪同；检查前签署"钆对比剂使用患者知情同意书"。

2. 检查后处理

（1）注射药物过程中严密观察钆对比剂的不良反应。一般不良反应极少，并且绝大多数症状轻微，多表现为头痛、恶心、发热感、味觉改变，其不良反应的分级及处理同碘剂。

（2）嘱受检者注射对比剂后需在候诊厅留观 30 分钟后再离开，同时告知受检者，若离院后出现不适，请速到就近医院诊治。

（3）磁共振检查室备好急救药品和物品，并做好相应不良反应的应急处理。

（4）钆对比剂血管外渗的处理可参照"碘剂血管外渗的处理"。

三、呼吸系统的放射学检查

（一）检查方法

1. X 线检查　胸部具有良好的自然对比，X 线摄影是最常用、最基本的检查方法，常用的摄影体位为后前位、侧位。X 线检查对肺内细微病灶或隐匿性病灶易漏诊，对病变的定位和定性诊断均有一定的困难。

2. CT 检查　受检者仰卧于扫描床上，扫描时受检者需要屏气。扫描范围从肺尖到膈角。常规使用肺窗（观察肺组织）、纵隔窗（观察肺内病变及纵隔），有时使用骨窗（观察胸壁骨质病变）。①平扫检查：常规检查方法。②增强扫描：通常在平扫检查发现病变的基础上进行，经静脉快速注射含碘对比剂后进行扫描。主要用于鉴别病变为血管性或非血管性，明确纵隔病变与心脏大血管的关系，了解病变的血供情况以帮助鉴别良、恶性病变等。③能谱 CT：新的成像技术，通过能谱曲线分析、碘基成像等提供病变诊断重要信息。

3. MRI 检查　常用于检查纵隔病变，难以显示肺的微细结构及病灶内钙化。

（二）正常表现

1. X 线表现　正常胸部 X 线表现是胸腔内、外各种组织和器官重叠的综合投影（图 7-1-1）。

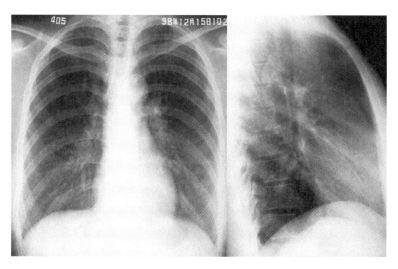

图 7-1-1　胸部 X 线正、侧位片

（1）胸廓：由胸壁软组织和骨骼组成。胸片上能够看到的胸壁软组织有胸锁乳突肌及锁骨上皮肤皱褶、胸大肌、乳房及乳头等。骨性胸廓由胸椎、肋骨、胸骨、锁骨、肩胛骨组成。

（2）肺：①肺野，即含有空气的肺在胸片上所显示的透明区域，其透明度与肺内含气量成正比。为了便于描述病变的部位，人为地将两侧肺野均纵行地分为三等分，分别称为内、中、外带；分别在第2、4肋骨前端下缘画一水平线，将肺野分为上、中、下三野。②肺门影，主要由肺动脉、肺叶动脉、肺段动脉、伴行支气管及肺静脉构成。③肺纹理，为自肺门向外呈放射状分布的树枝状影，由肺动脉、肺静脉等组成。在正位胸片上，肺纹理自肺门向肺野中、外带延伸，逐渐变细至肺野外围。④肺叶和肺段，在X线胸片上表现为极低密度，即透明区域。⑤气管和支气管，气管在第5~6胸椎平面分为左、右主支气管，气管分叉角为60°~85°，表现为透明管状影，左、右肺支气管在肺内逐级分支直至不能分辨。

（3）纵隔：位于胸骨之后，胸椎之前，介于两肺之间，上为胸廓入口，下为横膈，两侧为纵隔胸膜和肺门。

（4）横膈：正位胸片上，膈内侧与心脏形成心膈角，外侧与胸壁间形成尖锐的侧肋膈角。侧位胸片上，膈前端与前胸壁形成前肋膈角，后端与后胸壁形成位置低且深的后肋膈角。

（5）胸膜：胸膜菲薄，分为包裹肺及肺叶间的脏层和与胸壁、纵隔及横膈相贴的壁层，两层胸膜之间为潜在的胸膜腔。在胸膜反折处且X线与胸膜走行方向平行时，胸膜可以显示为线状致密影。

2. CT表现　常规为胸部横断面成像，如为多层螺旋CT容积扫描，可通过后处理技术获得任意方向的图像。

（1）肺窗：两肺野可见由中心向外围走行的肺血管分支，呈高密度影，由粗渐细，上下走行或斜行的血管则表现为圆形或椭圆形的断面影。肺叶及肺段支气管与相应肺动脉分支血管伴行，肺动脉管径与伴行的支气管管径相近。叶间裂表现为透明带，是识别肺叶的标志。左侧斜裂前方为上叶，后方为下叶。右侧在水平裂以上层面，斜裂前方为上叶，后方为下叶；在水平裂以下层面，斜裂前方为中叶，后方为下叶。肺段的基本形态为尖端指向肺门的锥状体，可根据肺段支气管及血管的走行大致定位。肺小叶是肺的基本解剖单位，呈多面体形，小叶核心主要是小叶肺动脉和细支气管，小叶实质主要是位于外围的肺腺泡结构（图7-1-2）。

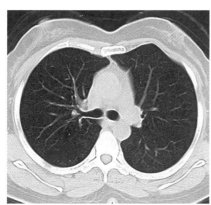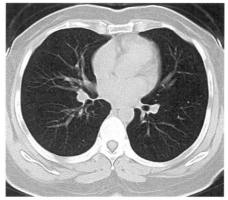

图7-1-2　正常肺窗CT

（2）纵隔窗：肺组织呈均一黑影，胸壁软组织如乳腺及胸壁脂肪为略低密度影，密度高于肺组织，胸大肌、胸小肌、背阔肌、大圆肌及肩胛下肌等胸壁软组织呈中等密度。胸壁骨骼为高密度，前部居中为胸骨，肋骨断面呈弧形排列，第1肋软骨钙化突向肺野内，胸椎位于后胸廓中央，肩胛骨位于胸廓背侧。纵隔居中呈软组织中等密度影，前纵隔位于胸骨后方，心脏大血管之前，前纵隔内有胸腺组织、淋巴组织、脂肪组织和结缔组织；中纵隔主要包括气管与主支气管、大血管及其分支、心脏等；后纵隔为食管前缘之后，胸椎前及椎旁沟的范围，其内有食管、降主动脉、胸导管、奇静脉、半奇静脉及淋巴结。纵隔淋巴结在CT上表现为圆形或椭圆形的软组织影，正常时其短径≤10mm（图7-1-3）。

Note：

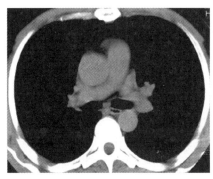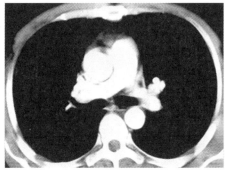

图 7-1-3　正常纵隔 CT 平扫及增强

3. MRI 检查

（1）胸壁：胸壁肌肉在 T_1WI 和 T_2WI 上均呈较低信号，显示为黑影或灰黑影。肌肉间可见线状的脂肪影及流空的血管影。胸骨、胸椎、锁骨和肋骨的骨皮质在 T_1WI 和 T_2WI 上均显示为低信号，中心部的海绵状松质骨周围为脂肪，显示为较高信号。肋软骨信号高于骨皮质信号，低于骨松质信号。

（2）肺：正常肺野基本呈黑影。肺纹理显示不及 CT，不呈树枝状，而呈稍高信号的横带状影，近肺门处可见少数由较大血管壁及支气管壁形成的分支状结构。肺血管由于流空效应表现为无信号黑影，肺门部的支气管也呈无信号黑影。

（3）纵隔：胸腺呈较均匀的信号，T_1WI 信号强度低于脂肪，T_2WI 上信号强度与脂肪相似。气管与主支气管内为无信号黑影，管腔由周围脂肪的高信号衬托而勾画出其大小和走行。纵隔内的血管因流空效应呈黑影，其轮廓由周围脂肪的高信号衬托而勾画。胸段食管多显示较好，食管壁的信号强度与胸壁肌肉相似。淋巴结易于显示，T_1WI 和 T_2WI 上均表现为中等信号的小圆形或椭圆形结构，正常时径线同 CT。

（三）基本病变表现

1. 支气管阻塞

（1）肺气肿：①局限性肺气肿，X 线表现为肺局限性透明度增加、肺纹理稀少、横膈下移、纵隔向健侧移位；CT 表现为肺局限性透明度增加、肺纹理稀疏。②弥漫性阻塞性肺气肿，X 线表现为两肺野透明度增加，肺纹理稀疏，桶状胸和垂位心形；CT 表现为肺纹理稀疏、变细、变直（图 7-1-4）。

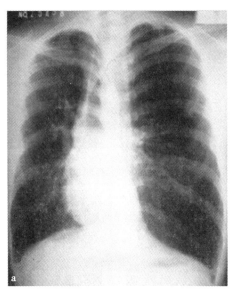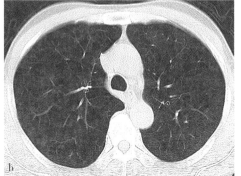

图 7-1-4　弥漫性肺气肿
a. 为左肺气肿；b. 为双肺气肿。

Note：

（2）肺不张：X 线表现与阻塞的支气管部位、时间及不张的肺内有无已经存在的病变有关,阻塞支气管相对应部位的肺体积缩小、密度增高,纵隔及肺门可有不同程度的向患侧移位,邻近肺叶可出现代偿性肺气肿。CT 表现为不张肺组织体积缩小,呈均匀软组织密度影。MRI 上不张的肺叶或肺段在 T_1WI 和 T_2WI 上表现为略高信号。

2. **肺实变** X 线表现为肺内边缘模糊的、中心密度较高的致密影。当实变扩展至肺门附近,实变区可见含气的支气管低密度影,称为"支气管气像"或"空气支气管征"。实变区在 CT 肺窗上表现为均匀的高密度影,纵隔窗上呈软组织密度影,边缘多不清楚,较大病变内可见"空气支气管征"。MRI 上实变通常在 T_1WI 上为边缘不清的片状略高信号影,T_2WI 上为较高信号影。实变多见于各种炎症性浸润、结核病灶的周围炎、肺水肿、肺梗死、肺出血、肺泡癌等。

3. **空洞与空腔**

（1）空洞：X 线表现为大小不一、形状不同的透亮区,周围可见斑点状病灶或实变(图 7-1-5a),空洞内如存留液体,可看到液平面。CT 能更清楚地显示空洞壁、内外缘及空洞周围的改变,洞壁为软组织密度影(图 7-1-5b)。MRI 上空洞壁为中等信号强度,洞内气体为无信号黑影。空洞多见于肺结核、肺脓肿、肺转移瘤或肺癌等。

（2）空腔：为肺内生理性腔隙的病理性扩大。X 线表现为薄壁透亮区,壁厚多在 1mm 以下(图 7-1-5c)。CT 肺窗上空腔为薄壁低密度,边缘光整。空腔见于肺大疱、含气肺囊肿及肺气囊等。

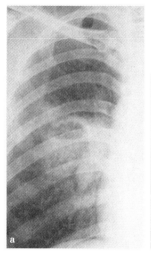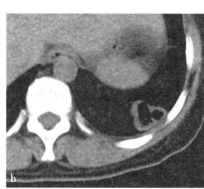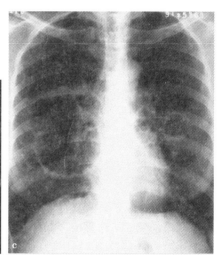

图 7-1-5 **空洞与空腔**
a. 厚壁空洞;b. 薄壁空洞;c. 双肺多发大小不等的空腔。

4. **结节与肿块** 当病灶以结节或肿块为基本病理形态时,直径≤3cm 者称为结节,>3cm 者为肿块。X 线表现为规则球形或不规则形高密度影,密度均匀或不均匀,边缘光滑锐利或模糊不清,或伴毛刺。CT 表现与 X 线平片相似,但可更清楚显示病变的边缘、轮廓、密度、大小以及增强扫描强化特点。肿块或结节的影像学表现与其病理基础密切相关,可见于肺内良性或恶性肿瘤、结核球、转移瘤、机化性肺炎或血肿等。

5. **网状、细线状及条索影** 是间质性病变的反映。X 线表现与病理性质、病变范围、发生时间等密切相关,可以为较高密度、边缘锐利的条索状、细线状或网状阴影,也可以为肺纹理模糊、增粗。CT 表现为与胸膜相连的粗线状影、网状影、胸膜下线、蜂窝状影等。见于慢性支气管炎、特发性肺纤维化、癌性淋巴管炎、慢性肺结核、肺尘埃沉着病或结缔组织病等。

6. **钙化** 是退行性变或坏死组织内钙盐的沉积,多为病变愈合的表现。X 线表现为密度很高、边缘锐利清楚、大小形状不同的阴影,可为斑点状、块状或球形,呈局限或弥散分布。CT 纵隔窗上钙化的密度明显高于软组织,CT值可达100HU以上。不同性质的病变钙化形状不同。MRI上钙化多为无信号黑影。见于肺结核、淋巴结结核、错构瘤、硅沉着病、骨肉瘤肺内转移、肺组织胞浆菌病及肺泡微结石症等。

　　7. 胸膜病变　胸膜腔内为负压,正常情况下其内有少量液体起滑润作用。

　　(1) 胸腔积液:游离性胸腔积液X线表现与液体量多少相关,少量积液为肋膈角变钝,多为上缘呈反抛物线形状的均匀致密阴影(图7-1-6a);CT上为后胸壁下弧形窄带状或新月形液体密度影,边缘光整(图7-1-6b)。大量积液则几乎整个胸腔为液体占据,肺被压缩向肺门呈软组织密度影,纵隔向对侧移位。包裹性胸腔积液和叶间积液范围局限。

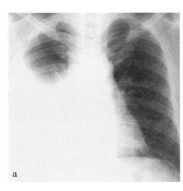
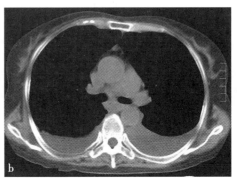

图 7-1-6　**胸腔积液**
a.右侧大量胸腔积液的X线胸片;b.纵隔窗CT示双侧少量胸腔积液。

　　(2) 气胸:X线表现为压缩肺组织与胸壁间出现含气透亮带,其间无肺纹理。大量气胸时,气胸区占据肺野的中外带,肺组织被压缩向肺门呈软组织密度影,肋间隙增宽,横膈下降,纵隔向对侧移位。CT肺窗上气胸表现为肺外侧带状无肺纹理的透亮区,其内侧可见脏层胸膜呈细线状软组织密度影,与胸壁平行。肺组织有不同程度的受压萎缩。多见于自发性或外伤性肺泡破裂、胸壁贯通伤、胸部手术及胸腔穿刺等。

　　(3) 液气胸:X线立位胸片可见气液面。由于重力关系,CT表现为液体位于背侧,气体位于腹侧,可见明确的气液平面及萎陷的肺边缘。多见于外伤、胸部手术及胸腔穿刺等。

　　(4) 胸膜肥厚、粘连、钙化:X线胸片上局限性胸膜肥厚、粘连表现为肋膈角变浅变平、膈肌运动轻度受限;广泛性胸膜肥厚粘连可见患侧胸廓塌陷,膈肌运动明显受限,肺野密度增高,肋间隙变窄,肋膈角变平或闭塞等。胸膜钙化时在肺野边缘可见长条状、斑片状及不规则点状极高密度影。CT上胸膜肥厚表现为沿胸壁的带状软组织密度影,厚薄不均,表面不光滑;胸膜钙化多呈点状、带状、块状的高密度影,其CT值接近于骨。

　　(5) 胸膜肿块:X线胸片上表现为半球形、凸镜状或不规则形致密影,密度多均匀,边缘清楚,与胸壁呈钝角相交。CT上表现为广基与胸壁相连的软组织密度肿块。

　　(四) 常见疾病的表现

　　1. 肺炎

　　(1) 大叶性肺炎:X线早期可无阳性发现,红色或灰色肝变期表现为密度均匀的致密影,形态与受累肺叶或肺段相一致,可表现为片状、三角形或以叶间裂为界的片状致密影,其内可见透亮支气管影,即"空气支气管征"(图7-1-7a)。消散期实变区密度逐渐减低,表现为大小不等、分布不规则的斑片状影。炎症最终可完全吸收,或只留少量条索影。CT上充血期病变呈磨玻璃样影,边缘模糊,病变区血管仍隐约可见。肝变期可见沿肺叶或肺段分布的致密实变影,内有"空气支气管征"(图7-1-7b)。消散期可见随病变的吸收,实变影密度减低,呈散在、大小不等的斑片影,最后可完全吸收。

　　(2) 小叶性肺炎:X线表现为在两肺中下野的内、中带,形成散在斑片状影,边缘模糊不清,密度不

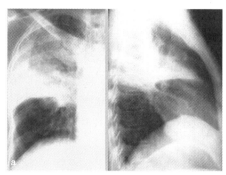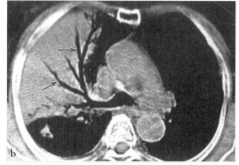

图 7-1-7　右肺上叶大叶性肺炎

a. X 线平片示右肺上叶实变;b. 纵隔窗 CT 示大叶性肺炎实变肺内"空气支气管征"(红色箭头)。

均,并可融合成较大的片状影。支气管充血水肿致肺纹理增多、模糊。CT 上两肺中下部可见局部支气管束增粗,伴行的大小不同的结节状影及边缘模糊的片状影。

(3) 病毒性肺炎:X 线平片早期可无阳性发现,多表现为肺纹理增多,单侧或双侧肺野局灶性或弥漫性分布的斑片影及磨玻璃密度影。CT 早期常表现为多发小斑片影及间质改变,也可为双肺多发磨玻璃影、浸润影,严重者可出现肺实变,而胸腔积液及纵隔淋巴结肿大少见(图 7-1-8)。不同病毒性肺炎的基本病理改变为弥漫性肺泡损伤及肺间质的炎症,因而其影像学表现具有普遍特征,但各自又有其独特的影像学表现。

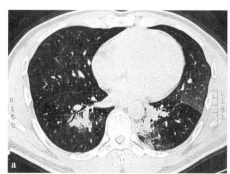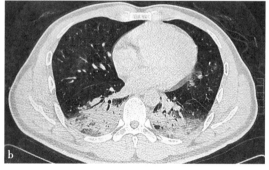

图 7-1-8　新型冠状病毒肺炎 CT

a. 发病时;b. 发病 3 天后。

2. 肺结核

(1) 原发性肺结核:原发综合征的 X 线影像具有三个典型征象:①斑片状或大片状实变:多位于中上肺野,邻近胸膜,常呈云絮样,边缘模糊,为原发病灶;②肺门、纵隔淋巴结肿大:为结核性淋巴结炎;③不规则索条影:位于斑片状实变与肺门之间,较难见到,为结核性淋巴管炎。胸内淋巴结结核影像检查仅见肺门、纵隔淋巴结肿大。CT 较 X 线更易显示肺门及纵隔淋巴结肿大,可显示其形态、大小、边缘和密度等,增强扫描常呈环状强化。

(2) 血行播散型肺结核:急性血行播散型肺结核,又称急性粟粒型肺结核,其 X 线表现为:①双肺弥漫性粟粒样结节;②结节分布均匀、大小均匀、密度均匀。亚急性、慢性血行播散型肺结核 X 线表现为分布不均匀(多见于上中肺叶)、大小不等、密度不均匀(软组织密度及钙化均可见)的双肺多发结节,有时可见纤维条索、胸膜增厚。CT 与 X 线表现相似,但对病灶细节及重叠部位的病灶显示更为清楚。

(3) 继发性肺结核:X 线变现多种多样,可以多种征象并存。①局限性斑片影:多见于双肺上叶尖段、后段和下叶背段;②大叶性干酪性肺炎:为呈肺叶分布的大片致密阴影,边缘模糊,密度不均匀,可见不规则的虫蚀样透光区(空洞);③增殖性病变:斑点状阴影,边缘清晰,排列成"花瓣样"或"树芽"状,是肺结核的典型表现;④结核球:圆形、椭圆形阴影,大小 0.5~4cm,常见为 2~3cm,边缘清晰,轮廓光滑,偶有分叶,密度不均,其内常见斑状、层状或环状钙化,周围常见散在的纤维索条或小斑点状阴影,称"卫星灶";⑤结核性空洞:洞壁较薄,壁内外缘光滑,空洞周围常有不同性质的卫星灶;⑥支气管播散病灶:沿支气管分布的斑片状阴影,呈腺泡排列或互相融合呈小片状阴影;⑦硬结钙化或索条影:提示病灶愈合。CT 表现与 X 线相似,但易于发现结核病灶的细微改变及其解剖结构的空间关系,增强扫描结核球常不强化或边缘轻度环状强化。

(4) 结核性胸膜炎:分为干性胸膜炎和渗出性胸膜炎。X 线表现:干性胸膜炎常无异常表现,或仅表现为肋膈角变钝,膈肌活动受限;渗出性胸膜炎表现为游离性或局限性胸腔积液,胸膜增厚、粘连、钙化。CT 在叶间、肺底积液或包裹性积液的显示和诊断上更有优势。

3. 肺肿瘤

(1) 原发性支气管癌(即肺癌)

1) 中央型肺癌:①早期中央型肺癌,X 线胸片常无异常表现,胸部 CT 能够显示支气管壁的不规则增厚、管腔狭窄或腔内结节等改变;②中晚期中央型肺癌,X 线表现为分叶状或不规则形的肺门肿块,常同时伴有病变支气管远侧肺组织阻塞性炎症或阻塞性肺不张;CT 能更清晰显示支气管腔内或壁外肿块、管壁不规则和管腔鼠尾状或杯口状截断,以及纵隔是否受侵犯、纵隔和肺门淋巴结转移等,纵隔淋巴结大于 15mm 常提示转移(图 7-1-9a、b)。

2) 周围型肺癌:X 线表现多为肺内结节或肿块,边缘可见分叶、细短毛刺及胸膜凹陷征,当肿瘤坏死经支气管引流后,可形成厚壁偏心空洞,肿块内钙化很少见。CT 更有利于发现早期肺癌病灶(瘤体直径≤3cm,且无远处转移)以及中晚期肺癌结节或肿块的边缘及内部变化,更清晰显示肺门及纵隔淋巴结肿大。CT 增强扫描肿瘤呈轻、中度均匀或不均匀强化,部分病变边缘呈不规则的环状强化(图 7-1-9c、d、e)。

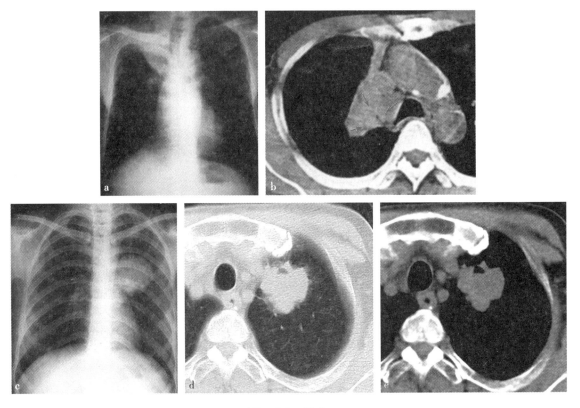

图 7-1-9　肺癌
a、b 示右肺上叶中心型肺癌;c、d、e 示左肺上叶周围型肺癌。

3）弥漫型肺癌：X线表现为双肺广泛分布的细小结节影，或为大片肺炎样改变。病变进行性发展，有融合倾向。病变进展为整个肺叶的实变时，其内可见充气的支气管影，即空气支气管征，但其走行僵硬。CT能更清晰地显示双肺弥漫性结节及肺门、纵隔淋巴结转移。

（2）肺转移性肿瘤：经血行肺内转移瘤X线表现为多发的棉球样或粟粒样结节，多位于双肺中下野外带。经淋巴道肺内转移瘤X线表现为肺门和/或纵隔淋巴结肿大，及自肺门向外的索条影或网状结节影。CT表现与X线相似，但比X线更敏感，更易显示沿支气管血管束、小叶间隔分布的串珠状细小结节。

四、心血管系统的放射学检查

（一）检查方法

1. X线检查

（1）心脏摄影：常规投照为立式后前位，可加左前斜位、右前斜位和/或左侧位（口服钡剂可观察左心房大小）。

（2）DSA检查：将水溶性碘对比剂经导管快速注入心脏，以观察其内部解剖结构、运动及血流状态。单纯以诊断或初步排查病变为目的的X线造影，临床较少使用。

2. CT检查

常选用多层螺旋CT（MSCT），扫描时需经外周静脉快速团注适量对比。扫描图像除长、短轴位观察心肌、心腔和瓣膜外，还可经多种后处理技术观察心脏、冠状动脉及其分支。

3. MRI检查

需要在1.5T以上设备进行。可用于心脏的实时动态显示，评价血流、心功能及心肌活性。

（二）正常表现

1. X线表现

（1）X线摄影：①心脏大血管的正常投影。心脏的四个心腔和大血管在X线上的投影彼此重叠，仅能显示各房室和大血管的轮廓，不能显示心内结构和分界。正常情况下心包缺乏对比，不显影。后前位见心脏有左、右两个缘。②心脏形态。后前位上正常心脏形态可分为横位心、斜位心、垂位心。③心脏大小。测量心胸比率是确定心脏有无增大的最简单的方法。心胸比率为心脏横径与最大胸廓横径之比。正常成人心胸比率≤0.50（图7-1-10）。

（2）DSA：可清晰显示四腔心、冠状动脉、主动脉、肺血管及外周（下肢）血管，多角度投照，避免血管重叠。

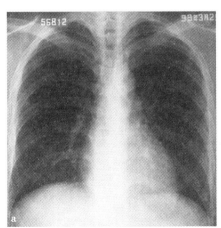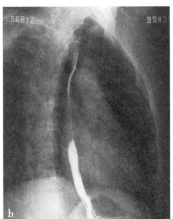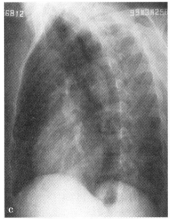

图7-1-10　正常心脏三位片

a. 前后位；b. 右前斜位；c. 左前斜位。

2. CT 表现

（1）横轴位：CT 图像常用的标准体位。它可清楚显示心脏的结构，各房室间的解剖关系以及心腔大小。心包呈 1~2mm 厚的弧线状软组织密度影，其内见低密度脂肪影（图 7-1-11）。

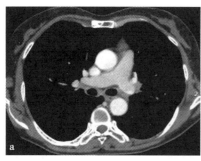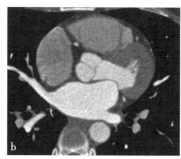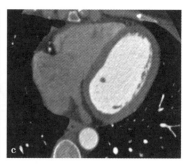

图 7-1-11　正常心脏 CT（横轴位）

a. 肺动脉层面；b. 主动脉根部层面；c. 左心室体部层面。

（2）短轴位：与心脏长轴垂直，主要用于观察左室壁心肌，结合心脏收缩期和舒张期的图像对比，还可观察心肌收缩运动功能。

（3）长轴位：主要用于观察瓣膜、左室流出道及心尖部。

3. MRI　各体位心脏和大血管解剖所见与 CT 所见相同。

（1）心肌：在自旋回波序列中，心肌呈中等信号强度，与横纹肌相似。右室壁较薄，仅相当于左室壁的 1/3。

（2）心内膜：心内膜比心肌信号略高，呈细线状影。

（3）瓣膜：二尖瓣、三尖瓣和主动脉瓣，一般呈中等信号强度，比心肌信号略高。

（4）心包：SE 序列呈线样低信号，周围有高信号脂肪衬托。

（5）大血管：仅显示血管内血液信号，不显示管壁。

（三）基本病变表现

1. 心脏位置和形态、大小异常

（1）位置异常：①整体位置异常，包括心脏移位和异位，表现为心脏偏离其正常位置，前者多为胸肺疾患或畸形所致，后者指心脏位置先天异常，常与胸腹部脏器转位及心内畸形并存。②房室相对位置异常，左、右心房位置相反称心房反位；同理，左、右心室位置相反称心室反位。③房室连接关系异常，右心房与右心室相连，左心房与左心室相连，为对应房室连接，相反称为不对应的房室连接。后两者 X 线平片不能诊断，CT、MRI 或血管造影才能诊断。

（2）形态和大小异常：①整体形态异常，常分为二尖瓣型、主动脉型和普大型；心脏增大包括心壁增厚和 / 或心腔扩大，或两者并存。心胸比率 0.5~0.55 为轻度增大，0.55~0.6 为中度增大，0.6 以上为重度增大（图 7-1-12）。②内部结构异常，指房室、瓣膜和心肌等结构和大小异常，临床上最常用和首选超声检查，CT 和 MRI 次之。

2. 心脏运动和血流异常

（1）运动异常：首选超声检查，室壁运动异常包括运动增强、运动减弱、运动消失、矛盾运动与室壁瘤。

（2）血流异常：①血流速度异常，指所测速度高于或低于正常范围；②血流时相异常，指血流持续时间长于或短于正常，或者出现异常血流时相；③血流性质异常，指血流失去正常的层流状态而变为湍流或涡流状态；④血流途径异常，指血流流经异常通道。

3. 冠状动脉异常　包括先天性冠状动脉发育异常和获得性冠状动脉病变。选择性冠状动脉造影是诊断冠状动脉异常的"金标准",但对管壁的显示不佳。多层 CT 可用于检测冠状动脉异常,包括管壁情况以及并存的异常(图 7-1-13)。

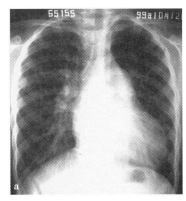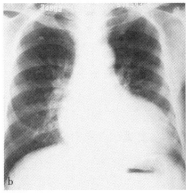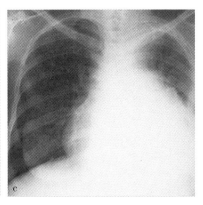

图 7-1-12　心脏增大
a. 二尖瓣型心;b. 主动脉型心;c. 普大型心。

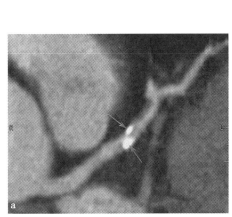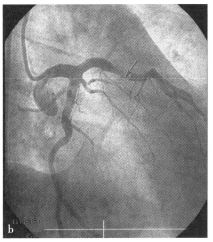

图 7-1-13　冠状动脉左前降支狭窄并钙化斑块(红色箭头所示)
a. CTA 重建;b. 冠状动脉造影。

4. **心包异常**　包括心包积液、心包增厚、心包钙化、心包占位等。中等量以上积液,X 线平片心影向两侧普遍扩大;CT 上表现为心包腔内水样密度影。MRI 图像 T_1WI 为均匀低信号,梯度回波和 T_2WI 为高信号。CT 及 MRI 上心包厚度超过 4mm 为心包增厚。心包钙化,X 线平片可见蛋壳样钙化包绕心影,CT 上表现为心影高密度,MRI 上为线条状无信号或低信号区。

5. **主动脉异常**　包括先天性和获得性疾病。CT 可明确诊断各种主动脉疾病。

6. **肺门和肺血管异常**

(1) 肺门异常:双侧肺门增大,见于肺充血和肺淤血。肺门动脉扩张的标准为右下肺动脉直径成人超过 1.5cm,儿童超过胸锁关节水平的气管横径。

(2) 肺动脉异常:①肺充血,表现为肺动脉分支成比例地增粗且向外周伸展,边缘清晰锐利,肺野透明度正常,常见于左向右分流的先天性心脏病、甲状腺功能亢进和贫血;②肺动脉高压,表现为肺动脉段突出,肺门区动脉大分支扩张而外周分支变细,两者间有一截然分界,即肺门截断现象或残根样表现,常见于肺源性心脏病、先天性心脏病肺血流量增多及肺栓塞等;③肺少血,表现为肺野透明度增加,肺门动脉变细,肺动脉血管纹理稀疏、变细,常见于三尖瓣狭窄、肺动脉狭窄等。

（3）肺静脉高压：①肺淤血，表现为肺野透明度减低，肺门增大、边缘模糊，上肺静脉扩张等；②间质性肺水肿，出现间隔线，以克利B线（Kerley B line）最常见；③肺泡性肺水肿，表现为两肺广泛分布的边缘模糊的斑片影，重者在肺门区形成"蝶翼状"阴影，并在短期内或治疗后变化迅速。

（4）混合性肺循环高压：兼有肺动脉高压和肺静脉高压两种影像征象。

（四）常见疾病的表现

1. 房间隔缺损　X线平片上典型房间隔缺损表现为心脏增大，呈"二尖瓣"型，右心房、室增大；肺动脉段突出，肺门动脉扩张，肺血增多，主动脉结缩小或正常。CT平扫横轴位可见心房层面房间隔连续性中断，右房室增大，主肺动脉增宽；增强扫描可见左、右心房间有对比剂连通。MRI表现：垂直于室间隔的长轴位上，常规序列成像可显示部分房间隔信号缺失；电影序列可见左向右分流的血流喷射，两心房血流显示为高信号，低或无信号血流起自缺损处；增强扫描后处理图像可显示左、右心房间的异常沟通；MRI能够很准确地显示肺动脉增粗、主肺动脉扩张、右房室增大等间接征象。

2. 肺动脉栓塞　典型者X线平片上可见区域性肺纹理稀疏、纤细、肺透明度增加，并发肺梗死者，可见肺内楔形阴影，仅有提示意义。肺动脉CTA常表现为肺动脉腔内偏心性或类圆形低密度区（充盈缺损），还可表现为附壁环形充盈缺损，管腔不同程度狭窄，相应引流区域肺组织局限性肺纹理稀疏、斑片影和胸腔积液。心血管造影是诊断肺栓塞的可靠方法，但较少应用，其表现与肺动脉CTA类似。MRI很少应用。

3. 主动脉夹层　X线平片表现无特异性。CT平扫表现为管腔增宽变形、钙化内膜内移；CT增强扫描可清晰显示主动脉双腔和撕裂的内膜片，通常真腔较窄，密度较高，而假腔较大，密度较真腔略低；可显示内膜破口和再破口及主要分支血管受累情况，包括冠状动脉、头臂动脉及腹主动脉分支开口等。主动脉三维重建图像可从不同解剖角度观察主动脉夹层的主要征象及病变范围（图7-1-14）。MRI可提供与CT相似的主动脉夹层的形态和功能信息。DSA基本被CT或MRI所代替，通常是在主动脉夹层介入治疗的同时进行DSA检查，其主要表现为对比剂自真腔进入假腔，在充盈对比剂的双腔间可见线条状透亮影（内膜片），还可明确显示主动脉主要分支血管受累情况。

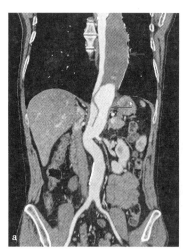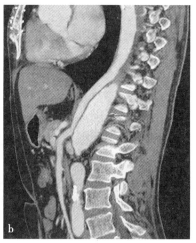

图7-1-14　主动脉夹层CTA
长箭头为夹层动脉瘤，短箭头为附壁血栓。

五、消化系统的放射学检查

（一）检查方法

1. X线检查

（1）摄影：即腹部平片，包括仰卧前后位和站立位，前者是基本摄影位置，后者有利于观察膈下游离气体和肠腔内有无异常气液平形成。腹部平片还能显示腹内异常钙化、高密度异物等。

（2）造影检查：主要用于胃肠道检查，常用气钡双重造影，如疑有胃肠穿孔时，禁用硫酸钡，可改用有机碘水溶液对比剂。造影检查用来动态观察胃肠道功能、形态、结构异常。根据检查部位不同可分为食管造影、上胃肠道造影、小肠造影和结肠双重对比造影，除结肠双重对比造影采取的是经肛门注入造影剂外，均采取口服造影剂。

（3）DSA：主要用于肝脏占位性病变的鉴别诊断。包括肝动脉造影和门静脉造影，观察病变供血情况。

2. CT 检查　根据扫描部位和检查方法不同，检查前受检者需要做不同的准备，CT 扫描采用不同的参数，观察图像时使用不同的窗宽、窗位技术。

（1）平扫：是部分急腹症如急性阑尾炎、常见的肠梗阻、胃肠穿孔所致的全腹膜炎等疾病的首选检查方法，对于肝、胆道、脾脏、胰腺等实质性器官，CT 扫描是基本检查方法。

（2）增强：对于急腹症患者，CT 增强扫描主要用于腹内脏器损伤、炎症及腹腔脓肿，也可用于了解肠梗阻血供障碍；对于胃肠道疾病，CT 增强扫描用于了解消化道管壁本身改变、管腔外的异常以及周围器官结构的继发性改变；对于肝脏、胆道、脾脏、胰腺等实质性器官，则多是在平扫发现异常，尤其是发现占位性病变难以鉴别或其他检查提示有占位性病变而平扫未发现病灶时，根据需要可做多期增强扫描，获得肝脏动脉期、门静脉期和平衡期的 CT 增强图像。

3. MRI 检查　主要用于实质性消化器官。

（1）平扫：常用序列为自旋回波（SE）和快速自旋回波（FSE），包括 T_2WI、T_1WI，必要时可辅以脂肪抑制技术，以鉴别病灶内是否含有脂肪组织。

（2）增强：平扫发现病变难以鉴别或对碘过敏不能进行 CT 增强扫描时，静脉注射对比剂，多行 T_1WI 增强扫描。对于肝脏占位性病变，可进行多期增强 MR 扫描。

（3）MR 胰胆管造影：主要应用于胆道梗阻疾病。经过图像后处理技术，表现为极高信号的胆管树和胰管影。

（二）正常表现

1. X 线表现

（1）X 线平片：①腹壁与盆壁的肌肉组织、脂肪组织以及骨性支持结构等；②肝、脾、肾等实质脏器的轮廓、大小、形状和位置，呈中等密度；③胃肠、胆囊、膀胱等空腔器官依其内容物不同而 X 线表现不同。

（2）造影检查：①食管：吞钡后食管呈外壁完整的管状影，黏膜皱襞表现为数条纵行、相互平行、连续的纤细条状影，通过贲门与胃小弯的黏膜皱襞相连续。右前斜位是观察食管的常用位置，其在影像学上的四个生理性狭窄呈压迹表现，分别为食管入口处、主动脉弓压迹、左主支气管压迹和横膈裂孔部狭窄。②胃：X 线解剖通常分为胃底、胃体、胃窦三个区域以及胃小弯、胃大弯、角切迹、贲门、幽门等。胃小弯转弯处为角切迹，胃的形状与受检者体型、张力及神经系统的功能状态有关，包括钩型胃、牛角型胃、瀑布型胃、长型胃。③十二指肠：全程呈 C 形，胰头被包绕其中，分为球部、降部、水平部和升部。④小肠：空肠与回肠间无明确分界，空肠位于左中上腹，回肠位于右中下腹及盆腔，空肠向回肠逐渐移行，肠腔逐渐变细，管壁逐渐变薄。末端回肠在右髂窝处与盲肠相连接，称回盲部。⑤大肠：起于盲肠止于直肠，包括阑尾、盲肠、升结肠、横结肠、降结肠、乙状结肠和直肠。升、横结肠交界处称结肠肝曲，横、降结肠交界处称结肠脾曲（图 7-1-15）。

2. CT 表现

（1）空腔器官：①食管：在胸部 CT 横断面图像上呈圆形软组织影，位于胸椎及胸主动脉前方；②胃：扩张良好的胃，正常胃壁厚度不超过 5mm，其中胃窦部壁稍厚，增强 CT 胃壁多可表现为三层结构，即腔内面强化明显的黏膜层，中间强化不明显的黏膜下层和肌层，外侧稍强化的浆膜层；③十二指肠：十二指肠全段与周围结构的解剖关系能得到充分的显示，十二指肠的各部分也较清楚；④小肠：

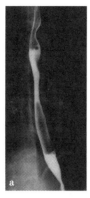
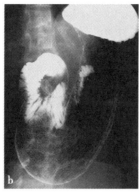
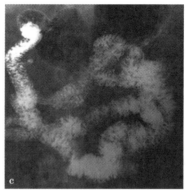
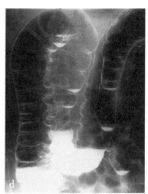

图 7-1-15　正常消化道造影检查
a. 食管；b. 胃及十二指肠；c. 空肠；d. 结肠。

当小肠肠腔内有较多气、液体充盈时，肠壁可以较好地显示，但肠袢空虚或较多肠曲密聚时会影响 CT 观察肠壁，增强 CT 对小肠肠腔外的结构，特别是小肠系膜、腹膜、网膜，显示非常好，扩展的小肠壁厚度不超过 3mm；⑤大肠：结肠腔、肠壁及肠外的结肠系膜均能显示良好；经过三维图像重建后的冠状 CT 图像可以全面、形象反映大肠在腹腔的位置、分布及结肠系膜、邻近器官的解剖关系；CT 仿真内镜技术为 CT 显示结肠黏膜及黏膜下病变提供了可能。

（2）实质性器官：①肝脏：在不同体位图像及不同层面上，肝脏的形态和大小不同。肝脏边缘轮廓光滑，棱角锐利，外缘紧贴腹壁。平扫肝实质表现为均匀软组织密度，比脾脏密度高，CT 值为 45~65HU，其中肝静脉或门静脉可表现为圆形或管状低密度影，多期增强 CT 表现为动脉期强化不明显、门静脉期开始明显、平衡期强化达到高峰。②胆系：胆囊多位于肝门下方、肝右叶前内侧，横断面表现为圆形或椭圆形，直径 4~5cm，平扫胆囊腔表现为均匀水样低密度，胆囊壁光滑锐利，厚度约 2~3mm，呈均匀软组织密度；增强扫描胆囊腔内无强化，胆囊壁为细线样环状强化。平扫肝内胆管不显示，肝外胆管尤其是胆总管通常显示，呈小圆形或管状低密度影。③胰腺：正常胰腺边缘光滑或小分叶状，密度均匀，平扫 CT 值为 40~50HU，略低于脾脏，增强后密度均匀增高。胰腺的大小、形状、位置受年龄、性别、体型等因素影响，存在一定差异。胰管位于胰腺实质内，可不显示或表现为细线状低密度影。④脾：平扫脾形态近似于新月形或内缘凹陷的半圆形，密度均匀，略低于肝脏。增强扫描，动脉期脾呈不均匀明显强化，静脉期和实质期脾的密度逐渐均匀（图 7-1-16）。

3. MRI 表现

（1）肝脏：所显示的形态、边缘轮廓和大小与 CT 相同。正常肝实质信号均匀，T_1WI 中等信号，高于脾的信号；T_2WI 为较低信号，明显低于脾的信号；多期增强 T_1WI 上，肝实质增强表现与 CT 相同。较大的门静脉、肝静脉及下腔静脉由于流空效应，于 SE 序列 T_1WI 和 T_2WI 都表现为无信号的管状结构。

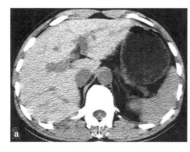
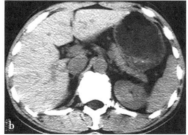
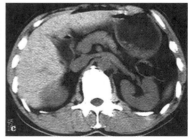

图 7-1-16　正常腹部 CT 平扫
a. 肝门层面；b. 胰体尾层面；c. 胰头层面。

Note：

(2) 胆系:胆囊和胆管的形状和大小与 CT 表现相同。胆囊及胆管内含有胆汁,SE 序列 T_1WI 为低信号,T_2WI 为高信号,边缘光滑锐利。

(3) 胰腺:在 T_1WI 和 T_2WI 上,信号均匀,与肝实质信号相似。

(4) 脾脏:信号均匀,由于脾内血窦较肝脏更为丰富,SE 序列 T_1WI 信号低于肝脏,T_2WI 信号高于肝脏,与肾脏相似。

(三) 基本病变表现

1. 腹腔异常

(1) 腹腔积气:某种原因导致腹膜腔内积气,如果随体位变化而游动则为游离气腹,若气体局限于某处且不随体位改变为局限性气腹。前者立位摄影时,气体位于膈肌与肝或胃之间,表现为双膈下新月形透亮影,CT 上表现为前腹壁下极低密度影。

(2) 腹水:少量腹水 X 线平片不易显示,CT 和 MRI 上积液分别呈水样密度和信号强度。

(3) 腹腔肿块:X 线平片可隐约显示较大腹腔肿块的轮廓,表现为软组织密度,CT 可明确肿块的有无、肿块的位置及其与周围脏器的关系。

(4) 腹腔高密度影:X 线平片可显示阳性结石、钙斑和异物,CT 除了能更清晰显示前述病变外,还可显示部分阴性结石及部分肿瘤的钙化。

(5) 腹壁异常:包括腹脂线异常(增宽、透明度下降甚至消失)、腹壁软组织肿胀及积气等。

2. 空腔器官异常　包括功能性和器质性两个方面,常互为因果。

(1) 功能性改变:①张力的改变:张力高时,内腔缩小,如牛角型胃;张力低时,内腔扩大、松弛,如长型胃。②蠕动改变:可为增强或减弱,炎症病变时蠕动多增强,肿瘤侵犯胃壁可使局部胃壁蠕动减弱或消失,管壁僵硬。③运动力改变:根据造影检查时钡剂排空时间进行判断。服钡后不到 2 小时钡头就到达盲肠为运动力增强,4 小时胃尚未排空可认为胃运动力减低或胃排空延迟,超过 6 小时到达盲肠为运动力过缓,超过 9 小时小肠内钡剂尚未排空为排空延迟。④分泌功能改变:胃液分泌增加,空腹状态下胃液增多,立位 X 线腹部平片表现为胃内液面,服钡时见钡剂呈片絮状下降和不均匀分布。

(2) 器质性改变

1) 黏膜皱襞改变:①黏膜皱襞破坏,表现为黏膜皱襞消失,代之以杂乱不规则的钡影,多表示恶性肿瘤浸润;②黏膜皱襞增宽和迂曲,表现为黏膜皱襞的透明条纹状影的增宽、迂曲、紊乱,多表示有慢性炎症;③黏膜皱襞纠集,表现为皱襞从四周向病变区集中,呈放射状,多表示溃疡性瘢痕收缩,少数提示肿瘤的存在;④黏膜皱襞平坦,表现为黏膜皱襞的条纹状影变得不明显或完全消失,多为恶性肿瘤或良性溃疡龛影的周围。

2) 轮廓的改变:①龛影:钡剂涂布的管腔轮廓局限性外突影像,为胃壁局限性溃疡及肿瘤坏死性溃疡形成的凹陷为钡剂充填,在切线位时显示为龛影,轴位为圆形或椭圆形的斑点状钡影(图 7-1-17a、b)。②憩室:为壁外的囊袋状膨出影,有正常黏膜通向囊袋之中。③充盈缺损:是钡剂涂布的轮廓局限性向内凹陷的影像,最常见于肿瘤,也可见于炎症性肉芽组织及异物等。良性肿瘤呈边缘整齐的类圆形的阴影,恶性肿瘤多为不规则的充盈缺损(图 7-1-17c、d)。

3) 内腔的改变:①内腔狭窄:持续的内腔缩小为狭窄,多见于炎症瘢痕挛缩或肿瘤。狭窄程度有不完全性或完全性,造成肠管内容物或钡剂通过阻碍或梗阻,在狭窄近端可伴有内腔扩张。②内腔扩张:持续性内腔扩大为扩张,多见于远端内腔狭窄或梗阻及肠麻痹所致。

3. 实质性器官异常

(1) 肝脏异常:①大小与形态异常:肝脏明显增大,CT/MRI 显示肝边缘变钝,肝叶饱满,前后径和横径超过正常范围,肝萎缩则相反,如肝硬化表现为全肝体积缩小、变形,肝外缘与腹壁距离增宽,肝裂、胆囊窝增宽,或表现为肝叶大小比例失常。②边缘或轮廓异常:肝缘角变钝,轮廓凹凸不平,边缘呈锯齿状或波浪状。③弥漫性病变:各种原因引起的肝细胞变性、坏死,CT 表现为全肝或某部密度增

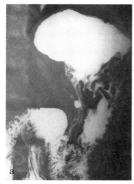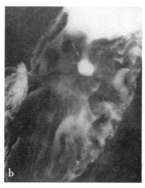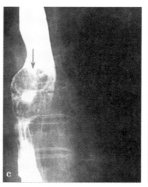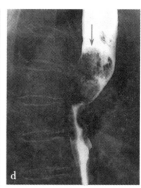

图 7-1-17 空腔脏器轮廓改变

a、b 示胃小弯龛影;c、d 示食管内充盈缺损。

高、减低或混杂密度,MRI 表现为灶性或弥漫性异常信号。重度脂肪浸润在 CT 上肝实质密度明显减低,MRI T_1WI 为高信号,T_2WI 为稍高信号。④肝局灶性病变或占位性病变:肝囊肿、脓肿、寄生虫病和肿瘤可形成肝内肿块,对周围肝实质、血管、胆管等产生推压移位,即为占位性病变。血管造影显示肝血管受压移位,肿块内可出现病理血管、肿瘤染色,无血供的肿块在显影的肝实质内出现无对比剂的充盈缺损区;CT 平扫肝占位性病变多表现为单发或多发的圆形或类圆形低密度肿块,少数表现为高密度,如血肿或钙化,增强 CT 扫描,囊肿或缺乏血供的病变不强化或仅轻度强化,脓肿表现为肿块边缘明显强化;MRI 对占位性病变的大小、形态、数目、边缘的显示与 CT 所见相似,大多数病灶 T_1WI 为低信号,T_2WI 为高信号,增强扫描肿块特点与 CT 相同。⑤血管异常:包括肝动脉、肝静脉和门静脉的异常。

(2) 胆系异常:①胆囊大小、形态、数目和位置异常:CT 或 MRI 显示胆囊横断面直径超过 5cm 即为胆囊增大,胆囊壁厚度超过 3mm 为增厚,可为环形或局限性增厚,常伴胆囊缩小。胆囊位于胆囊床以外为异位胆囊,还有双胆囊或胆囊异位开口等。②胆系钙化灶:多为结石,X 线平片表现为中心低密度、边缘高密度,CT 上表现为胆囊或胆管内单发或多发、密度均匀或不均匀的高密度影,MR T_1WI 和 T_2WI 上多均表现为低信号。③胆管扩张:指肝内胆管直径超过 5mm、肝外胆管直径超过 1cm。扩张的肝内胆管和肝外胆管 CT 上为条状或圆形低密度影,MR 上 T_1WI 为低信号,T_2WI 为高信号。④胆管狭窄或阻塞:表现为胆管管腔不同程度的变细或突然中断,狭窄或阻塞段上方胆管扩张。炎症引起的狭窄多较长且呈鼠尾状或漏斗状,边缘光滑,而结石或胆管癌引起的胆管狭窄为局限性或向心性狭窄。⑤充盈缺损:因被胆管内结石或肿瘤占据所致,结石在 CT 上表现为高密度影,MRI 上为无信号黑影;肿瘤 CT 上为胆囊或胆管腔内软组织密度影,MR T_1WI 上多为稍低信号、T_2WI 多为高信号。

(3) 胰腺异常:①胰腺大小和形态异常:弥漫性增大时常见于急性胰腺炎,弥漫性体积缩小常见于老年性胰腺萎缩或慢性胰腺炎,胰腺局部增大、轮廓外凸多为胰腺肿瘤所致。②胰腺实质密度和信号异常:可见于各种胰腺疾病,CT 平扫多为低密度,有出血为高密度影、钙化为更高密度、坏死则为低密度,增强扫描胰腺炎症性病变多有强化,坏死区和囊内容物无强化,胰腺癌强化程度弱于正常胰腺实质。MRI 上病变形态、大小和强化特点与 CT 相似。③胰管扩张、狭窄、钙化及走行异常:胰腺癌多为光滑扩张或串珠状扩张,慢性胰腺炎以不规则扩张为主,胰管内高密度结石或钙化多见于慢性胰腺炎。④胰周间隙及血管异常:急性胰腺炎时 CT 或 MRI 表现为胰腺边缘毛糙、周围结构模糊不清、积液或蜂窝织炎等,胰腺癌侵犯周围结构时,CT 或 MR 平扫和增强扫描可显示邻近胰周脂肪层消失,受累血管被推移、包埋、不规则狭窄和闭塞等。

(4) 脾脏异常:①脾数目、大小、形态、位置异常:数目增多如副脾和多脾,数目减少如无脾综合征;位置异常如异位脾和游走脾;脾增大表现为脾各径线增大超过正常范围;形态异常可表现为脾边缘和轮廓改变,如脾外伤破裂表现为脾边缘撕裂、轮廓不规整。②脾密度和信号异常:与病变的病理学改变密切相关。

（四）常见疾病的表现

1. 肠梗阻　不同类型的肠梗阻有不同的影像学表现特点。单纯性小肠梗阻发生 3~6 小时内，立位或侧卧位 X 线平片、CT 均显示梗阻近端肠曲胀气，肠内有高低不等的阶梯状气液面。CT 扫描对判定肠管缺血程度比 X 线平片更有优势，尤其是增强扫描更有助于了解发病原因及受累肠管缺血。

2. 胃肠道穿孔　X 线腹部平片约 80% 常发现气腹。CT 检查比 X 线平片更敏感地发现少量气腹和腹膜后积气，能清晰显示腹水，尤其是少量积液，表现为水样低密度。

3. 食管癌　X 线造影表现：①食管黏膜皱襞消失、中断、破坏；②局限性食管管腔狭窄，管壁僵硬，钡剂通过受阻，其上段食管扩张；③肿瘤向食管腔内突出，造成形状不规则、大小不等的充盈缺损，是增生型癌的主要表现；④不规则的龛影，为典型溃疡型癌的表现；⑤受累食管局限性僵硬。CT 与 X 线表现基本类似，更易于显示食管癌对周围结构侵袭。

4. 食管静脉曲张　X 线造影检查是食管静脉曲张的首选检查方法。早期食管静脉曲张发生于食管下段，表现为黏膜皱襞稍宽或略为迂曲。进展期可见典型表现，为食管中下段的黏膜皱襞明显增宽、迂曲，呈蚯蚓状或串珠状充盈缺损，管壁边缘呈锯齿状。病变加重，还可出现食管张力降低，管腔扩张，蠕动减弱，钡剂排空延迟。CT 和 MRI 较少应用。

5. 胃十二指肠溃疡　①胃溃疡：X 线造影检查胃溃疡的直接征象是龛影，多见于小弯，其切线位呈乳头状、锥状或其他形状，边缘光滑整齐，密度均匀。龛影底部平整或稍不平。龛影口部常有一圈黏膜水肿造成的透明带。慢性溃疡周围瘢痕收缩，造成黏膜皱襞均匀性纠集。②十二指肠溃疡：90% 发生在十二指肠球部，良性龛影是其直接征象，而恒久的球部变形是诊断球部溃疡的重要征象。

6. 胃癌　进展期胃癌 X 线造影常见表现：①胃腔内充盈缺损，形态不规整，多见于增生型；②胃腔狭窄、胃壁僵硬，主要是浸润型癌引起；③龛影，多见于溃疡型癌，龛影形态不规整，多呈半月形，位于胃轮廓之内，其周围可见不规则但边界锐利的环堤（龛影周围宽窄不等的透明带），环堤上可见结节样和指压迹样充盈缺损及其间裂隙状钡剂影，上述表现称为半月综合征；④黏膜皱襞的破坏、消失或中断，皱襞异常粗大、僵直或结节状；⑤癌瘤区蠕动消失。早期胃癌：是指癌瘤局限于黏膜或黏膜下层。X 线双重对比造影检查可发现相应的异常表现，其诊断需要综合 X 线、胃镜、活检等各项检查才能确诊。CT 和 MRI 检查需要用对比剂将胃充分扩张才能评估胃壁准确厚度以及肿瘤周围浸润及远处转移的情况，如果胃周围脂肪线消失提示肿瘤已突破胃壁的浆膜。CT 比 MRI 更多在临床上应用。

7. 结肠癌　结肠气钡双重对比造影表现如下：①肠腔内充盈缺损，其轮廓不规则，该处肠壁僵硬、结肠袋消失；②局限性管腔狭窄，肠壁僵硬，病变界限清楚；③较大的龛影，形状多不规则，边缘多不整齐，具有一些尖角，龛影周围常有不同程度的充盈缺损和狭窄，肠壁僵硬，结肠袋消失。

8. 肝硬化　上胃肠道 X 线造影可显示食管、胃底静脉曲张。CT 平扫可见全肝萎缩，肝各叶大小比例失常；肝各叶轮廓显示凹凸不平；肝门、肝裂增宽；以及脾大、腹水、胃底与食管静脉曲张等门静脉高压征象（图 7-1-18）。在 MRI 上肝脏大小、形态改变和脾大、门静脉高压征象与 CT 表现相同，其中 T_2WI 上肝内可见弥漫分布大小不等、低信号的再生结节，为其特征。

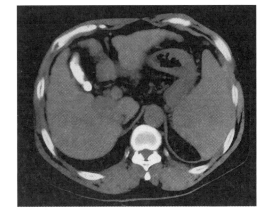

图 7-1-18　肝硬化 CT 平扫（肝硬化、脾大、胆囊结石）

六、泌尿系统与肾上腺的放射学检查

（一）检查方法

1. X 线检查

（1）腹部平片：常规取仰卧前后位，作为泌尿系结石的首选检查方法。

（2）尿路造影：①排泄性尿路造影，亦称为静脉肾盂造影（intravenous pyelography，IVP）。静脉注入的含碘对比剂几乎全部由肾小球滤出并排入肾盏、肾盂，然后至输尿管、膀胱，因此，IVP 能大致了解双肾的排泄功能。该检查适用于肾功能无严重损害及无碘过敏者。②逆行尿路造影，用于检查尿路梗阻性病变，能明确梗阻部位，有时还可判断病因。适用于肾功能不良、排泄性尿路造影显影不佳者。

（3）DSA 检查：多用于肾动脉病变的诊断与介入治疗。

2. CT 检查　是泌尿系统影像学检查中最主要、最常使用的方法。

（1）平扫：为 CT 常规检查方法，对于尿路结石检出最敏感，单纯性肾囊肿和多囊肾等疾病常可明确诊断。单纯平扫对病变范围、数目和性质判断有一定限度。

（2）增强：肾功能受损者应慎用。静脉团注对比剂后进行扫描分别获得皮质期、实质期和排泄期图像。多期增强扫描能够进一步确定病变的范围和数目，发现、诊断大多数病变，并有助于对病变进行鉴别诊断。在动脉期行薄层扫描，后行三维重建可获得肾动脉的影像，即肾动脉 CTA；在排泄期行薄层扫描，后行三维重建，可获得类 IVP 的图像，称之为 CT 尿路造影（CT urography，CTU）。

3. MRI 检查

（1）平扫：可采用呼吸门控和呼吸补偿以减少呼吸运动产生的伪影。常规使用梯度回波序列和快速自旋回波序列，多行轴位和冠状位的 T_1WI 和 T_2WI，T_1WI 成像辅以脂肪抑制技术有利于诊断含有脂肪的病变。

（2）增强：目的和价值与 CT 增强扫描相似，仅静脉注入对比剂后，行快速梯度回波序列 T_1WI，可获得不同期相肾和输尿管及膀胱的增强图像。

（3）磁共振尿路造影（magnetic resonance urography，MRU）：临床主要用于检查尿路梗阻性病变，成像原理同 MR 胰胆管造影。

（二）正常表现

1. X 线表现

（1）腹部平片：前后位上双肾呈豆状略高密度影，呈"八"字状位于脊柱两侧，边缘光整，内缘中部稍内陷，为肾门所在，右肾略低。

（2）尿路造影：排泄性尿路造影与逆行尿路造影的正常影像表现相似。排泄性尿路造影的肾、输尿管和膀胱表现随摄片时间而异。输尿管 3 个生理性狭窄区包括：与肾盂相连处、与髂总血管交叉处和膀胱入口处。

2. CT 表现

（1）肾脏：平扫时，在横断面图像上肾脏呈边缘光整的圆形或椭圆形软组织密度影，肾门内凹，肾窦脂肪呈极低密度影，肾盂呈水样低密度，肾动脉和静脉呈窄带状软组织密度，自肾门向腹主动脉和下腔静脉走行。增强扫描，肾脏的强化表现因扫描时间而异。

（2）输尿管：自肾盂向下追踪，可见腹段输尿管呈点状软组织密度影，位于腰大肌前方。盆腔段输尿管常难以显示。

（3）膀胱：充盈的膀胱腔呈圆形、椭圆形或类方形的均匀水样低密度。膀胱壁呈厚度均一的薄壁软组织密度影，内、外缘均光整。

（4）肾上腺：正常肾上腺呈软组织密度，类似肾脏密度。肾上腺的形态因人而异，右侧者常为斜线状、倒"V"或倒"Y"形；左侧者多为倒"V"或倒"Y"形或三角形。增强检查，肾上腺均一强化。

Note：

3. MR 检查

(1) 肾脏:平扫 T_1WI 上肾皮质的信号强度略高于髓质,T_2WI 上髓质信号强度等于或略高于皮质。肾窦脂肪在 T_1WI 和 T_2WI 上分别呈高信号和中高信号,肾盂呈 T_1WI 低信号和 T_2WI 高信号,肾血管呈无信号黑影或低信号。增强扫描肾脏影像表现类似 CT 增强检查。

(2) 输尿管:在轴位平扫 T_1WI 和 T_2WI 上,腹段输尿管在周围高信号或中高信号脂肪组织对比下,呈点状低信号。

(3) 膀胱:横断面图像上膀胱形态与 CT 类似。膀胱腔内尿液呈均匀 T_1WI 低信号和 T_2WI 高信号。膀胱壁厚度均匀一致,信号强度类似肌肉。

(4) 肾上腺:正常肾上腺位置、形态、边缘和大小与 CT 相同,其信号强度与肝实质近似,明显低于周围脂肪组织。

（三）基本病变表现

1. 肾脏

(1) 数目、大小、形态和位置的异常:肾脏数目、大小或位置的改变主要见于肾的先天性发育异常。肾脏的形态改变多合并肾脏大小的改变,少数为先天变异,多数为病理性改变。

(2) 肾脏肿块:常见于各种类型的肾脏肿瘤、囊肿、脓肿和血肿,其放射学改变取决于肿块的病理特点。肾肿瘤的常见表现为肾实质内不规则形肿块,CT 上呈混杂密度(图 7-1-19),MRI 为不均匀的 T_1WI 低信号、T_2WI 高信号,增强扫描有明显不均匀强化;肾囊肿则表现为圆形或卵圆形的边缘光整的均匀无强化的水样密度或信号改变。

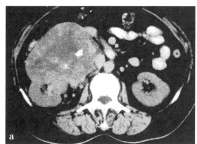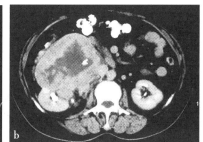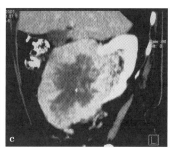

图 7-1-19　肾癌 CT
a. CT 平扫;b. CT 增强; c. 矢状位重建增强。

(3) 异常钙化:X 线腹部平片和 CT 上表现为不同形态的高密度灶,MRI 为低信号。肾实质病灶内异常钙化可见于肾结核或肾癌等病变,而肾盏、肾盂或输尿管内钙化则是泌尿系统结石的基本表现,也是诊断的主要依据。

(4) 肾盂、肾盏和输尿管异常:较常见的表现为肾盂、肾盏和 / 或输尿管积水扩张,多为梗阻所致,病因常为结石或肿瘤,也有为先天性发育异常所致。

(5) 肾血管异常:较常见的是肾动脉异常改变,包括肾动脉管腔不规则狭窄甚至闭塞。

2. 膀胱

(1) 膀胱大小、形态异常:膀胱体积或容量显著大于或小于正常者称为大膀胱和小膀胱,大膀胱常由各种原因的尿道梗阻所致,小膀胱主要见于慢性炎症或结核病所造成的膀胱挛缩。膀胱形态不规则,有囊袋状突起,提示膀胱憩室。

(2) 膀胱壁增厚:弥漫性增厚多为膀胱各种类型炎症或慢性梗阻所致;局限性增厚见于膀胱肿瘤或某些类型炎症,也可为膀胱周围肿瘤或炎症累及膀胱所致。

(3) 膀胱内团块影:与膀胱壁相连的腔内团块影,可为膀胱肿瘤、血块或结石。

3. 肾上腺

(1) 肾上腺大小的改变:双侧肾上腺弥漫性增大多为肾上腺皮质增生的表现,侧支厚度或/和面积超过正常值,但其形态、密度或信号强度均同于正常肾上腺。肾上腺萎缩,指肾上腺侧支厚度小于3mm,最大横断面积小于30mm²,主要见于导致肾上腺皮质功能低下的相关疾病。

(2) 肾上腺肿块:大多数肾上腺肿块为肿瘤性病变。囊肿、血肿和肉芽肿性病变少见,某些类型的肾上腺皮质增生也可并有双侧单发甚至多发肾上腺结节。根据肿块大小、数目、形态、密度和信号强度,结合临床症状和实验室检查,多能确定病变的性质。

(四) 常见疾病的表现

1. 肾与输尿管结石　结石的成分不同,X线检查时其密度和形态也各异,约90%的结石可由X线平片显示,称为阳性结石;其余少数结石,如尿酸盐结石很难在平片上发现,称为阴性结石。

(1) 肾结石:X线腹部平片表现为位于肾窦区圆形、卵圆形、桑葚状或鹿角状高密度影,密度可均匀一致,也可浓淡不均或分层。桑葚状、鹿角状和分层均为肾结石典型表现。侧位片上,肾结石与脊柱影重叠,借此与胆囊结石、淋巴结钙化等鉴别。CT检查能够确切发现位于肾盂和肾盏内的高密度结石影(图7-1-20)。

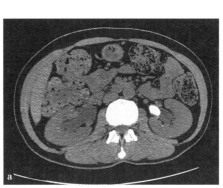
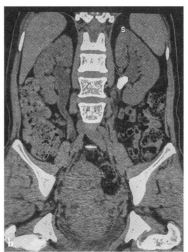

图 7-1-20　肾结石平扫 CT
a. 横轴位;b. 冠状位。

(2) 输尿管结石:多为小的肾结石下移所致,易停留在生理性狭窄处。结石在X线平片和CT平扫上均表现为输尿管走行区内米粒大小的致密影,CT还可以发现结石上方输尿管和肾盂常有不同程度的扩张积水。当X线平片和CT平扫难以确定致密影是否为结石时,可行尿路造影或增强CT检查,以显示输尿管与致密影的关系,有助于确定是否为结石。

2. 肾囊肿与多囊肾

(1) 单纯性肾囊肿:X线尿路造影显示局部肾盏肾盂受压;CT和MRI检查,病变表现为肾实质内单发或多发类圆形呈一水样密度和信号强度区,边缘光滑锐利,增强检查无强化。

(2) 成人型多囊肾:X线尿路造影显示双侧肾盏肾盂普遍受压、拉长、变形和分离,呈"蜘蛛足"状改变;CT和MRI检查均可发现双肾布满大小不等囊肿,其密度和信号特征均类似于单纯性囊肿,部分囊肿内可有出血表现。残存的正常肾实质较少甚至难以识别。常同时有多囊肝表现。

3. 肾细胞癌　X线腹部平片常无异常表现。CT平扫表现为肾实质内肿块,较大者可突向肾外。肿块密度可较均匀或不均匀,内有不规则低密度区,少数可有点状或不规则形钙化。CT增强扫描皮质期,肿块由于血供丰富而有明显且不均一强化,强化程度类似肾皮质;肾实质期和肾盂期肿块强化程度减低,周围肾实质显著强化,因而呈相对低密度。肿瘤向肾外侵犯,致肾周脂肪密度增高、消失和肾筋膜增厚;肾静脉和下腔静脉发生瘤栓时,管径增粗,增强检查其内有低密度充盈缺损;淋巴结转移表现为肾血管和/或腹主动脉周围单个或多个类圆形软组织密度结节。肿块在 MR T_1WI 上,信号强度常低于正常肾皮质;T_2WI 上常呈混杂信号,周边可有低信号带(代表假性包膜)。增强检查,各期表现如同 CT 增强所见。

4. 膀胱癌 X 线膀胱造影,乳头状癌常表现为单发或多发自膀胱壁突向腔内的结节状或菜花状充盈缺损,表面多凹凸不平;非乳头状癌时充盈缺损可不明显,仅显示局部膀胱壁僵硬。由于肿瘤的密度和信号强度既不同于膀胱腔内尿液,也不同于膀胱周围脂肪组织,因而 CT 和 MRI 易于发现膀胱癌向腔内生长所形成的肿块,也易于显示肿瘤侵犯肌层所造成的膀胱壁增厚。此外,还能发现膀胱癌对周围组织和邻近器官的侵犯,以及盆腔淋巴结转移。

七、骨骼与肌肉系统的放射学检查

（一）检查方法

1. X 线检查

(1) 透视:多用于骨折复位。

(2) 摄影:是骨骼和关节疾病首选的检查方法。常规摄影体位包括正位、侧位,必要时加斜位、切线位、轴位等,摄影时要包括周围的软组织及邻近的关节,脊柱摄影时要包括相邻的脊椎节段,以用于定位。

2. CT 检查 当临床和 X 线诊断有疑难时,常选用 CT 做进一步检查,根据扫描部位和范围选择合适的扫描参数。对于骨骼解剖较复杂的部位如骨盆和脊柱等可首选 CT 检查。常需要骨窗(观察骨结构)和软组织窗(观察周围软组织)。

(1) 平扫:检查时尽量将病变及其对侧对称部位同时扫描,以便做两侧对照观察。一般行横断面扫描。

(2) 增强:对于骨骼病变的软组织肿块和软组织病变常需进行增强扫描帮助确定病变的范围和性质。

3. MRI 检查 对早期骨质破坏、细微骨折、软组织及其疾病具有良好的分辨率,对钙化、细小骨化及骨皮质的显示不如 X 线和 CT。

(1) 平扫:自旋回波 T_1WI 和快速自旋回波 T_2WI 是基本的扫描序列,且常使用脂肪抑制技术,根据扫描部位和病变选择横断、冠状、矢状或各种方向的斜切面。一般而言,对一个部位至少应有包括 T_1WI 和 T_2WI 在内的两个不同方向的切面检查。

(2) 增强:其目的和意义与 CT 增强扫描相同。

（二）正常表现

1. 骨骼

(1) 长骨

1) 小儿长骨:主要特点是有骺软骨,且未完全骨化(图 7-1-21a、b)。①骨干:X 线平片骨皮质为均匀致密影,骨髓腔为无结构的半透明区;CT 骨窗图像显示骨皮质为高密度线状或带状影,骨小梁为细密网状影,骨髓腔为低密度影;骨皮质和骨松质在 T_1WI 和 T_2WI 上均为极低信号,骨髓腔为中等信号影(红髓)或高信号影(黄髓);X 线平片、CT 和 MRI 上骨膜均不能显示。②干骺端:X 线平片表现为骨干两端向骺移行的较粗大部分,周边为薄层骨皮质,内由松质骨构成,呈海绵状结构影,骨干和干骺端间无清楚分界;CT 骨窗干骺端骨松质表现为高密度的骨小梁交错构成的细密网状影,密度低于骨皮质、高于骨干髓腔;MRI 上干骺端髓腔常为红骨髓和一定量的骨小梁而信号低于骨干的髓腔。③骺:为未完成发育的长骨末端,X 线平片表现不显示,如有骨化其内出现一个或几个二次骨化中心,则表现为点状骨性致密影;CT 上为软组织密度影,骨化中心的结构和密度类似于干骺端;MRI 上骺软骨为中等信号,骨化中心信号类似于骺端。④骺板:骺与干骺端不断骨化,二者之间的软骨逐渐变薄而呈板状时,则称之为骺板,X线片上呈横行半透明影,称之为骺线。骺软骨不断变薄,最后消失,即骺与骨干结合,完成骨的发育。骺板和骺线在 CT 和 MRI 上的表现与骺软骨相似。

2)成年骨:成年骨的外形与小儿骨相似,但骨质发育完全,包括两个骨端和一个骨干,骨端有一薄层壳状骨板为骨性关节面,表明光滑,其外方覆盖一层关节软骨,X线和 CT 上均不能显示(图7-1-21c、d)。MRI 上由于随年龄的增长红髓中脂肪成分增多,成人骨髓信号较婴幼儿高。

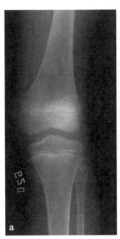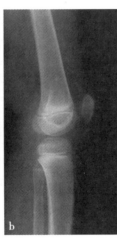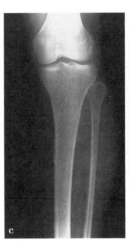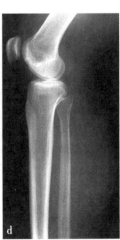

图 7-1-21 正常长骨及关节的正、侧位片

a、b 为小儿;c、d 为成人。

(2) 脊柱:脊柱由脊椎和其间的椎间盘所组成。

1) 脊椎:在 X 线正位片上,椎体呈长方形,自上向下逐渐增大,周围为一层致密的骨皮质,内部为骨松质,椎体两侧有横突影,在横突内侧可见椭圆形环状致密影,为椎弓根的投影,称为椎弓根环。棘突投影于椎体的中央偏下方,呈尖向上的类三角形的线状致密影;在侧位片上,椎体也呈长方形,其上下缘与前后缘呈直角,椎弓居其后方,在椎体后方的椎管显示为纵行的半透明区。CT 骨窗横断面图像上,椎体显示为由薄层骨皮质包绕的海绵状松质骨结构;由椎体、椎弓根和椎弓板共同构成椎管骨环,硬膜囊居椎管中央,呈低密度影,与周围结构有较好的对比。在 MRI 各序列图像上,脊椎骨皮质呈极低信号,骨髓呈高或中等信号,前纵韧带、后纵韧带以及黄韧带均为低信号,一般不能与骨皮质区分。

2) 椎间盘:由纤维软骨板、髓核及周围的纤维环组成,X线平片为软组织密度,呈宽度匀称的横行半透明影,称之为椎间隙。在 CT 软组织窗椎间隙层面,椎间盘密度低于椎体,CT 值 50~110HU,表现为均匀的软组织密度影。在 MRI 上,T_1WI 椎间盘信号较低且不能区分纤维环和髓核,T_2WI 纤维环为低信号,髓核为高信号。

2. 关节 包括关节骨端、关节囊和关节腔(图 7-1-21)。

(1) 关节骨端:X线平片和 CT 骨窗图像上,骨性关节面表现为边缘光滑整齐的线样致密影,在MRI 的各序列图像上均为薄层清晰锐利的低信号影;关节软骨、骺软骨在 X 线、CT 和 MRI 上的表现同骨骼部分软骨改变。

(2) 关节间隙:两个骨性关节面之间的透亮间隙即为关节间隙,包括关节软骨、潜在的关节腔及少量滑液的投影;CT 软组织窗关节间隙为低密度,关节软骨、儿童期未骨化的骺软骨及少量滑液不能分辨,儿童因骺软骨未完全骨化关节间隙较成人宽。在 MRI 上,滑液为薄层或线状 T_1WI 低信号、T_2WI 位高信号。

(3) 关节囊、韧带、关节盘:X线软组织分辨率不如 CT 及 MRI;CT 上关节囊表现为窄条状的软组织密度影,厚约 3mm,韧带表现为线条状或短带状软组织影,关节盘不能显示;MRI 各序列上关节囊、韧带及关节盘均为低信号。

3. **软组织**　包括肌肉、肌腱、血管、神经、筋膜、韧带和关节囊等,由于组织密度缺乏明显的自然对比,X线片上无法显示其各自的组织结构。在CT软组织窗上,肌肉、肌腱、关节软骨和髌软骨在低密度的脂肪组织的衬托下表现为清晰的中等密度影。在MRI上,韧带、肌腱、纤维软骨和空气均呈低信号,肌肉在T_1WI上呈中低信号、T_2WI上呈低信号,透明软骨在T_1WI呈中等信号、T_2WI上呈等高信号。

(三) 基本病变表现

1. 骨骼

(1) 骨质疏松:X线表现主要是骨质密度减低,骨小梁变细、减少、稀疏,骨皮质出现分层和变薄现象,脊椎椎体可变扁甚至压缩呈楔状,椎间隙增宽呈梭形。骨质疏松的CT表现和X线基本相似。MRI上可见到与CT相似的骨外形改变,老年性骨质疏松表现为T_1WI和T_2WI信号增高,炎症、外伤等病变周围骨质疏松区因局部充血、水肿而表现为边界模糊的T_1WI低信号和T_2WI高信号。

(2) 骨质软化:X线表现主要是骨质密度减低,以腰椎和骨盆最为明显,与骨质疏松不同的是骨小梁和骨皮质边缘模糊,系因骨组织内含有大量未经钙化的骨样组织所致。承重骨骼常常发生各种变形。

(3) 骨质破坏:X线表现为骨质局限性密度减低,骨小梁稀疏消失而形成骨质缺损,其中全无骨质结构。骨松质的早期破坏可形成斑片状的骨小梁缺损;骨皮质早期破坏呈筛孔状,骨皮质表层的破坏则呈虫蚀状。CT和MRI易于区分骨松质和骨皮质的破坏。在CT上,骨松质的破坏表现为斑片状的缺损区;骨皮质破坏表现为其内的筛孔样破坏和其内外表面的不规则虫蚀状改变、骨皮质变薄或斑片状骨质缺损。在MRI上,骨破坏表现为低信号的骨质为不同信号强度的病理组织所取代,骨皮质破坏的形态改变与CT相同,骨松质的破坏常表现为高信号的骨髓为较低信号或混杂信号影所取代。

(4) 骨质增生硬化:X线表现为骨质密度增高,骨小梁增粗、增多、密集,骨皮质增厚、致密,伴或不伴有骨骼的增大。发生于长骨可见骨干粗大,骨髓腔变窄或消失。骨质增生硬化的CT表现与其X线平片的表现相似。MRI上增生硬化的骨质在T_1WI和T_2WI上均为低信号。

(5) 骨膜增生:常提示有病变存在。X线和CT仅见骨膜增生,早期多为与骨皮质平行的线样致密影,同骨皮质间可见1~2mm宽的透亮间隙。继之表现为与骨皮质表面平行排列的线状、层状或花环状表现。骨膜增生的厚度与范围同病变发生的部位、性质和发展阶段有关。如引起骨膜增生的病变进展,已形成的骨膜新生骨可被破坏,破坏区两侧的残留骨膜新生骨与骨皮质间呈三角形,称为骨膜三角或Codman三角,常为恶性肿瘤的征象。MRI显示骨膜增生早于X线和CT,早期的骨膜水肿在T_1WI为中等信号,T_2WI为高信号;而骨膜新生骨在各序列均为低信号。

(6) 骨内与软骨内钙化:可为生理性的或病理性的。肿瘤软骨内钙化X线表现为颗粒状、小环状或半环状的无结构致密影,CT能显示平片不能见到的钙化影,肿瘤软骨内钙化的形态同X线所见。MRI对发现和确定细小的钙化不敏感。

(7) 骨质坏死:坏死早期X线平片无异常表现;其后死骨表现为局限性密度增高。CT与X线所见相似,确定死骨CT价值最大,MRI不敏感。

(8) 重金属沉积:铅、磷、铋等进入体内,大部分沉积于骨内,在生长期主要沉积于生长较快的干骺端。X线表现为多条平行于骺线的致密带,厚薄不一。

(9) 骨骼变形:骨骼变形多与骨骼大小改变并存,可累及一骨、多骨或全身骨骼。局部病变或全身性疾病均可引起。

2. 关节

(1) 关节肿胀:X线表现为关节周围软组织影增厚、密度增高,而难于区别病变的结构,大量关节积液可致关节间隙增宽。在CT上可见关节囊肿胀、增厚,关节腔内积液表现为关节腔内水样密度影,如合并出血或积脓则密度较高。在 MRI 上可见关节囊增厚,呈 T_1WI 低信号、T_2WI 高信号,合并出血时 T_1WI 和 T_2WI 均为高信号。

(2) 关节破坏:只破坏关节软骨时,X 线表现仅见关节间隙变窄,累及关节面骨质时,则表现为骨破坏和缺损,严重时引起关节半脱位和变形。CT 不能清晰显示关节软骨,但可较 X 线更清晰地显示骨质破坏。MRI 上关节软骨的破坏早期表现为关节软骨表面毛糙、凹凸不平、表层缺损致局部软骨变薄,严重时可见关节软骨不连续、呈碎片状或者大部分破坏消失。

(3) 关节退行性变:X 线早期表现主要是骨性关节面模糊、中断、消失,中晚期表现为关节间隙狭窄,软骨下骨质囊变和骨性关节面边缘骨赘形成,不发生明显骨质破坏,一般无骨质疏松。CT 上的表现与 X 线相似。MRI 上可见关节软骨的改变。

(4) 关节强直:骨性强直时,X 线与 CT 表现为关节间隙明显变窄或消失,并有骨小梁连接两侧骨端,MRI 见关节软骨完全破坏,关节间隙消失,骨髓信号贯穿于关节骨端之间,多见于急性化脓性关节炎愈合后。纤维性强直时,X 线和 CT 上可见关节间隙变窄,但无骨小梁贯穿,MRI 上表现为关节骨端破坏,骨端间有高、低混杂的异常信号,常见于关节结核。

(5) 关节脱位:X 线平片多可清晰显示关节脱位,CT 图像更易于显示一些平片难以发现的关节脱位,MRI 则可以直观显示关节脱位及其合并损伤,如关节内积血、囊内外韧带和肌腱断裂以及关节周围软组织损伤等。

3. 软组织

(1) 软组织肿胀:密度略高于正常软组织,皮下脂肪层内可出现网状影,皮下组织与肌肉界限不清。CT 显示软组织肿胀优于 X 线,分辨血肿、水肿及脓肿 MRI 优于 CT。水肿和脓肿 CT 低密度,T_1WI 低信号、T_2WI 高信号;出血和血肿在 CT 上为高密度影,T_1WI 和 T_2WI 上多为高信号。

(2) 软组织肿块:X 线平片显示软组织肿块的大小、边界及密度明显不如 CT,MRI 除对钙化和骨质的显示不如 CT 外,对软组织肿块其他信息均优于 CT。大多数肿瘤在 CT 上中等或稍低密度,T_1WI 低信号、T_2WI 相对高信号;脂肪成分在 CT 和 MRI 上易于识别,必要时可用测定 CT 值或脂肪抑制序列证实。

(3) 软组织钙化和骨化:X 线平片表现为不同形状的钙质样高密度影,CT 显示软组织钙化和骨化的效果最佳,MRI 不如 CT。

(4) 软组织内积气:在 X 线平片与 CT 上,气体呈不同形状的极低密度影,CT 能准确显示软组织内少量的气体。在 MRI 各序列图像上气体均呈低信号影。

(四) 常见疾病的表现

1. 骨折　在 X 线平片上基本表现为骨折断端间不规则透亮线(骨折线),骨皮质断裂时骨折线清楚整齐,骨松质断裂则为骨小梁中断、扭曲、错位(图 7-1-22a)。严重骨折常致骨变形,嵌入性或压缩性骨折骨小梁紊乱,甚至局部骨密度增浓,可能看不见骨折线。CT 不作为一般骨折的常规检查方法,常用于明确解剖结构比较复杂的部位是否有骨折和骨折碎片的数目和位置,如骨盆、髋、肩、膝等关节以及脊柱和面骨。MRI 常用于发现骨挫伤以及骨折周围软组织、邻近脏器损伤情况。

(1) 儿童骨折特点:①骺离骨折:儿童长骨骨骺与干骺端没有愈合,外力作用经过骺板到达干骺端而引起骨骺分离,X 线平片不能显示骨折线,仅表现为骺板、骺线增宽或骺与干骺端对位异常,也可以为骺和部分干骺端一并撕脱;②青枝骨折:由于儿童骨骼柔韧性较大,外力不易使骨质完全断裂而形成不完全骨折,仅表现为局部骨皮质和骨小梁的扭曲,看不见骨折线或表现为骨皮质发生皱折、凹陷或隆突(图 7-1-22b、c)。

(2) Colles 骨折:又称伸展型桡骨远端骨折,为桡骨远端 2~3cm 以内的横行或粉碎性骨折,骨折远端向背侧移位,断端向掌侧成角畸形,可伴尺骨茎突骨折。

(3) 肱骨髁上骨折:多见于儿童。骨折线横过喙突窝和鹰嘴窝,远侧端多向背侧移位。

(4) 股骨颈骨折:多见于老年人。骨折可发生于股骨头下、股骨颈中部或基底部,断端常有错位或嵌入,头下骨折影响对股骨头及颈的血供,骨折愈合缓慢,甚至发生股骨头缺血性坏死。

(5)脊椎骨折:由于脊椎受到突然的纵轴方向的暴力,使脊柱骤然过度前屈,使受应力的椎体压缩,常见于活动范围较大的脊椎,如第5、6颈椎,第11、12胸椎,第1、2腰椎等部位,单个椎体多见,可发生脊椎轻度后突成角畸形,甚至损伤脊髓及神经根(图7-1-22d)。CT比X线平片更充分显示脊椎骨折、骨折类型、骨折片移位程度、椎管变形和狭窄以及椎管内骨碎片或椎管内血肿等。MRI常可以观察脊椎骨折、椎间盘突出和韧带撕裂,同时观察脊髓挫裂伤和脊髓受压等。

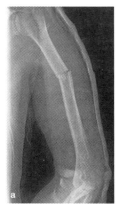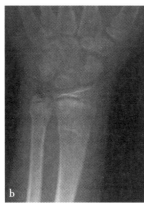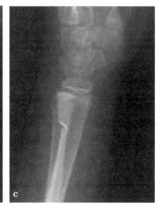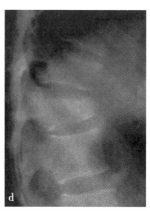

图 7-1-22　**骨折**
a 示肱骨骨折;b、c 示桡骨青枝骨折;d 示胸椎压缩性骨折。

2. **椎间盘突出**　X线平片不能直接显示突出的椎间盘,临床上多行CT或MRI检查。CT上椎间盘密度高于硬膜囊而低于椎体。根据椎间盘变形的程度由轻到重可分为椎间盘变性、膨出和突出。①椎间盘变性:椎间盘水分丢失,CT应用价值不大,MR T_2WI 上表现为间盘高信号消失,矢状位图像显示椎间盘变扁;②椎间盘膨出:椎间盘边缘均匀超出相邻椎体终板边缘,椎间盘后缘与相邻椎体终板后缘形态一致;③椎间盘突出:直接征象为椎体后缘局限性弧形突出的软组织影,其内可出现钙化,间接征象是硬膜外脂肪层受压、变形甚至消失,硬膜囊受压和一侧神经根受压(图7-1-23)。

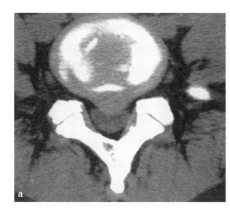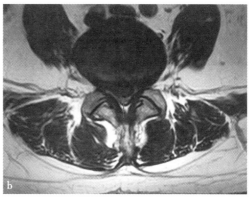

图 7-1-23　**腰椎间盘突出 CT 和 MR T_2WI**
a. CT;b. MRI T_2WI。

3. **化脓性骨髓炎**　①急性化脓性骨髓炎:X线平片在发病两周内常无明显改变。其后,可在干骺端骨松质内发现散在的不规则的骨质破坏区,边缘模糊,其内骨小梁模糊、消失,继之向骨干蔓延,可形成较大的破坏区,骨皮质可受累,甚至由于血供发生障碍而发生坏死,形成沿骨长轴的条形死骨,与周围骨质分界清楚,且密度高于周围骨质。有时可发生病理性骨折。邻近骨膜受到刺激可出现增生、骨化,可为单层、多层或花边状,与骨干平行,密度略低于骨皮质。CT 检查能很好地显示化脓性骨髓炎的软组织感染、骨膜下脓肿、骨髓内炎症、骨质破坏和死骨,尤其是 X 线平片不能显示的小破坏区和小的死骨。MRI 在显示急性化脓性骨髓炎的髓腔侵犯和软组织感染的范围方面优于 CT。②慢性化脓性骨髓炎:X 线平片表现为明显的修复,即骨破坏周围有骨质增生硬化现象。骨膜增生增厚,骨干变形增粗,轮廓不整,髓腔变窄、闭塞,同时可见到骨破坏和死骨。CT 表现与 X 线相似,但易于发现小的骨破坏和死骨。

4. 脊椎结核　X 线平片表现:①中央型结核:椎体骨松质破坏,椎体塌陷或变扁;②边缘型结核:相邻椎体的上下缘及邻近软骨板破坏,并较早侵入椎间盘,椎间隙变窄甚至消失,使椎体互相嵌入;③附件型结核:椎体附件骨质破坏。病变在破坏骨质时产生的干酪样物质流入脊椎周围软组织中形成冷性脓肿。腰椎结核形成腰大肌脓肿,表现为腰大肌轮廓不清或呈弧形突出;胸椎结核的脓肿在胸椎两旁,形成椎旁脓肿,表现为局限性梭形软组织肿胀;颈椎结核的脓肿位于咽后壁,呈弧形前突,侧位片易于观察。较长时间的冷性脓肿可有不规则形钙化。CT 在显示椎体及附件的骨质破坏、死骨和椎旁脓肿时优于平片。骨质破坏区表现为低密度,冷性脓肿表现为液体密度,CT 增强扫描呈边缘环形强化。MRI 上骨质破坏区为 T_1WI 低信号,T_2WI 为高信号内混有少许低信号影。冷性脓肿在 T_1WI 上表现为低信号,T_2WI 上表现为高信号夹杂斑点状或索条状低信号。增强扫描表现为脓肿壁强化。MRI 对脓肿的部位、大小、形态和椎管内侵犯的显示优于 X 线平片和 CT。

5. 骨巨细胞瘤　长骨巨细胞瘤 X 线平片的典型表现:病变发生在骨端,直达关节面下,多为偏侧性、膨胀性骨破坏,破坏区与正常骨交界清楚但不锐利、无硬化,骨皮质变薄,甚至周围仅见以薄层骨性包壳。骨质破坏区内可见数量不等、比较纤细的骨嵴,形成大小不一的分隔。CT 上表现为位于骨端的囊性膨胀性骨破坏区,骨壳基本完整,多呈断续状。骨壳外缘光整,内缘多呈波浪状,骨破坏区内为软组织密度影。肿瘤在 MR T_1WI 上表现为低信号,T_2WI 上为高信号,部分肿瘤内可呈分房样改变。肿瘤内出血在 T_1WI 和 T_2WI 均表现为高信号。

6. 骨肉瘤　肿瘤在 X 线平片上主要表现为多种形态的骨破坏和瘤骨形成、不同形式的骨膜新生骨及其再破坏、软组织肿块、骨破坏区和软组织肿块中肿瘤骨形成等。肿瘤骨一般表现为云絮状、针状和斑块状致密影,是确诊骨肉瘤的重要依据。X 线平片表现分型:①成骨型骨肉瘤,以骨质增生、硬化(瘤骨或骨膜增生骨)为主,明显时可呈大片致密影称象牙质变,骨质破坏少或不明显。软组织肿块中也可有较多肿瘤骨。②溶骨型骨肉瘤,以骨质破坏为主,较少或没有骨质增生。骨破坏呈不规则斑片状或大片低密度区,边界不清。骨膜增生被肿瘤破坏中断,形成骨膜三角。软组织肿块中多无肿瘤骨。③混合型骨肉瘤,骨质增生和骨质破坏的程度基本相同。CT 对肿瘤形态、密度的显示与 X 线平片相似,能更清楚地显示肿瘤内部的细节、软组织肿块及肿瘤范围。MRI 应用较少,因其显示细小、淡薄的骨化或钙化的能力不及 CT。

八、中枢神经系统的放射学检查

(一) 检查方法

1. X 线检查

(1) X 线平片:很少用于中枢神经系统疾病的诊断。

(2) DSA:脑与脊髓血管疾病诊断的金标准。

2. CT 检查　临床最基本的检查方法。

(1) 平扫:为颅脑疾病常规检查方法,椎管病变的初查方法。多数颅脑疾病 CT 平扫能够诊断。

(2) 增强:经静脉注入造影剂后,扫描同平扫。增强后病灶显示更清楚,可显示出平扫未显示的病灶。

(3) CTA:主要用于脑与脊髓血管疾病检查,如脑动脉主干及主要分支狭窄闭塞、动脉瘤和动静脉畸形等,已经部分取代了有创性 DSA 检查。

（4）CT 灌注：用于观察脑实质的微循环和血流灌注情况。

3. MRI 检查

（1）普通检查：中枢神经系统最重要的检查方法，常规平扫应用自旋回波序列的 T_1WI 和快速自旋回波序列的 T_2WI。颅脑以横轴位为主，还可辅以矢状位、冠状位或斜位，脊髓以矢状位为主，辅以横轴位和冠状位。增强扫描静脉注入造影剂后，行 T_1WI 扫描。

（2）特殊检查：包括水抑制 T_2WI、脂肪抑制技术、磁敏感加权成像等。

（3）MRA：常用 TOF 法和 PC 法。多数不应用造影剂。

（4）功能性 MRI：利用 MR 成像技术反映脑的生理过程和物质代谢等功能变化。主要包括：①MR 弥散成像，反映水分子的扩散情况，主要用于急性脑缺血性疾病的早期诊断，在弥散成像基础上的弥散张量成像还能显示病变造成的脑白质纤维束受压、移位、破坏和中断；②MR 灌注成像，反映脑组织微循环的分布和血流灌注，主要用于脑血管性疾病和肿瘤良恶性的鉴别；③MR 波谱分析，主要为 ^1H 波谱分析，用于脑组织代谢产物的定量分析；④脑功能成像，用于研究脑皮质活动的功能定位。

（二）正常表现

1. 脑

（1）X 线表现：包括颈内动脉系和椎基底动脉系，DSA 显示正常脑动脉走行迂曲、自然，由近及远逐渐分支、变细，管壁光滑，分布均匀，各支走行较为恒定。

（2）CT：颅骨为高密度影。脑实质分为大脑额叶、颞叶、顶叶、枕叶及小脑、脑干。皮质密度略高于白质，分界清楚。大脑深部灰质核团与皮质相近，在白质的对比下显示清楚。脑室系统包括双侧脑室、第三脑室和第四脑室，内含脑脊液，为均匀水样低密度。双侧脑室对称，分为体部、三角部和前角、后角、下角。蛛网膜下腔包括脑沟、脑裂和脑池，充以脑脊液，呈均匀水样低密度（图 7-1-24a）。增强扫描，脑实质仅轻度强化，血管结构直接强化，垂体、松果体及硬脑膜明显强化。

（3）MRI：在 T_1WI 上，白质信号稍高于灰质，T_2WI 上稍低于灰质。脑室、脑沟、脑裂、脑池等含脑脊液结构在 T_1WI 为低信号，T_2WI 为高信号，水抑制序列则为低信号。血管内流动的血液由于流空效应而在 T_1WI 和 T_2WI 上均呈黑影，但血流缓慢时可呈高信号（图 7-1-24b、c）。增强扫描，脑组织的强化与 CT 类似。MRA 检查表现类似正常脑血管造影。

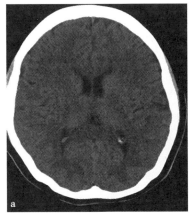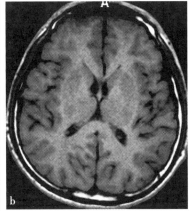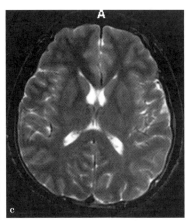

图 7-1-24　正常头 CT 和 MRI（基底节层面）

a. CT；b. MRI T_1WI；c. MRI T_2WI。

2. 脊髓

（1）X 线检查：较少使用。

（2）CT：骨窗主要观察椎管的大小和形状，正常骨性椎管前后径下限 11.5mm，横径下限 16mm，小于下限值提示骨性椎管狭窄；软组织窗脊髓和硬膜囊均呈中等密度。

(3) MRI：在正中矢状位 T_1WI 上，脊髓表现为带状中等信号，边缘光整，信号均匀，位于椎管中心，前后有低信号的蛛网膜下腔内脑脊液衬托；在正中矢状位 T_2WI 上，脊髓呈中等强度信号，蛛网膜下腔脑脊液为高信号。横断面上，脊髓、脊神经与周围椎管骨质和韧带的关系显示清楚。

（三）基本病变表现

1. 颅脑

（1）CT

1）密度异常：高密度灶常见于钙化、新鲜出血和富血管肿瘤；等密度灶常见于血肿吸收期、某些脑肿瘤、血管性病变等；低密度灶常见于某些肿瘤、炎症、囊肿、梗死、水肿、脓肿等；混杂密度灶见于某些肿瘤、血管性病变、脓肿等。

2）病灶的强化类型与程度：均匀性强化常见于脑膜瘤、生殖细胞瘤、动脉瘤和肉芽肿等；非均匀性强化常见于胶质瘤、血管畸形、炎症等；环状强化常见于脑脓肿、脑转移瘤、胶质瘤、结核瘤等；脑回状强化常见于脑梗死等。强化程度可分为明显强化、中等强化、轻度强化及不强化。

3）CT 灌注异常：脑血流量减低、血容量变化不明显或增加、平均通过时间延长且范围与脑供血区一致，为脑缺血性疾病表现；局灶性脑血流量和血容量均增加，常见于脑肿瘤。

4）脑结构性改变：①脑水肿：主要表现为脑白质密度减低；脑回增宽、脑沟变窄；侧脑室周围条形、边缘光滑的低密度影；②占位效应：由于占位病变本身及周围水肿所致，主要表现为中线结构移位；脑室及脑池移位、变形、闭塞；脑沟狭窄、闭塞；③脑萎缩：可为局限性或弥漫性脑组织缩小，可继发脑室、蛛网膜下腔扩大，表现为脑沟宽度大于 5mm，脑池增宽，脑室扩大；④脑积水：交通性脑积水时，脑室系统普遍扩大，脑池增宽，梗阻性脑积水时，梗阻近侧脑室扩大，脑沟脑池无增宽。

5）颅骨改变：包括头颅先天变异、颅骨病变及颅内病变累及颅骨等。

（2）MRI

1）信号改变：①肿块：多为 T_1WI 低信号、T_2WI 高信号，含有脂肪成分则表现为 T_1WI 高信号、T_2WI 稍高信号，含有顺磁性物质如黑色素瘤 T_1WI 高信号、T_2WI 低信号，钙化和骨化则多为无信号区。②囊肿：含液囊肿 T_1WI 低信号、T_2WI 高信号，含黏液蛋白和类脂性囊肿则 T_1WI 和 T_2WI 都为高信号。③水肿：T_1WI 低信号，T_2WI 高信号。④出血：与血肿时期相关，急性期血肿 MRI 不易发现，T_1WI 和 T_2WI 呈中等或稍低信号；亚急性血肿早期 T_1WI 信号在周围向中心逐渐增高、T_2WI 低信号，晚期血肿则 T_1WI 和 T_2WI 均为高信号，周围可出现含铁血黄素 T_2WI 低信号环；慢性期时内部为水样信号，周围含铁血黄素形成的低信号环更加明显。⑤梗死：超急性期梗死在扩散成像上为高信号，T_1WI 和 T_2WI 信号多正常；急性期和慢性期多为 T_1WI 低信号、T_2WI 高信号，其内信号可不均匀。

2）对于脑结构改变或病变的 MRI 增强表现、分型与 CT 类似。

2. 脊髓

（1）CT：脊椎平扫 CT 对椎管内病变的显示优于 X 线，但弱于 MRI，其内病变多为软组织密度，与周围结构分界不佳。增强扫描较少应用。

（2）MRI：脊髓内基本病变包括出血、肿块、变性、坏死等，其 MRI 表现与颅脑相同。

（四）常见疾病的表现

1. 脑梗死
①缺血性梗死：平扫 CT 在发病 24 小时内常难以显示病灶，CT 灌注成像能发现异常。其后表现为低密度灶，部位和范围与闭塞血管供血区一致，灰白质同时受累，多呈扇形，可有轻度占位效应。2~3 周时可出现"模糊效应"，病灶变为等密度而不可见，增强扫描呈脑回样强化。1~2 个月后形成边界清楚的低密度囊腔。②出血性梗死：CT 平扫表现为在低密度梗死灶内出现不规则斑点状、片状高密度出血灶，占位效应较明显。③腔隙性梗死：为深部髓质小动脉闭塞所致。缺血灶好发于基底节、丘脑、小脑和脑干，圆形，直径约 10~15mm，发病 24 小时后 CT 上表现为上述区域的低密度灶。MRI 在脑梗死上比 CT 发现病灶早、敏感性高。发病后 1 小时可见局部脑回肿胀，脑沟变浅，随后表现为 T_1WI 低信号、T_2WI 高信号。MR 扩散成像和灌注成像能更早检出脑梗死，MR 血管造影能显示

脑动脉较大分支的狭窄、闭塞。

2. 脑出血　CT上血肿急性期呈边界清楚的类圆形、肾形或不规则形均匀高密度影,周围可见脑组织受压所形成的低密度水肿带,宽窄不一,邻近脑室受压变形移位,破入脑室则可见脑室内高密度影。吸收期开始于3~7天,可见血肿周围变模糊,低密度水肿带增宽,血肿缩小并密度减低。囊变期始于2个月以后,血肿吸收后遗留下大小不等的囊腔,其内为水样低密度,多伴有邻近脑组织萎缩改变。MRI上脑内血肿的信号随血肿进展而变化。急性期 T_1WI 呈等信号, T_2WI 为稍低信号,不如CT显示清楚;亚急性期表现为 T_1WI 和 T_2WI 均为高信号;囊肿形成期为 T_1WI 低信号, T_2WI 高信号,周边为含铁血黄素所致的低信号环(图7-1-25)。

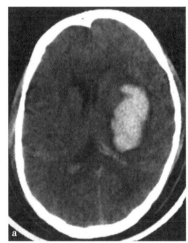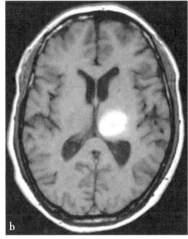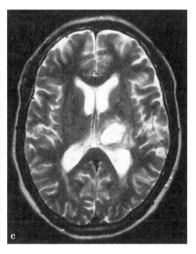

图 7-1-25　急性脑出血 CT 和亚急性期脑出血 MR T_1WI、T_2WI

a. CT;b. MRI T_1WI;c. MRI T_2WI 。

3. 星形细胞瘤　CT上肿瘤呈低密度。Ⅰ级分界清楚,占位效应轻,增强扫描无或仅有轻度强化(毛细胞和室管膜下巨细胞型除外);Ⅱ~Ⅳ级肿瘤多呈不均匀低密度或高低混杂密度,肿块形态不规则,边界不清,占位效应和瘤周水肿明显,增强扫描多为不均匀强化,恶性程度越高越明显。MRI上肿瘤 T_1WI 为稍低或混杂信号, T_2WI 为均匀或不均匀的高信号,增强扫描与CT表现类似,恶性程度越高强化越明显。

4. 脑膜瘤　CT上肿瘤表现为等密度或高密度,常见到斑点状钙化。肿瘤多以广基底与硬脑膜相连,边界清楚,瘤周脑组织多无或轻微水肿,但静脉或静脉窦受压时可有中度或重度脑水肿。颅骨侵犯时可表现为颅板增厚、密度增浓或骨质吸收破坏密度减低。增强扫描肿瘤为均一明显强化。MRI上肿瘤为等信号或稍高信号,增强扫描与CT类似,可见邻近脑膜增厚并强化称为"脑膜尾征"。

5. 脑外伤

(1) 脑挫裂伤:CT上表现为单发或广泛性低密度区,其内可见斑点状高密度出血灶,伴有占位效应;MRI上脑水肿表现为 T_1WI 等信号或稍低信号、T_2WI 为高信号,出血信号变化与血肿期龄有关。

(2) 硬膜外血肿:CT上表现为颅板下梭形或半圆形高密度灶,多位于骨折附近,不跨越颅缝。MRI上病变形态与CT类似,出血信号变化与血肿期龄有关。

(3) 硬膜下出血:CT上急性期表现为颅板下新月形或半月形高密度影,常伴有脑挫裂伤或脑内出血,占位效应明显;亚急性或慢性血肿表现为混杂密度影。MRI上病变形态与CT类似,出血信号变化与血肿期龄有关。

(4) 蛛网膜下腔出血:CT上表现为脑沟、脑池内高密度影,形成铸型。大脑纵裂出血多见,表现为中线区纵行窄带状高密度影。蛛网膜下腔出血一般7天左右吸收,CT检查为阴性,而MRI检查还可见到高信号出血灶。

(关丽明)

Note:

第二节　超声检查

超声（ultrasound）是指振动频率每秒 20 000 赫兹（Hz）以上，超过人耳听觉阈值上限的声波。超声检查是利用超声波的物理特性和人体器官组织声学特性相互作用后产生的信息，并将其接收和信息处理后形成图形、曲线，借此对疾病进行诊断的检查方法。超声检查简单、方便、经济、无创、重复性强、临床应用广泛，已成为现代医学影像检查的重要组成部分。

一、概述

（一）超声的物理特性

超声波在人体内传播主要具有以下物理特性：

1. 指向性　超声波与一般声波不同。由于频率极高，而波长很短，在介质中呈直线传播，具有良好的指向性。此即是超声对人体器官进行定向探测的基础。

2. 反射、折射和散射　超声在介质中传播与介质的声阻抗密切相关。声阻抗（Z）为声波传递介质中某点的声压和该点速度的比值，它等于密度（ρ）与声速（c）的乘积（$Z=\rho \cdot c$）。超声束在具有同一声阻抗比较均匀的介质 1 中呈直线传播，如传播途中遇到大于其波长且具有不同声阻抗的界面时，部分声束发生折射（refraction）进入介质 2，部分声束发生反射（reflection）。反射声束的多少与两介质间声阻抗差的大小有关，声阻抗差越大，反射越多。反射声束的方向与入射声束和界面间的夹角（即入射角）有关，其入射角（θ_i）等于反射角（θ_r）（图 7-2-1）。

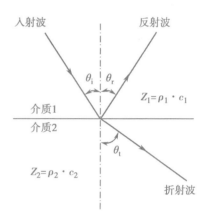

图 7-2-1　**超声的入射、反射和折射**

如超声束遇到远小于其声波波长且声阻抗不同的界面（如红细胞）时则会发生散射，其能量向各个方向辐射。朝向探头方向的散射波称为背向散射或后散射（backscatter）。

3. 超声波的吸收与衰减　超声波在介质中传播时，随传播距离的增加入射声能逐渐被吸收而减少的现象，称为超声衰减。其原因为声束的扩散、反射和散射、介质的导热性、黏滞性和内摩擦吸收声能。

4. 多普勒效应（Doppler effect）　这一现象在自然界普遍存在，系指超声束在介质中传播时，当遇到与声源（探头）发生相对运动的活动界面（如心脏）时，其反射波的频率将发生改变，称为多普勒效应。人为规定朝向探头的血流以红色表示，背离探头的血流的以蓝色表示（湍流时加绿色），因此由彩色的类别可判断血流的方向。这一物理特性已广泛应用于心脏大血管等活动脏器的检测。

（二）超声检查的基本原理

1. 超声波的产生　超声波由物体机械振动产生。目前医学上产生和接收超声波的元件为压电晶体（换能器），其具有两种可逆的能量转换效应：①将机械能转为电能，称为正压电效应；②将电能转变为机械能，称为逆压电效应。超声波的产生利用的是压电晶体的逆压电效应，超声波的接收利用的是压电晶体的正压电效应。

2. 超声成像基本原理　超声探头（换能器）利用逆压电效应将电能转化为声能，向人体发射超声，穿透人体多层界面组织进行传播，在每一层界面上均可产生不同程度的反射和散射回波。这些反射回波含有超声波传播途径中所经过的不同组织的声学信息，被探头接收后经过主机处理并传给显示器，在显示器上显示被检测组织的图像。

（三）超声的种类

1. A 型　以波幅变化反映反射回声的强弱，称为幅度调制型超声，目前已基本淘汰。

2. B 型　以辉度不同的明暗光点反映反射回声强弱，称为辉度调制型超声。目前应用最广的一种,是其他超声诊断的基础。

3. M型　以单声束取样获得活动界面超声,再予以时间以慢扫描方式将某一取样线上的活动界面展开获得"距离 - 时间"的曲线,称为 M 型超声,主要用于心脏检查。

4. D型　利用多普勒效应对心脏血管内血流方向、速度及状态以频谱的形式或以一定声调的信号显示,称为 D 型超声。临床上可分为频谱型多普勒和彩色多普勒血流成像(color Doppler flow imaging,CDFI)。CDFI 系对血流多普勒信号进行彩色编码,血流方向朝向探头的用红色表示,血流方向背离探头的用蓝色表示,湍流方向复杂,以绿色或多彩表示。CDFI 不仅能清楚地显示心脏大血管的形态结构,而且能直观形象地显示血流的方向、速度、性质、分布范围、有无反流及异常分流等,在心血管疾病检查方法中具有重要的临床应用价值。

新近的彩色多普勒成像仪还具有三维超声成像、彩色多普勒能量图、组织多普勒成像技术等新功能。

知 识 链 接

介入性超声

介入性超声是现代超声医学的一门新技术。其主要特点是在实时超声引导或监视下,完成各种穿刺活检、抽吸引流、X线造影及注药治疗等操作,以满足临床诊断及治疗的需要。

二、超声检查前准备

超声检查前应就检查的必要性、安全性和检查步骤对受检者进行必要的解释和说明,以缓解其紧张心理,配合检查。

(一)腹部超声检查

1. 常规肝、胆囊、胆道及胰腺检查　通常需空腹进行。必要时饮水 400~500ml,使胃充盈作为声窗,以使胃后方的胰腺及腹部血管等结构充分显示。胆囊检查需要评价胆囊收缩或了解胆管有无梗阻时,应备用脂肪餐。

2. 胃的检查　需饮水及服胃造影剂,显示胃黏膜及胃腔。

(二)泌尿生殖系统超声检查

1. 常规早孕、妇科、膀胱及前列腺等盆腔脏器检查　受检者于检查前 2 小时饮水 400~500ml,以使膀胱适量充盈。

2. 经阴道超声检查　受检者需为已婚者,一般于非月经期检查。

(三)其他组织器官超声检查

心脏、大血管及外周血管、浅表器官及组织、颅脑等组织器官的超声检查一般不需特殊准备。经食管超声心动图检查时,检查前 8 小时禁饮禁食,检查后 2 小时禁饮,并嘱受检者签署知情同意书。

(四)特殊检查

1. 婴幼儿或对检查不合作者　可予水合氯醛灌肠,待安静入睡后再行检查。

2. 介入性超声、术中超声等检查　需做好相应检查前的有关准备,并说明可能的并发症,嘱受检者在知情同意书上签字。

(五)其他

当超声检查与其他检查如胃镜、胃肠钡剂造影和胆系造影等同日进行时,须先进行超声检查。

三、超声检查的临床应用

超声检查简单、方便、快捷、经济、无创,目前已广泛应用于临床各科,已成为许多病变的首选影像学检查方法。

（一）肝脏的超声检查

1. 正常声像图　肝脏轮廓光滑、整齐,实质呈灰阶中等细小光点回声,分布均匀。左叶厚度和长度分别小于 60mm 和 90mm,右叶最大斜径小于 140mm。肝内管道结构呈树状分布,肝内门静脉管壁回声较强,壁较厚。肝内胆管与门静脉伴行,管径较细,肝静脉管壁回声弱,壁薄(图 7-2-2)。彩色多普勒检查,肝内门静脉为朝肝的红色血流,而肝静脉为离肝的蓝色血流,肝动脉为花色高速血流。

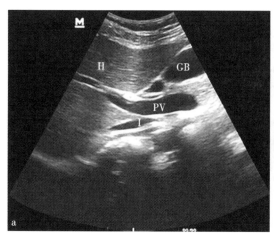
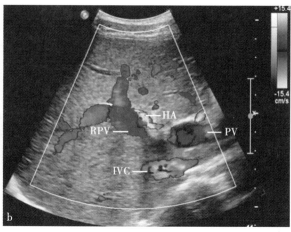

图 7-2-2　肝脏正常声像图

a.常规二维超声声像图(GB:胆囊;PV:门静脉;H:肝;I:下腔静脉);b.彩色多普勒声像图(HA:肝动脉;PV:门静脉;RPV:门静脉右支;IVC:下腔静脉)。

2. 常见肝脏疾病声像图

（1）脂肪肝:脂肪肝是指肝细胞中脂质,特别是中性脂肪沉着蓄积,超过生理范围而又无其他形态学异常的病理状态。

声像图表现:肝脏轻或中度增大,轮廓较整齐平滑,肝边缘可变钝;肝内呈密集的细小光点,回声增强,即所谓"光亮肝",肝脏后场回声衰减,肝内管状结构走行减少或显示不清。

（2）肝硬化:肝硬化是一种以肝组织弥漫性纤维化、假小叶和再生结节形成为特征的慢性肝病。

声像图表现:早期可正常或轻度增大。随病情进展,肝体积缩小,肝包膜不平整,呈锯齿状或凹凸状。肝实质回声增粗、增强,分布不均。门静脉可增宽(>13mm),可见脾大、腹水、胆囊壁增厚等。彩色多普勒可见肝静脉粗细不一的彩色血流;门静脉呈低速血流,部分呈双向血流甚至反向的离肝血流。

（3）肝囊肿:是肝脏常见的良性病变,小者一般无症状;较大时可有食后腹胀、食欲减退、恶心呕吐及右上腹部疼痛等症状。

声像图表现:肝内出现单个或多个圆形或椭圆形无回声区,壁薄,呈细光带回声,边缘整齐光滑;囊肿两侧壁可出现"回声失落"现象;囊肿后方回声增强。彩色多普勒检查囊肿内无彩色血流信号,囊壁偶见短条状彩色血流信号。

（4）肝血管瘤:是肝脏最常见的良性肿瘤,可发生于任何年龄,女性多于男性。

声像图表现:在肝内出现圆形或椭圆形高回声,少部分为低回声或混合性回声,混合性回声者多形体较大;边界清晰,边缘不整齐,呈花边状。

（5）原发性肝癌:是我国常见的恶性肿瘤之一。发病年龄多在中年以上,男多于女,早期无症状,有症状时多属于中晚期。超声检查可检出早期小肝癌(直径在 3cm 以下者),并可作出确切定位,为手术和其他治疗提供帮助。

声像图表现:①直接征象,表现为肝内出现实质性肿块,形态不规则,多呈圆形或类圆形。肿瘤内部回声不均,以低回声与高回声混合者多见。彩色多普勒可于结节周围及内部检出彩色血流信号,呈线状或分枝状,以动脉血供为主(图 7-2-3)。②间接征象,表现为癌栓、驼峰征、肝内管道受压、腹水等。

（二）胆道系统超声检查

1. **正常胆道声像图** 正常胆囊轮廓清晰,囊壁为纤细光滑的高回声带,囊腔为无回声区,后壁和后方回声增强。

2. **常见胆道系统疾病声像图**

（1）急性胆囊炎:急性胆囊炎是由结石梗阻、细菌感染、胰腺反流等因素造成的一种化脓性炎症。临床主要表现为右上腹绞痛和胆囊区压痛。

声像图表现:胆囊增大,形态饱满,胆囊壁可增厚,其间见弱回声带呈"双边影"。胆囊穿孔时,可显示胆囊的局部膨出或缺损以及胆囊周围的局限性积液。

（2）慢性胆囊炎:慢性胆囊炎常与胆结石并存,也可由急性胆囊炎反复发作演变而来。

声像图表现:可见胆囊壁增厚且毛糙,厚度大于3mm,胆囊内胆汁透声差,即在无回声胆汁暗区内有点状增强光点飘动。大多伴有胆囊结石。

（3）胆囊结石:胆囊结石是最常见的胆囊疾病,与胆囊炎常同时出现,并且互为因果。

声像图表现:①典型胆囊结石:无回声胆囊内出现强光团,强光团后方伴声影,且随体位改变沿重力方向移动(图7-2-4);②非典型胆囊结石:如充满型胆囊结石、胆囊颈部结石、泥沙样结石等,可有各自不同的声像特点。

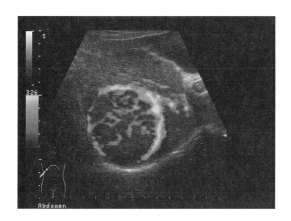

图 7-2-3 原发性肝癌声像图(周边及内部见血流信号)

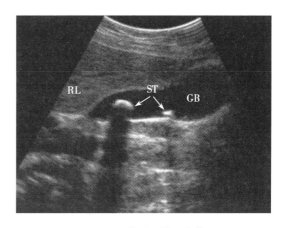

图 7-2-4 典型胆结石声像图
RL:肝右叶;ST:结石;GB:胆囊。

（三）胰腺超声检查

1. **正常胰腺声像图** 胰腺横切面时,呈蝌蚪形、哑铃形或腊肠形,边界整齐、光滑;胰腺内部回声常强于肝脏回声。

2. **常见胰腺疾病声像图**

（1）急性胰腺炎:急性胰腺炎是常见的急腹症之一,可分为急性水肿型及出血坏死型。其主要临床特点是突然发作上腹部疼痛,疼痛持续而剧烈,常伴有血、尿淀粉酶升高。

声像图表现:胰腺弥漫性均匀性增大或局限性增大,形态饱满,边界常不清楚。水肿型胰腺内部回声明显减低似无回声,出血坏死型胰腺内部回声多呈高回声,分布不均,常伴有胰腺周围积液。

（2）慢性胰腺炎:胰腺慢性病变的范围和程度轻重不等,晚期整个胰腺广泛纤维化、变小,质硬。胰管可有不同程度扩张,其内可合并结石。

声像图表现:胰腺轮廓不清,边界常不规整、与周围组织界限不清,胰腺内部回声增粗、增强、分布不均。常合并假性囊肿、胰管扩张、胰管内结石等。

（3）胰腺癌:胰腺癌可发生于胰腺任何部位,以胰头部常见。

声像图表现:胰腺多呈局限性肿大,当癌肿广泛浸润时,整个胰腺呈不规则性肿大。肿瘤的边界

Note:

不清,癌组织向周围呈蟹足样或花瓣状浸润。肿瘤内部多数呈低回声,当癌肿压迫胆总管时,可引起胆道系统扩张。

(四)脾脏超声检查

脾脏是人体最大的淋巴器官,外形呈半月状,正常成人,脾长 10~12cm,厚 3~4cm,宽 6~8cm。

1. 脾脏正常声像图 脾实质为均匀的点状中低水平回声,比左肾皮质回声稍高。

2. 常见脾脏疾病声像图

(1)脾大:脾大一般多为全身性疾病所致,而不是脾脏本身的疾病。

声像图表现:具备下列条件之一者,可考虑脾大:①成人男女脾厚度分别超过 4.0cm 和 3.8 cm,或最大长径超过 12cm;②在肋缘下显示脾脏,超过 3 个肋间可探及脾脏。根据肿大程度可分为:轻度肿大、中度肿大、重度肿大。

(2)脾破裂:脾破裂可分为真性破裂、中央型破裂和包膜下破裂 3 种。

声像图表现:①真性脾破裂,脾被膜连续性中断,脾周围积液可见低回声区或无回声区,腹腔游离积液;②中央型破裂,脾实质内出现低回声或无回声,可表现为限局性无回声或低回声区(局限性血肿);③包膜下破裂,脾包膜下方见梭形或不规则形无回声区或低回声区。

(五)泌尿系统超声检查

1. 正常声像图

(1)肾脏:肾实质位于肾窦与肾包膜之间,呈低回声,肾窦位于肾的中央,通常呈长椭圆形高回声区。宽度约占肾的 1/3~1/2,包含肾盂、肾盏、血管、脂肪等。

(2)输尿管:正常输尿管超声不能显示,大量饮水使膀胱过度充盈时,才能显示,管壁为两条明亮带状高回声且有蠕动,管腔内为无回声。

(3)膀胱:正常膀胱充盈时,膀胱壁为光滑带状回声,厚约 1~3mm。膀胱内尿液为无回声区。

(4)前列腺:正常前列腺横切面呈栗子形,包膜清晰,左右对称,内腺位于前方,呈低回声,外腺回声略高,包绕其后方及两侧。正常前列腺测值为:长径为 3.0cm,宽径 4.0cm,厚径 2.0cm 左右,内腺小于 2.0cm×2.0cm。

2. 常见泌尿系统疾病声像图

(1)肾积水:肾积水是指尿路梗阻导致肾盂和肾盏扩张,重者伴有不同程度的肾实质萎缩。梗阻部位可在肾盏、肾盂、输尿管、膀胱和尿道的任何部分,最常见原因为输尿管结石。

声像图表现:①轻度肾积水,肾脏大小形态无改变,在声像图上肾窦可见扩张;②中度肾积水,肾脏可轻度增大,肾实质正常或略变薄,肾窦内出现无回声区,呈花瓣样或烟斗样;③重度肾积水,肾脏增大,形态失常,肾盂肾盏明显扩大,呈调色板样或巨大囊肿样。

(2)肾和输尿管结石:结石成分多样,可单发或多发。

声像图表现:①肾结石,肾窦内见点状或团块状强回声,后方伴有声影;②输尿管结石,扩张的输尿管末端见强回声,后伴声影,无移动性。患侧肾盂可出现不同程度的肾积水。

(3)膀胱癌:膀胱癌是泌尿系最常见的肿瘤,常见于 40 岁以上男性。肿瘤好发于膀胱三角区。临床表现多为无痛性血尿。

声像图表现:膀胱内出现乳头状或菜花状高回声,自膀胱壁凸向膀胱腔,肿瘤的基底部常较宽,表面不光滑,无移动性;彩色多普勒示肿瘤的基底部及内部有血流信号。

(4)前列腺增生症:老年男性的常见病、多发病。

声像图表现:前列腺体积增大,形态饱满,接近球形且向膀胱腔凸出;内腺增大,外腺受压变薄;前列腺内出现边界清楚的增生结节。

(六)妇产科超声检查

1. 正常声像图表现

(1)子宫:纵切子宫体为实质均质结构,轮廓线光滑清晰,内部呈均匀的中等强度回声,宫腔呈线状高回声,其周围有弱回声的内膜包绕,成年妇女正常子宫长 5.0~7.5cm,横径 4.5~6cm,前后径3.0~4.5cm,内膜厚度≤1.2cm(图 7-2-5)。

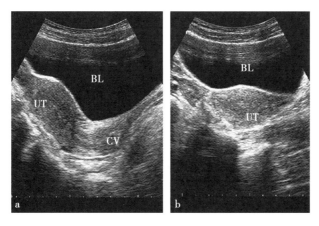

图 7-2-5 **正常子宫声像图**
a.纵断面声像图;b.横断面声像图。BL:膀胱;UT:子宫;CV:宫颈。

(2) 输卵管及卵巢:输卵管一般不易显示。卵巢呈扁椭圆形,中央部回声略高,周围为低回声皮质,内见大小不等的卵泡回声。成年妇女的卵巢大小为 4cm×3cm×1cm。

(3) 早期妊娠:①子宫随孕龄而逐渐增大;②妊娠囊(gestational sac,GS)为宫腔内靠近子宫底部出现圆形或椭圆形双环状结构,环内为无回声区,环周边宽 4~6mm。厚度均匀,回声一致;③胚胎:6 周时可显示胚胎,11~12 周胚胎初具人形,可显示胎头、躯干、脊柱和四肢等;④胎心:7~8 周胚胎可见心管的搏动。

2. **常见妇产科疾病超声声像图** 子宫肌瘤是妇科最常见的良性肿瘤,根据肿瘤所在位置分为黏膜下、肌壁间和浆膜下肌瘤。

声像图表现:①子宫增大,形态失常;②子宫内回声改变:肌瘤结节一般呈圆形低回声或等回声,肌瘤与正常子宫肌层之间界限清晰。

(七) 其他

1. **心血管疾病** 超声在心血管方面可准确地诊断瓣膜病、先天性心脏病、冠心病、心肌病、主动脉夹层、外周血管硬化与血栓形成等多种心血管疾病。

2. **眼** 眼球位置表浅,结构精细,高频超声检查可对内膜(视网膜、脉络膜)性病变、眼内或眶内肿瘤性病变及眼外伤等多种疾病进行诊断。

3. **甲状腺与乳腺** 高频超声可探查其病灶并判断物理特性,初步鉴别病灶的良、恶性。

学 科 前 沿

肌 骨 超 声

随着超声技术的飞速发展和人们对四肢肌肉、骨骼超声认识的不断深入,肌骨超声逐渐得到临床医护人员的重视和关注,由于高频超声具有较高的组织分辨力,肌骨超声可清晰显示四肢肌腱、韧带、滑膜、滑囊及周围神经等结构的病变,能准确提供病变的深度、范围及严重程度等,为四肢软组织病变的诊断提供一个非常有价值的新的检查结果。在许多疾病的诊断上其准确度可与 MRI 相媲美;同时,肌骨超声对评价临床治疗疗效、疾病发展等情况具有重要的作用。

(杨兴益)

第三节　核医学检查

核医学(nuclear medicine)是研究核技术在医学中应用的专门学科,分为基础核医学和临床核医学。基础核医学是应用核素进行生物医学基础研究及探索生命本质的一门学科;临床核医学则是应用放射性核素及其标记的化合物或生物制品进行疾病的诊断和治疗,因而分为诊断核医学与治疗核医学。诊断核医学分为体内诊断法与体外诊断法,体内诊断包括放射性核素显像、脏器功能测定;体外诊断即体外放射分析。本节所介绍的核医学检查主要是体内诊断法,即放射性核素显像与脏器功能测定。

一、概述

(一) 核医学显像的基本原理

核医学显像是利用放射性核素示踪原理,将放射性药物引入体内,利用其在体内代谢分布的规律,参与体内正常或异常的代谢过程,选择性地聚集在特定的脏器、组织或病变部位,借助核医学成像设备以一定的方式成像,获得可反映脏器和病变组织的形态、位置、大小、功能和代谢等状况的核医学影像。

(二) 核医学显像的必备条件

1. 核医学显像仪器　是指用于探测引入体内的放射性核素所发射出的射线,通过能量转换、信号放大、计算机处理等一系列过程,从而得到脏器图像的仪器。核医学显像常用的仪器包括用于成像的伽玛相机(γ camera)、单光子发射型计算机断层仪(single photon emission computed tomography, SPECT)和正电子发射型计算机断层仪(positron emission computed tomography, PET)等。

2. 放射性药物　核医学显像所用的放射性药物一般由两部分组成:放射性核素和被标记的非放射性化合物。

(1) 放射性核素:起着示踪作用,伽玛相机和 SPECT 显像最常用的放射性核素为 ^{99m}Tc,PET 显像常用的放射性核素是 ^{18}F、^{15}O。

(2) 被标记的化合物:被标记的化合物根据其生物学特性可以特异地到达靶器官,起着载体和定位作用。

(三) 核医学显像的特点

1. 可进行功能性显像,有助于早期诊断　核医学显像不仅可显示脏器和病变的位置、形态、大小等解剖信息,更重要的是可提供有关脏器、组织和病变的血流、功能和代谢等方面的信息,故可在疾病早期尚未出现形态结构改变只有功能异常时诊断疾病。

2. 可用于定量分析　核素显像不仅从目测脏器或病变的放射性变化来诊断疾病,还可以通过计算机的局部数据处理,计算出多种功能参数进行定量分析。

3. 具有较高的特异性　由于放射性核素具有向脏器或病变特异性聚集的特点,可特异性显示目测组织,如受体、异位、炎症、肿瘤及转移性病变等的影像。

4. 细胞和分子水平显像　目前核医学显像已经进入细胞和分子水平,在活体内以分子或生物大分子为目标的分子成像技术在分子影像学的研究中占据极其重要的位置。

(四) 辐射与防护

放射性核素在用于医疗实践、服务于受检者的同时,与传统的放射性检查一样,对受检者和工作人员存在一定的电离辐射影响。在相同的条件下,不同个体和不同器官、组织和细胞对辐射的反应是有差异的。一般而言,胚胎期较胎儿期敏感,幼年较成年敏感,年轻时较老年敏感;代谢旺盛或经常分裂的细胞对辐射较敏感。受照射后,个体本身所发生的各种效应称为躯体效应,包括辐射所致的骨髓造血功能障碍、白内障、辐射致癌等;受照个体生殖细胞突变,而在子代表现出的遗传效应,可导致后代先天畸形、流产、死胎和某些遗传性疾病等。

在实践中应遵循实践正当性、防护最优化及个人剂量危险限值的放射防护原则。辐射防护措施包括外照射防护和内照射防护两部分。外照射是指电离辐射源处于体外而使个体受到的射线照射,其防护原则为:①时间防护,即尽量减少接触时间;②距离防护,即尽量远离放射源;③屏蔽防护,即在放射源与人体之间放置屏障物。内照射是指放射性核素通过口、鼻或皮肤破损等处进入体内而引起的照射,其防护原则为切断一切放射性核素可以进入体内的途径,避免放射性药物通过口、鼻及皮肤破损等处进入体内。

此外,还应注意放射性药物在特殊人群的应用原则。由于儿童对辐射较为敏感,所以一般情况下,放射性检查不作为首选。对于育龄期妇女性,原则上妊娠期不用放射性药物,未妊娠的育龄妇女在需要进行放射性检查时,要将时间安排在妊娠可能性不大的月经开始后 10 天内进行,即世界卫生组织提出的"十日法则"。哺乳期妇女应慎用放射性检查。

二、核医学检查前准备

(一) 常规准备

做好检查前心理咨询与辅导,向受检者说明检查的目的及意义,获得受检者的理解与配合;并向受检者解释核素检查的必要性、安全性和优缺点,消除受检者对核素检查的畏惧心理。对血管条件不好的受检者预先放置留置针,以减少工作人员与射线接触的时间。

(二) 常用检查项目检查前准备

1. 脑血流灌注显像

(1) 器官封闭:受检者于注射 ^{99m}Tc-ECD 前 0.5~1 小时口服过氯酸钾 400mg,以抑制脉络丛分泌,减少对脑灌注图像的干扰。

(2) 视听封闭:注射显像剂前 5 分钟嘱受检者处于安静环境中、戴眼罩和耳塞封闭视听 5 分钟,保持检查室安静并调暗光线,以减少声音、光线等对脑血流灌注和功能的影响。

(3) 保持体位不变和安静:对于不能配合检查的受检者需应用适量的镇静剂。

2. 心肌灌注显像

(1) 检查前 48 小时停服 β 受体拮抗剂及血管扩张药物。

(2) 检查当日空腹 4 小时以上。

(3) ^{99m}Tc-MIBI 显像时带脂餐(油煎鸡蛋、全脂奶粉、巧克力等),于注射显像剂后 30 分钟服用,以促进胆汁的排空,减少肝胆对心肌影像的干扰。

3. 心肌灌注负荷试验

(1) 运动负荷试验前 48 小时受检者尽可能停用扩张血管药物及抑制心率药物(如 β 受体拮抗剂及硝酸酯类等)。

(2) 检查当日空腹或素食后 3 小时为宜。

(3) 运动负荷过程中应全程心电图监测,达到极量、次级量心率或其他运动试验的终止指标时静脉注射显像剂,之后受检者以同样或较低的运动量继续运动 2 分钟。

(4) 药物负荷试验前 48 小时内停用双嘧达莫及茶碱类药物,检查当天忌服咖啡类饮料。

(5) 药物负荷试验前需建立静脉通道,并配备氨茶碱类药物,以备出现严重不良反应时抢救用,全程监测、记录血压和心电图等指标。

4. 甲状腺摄 ^{131}I 率测定

(1) 停用含碘的食物和药物及影响甲状腺功能的药物 2~6 周,并注意排除其他影响甲状腺摄碘的因素。

(2) 检查当日空腹,保证 ^{131}I 的充分吸收;用药后继续禁食 1~2 小时。

(3) 因 ^{131}I 能通过胎盘屏障,并可通过乳汁分泌,因此妊娠期间禁用本试验,哺乳期妇女要停止哺

Note:

乳 2 周以上。

5. 呼吸系统显像

（1）检查前受检者常规吸氧 10 分钟；询问过敏史，必要时做过敏试验。

（2）注射显像剂 ^{99m}Tc-MAA 前需将其振荡混匀；注射速度要缓慢，以免引起急性肺动脉高压；鼓励受检者深呼吸，使药物均匀而充分地分布于肺内的各个部位；注射时严禁回抽血液，以免形成凝集块。

（3）因 MAA 入血后受重力的影响，易向肺底部沉降，故注射时应采用平卧位，只有在检查是否存在原发性肺动脉高压时可采用坐位注射。

6. 肝胆动态显像
检查前禁食 4~12 小时，对奥迪括约肌有影响的麻醉药物 6~12 小时前停用。受检者取仰卧位静脉注入放射性药物。

7. 肝胶体显像
检查前 24 小时内不宜进行钡餐检查；显像时除去衣物表面的金属物品；嘱受检者平静呼吸，以减少对脏器位移的影响。

8. 骨骼显像

（1）显像前 24 小时内不做消化道造影，检查前多饮水，排空小便。

（2）注射骨显像剂后要求受检者饮水 500~1 000ml，多次排尿，促进显像剂的摄取及排出，以避免发生放射性膀胱炎及对骨盆显像的影响。对排尿困难的受检者可使用导尿管导尿后再行显像，检查后饮水量不宜超过 500ml，以免出现尿潴留。

（3）排尿时注意不要污染衣裤及皮肤；若发现污染，及时更换衣裤和擦洗皮肤，以免造成放射性伪影。

（4）显像前去除受检者戴有的金属物品、假乳房等，防止影响检查结果的判断。

9. 肾动态显像和肾图检查

（1）检查前 2 天不进行静脉肾盂造影并尽可能停用利尿药物。

（2）正常饮食，检查前 30 分钟饮水 300~500ml，检查前排尿，以减少因肾血流量减少及憋尿对结果的判断。

（3）受检者采取仰卧位或坐位经肘静脉用"弹丸"式注射显像剂进行检查。

（三）检查后处理

受检者检查后要与小儿及孕妇保持适当的距离。多饮水、多排尿，以加速放射性药物自体内排出，有效减少对膀胱及周围器官的吸收剂量。适当使用缓泻剂可以增加进入或排泄至胃肠道的放射性药物或其代谢产物的排泄速率。

三、核医学临床应用

（一）甲状腺摄 ^{131}I 率测定与甲状腺显像

1. 甲状腺摄 ^{131}I 率测定

（1）原理：利用甲状腺能摄取和浓聚碘离子及 ^{131}I 可发出射线的特性，给受检者口服一定量的 Na^{131}I，用甲状腺功能仪测得不同时间体表甲状腺部位的放射性，从而判断甲状腺的功能。

（2）方法：停服含碘食物及有关药物 2 周以上；空腹口服 Na^{131}I 74-370kBq（2~10μCi），取等量 Na^{131}I 作为标准源。服 Na^{131}I 后 2 小时、4 小时、24 小时应用甲状腺功能测定仪测定本底、甲状腺部位及标准源的放射性计数，并按下式计算不同时间甲状腺摄 ^{131}I 率：

$$甲状腺摄 ^{131}I 率（\%）=\frac{甲状腺部位计数 - 本底计数}{标准源计数 - 本底计数}×100\%$$

（3）正常参考值：不同地区饮食中含碘量不同，甲状腺摄 ^{131}I 率的正常值有较大差异，共同规律是摄 ^{131}I 率随时间逐渐上升，24 小时达到高峰。

（4）临床应用：主要用于甲状腺功能的评价及 ^{131}I 治疗甲状腺疾病的剂量计算。

2. 甲状腺显像

（1）原理：甲状腺具有摄取和浓聚 ^{131}I 和 ^{99m}Tc 的特性，并且摄取的量和速度与甲状腺的功能相

Note:

关。给受检者口服 $Na^{131}I$ 1.85~3.7MBq(50~100μCi)或静脉注射 $^{99m}TcO_4$ 74~148MBq(2~4mCi),用核医学仪器获得甲状腺的影像。

(2) 正常图像:甲状腺位于颈前,由左、右两叶和峡部组成,有时可见锥体叶,甲状腺内放射性分布均匀(图7-3-1)。

(3) 临床应用

1) 异位甲状腺的诊断:异位甲状腺多见于舌根部、舌骨下和胸骨后,需用 ^{131}I 进行显像,^{131}I 甲状腺显像表现为正常甲状腺部位不显影,而在上述部位出现放射性浓聚影。

2) 甲状腺结节的功能判断及性质的判定:根据甲状腺结节在图像上的表现分为:①"热结节",结节部位显像剂分布高于正常甲状腺组织,恶变率为1%;②"温结节",结节部位显像剂分布等于或接近于正常甲状腺组织,恶变率为4%~5%;③"凉

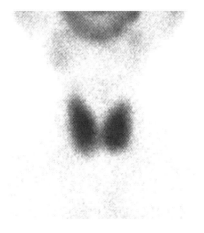

图7-3-1 正常甲状腺显像图

结节",结节部位显像剂分布低于正常甲状腺组织,恶变率约为10%;④"冷结节",结节部位几乎无显像剂分布,单发"冷结节"恶变率为20%,多发"冷结节"恶变率约为18%。

3) 寻找功能性甲状腺癌转移灶。

(二) 心肌灌注显像

1. 原理 正常心肌细胞可选择性摄取 ^{99m}Tc-甲氧基异丁基异腈(^{99m}Tc-MIBI),摄取量与该区域冠状动脉血流量成正相关,应用 SPECT 对心脏显像,局部心肌缺血、坏死时,就会出现显像剂分布稀疏或缺损。

2. 方法 心肌灌注显像分为负荷和静息心肌显像。

(1) 负荷心肌灌注显像:由于冠状动脉的储备能力和侧支循环的调节作用,即使冠状动脉狭窄达70%~80%,在静息状态下心肌血流灌注显像可无异常表现,而在负荷状态下(运动或药物),可使正常冠脉血流增加,而病变的冠状动脉不能相应扩张,致使正常与缺血心肌显像剂分布出现明显差异,以提高冠心病的检出率。

(2) 静息心肌灌注显像:受检者在静息状态下,注射 ^{99m}Tc-MIBI 740MBq(20mCi),30分钟后进食脂肪餐,1~1.5小时显像。

3. 图像分析 心肌断层影像分为短轴、水平长轴、垂直长轴断层影像,正常心肌静息和负荷影像在各个断层影像中显像剂分布均匀(图7-3-2)。

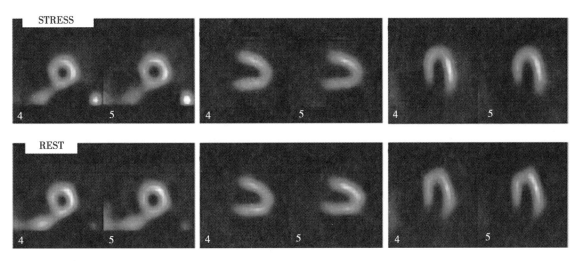

图7-3-2 正常心肌灌注断层显像图
(上一排为负荷显像,下一排为静息显像)

Note:

4. 临床应用

（1）心肌缺血的诊断：负荷影像表现为室壁局灶性放射性分布缺损，静息影像可见原缺损区有放射性填充，即"可逆性放射性缺损"。

（2）心肌梗死的诊断：负荷影像表现为室壁局灶性放射性分布缺损，静息影像上原缺损区无明显变化，即"不可逆性放射性缺损"。

（3）危险度分层。

（4）疗效评价。

（三）骨显像

1. 原理　^{99m}Tc 标记的亚甲基二磷酸盐（^{99m}Tc-MDP）静脉注射后，与骨的无机盐成分羟基磷灰石晶体发生化学吸附和离子交换，同时与骨组织中的有机成分骨胶原结合，而进入骨组织使全身骨显像。

2. 方法　静脉注射 ^{99m}Tc-MDP 555~925MBq（15~25mCi），嘱受检者多饮水，2 小时后受检者排空膀胱，仰卧位进行显像。

3. 正常图像　全身骨骼影像清晰，放射性分布左右对称，扁平骨较长管状骨显影清晰，长管骨干骺端较骨干部显影清晰，双肾和膀胱显影（图 7-3-3）。

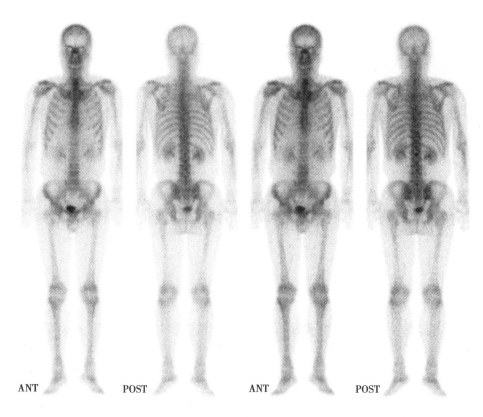

图 7-3-3　正常全身骨显像

4. 临床应用

（1）转移性骨肿瘤：恶性肿瘤骨转移骨显像的典型表现为随机的多发的异常放射性浓集灶（图 7-3-4）。

（2）原发性骨肿瘤：多表现为局灶性异常放射性浓聚影，骨显像并非原发性骨肿瘤的首选检查方法。

（3）骨缺血性疾病：常见股骨头缺血坏死，早期患侧股骨头区呈局部放射性分布异常减低；当病情进展伴滑膜炎时，表现为股骨头中心放射性减低而髋臼处放射性异常浓聚，即"炸面圈"征。

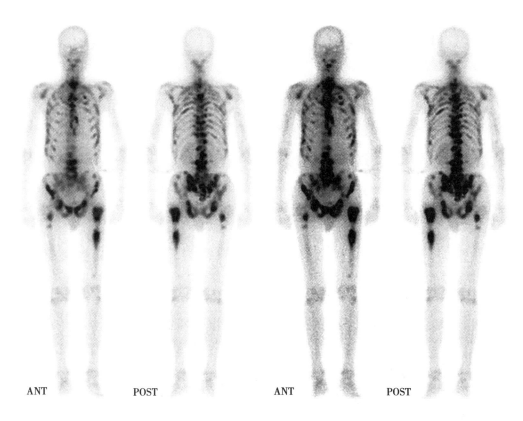

图 7-3-4　肺癌患者全身骨转移图像

(4) 骨创伤:有些特殊部位的骨折,如股骨颈、指骨、趾骨、腕骨、跗骨等处的隐性骨折和疲劳性骨折,X 线平片检查常为阴性,而骨显像可发现局部呈异常放射性浓聚。

(5) 移植骨术后的监测。

(四) 肾图与肾动态显像

1. 肾图

(1) 原理和方法:静脉"弹丸"式注射经肾小球滤过或肾小管上皮细胞分泌而不被重吸收的放射性药物后,即刻用肾图仪、γ 照相机或 SPECT 在体表连续记录显像剂到达肾脏,在双肾浓聚和排出的全过程,并绘制出时间—放射性计数曲线,即为肾图。

(2) 正常肾图:肾图包括示踪剂出现段(a 段)、聚集段(b 段)和排泄段(c 段)三段。a 段是注射显像剂后 10 秒左右出现的急剧上升曲线,反映肾脏的血流灌注量;b 段为 a 段之后较缓慢上升的曲线,与肾有效血浆容量、肾小球滤过率及肾功能有关;c 段为 b 段达高峰后出现的下降曲线,与尿流量及尿路通畅程度有关(图 7-3-5)。

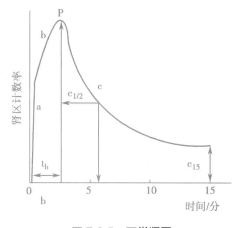

图 7-3-5　正常肾图

(3) 异常肾图:①急剧上升型,多见于急性上尿路梗阻(单侧)及急性肾衰竭(双侧);②高水平延长线型,多见于上尿路梗阻伴明显肾盂积水;③抛物线型,多见于肾结石、脱水、肾缺血、肾功能受损等;④低水平延长型,常见于肾功能严重受损和急性肾前性肾衰竭;⑤低水平递降型,见于肾功能丧失、肾萎缩、肾缺如等;⑥阶梯状下降型,见于功能性尿路梗阻、少尿等;⑦单侧小肾图,见于单侧肾动脉狭窄或先天性小肾。

2. 肾动态显像

（1）原理：静脉注射能被肾实质摄取、浓聚而又迅速经尿排泄的放射性显像剂后，即刻开启伽玛相机或 SPECT 连续动态采集，观察显像剂经腹主动脉、肾动脉、肾实质和尿路的系列动态过程。

（2）图像分析

1）肾血流灌注相：腹主动脉上段显影后 2~4 秒双肾显影，肾影逐渐清晰，轮廓完整，大小一致，显像剂分布均匀。该时相反映肾脏的血流灌注情况。

2）肾功能动态相：于 2~4 分钟时肾影显示，双肾形态完整，显像剂分布均匀对称，此时为肾实质影像。随时间推移，肾实质影逐渐消退、减低，肾盏、肾盂处显像剂逐渐增浓，输尿管一般不显影，膀胱开始显影。20~30 分钟显影结束时，肾影基本消退，大部分显像剂聚集于膀胱内。该时相反映肾脏的功能及上尿路通畅情况（图 7-3-6）。

3. 临床应用

（1）肾实质功能的评价：可提供分肾 GFR。

（2）上尿路梗阻的诊断与鉴别诊断：可用呋塞米介入试验鉴别。

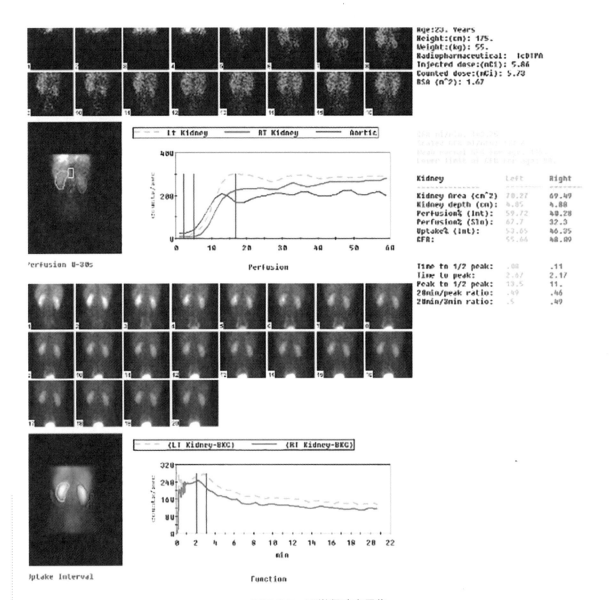

图 7-3-6　正常肾动态显像

（3）肾血管性高血压的诊断：应用卡托普利介入试验，能有效诊断单侧肾动脉狭窄引起的肾血管性高血压。

（4）移植肾的监测。

（杨兴益）

思 考 题

1. 呼吸系统 X 线检查中的基本病变有哪些？各自的图像特点有何区别与联系？

2. CT 与 MRI 成像的基本原理是什么？各自的优势和不足有哪些？

3. 请结合超声检查的基本原理分析其在临床应用中的价值以及可能的发展方向。

4. 核医学检查的优势和不足有哪些？

5. 请根据下列资料思考相关问题。

患者，男，50 岁，因"上腹部胀痛 2 小时"来诊。既往有十二指肠溃疡病史 10 余年。为明确诊断，拟行放射学检查。

问题：

（1）该患者需要做的放射学检查及检查目的是什么？

（2）检查前需要做哪些准备？

NURSING

第八章

护理诊断的步骤与思维方法

08章 数字内容

学 习 目 标

● 知识目标：

1. 说明护理诊断的基本步骤、主要内容和注意事项。

2. 解释诊断性思维的基本原则及其应用。

3. 说明常用诊断性思维方法的定义、特点以及不同方法之间的区别与联系。

● 能力目标：

1. 根据评估对象的健康资料，运用护理诊断的原则与基本步骤，全面准确地确定其现存或潜在的护理诊断/问题。

2. 灵活而恰当地运用相关的思维方法进行资料的分析和评判，并表现出具有良好的评判性思维能力。

● 素质目标：

1. 具有客观严谨、实事求是的护理诊断思维。

2. 体现"以患者为中心"的系统化整体护理观。

第一节　护理诊断的原则与步骤

一、诊断性思维的基本原则

护理诊断(nursing diagnosis)是护士关于个人、家庭或社区对现存的或潜在的健康问题或生命过程的反应所作出的临床判断,是护士选择护理措施以达到预期目的的基础,也是健康评估的目的所在。在确立护理诊断、进行诊断性思维的过程中,应注意遵循以下原则:

1. **及时性原则**　护士应对护理对象现存的或潜在的健康问题及其反应及早作出判断,以便及时进行护理干预。

2. **准确性原则**　护理诊断是护士为达到预期结果选择护理措施的基础,应在全面准确收集资料的基础上,经过科学、严谨的分析和判断得出准确的护理诊断。

3. **整体性原则**　要将人体的生命活动看成生理、心理和社会系统相互联系、相互作用、相互制约的有机整体。应全面、系统地分析护理对象在生理、心理及社会层面可能存在的健康问题及其所作出的反应。

4. **个性化原则**　是指护士应根据护理对象的健康问题及反应的个体差异,具体分析、判断,制订个性化的护理计划,帮助护理对象应对健康问题,满足其健康需求。

5. **动态性原则**　要求护士用发展变化的观点认识护理对象的健康问题,把握其内在联系,并随着病情的演变不断调整和修正自己的认识和判断。

二、护理诊断的步骤

护理诊断的步骤包括:收集资料、整理资料、分析资料、确立与修订护理诊断以及护理诊断排序。

(一) 收集资料

护士通过问诊、体格检查、参阅实验室及其他辅助检查的结果获取护理对象的健康资料,不仅包括护理对象的躯体状况,还包括心理与社会状况;不仅包括来自护理对象及其他知情者的主观资料,还包括通过体格检查、实验室及其他辅助检查所获得的客观资料。全面、真实、准确的资料收集是确定护理诊断的基础。为了确保所收集资料的质量,一方面,需要有认真负责的态度和丰富的专业知识;另一方面则应熟练掌握不同资料收集的方法和技巧,并在实践中不断摸索和总结经验。只有这样才能保证所收集资料的全面性、真实性和准确性。

(二) 整理资料

对护理对象的健康资料进行整理,是作出护理诊断的重要步骤。由于所收集资料的来源、方法和类别是多样的,内容比较繁杂,彼此之间关系是松散的、孤立的;有些资料可能由于各种原因而不够充实和完整,或者彼此之间存在矛盾;也有些资料可能与目前的健康问题并无关联。因此,必须对所收集的与护理对象健康状况有关的主、客观资料进行归纳、整理,去伪存真,去粗存精,使资料更加真实、全面和系统,为作出护理诊断奠定基础。

1. **核实资料的真实性和准确性**　在完成资料的收集后,必须对资料的真实性和准确性进行认真核实。注意有无前后叙述矛盾、主观资料与客观检查结果不符、模棱两可、存有疑问等情况。对于相互矛盾和不真实的资料一定要采取适宜的方式及时予以纠正;若有疑问,则需要进一步问诊、检查予以核实和确认。例如,受检者体温测试结果是 35℃,但观察并无体温过低的反应与表现,经复测发现是由于第一次测量时体温表放置位置不当所致。

(1) 主观资料不真实、不准确的原因:①问诊对象的理解力或语言表达能力存在偏差;②问诊对象有意夸大病情,以期引起医护人员的重视,或因某种原因而隐瞒病情;③代述者不能真实体验护理对象的痛苦和感受,或不完全了解病情;④护士在收集资料时采取主观臆断及先入为主的态度。

Note:

(2) 客观资料不真实、不准确的原因：①护士对体格检查的重要性认识不足，未能进行全面、细致的检查，或采取不负责任的态度；②体格检查的方法不正确、不熟练，因而不能发现异常体征；③医学知识及临床经验不足，对异常体征视而不见；④由于各种原因或客观条件不能对护理对象进行满意的检查；⑤实验室及其他检查：未按要求进行标本的采集、保存或送检，检查或测试过程差错等。

2. 检查资料的完整性　在整理护理对象的健康资料时，应注意资料的完整性。由于初次收集资料时，往往受时间及护理对象健康状况的限制，很难使资料完整无缺。另外要考虑护理对象的个体差异，如不同的护理对象对相同的健康问题可有不同的表现，在收集资料时，不能只注意共性方面的问题，还应关注个性化的反应。因此在整理资料时，如发现资料不完整，需要根据情况及时补充完整。同时，应注意参阅护理对象以往的病案资料，如门诊病历、转院病历、转科病历等。

3. 对资料进行分类与综合　完成对资料的真实性、准确性及完整性的核查后，还需要对现有资料进行分类、综合，使资料进一步系统化，以便于下一步的分析、推理，进而确立护理诊断。目前国内比较常用的分类与综合的形式主要有：

(1) 生理 - 心理 - 社会模式：该模式一般按主观资料与客观资料进行分类整理。主观资料又按生理、心理及社会系统进行逐级分类；客观资料则按资料的来源分为体格检查及辅助检查等。该组织形式源于传统的医学模式，也比较符合资料收集的习惯，目前在我国临床上应用较为广泛。

(2) Majory Gordon 的 11 个功能性健康型态模式：该模式在国外应用较多，根据所涉及的健康感知与健康管理、营养与代谢、排泄、运动与活动型态、睡眠与休息、认知与感知、自我概念、角色与关系、性与生殖、应对与应激耐受、价值与信念共 11 个型态，将相关的主观资料与客观资料进行整合。在我国，该模式主要用以指导相关的主观资料的分类与综合，而其中的客观资料依然采取传统的医学模式进行分类。由于其资料的组织形式有助于护士顺利找出护理诊断，也受到较广泛的关注和应用。

(3) Maslow 的需要层次模式：将所收集的资料按照 Maslow 的 5 个需要层次，即生理需要、安全需要、爱与归属需要、自尊的需要、自我实现需要进行分类。这种分类组织形式可以协助护士从生理、心理及社会等各个方面进行资料的收集与分析，但与护理诊断并没有直接的对应关系。

上述每种方式都各有优势和不足之处。护士可根据自己的知识基础、临床经验、个人的护理理念等而有不同的应用选择。

(三) 分析资料

分析资料是对所收集的资料及其相互关系进行解释和推理的过程，以判断护理对象可能存在的或潜在的对健康问题的反应及可能的原因，为最终确立相应的护理诊断做准备。

1. 识别正常和异常　护士必须熟悉正常人的生理、心理和社会适应能力诸方面的健康标准。在个体的不同时期其健康标准和各种需要是有很大差别的。如身高、体重、生命体征、生活自理能力、认知情况、应对能力等，在不同年龄期的参考范围是不同的；不同地区、不同民族和文化背景的个体，其在生理、心理活动方面表现也存在差异；还要注意环境因素发生变化时，机体通过各种代偿机制进行应对的结果与异常状态的区别。例如，正常情况下，尿液内一般不会出现尿蛋白，但在剧烈活动等情况下，尿液中可能会暂时出现微量蛋白，这属于生理性变化，而不能视为是异常表现。因此，护士需要准确地掌握各种健康指标的参考标准，并能认识到不同个体健康状况的表现具有多样性与复杂性，才有可能作出较正确的判断。

2. 形成诊断假设　在初步判断出护理对象正常与异常表现后，应将这些表现做进一步的分析与综合，分析彼此之间的区别与联系，进而形成一个或多个诊断假设。在形成诊断假设的过程中需要注意的是：①尽可能将有关信息综合起来考虑，而不能根据单一的资料和线索就草率地得出结论；②对照假设诊断的诊断依据，尤其是主要诊断依据进行资料的分析和推理；③如证据不充分，则需要进一步收集资料，予以确定或排除；④尽可能给出更多可能的诊断假设，进行鉴别，这样才能增加诊断的准确性和全面性。

(1) 现存的护理诊断：首先根据护理对象已有的正常与异常的表现，分析所存在的健康问题及可

Note:

能的原因。例如,护理对象诉呼吸困难,呼吸 36 次 /min,脉率 108 次 /min,端坐呼吸,这些表现在一起可以提示护理对象有心肺功能异常。那么护理对象是心功能异常或肺功能异常,还是两者兼而有之?还需要其他资料的进一步支持。该护理对象口唇无明显发绀,听诊两肺满布干啰音,医疗诊断"支气管哮喘";而心脏检查中,除心率增快以外,未见其他异常。由此,推断护理对象的心功能无明显异常,导致其呼吸困难的主要原因是支气管平滑肌痉挛所致。通过与相关护理诊断"气体交换受损""低效性呼吸型态"的定义及其主要诊断依据和次要诊断依据的比较,可以初步确定该护理对象存在"低效性呼吸型态 与支气管平滑肌痉挛有关"这一护理诊断。

(2) 潜在的护理诊断:除了现存的护理诊断外,还要注意有无潜在的护理诊断。例如,一位腰椎骨折、双下肢瘫痪的患者,虽然目前皮肤无明显受损的表现,但应考虑到其肢体活动受限以及长期卧床,是发生压力性损伤的危险因素,因此,应提出"有皮肤完整性受损的危险 与肢体活动受限及长期卧床有关"的护理诊断。

(3) 合作性问题:是指难以通过护理措施解决,需要医护人员共同处理的健康问题。常用于各种并发症的观察与处理,护理的主要措施是及时观察,以便于及时发现、及时处理。例如,对于一位因大咯血而住院的支气管扩张症的患者,考虑到其有发生窒息及失血性休克的可能,其中的"失血性休克"是难以通过护理措施避免其发生的,可提出合作性问题:"潜在并发症:失血性休克"。对于窒息,通过健康指导、体位调整以及咯血后的及时处理等护理措施可以避免发生,则应提护理诊断"有窒息的危险",而非"潜在并发症:窒息"。

(四) 确立与修订护理诊断

护理诊断是制订护理计划的依据,所提出的护理诊断必须真实、准确地反映护理对象的护理需求。因此,需要经过反复分析、综合、推理、推断,对所提出的护理诊断假设进行评价和筛选:①所提出的护理诊断是否证据充分。若证据不充分,则需要进一步收集资料,予以确定或排除。②与护理对象健康有关的各种因素是否已全面地进行了考虑,有无遗漏等。③各护理诊断之间是否存在交叉、包含或矛盾等关系。值得注意的是,护理诊断并非越多越好;确立护理诊断的过程也并非一次性完成的。

护理诊断是否正确,还需要在临床实践中进一步验证和评价,以便作出必要的修订和调整。首先,护士需要在护理过程中进一步收集资料、核实数据,客观、细致地观察病情变化,随时提出问题,评判性思考,查阅文献寻找证据,对新的发现、新的检查结果不断进行反思、予以解释,以明确新的证据是进一步支持抑或不利于原有护理诊断,甚至否定原有诊断。其次,随着护理对象健康状况的改变,其对健康问题的反应也在不断地变化,原有的健康问题可能得以缓解或解决,新的健康问题又可能出现,抑或原来比较次要的健康问题转为较突出的问题。因此,需要通过动态的评估以保持护理诊断的有效性。

(五) 护理诊断的排序

一个护理对象同时存在多个护理诊断和 / 或合作性问题时,需要按重要性和紧迫性进行排序。在确定护理诊断的优先顺序时应注意以下几点:①应随着疾病的进展、病情及护理对象反应的变化调整护理诊断的次序;②潜在的护理诊断与合作性问题,虽然目前尚未发生,但并不意味着不重要;③在遵循护理的基本原则的前提下,对护理对象主观感觉最为迫切的问题可以考虑优先解决。

一般按照首优诊断、次优诊断、其他诊断的顺序排列,同时也应注意排序的可变性。

1. 首优诊断　是指与呼吸、循环问题或生命体征异常有关的,需要立即采取措施,否则将直接威胁护理对象生命的护理诊断。

2. 次优诊断　是指虽未直接危及护理对象生命,但需要及早采取措施,以避免病情进一步恶化的护理诊断,如意识障碍、急性疼痛、急性排尿障碍、有感染和受伤的危险等。

3. 其他诊断　是指对护理措施的及时性要求并不严格,在安排护理工作时可以稍后考虑的护理诊断,如知识缺乏、家庭应对障碍等。

护理诊断是否客观、准确,与资料的收集、整理和分析过程密切相关。因此,每个诊断环节都必须严谨求真。同时,对资料的整理、分析和判断过程是一个复杂的发现问题、分析问题和解决问题的临床思维过程,需要在实践过程中不断培养和提高。

(李　萍)

第二节　护理诊断的思维方法

思维方法是指人脑借助信息符号,对感性认识材料进行加工处理的方式和途径。根据不同的分类标准,思维方法可分为不同的类别,如按思维的抽象程度可为抽象性思维和形象性思维,按思维的进程可分为横向思维和纵向思维、发散性思维和性收敛思维,按思维的工具或方式可分为逻辑性思维和非逻辑性思维等。护理诊断过程中,常用的思维方法有比较与类比、分析与综合、归纳与演绎、评判性思维等。

一、比较与类比

(一) 比较

比较(comparison)是确定事物异同关系的思维过程与方法。比较可以在异类对象之间进行,也可在同类对象之间进行,或在同一对象的不同方面进行。比较思维是思维操作的基础。

1. 比较的作用

(1) 有助于对事物进行分类考察:分类是认识事物的基本工具和手段,可以帮助人们对繁杂的资料进行有效的梳理,以便于对事物作出更明确、更深刻的认识,进而把握事物内部联系和本质。在整理资料时,可通过比较资料的相同点和不同点,将相同点多而不同点少的资料归属于同类;相同点少而不同点多的资料归属于不同类。

(2) 有助于对事物进行全面分析、完整地认识事物的特性:人们不仅可以对事物进行静态的比较,还可以对事物的动态过程进行比较;既可以比较事物自身的各个方面,也可以比较事物之间的联系;既可以比较相同点(异中求同),也可以比较不同点(同中求异),有利于完整地认识事物的特征。

(3) 有助于深入分析和探究事物的内在联系:运用比较思维,可以对所占有的感性资料进行深入的加工与分析,有助于逐步了解事物的特征、因果关系及变化规律等。

2. 比较的原则

(1) 在同一关系上进行:即被比较的事物必须有可比性。

(2) 在同一标准条件下进行:进行比较时,必须保证被比较的对象有精确的、稳定的比较标准,这是作出定量和定性比较的基础。

(3) 全面比较:是由客观事物本身的复杂性决定的。

(4) 抓住事物的本质属性:即要透过现象看本质,抓住事物之间的本质区别而不被表面的相似性所迷惑。

(二) 类比

类比(analogy)是指根据两个对象在某些属性上相同或相似,从而推出它们在其他属性上也相同或相似的思维过程和方法。

1. 类比的特点

(1) 有效地提出新问题和获得新发现:类比可以通过两个对象的比较,找出其共同点和相似点,并在此基础上把一个对象的已知属性,推演到另一个对象中去,以此对后者得出一个新的认识。

(2) 具有较大的灵活性:类比思维是一个由特殊到特殊,由此物到彼物,由此类到彼类的认识过程,具有举一反三和触类旁通的作用。

(3) 不具有必然性:由于客观事物既有相似的一面,也有差异的一面,在使用类比思维时,一定要注意与其他方法相结合。此外,类比结论是否正确,还要进一步进行验证。

2. 类比的原则

(1) 尽量扩大类比的范围:类比思维以事物间的相似性为基础,因而其所依据的相似性属性或关系越广泛,类比的结果越有效,通过类比所获得的结论也就越可靠。

(2) 关注共有或共缺的本质属性:若类比对象的相似性是该对象的本质属性,且与推出属性有内在联系,结论会更可靠。

(3) 避免机械类比:尽量分析、比较两个对象之间的差异性,还要与其他方法相结合,尽量避免因忽视重要差异而犯"机械类比"错误。

(三) 比较与类比的关系

两者既相互联系,又相互区别。比较可以是多元比较,即同类之间、异类之间或自身比较,确定其异同关系。类比以比较为基础,是相似物的相似性比较,通过类比,把一个对象的已知属性推演到另一个对象中去。因此,类比的全面性不如比较。

(四) 在护理诊断过程中的应用

1. 比较

(1) 对护理对象的健康资料进行分类处理:如在资料的收集和组织过程中,通过比较,找出不同资料之间的相似点和不同点,进而对资料进行分类处理。

(2) 识别正常与异常征象:通过将护理对象的资料与正常标准比较,可以推断护理对象在哪些方面是正常的,哪些方面是异常的。

2. 类比

(1) 有助于解释和分析正常或异常表现的可能原因:例如,一位拟行冠状动脉搭桥术的患者自述睡眠不佳,分析其原因时,可能首先想到的是由于患者担心手术是否顺利而影响睡眠,因为这类患者术前常有这样的问题存在。当然,这位患者睡眠不佳也可能是因为家庭问题或同病房其他患者的影响等。

(2) 有助于预测潜在的健康问题及其反应:例如,以往的经验显示服用利福平的患者可能出现肝脏损害,因此对于一位正在使用利福平进行化疗的肺结核患者,护士会预测患者有肝功能异常的可能,因而积极采取预防措施。

(3) 有助于核实资料的真实性或澄清资料:在分析各类资料的关系时,可以运用类比,由护理对象的一个属性推知其可能具有的另一个属性,再与实际收集的资料进行比较,以协助判断资料的真实性。如果推知的属性与所收集的资料一致,则可相互支持;如果不一致,则应予以核实和澄清。例如,对于一位推测可能为大叶性肺炎的患者,若其血常规检查显示白细胞增高,且以中性粒细胞增高为主,则可以认为两者相互支持。又如,一位老年患者表述有 3 个子女,都很孝顺,对老人照顾得很好,但该老人是独自就诊以及办理相关手续的。此时,护士应考虑进一步评估核实老人的家庭支持情况。

二、分析与综合

(一) 分析

分析(analysis)是将事物的整体分解为各个部分,然后分别加以研究的思维过程和方法。由于分析所着眼的是事物的局部,易导致认识的片面性。

(二) 综合

综合(synthesis)则是将事物的各个部分根据其内在的联系统一为一个整体而加以考虑的思维过程与方法。综合并非各个构成要素的简单相加,在综合的过程中,要紧紧抓住各要素之间的内在联系,从中把握事物整体的本质和规律。

(三) 分析与综合的关系

分析与综合相互依存,互为前提,并相互转化。辩证逻辑把分析与综合看作是认识过程中相互联

Note:

系着的两个方面,并将它们作为一种统一的思维方法。在分析的基础上进行综合,在综合的指导下进行分析。分析—综合—再分析—再综合,如此循环往复,可使认识不断深化,从而全面深刻地揭示事物的本质和规律。可以说,一切论断都是分析与综合的结果。

（四）在护理诊断过程中的应用

一个人的健康不仅是指躯体没有疾病,还包括心理及社会的完好状态。因此,护士所关注的是护理对象生理、心理和社会生活整体的健康状态。在资料的收集、整理和分析过程中需要将其分解为不同的组成部分,然后再将各个组成部分加以综合,形成对护理对象健康状况的整体看法。

将整体拆分为各个部分,有助于对不同组成部分的认识和了解,但容易形成孤立片面的印象。因此,分析之后还需要将各个组成部分根据彼此之间的内在联系逐层进行综合,最终形成对整体的认识。例如,通过对肺部的视诊、触诊、叩诊、听诊的各个项目的检查,才能了解肺部的基本状态。如果只是观察胸廓外形则所获得的信息有限,对肺脏的状态很难作出比较准确的判断。又如,经过对所收集资料进行分类和解释,可以形成一个或多个初步的护理诊断,之后需要对初步形成的护理诊断一一进行验证,并检查初步护理诊断是否涵盖了护理对象的全部问题等。

总之,护士在对护理对象健康资料的整理、分析以及确立、修订护理诊断的整体过程都贯穿了分析—综合—再分析—再综合的思维过程和方法。

三、归纳与演绎

（一）归纳

归纳(induction)是从若干个别事物中概括出一般性结论的思维过程和方法。

1. 归纳的特点

(1) 概括性:指归纳可以从经验中概括出科学规律及原理,还可以逐步将原理升华。

(2) 扩展性:指由部分扩展到全体。归纳思维可以使人们的思维突破当前情景的局限而扩大认识领域,并获得新的认识。

(3) 不具有必然性:归纳思维由部分推论到全体,除完全归纳和科学归纳外,容易发生"以偏概全"的错误。因为适用于有限对象的不一定适用于所有的,因此这种推理不是必然的。

2. 归纳的作用

(1) 有助于定律和理论的发现与形成:各种定律、理论的形成大都得益于归纳思维的运用。

(2) 有助于扩展人们的认识领域:归纳思维根据对已知的部分对象的认识推论到同类事物的全部对象或部分对象,扩展了人们的认识领域。

（二）演绎

演绎(deduction)是指人们以一定的反映客观规律的理论认识为依据,从该认识的已知部分推知事物的未知部分的思维方法。演绎是由一般到个别的思维过程与方法。

1. 演绎的特点

(1) 从普遍到特殊:作为演绎思维前提的一般原理或原则涵盖了所研究事物所有个体的共同性,从而适用于所有个体。它既为人们的思维提供依据,也为人们的行为提供规范。

(2) 不越雷池:演绎思维是将一类事物的公共特征推论到该事物的部分对象,其结论所断定的范围绝不会超出前提所断定的范围。

(3) 必然性:即前提与结论之间具有必然性。进行演绎思维时,只有前提真实并且推理形式正确,才能保证结论的真实。

2. 演绎的作用

(1) 论证理论:演绎可以从理论命题的前提中必然推导出结论,进而可以对某一命题作出严密的逻辑证明。

(2) 解释或预见事实:例如,已知有关心肌缺血坏死的病理生理学知识,解释冠心病患者的心前区

Note:

疼痛问题,并预见其有急性心肌梗死并发症的危险。

(3) 深化认识领域:演绎可依据客观事物联系的普遍性和层次性,作出层层递进、连锁推导,从而深化认识领域。例如,家庭关系紧张可影响孩子的心理健康,存在心理问题可影响其学习兴趣,学习兴趣下降可导致其学习成绩下降。由此可以发现家庭关系紧张与学习成绩的关系。

(三) 归纳与演绎的关系

两者是相互联系、相互依存的整体,归纳和演绎在科学认识的经验层次和理论层次上是相互补充的。归纳中贯穿着演绎的成分,即归纳过程中所利用的概念、范畴等需要借助先前积累的一般性理论知识为指导;演绎依赖归纳的结果作前提,即作为演绎思维前提的一般原理或原则是来自归纳思维的概括与总结。

(四) 在护理诊断过程中的应用

护士根据护理对象所具有的症状、体征及辅助检查结果提出护理诊断假设,属于从若干个别性事实得出一般性结论的过程,即归纳的思维过程;然后再根据相应护理诊断的诊断依据进一步评估和推理护理对象是否具有相应的特征表现,则属于由一般到特殊的演绎思维过程。例如,护士根据“有皮肤完整性受损的危险”护理诊断的相关因素知识,以及护理实践经验推理认为一位急性腹泻的患者,因为腹泻次数较多,尽管目前肛周皮肤完好,无明显损伤,但是存在“有皮肤完整性受损的危险”的潜在问题,需要积极采取预防护理措施。但在进行演绎推理的过程中,还要注意不同个体的差异性,护理诊断所描述的是护理对象对健康问题的反应,而不同的经历、个性特点以及社会及环境因素的不同,对同样的健康问题,不同个体的反应不同。

四、评判性思维

评判性思维(critical thinking)是一种基于充分的理性和客观事实而进行理论评估与客观评价的能力与意愿,是以存疑的态度对相信什么或做什么作出合理决定的思维,而不为感性和无事实根据的传闻所左右。由此可见,评判性思维与诊断性思维有着密切的联系。

1. **评判性思维的基础**　评判性思维是建立在良好思维品质基础上的,而良好的思维品质具有以下特点:

(1) 清晰性:是评判性思维的基础目标。其目的是免除混淆或含糊,消除晦涩,使人们能较好地理解话语。

(2) 正确性:蕴涵着一个人获得与事实或真理一致性的积极实践,是评判性思维中的一个重要目标,目的是免除过失、错误或失真。

(3) 精确性:一个陈述可能清晰而正确,但并不一定精确。精确是正确、明确和确切的质量。达到精确性需要更详细、具体的陈述和解释。

(4) 一致性:是指思考、行动或说话应与先前早已思考的、做的或表达的相一致,具有智力或道德的诚实性。

(5) 相关性:是指要围绕所思考的问题收集相关的信息,对问题作出针对性的回答,要避免不相干的问题牵扯进来,同时也要避免情感心理对思维过程的干扰。

(6) 逻辑性:是支撑信念和行为的理由是否具备合理性的问题。当思想的组合相互支撑,组合有意义时,这种思维是“逻辑”的。

(7) 深度和广度:是指能深入追溯一个问题,全盘把握一个思考或讨论的广泛过程的各个方面。如将所获悉的详细资料置于学科的大构架和全面视角之下进行思考的过程。

(8) 公正性:是指在思考时应考虑对立观点的力量与弱点;设身处地地理解他人;克服凭直觉或固有思想认知的自我中心倾向。

(9) 预见性:思维的预见性意味着行动的主动性。对事物的正确判断和解释是为了能够引导人们的行动。

2. 评判性思维的原则

(1) 敢于怀疑,保持开放的头脑。

(2) 保持对证据的渴求,并能谨慎地从证据中得出结论。

(3) 注意对研究证据的选择性解释,不要过分简化,也不要过分泛化。

(4) 主动将评判性思维运用于生活的各个领域,可显示其对提高生活质量的应用价值。

3. 评判性思维能力的培养 评判性思维强调的是以充分的证据,合理地运用不同的思维方法对所获得的信息或知识的真实性和正确性作出判断。因此,首先,要培养敢于怀疑和积极寻求证据的态度;其次,要能够正确运用各种科学思维方法,培养良好的思维品质;此外,要主动在生活实践中运用评判性思维,逐渐养成评判性思维习惯和提高评判性思维能力。

4. 在护理诊断过程中的应用 护士在为护理对象提供护理服务时,其护理行为要有据可循。护士首先需要根据护理对象的就诊状态确定健康问题或提出问题假设,然后收集并核实所有可获得的证据,对照问题假设的诊断依据,论证假设诊断存在的合理性,从而确定护理诊断。

总之,收集全面、系统、准确和真实的健康资料是确定护理诊断的前提和基础;熟练掌握相应的健康评估方法和正确运用比较、分析、综合、推理、判断等临床思维方法是确定护理诊断的有效保证;通过实践可以检验护理诊断是否正确和全面。由于护理诊断贯穿于护理实践过程的始终,护士需要认真学习、反复实践,不断提高健康评估能力和诊断思维能力,才能真正使护理工作做到系统化、整体化,并最终为护理对象提供优质护理。

(李　萍)

思 考 题

1. 如何在资料收集过程中,保证所收集资料的全面、真实和准确?

2. 请根据以下案例中的资料回答相关问题。

患者,男,26 岁。因"反复发作性意识障碍、肢体抽搐 2 年"而入院。今晨值班护士查房时,患者突然高喊一声,跌倒在地,呼之不应,两眼上翻,眼球固定,喉部痉挛,四肢呈持续性阵挛收缩,口吐白沫,口唇、皮肤发绀。查体:T 36.5℃,P 122 次/min,R 28 次/min,BP 140/100mmHg;双侧瞳孔等大等圆。初步诊断:癫痫。患者清醒后自诉"因自行停药导致病情加重",担心再次发病。

问题:

(1) 该患者可能存在的护理诊断有哪些? 依据是什么?

(2) 请写出思考过程,并说明所采用的思维方法有哪些?

(3) 反思自己的分析过程,有哪些启发和疑惑?

第九章

护理病历书写

09章 数字内容

学 习 目 标

知识目标：

1. 复述护理病历和电子病历的概念。

2. 复述护理病历的组成。

3. 说明护理病历书写的目的与意义。

4. 解释护理病历书写的基本原则与要求。

5. 描述入院护理病历、护理记录和住院健康教育的书写要点。

能力目标：

能结合患者的实际情况，准确、规范地书写护理病历。

素质目标：

1. 具有实事求是、严谨细致的科学态度。

2. 具有保护患者隐私、保障信息安全的道德意识与法制观念。

护理病历(nursing records)是有关护理对象的健康资料、护理诊断、计划及实施、效果评价和健康教育等护理活动的总结与记录,包括文字、符号和图表等资料,是护理文书(nursing documentation)的重要组成部分。护理病历书写是护士必备的基本技能,体现了护士的专业知识、临床思维、书面表达能力、法律意识和责任心。护理专业的学生,尤其是初学者,必须重视护理病历书写的学习。目前的护理病历书写主要限于住院患者,因此,本书主要介绍的是住院护理病历,为便于描述和理解,本章在涉及护理对象时主要采用"患者"一词进行描述。

第一节　概　　述

一、护理病历书写的目的与意义

1. **培养临床思维**　护理病历书写既是临床护理实践中的一项重要工作,也是培养护士临床思维、提高业务水平的重要途径。护理病历书写需要护士将所采集的患者资料,按照一定格式进行归纳整理,形成条理分明的文字记录。在这个过程中,护士需要回顾相关疾病知识,并与临床个案比较、分析异同,通过对各类临床证据和线索进行综合,获得对患者健康状况的整体看法,由此逐渐形成严谨的临床思维。

2. **指导临床护理实践**　护理病历是执行护理程序、实施整体护理不可或缺的文件。实时、准确、连续的护理病历记录能够反映患者病情的动态变化,是护士制订或修订护理措施、评价护理效果的重要依据。通过查看护理病历,医疗护理团队成员都可以了解患者的健康状况,从而增强彼此间的沟通与协作,维持护理工作的连续性、完整性,对顺利完成抢救、治疗、护理及促进患者早日康复具有重要的意义。

3. **评价临床护理质量**　护理病历书写是一项严谨而重要的工作,其质量的好坏不仅体现了护士的业务水平、工作能力和责任心,而且在很大程度上反映了临床护理活动的数量、质量和医疗护理管理水平。因此,通过对护理病历的检查,可评价医院护理管理控制标准及政策的可行性、实用性等,并最终提高护理水平、优化护理质量。

4. **提供护理教学与研究资料**　护理病历全面、及时、准确地记录了患者在疾病的发生、发展与转归过程中所经历的护理活动与效果,充分体现了理论在实践中的具体应用,是最为真实的教学素材,可用于各种形式的临床护理教学,尤其适合于个案讨论教学或以问题为基础的教学。护理病历也是护理科研的重要资料,对回顾性研究有很大的参考价值。通过一定数量护理病历的归纳、分析,可总结某一疾病的客观规律和成熟的护理经验,促进循证护理的发展。

5. **提供法律依据**　在医疗纠纷、医疗事故、伤害案件、保险理赔等问题上,护理病历是维护护患双方合法权益,进行举证的客观依据。国务院2002年颁布施行的《医疗事故处理条例》和2018年颁布施行的《医疗纠纷预防和处理条例》,以及2010年卫生部下发的《病历书写基本规范》,均明确了护理记录(为护理病历的重要部分)的法律效力。因此,护理病历书写应准确无误,记录者须签全名,并对记录的内容负法律责任。

二、护理病历书写的基本原则与要求

(一) 基本原则

1. 应当遵循《病历书写基本规范》《电子病历应用管理规范(试行)》和《卫生部办公厅关于在医疗机构推行表格式护理文书的通知》的规范与要求。

2. 护理病历书写应当客观、真实、准确、及时、规范。

3. 电子病历与纸质病历具有同等效力。

(二) 基本要求

1. **内容应客观、真实**　护理病历必须客观、真实地反映患者的健康状态、所采取的护理措施等,

Note:

不能以主观臆断代替真实而客观的评估。

2. **描述应准确、精炼** 护理病历应准确反映患者的诊疗与护理信息,内容力求精练、重点突出、条理清楚;应当与其他病历资料有机结合、相互统一,避免矛盾和不必要的重复。

3. **记录应及时、规范** 应按规范的格式、内容和要求及时记录。

(1) 眉栏项目:每种记录表格的眉栏内容应包括科室、床号、姓名、住院病历号(或病案号);底栏有页码,设于各表格底部中间。

(2) 日期和时间:一律使用阿拉伯数字书写,采用 24 小时制记录。

(3) 计量单位:一律采用中华人民共和国法定计量单位。

(4) 书写语言:使用中文进行书写,通用的外文缩写和无正式译名的症状、体征、疾病名称等可以使用外文;医学词汇、术语以及缩写的书写应规范。

(5) 纸质病历的书写用笔:应使用蓝黑墨水、碳素墨水书写。需复写的病历资料可以使用蓝色或黑色油水的圆珠笔。

(6) 急危抢救患者书写要求:因抢救急危患者,未能及时书写病历的,有关护士应在抢救结束后 6 小时内据实补记。

4. **项目填写完整** 护理病历各个项目要填写完整,不可遗漏,应注明日期和时间,并签全名或盖章。

5. **字迹清晰、工整** 书写过程中出现错字或别字时,应当用双横线划在错字或别字上,保持原记录清晰、可辨,在画线的错字上方更正并注明修改时间和签全名。不得采用刮、粘、涂等方法掩盖或去除原来的字迹。

6. **责任与权限** 上级护士有审查修改下级护士书写记录的责任。实习护士、试用期护士、未取得护士资格证书或未经注册护士书写的内容,须经本医疗机构具有合法执业资格的护士审阅、修改并签全名;进修护士由接受进修的医疗机构认定其工作能力后方可书写护理病历。

此外,实行电子病历的医疗机构,应根据相关规定、规范录入护理病历,并按有关要求进行保存和归档。

(朱大乔)

第二节　住院护理病历

我国目前护理病历的书写主要限于住院患者,包括入院护理病历、护理计划、护理记录和健康教育等。其中,护理记录具有法律效力,需归档管理。

一、入院护理病历

入院护理评估(nursing admission assessment)是对新入院患者首次进行的、全面且系统的健康评估。入院护理病历即是对该评估内容的记录,由责任护士或值班护士在患者入院后 24 小时内完成,内容包括患者的一般资料、健康史、体格检查、辅助检查和初步护理诊断 / 问题等。不同医疗机构常以上述内容为基础,并结合专科特色对评估项目进行调整和增减。

临床上,入院护理病历常采用表格式记录,如入院护理评估表(单)。但作为学生或初学者而言,建议采用开放式书写格式。这样不仅可训练学生对护理病历的书写能力,增强其对相关疾病的感性认识,还有助于帮助发现之前问诊或查体过程中的遗漏,逐步培养学生的临床思维能力。

1. **一般资料** 包括姓名、性别、年龄、民族、婚姻状况、文化程度、入院方式、入院诊断等。

2. **健康史** 若采用生理 - 心理 - 社会模式,一般包括入院原因(主诉和现病史)、日常生活状况、既往史、个人史、婚育史、月经史(女性)、家族史和心理社会状况;若采取功能性健康型态模式,除入院原因及既往史外,其他资料则主要以 11 个功能性健康型态的形式进行呈现。具体可参见第二章第一节"问诊内容"。

3. **体格检查** 包括生命体征、各系统形态与功能的评估。应重点检查与护理工作有关的、有助于发现护理问题的项目,比如皮肤、营养、视力和听力等状况。吸氧、气管插管(切开)、鼻饲、留置导尿、造瘘、引流和牵引等治疗情况的评估,也应包含在此栏目。

护士在此评估阶段,对存在自理能力缺陷、跌倒/坠床、压力性损伤、疼痛等高危风险的患者,可运用相关护理风险评估量表进行进一步评估并加以记录。

4. **辅助检查** 包括对医疗和护理诊断有支持意义的实验室、心电图和影像学检查等结果。

5. **初步护理诊断/问题** 应注意护理诊断及合作性问题的名称准确,表述规范,并按优先顺序进行排列。

6. **签名** 书写入院护理评估的护士应在初步护理诊断的右下角签全名,字迹应清楚可辨。

知 识 拓 展

日常护理风险评估

护理风险评估是指通过对现存或潜在的风险进行分析,针对存在的风险问题,探讨、寻求护理风险的防范措施,尽可能减少风险事件的发生。为规范临床护士的评估行为,保障相关护理评估工作全面、准确,临床上常规对患者的日常生活自理能力、跌倒/坠床、压力性损伤、疼痛等进行专门评估,并统称为"日常护理风险评估",临床上常用评估量表有(改良)Barthel 指数评定量表、Morse 跌倒评估量表、Braden 量表和疼痛评估量表。

二、护理计划

护理计划(care plan)是针对患者所存在的护理诊断/合作性问题而制订的护理目标与护理措施实施方案,是临床进行护理活动的依据。护理计划单则是护士为患者所制订的全部护理计划的书面记录。通过护理计划单可了解患者在整个住院期间存在的护理诊断/合作性问题、实施的护理措施及护理效果,提示已解决的护理诊断/合作性问题、出院时仍存在护理诊断/合作性问题、需在出院后进一步采取的措施(表 9-2-1)。

表 9-2-1 护理计划单(示例)

科别 心内科　　床号 1　　姓名 程××　　诊断 冠心病、不稳定型心绞痛、高血压 3 级　　住院号 00001

日期	护理诊断/合作性问题	护理目标	护理措施	签名	效果评价	停止日期	签名
2021-02-03	疼痛与心肌缺血、缺氧有关。	1. 患者自述疼痛次数减少,程度减轻。 2. 患者能够复述并运用有效方法缓解疼痛。	1. 卧床休息,协助患者满足生活需要。 2. 给予持续低流量吸氧,2~4L/min。 3. 严密观察血压、心率、心律的变化,注意患者有无面色苍白、出汗、恶心或呕吐,及时了解有无心绞痛发作及疼痛的程度等。 4. 心绞痛发作时嘱患者停止原来活动,安抚患者解除紧张情绪;指导患者舌下含服硝酸甘油止痛,观察用药后的效果。若疼痛不缓解,可再次含服硝酸甘油片,并立即通知医生,做心电图。 5. 心绞痛发作频繁且严重时,遵医嘱静脉点滴硝酸甘油,注意滴速和药物的疗效。 6. 告诉患者心绞痛发作及加重时应告知医护人员。教会患者使用呼叫器。	李××	1. 患者住院期间发作心绞痛 2 次,发作期间绝对卧床休息并采取有效的医护措施,效果满意,后未再有发作。 2. 患者能够复述缓解疼痛的方法。	2021-02-10	李××

自 2010 年卫生部关于简化护理文书的政策出台后,各医疗机构不再规定护士必须书写护理计划。在临床实际工作中,护理计划的主要内容,如护理措施与效果,在护理记录中是有所体现的。

三、护理记录

护理记录(nursing notes)是护士对患者住院期间健康状况的变化、所实施的护理措施与效果等的客观记录。护理记录是护理病历不可或缺的部分,具有法律效力,属于医疗机构应患者要求可以复印或者复制的病历资料。

护理记录要真实、重点突出,能体现患者健康状况的动态变化和护理过程的连续性。记录方式可采用表格式或描述性记录,以简化、实用为原则。根据患者的病情轻重,常分为一般患者护理记录和病重(危)患者护理记录。在临床上,各科室常根据其专科特色,另附"专科护理记录"。

(一) 一般患者护理记录

适用于所有住院患者,包括首次护理记录、日常护理记录以及出院护理记录。除眉栏项目要填写完整外,还需注意:①应注明护理记录的时间,并具体到分钟;②记录后,责任护士应在记录的右下角签全名。

1. 首次护理记录 即患者入院后的第一次护理记录,类似于入院护理评估及护理计划的简化形式。由责任护士或值班护士在本班次内完成。内容包括:①患者的姓名、年龄、性别、主要的住院原因(包括主诉和医疗诊断);②目前的主要症状、体征及重要的辅助检查结果;③确立的主要护理诊断/问题,拟实施的主要护理措施(表 9-2-2)。

表 9-2-2 首次护理记录(描述性记录示例)

科别 心内科　　床号 1　　姓名 程××　　诊断 冠心病、不稳定型心绞痛、高血压 3 级　　住院号 00001

> 2021-02-03 10:00
> 　患者,程××,男,65 岁,主诉"发作性胸痛、胸闷 4 年,加重 10 天",门诊以"冠心病、不稳定型心绞痛"收入院。
> 　患者于 4 年前行走时感胸骨后闷痛,休息约 10 分钟后自行缓解,曾于所在地医院就诊,口服地奥心血康等药物 1 年余,无胸闷、胸痛发作。2 年前上述症状再发,需含服硝酸甘油,5 分钟后方可缓解。10 个月前于我科住院行 PTCA 及支架术治疗,胸闷、胸痛缓解。近 10 天发作较以往频繁,白天和夜间均可发作,自服硝酸甘油含片效果不佳,遂来我院急诊就诊,予以吸氧、扩血管药物治疗后症状稍有缓解。患者近 10 天以来,精神差,饮食睡眠欠佳,二便正常,体重无明显变化,日常活动耐力较前下降。高血压病史 20 余年。患者不能规律服用降压药及监测血压,对预防冠心病发作的知识不足,希望得到更多的指导。
> 　体格检查:T 37℃,P 80 次/min,R 18 次/min,BP 150/90mmHg,身高 1.75m,体重 77kg。神志清,半坐卧位。心前区无异常隆起,心尖搏动位于第 5 肋间左锁骨中线内 0.5cm,心界无扩大,心率 80 次/min,律齐,心音低钝,各瓣膜区未闻及病理性杂音。
> 　专科情况及风险评估:中度胸痛(VAS 疼痛评分"6");间断吸氧,氧浓度 2~4L/min;无导管和引流管;日常生活能力受限,入院 Barthel 指数(BI)总分 30 分;跌倒/坠床危险因素评估为高风险(Morse 评分 60 分);压力性损伤危险因素评分(Braden 评分)17 分。
> 　辅助检查:心电图检查(2021-2-3):V_1~V_6 的 ST 段斜行压低 0.1~0.2mV;血清心肌酶检查(2021-2-3):正常。
> 　初步护理诊断/问题:①疼痛;②潜在并发症:急性心肌梗死(AMI);③活动耐力下降;④知识缺乏:缺乏冠心病的防护知识;⑤健康自我管理无效。
> 　拟实施的主要护理措施:一级护理、持续低流量吸氧、卧床休息、低盐普食;密切监测生命体征及胸闷、胸痛等不适症状;遵医嘱给予扩血管药物治疗;积极做好相关检查的准备;健康教育(介绍心绞痛发作的可能原因,饮食、用药等注意事项,相关检查的目的及注意事项等)。
>
> 　　　　　　　　　　　　　　　　　　　　　　　　　　　　　　　　　　　　李××

2. 日常护理记录 内容包括:①患者的病情变化,如症状、体征及辅助检查结果等;②所实施的护理措施及效果评价;③特殊检查与治疗情况;④需注意的健康问题等。对于手术患者应注意记录麻醉方式、手术名称和留置导管情况等(表 9-2-3)。

表 9-2-3　日常护理记录(描述性记录示例)

科别心内科　　床号 1　　姓名程 ×× 　诊断冠心病、不稳定型心绞痛、高血压 3 级　　住院号 00001

2021-02-05　8：00
患者自述胸痛、呼吸困难,不能平卧。查体:神志清,心率 98 次 /min,血压 150/90mmHg。心电图显示 V_1~V_6 的 ST 段斜行压低 0.2~0.4mV。嘱患者半卧位休息,精神保持放松,氧气持续吸入(4L/min),并遵医嘱静脉滴注硝酸甘油 10mg(加入 5% 葡萄糖 500ml),调整滴速 30 滴 /min,持续滴入。5 分钟后,患者诉不适症状有明显缓解。继续观察患者生命体征变化,每半小时巡视 1 次。告知患者若有不适,应及时告知医护人员。 　　　　　　　　　　　　　　　　　　　　　　　　　　　　　　　　　　　　　李 ××

记录频次根据医嘱、患者病情及治疗等需要决定。新入院患者当天要有记录;手术患者的术前、手术当日及术后第 1 天要有记录;病情稳定的一级护理患者每周至少记录 2~3 次,二级、三级护理患者至少每周记录 1~2 次,若病情有变化随时记录;遇有特殊检查、特殊治疗等应及时记录。

3. 出院护理记录　是对即将出院的患者所做的护理记录,内容包括:①患者简要健康史及出院诊断;②住院期间所存在的主要健康问题及实施的主要护理措施;③患者当前健康状况及健康问题;④出院后在服药、饮食与营养、休息与活动、功能锻炼和复查等方面的注意事项。

(二) 病重(危)患者护理记录

病重(危)患者护理记录是指护士根据医嘱和病情需要对病重(危)患者住院期间护理过程的客观记录。适用范围:病重、病危患者,或病情发生变化、需要监护的患者。

记录内容可根据相应专科的护理特点而有所不同,较一般患者护理记录更详细。为了便于更清楚地了解患者的病情变化、生命体征、出入量等重要信息以表格形式呈现,所采取的措施及效果等则可采用文字描述。

具体的书写要求如下:

1. 记录时间　应当具体到分钟。

2. 首页记录　新入、危重、抢救、手术、分娩后患者在首页开始时,应简述病情或者手术情况、所给予的处置及效果。

3. 常规指标记录

(1) 生命体征:体温(次 /min)、脉搏(次 /min)、呼吸(次 /min)和血压(mmHg)直接在相应栏内填写实测值。

(2) 意识状态:应根据患者实际状态记录,可选填清醒、嗜睡、意识模糊、昏睡、浅昏迷、深昏迷和谵妄状态。如患者使用镇静剂无法判断意识状态时,可在意识栏记录“镇静状态”。

(3) 吸氧:氧流量单位为“L/min”,直接在相应栏内填入数值,不需要填写数据单位,并记录吸氧方式,如鼻导管、面罩等。

(4) 血氧饱和度:单位为“%”,直接在相应栏内填写实测值。

(5) 出入量:①入量,包括输液、输血、鼻饲、服药用水、饮食含水量及饮水量等。如为输液应注明液体加入药物后的总量。②出量,包括出血量、尿量、呕吐量、粪便量、各种引流液量、痰量等。需要时,还应记录颜色与性状。③小结 12 小时 (7：00—19：00)和 24 小时 (7：00 至次晨 7：00)出入量,不足 12 小时或 24 小时按实际时间记录。24 小时总出入量记录于体温单的相应栏内。

(6) 皮肤情况:可用完好、破损、压力性损伤等记录,后两项应在护理措施栏内记录部位、范围、深度、局部处理及效果。

4. 管路护理　根据患者置管情况填写,如气管插管、静脉置管、导尿管、引流管等。

5. 空格栏　可记录瞳孔大小(mm)和对光反射(灵敏、迟钝、消失)、CVP(cmH₂O)、血糖(mmol/L)、肢体循环状况等专科观察内容,以满足专科护理的需要。

6. 病情观察、措施及效果　包括患者的病情变化、药物反应、皮肤、饮食、睡眠、排泄、呕吐、咯血、异常实验室检查结果等方面的情况,针对异常情况采取的措施以及处理后的效果。患者接受特殊检查、治疗、用药、手术前后须有相应内容记录。

7. 记录频次　根据患者情况决定记录频次,病情变化随时记录,病情稳定后每班至少记录 1 次。

8. 记录要及时　因抢救患者未能及时书写护理记录,护士应当在抢救结束后 6 小时内据实补记,并注明补记的时间,补记时间具体到分钟,签全名。

(三) 专科或专项护理记录

随着医学专科分工的细化和诊疗新业务、新技术的开展,在临床护理工作中经常需进行专科或专项的护理记录,如"新生儿护理记录单""产科护理记录单""手术护理记录单""引流管(导管)观察记录""出入液量观察记录""疼痛观察记录""压力性损伤观察记录"等。

四、住院患者健康教育

患者健康教育(patient health education),是以患者为中心,针对在医院接受医疗保健服务的患者及其家属所实施的有目的、有计划、有系统的健康教育活动,其教育目标是针对患者个人的健康状况与疾病特点,通过健康教育实现疾病控制,促进身心康复,提高生活质量。

患者健康教育是护理工作的重要内容,也是一种有效、易行的非药物治疗手段。通过向患者及其家属提供相关的知识与技能指导,不仅能增强患者自我保健意识,提高其自我护理能力,还能有效地发挥家庭等支持系统的作用,共同促进患者早日康复。同时,健康教育有利于增进护患之间的沟通、理解和合作,是密切护患关系、减少护患纠纷的重要纽带。

依实施场所不同,患者健康教育包括门诊教育、住院教育和家庭随访教育 3 类。本节仅介绍住院教育部分。

(一) 住院患者健康教育的主要内容

应根据患者住院期间的健康需求,有的放矢地确定健康教育的内容。由于患者在住院不同时期有不同的需求,一般将住院教育分为以下 3 个阶段:

1. 入院教育　是患者在入院时由医护人员向患者及其家属进行的宣传教育,旨在使患者和陪护人员尽快熟悉住院环境,稳定情绪,遵守住院制度,积极配合治疗。入院教育主要包括科室环境和设施介绍、住院期间安全教育、责任医生和护士介绍、标本留取方法。

2. 住院期间教育　是患者在住院期间进行的经常性的健康教育,是住院教育的重点,主要包括疾病指导、药物指导、检查(操作)指导、术前指导和术后康复指导。

3. 出院教育　是患者出院前向患者及其家属进行的宣传教育,旨在使患者在出院后能巩固住院治疗效果,防止疾病复发和意外情况的发生。出院教育主要包括营养和饮食指导、药物指导、功能锻炼方法指导、预防疾病复发和复诊的指导。

在实际工作中,为简化程序、便于操作、保证健康教育效果,可根据疾病特点,将患者及其家属需要了解和掌握的有关知识和技能编制成标准健康教育计划。护士可参照标准健康教育计划为患者及其家属提供健康教育。但应避免机械执行计划,而忽略患者的个体需求。

(二) 住院患者健康教育的书写要求

1. 入院教育由在班护士在本班内完成。

2. 在为患者或家属进行健康教育后,应就教育时间、教育内容、教育对象、教育方法和实施效果进行记录,并请患者或家属签名,当班护士签全名。

3. 由于某种原因导致健康教育中止,应备注说明。

4. 若为标准健康教育计划表(单),对表单中未涉及、但需要对患者进行健康教育的内容,应在其他或备注栏内填写清楚。

(朱大乔)

第三节　电子病历

随着我国医院信息化建设的不断发展和完善,电子病历在临床的应用越来越普遍。充分发挥电子病历信息化作用,可极大提高医院的工作效率和医疗质量,改善医疗服务体验,促进"智慧医院"的发展。为此,必须加强对电子病历书写质量和数据质量的把控。

一、相关概念

电子病历(electronic medical record,EMR)是指医务人员在医疗活动过程中,使用医疗机构信息系统生成的文字、符号、图表、图形、数字、影像等数字化信息,并能实现存储、管理、传输和重现的医疗记录,是病历的一种记录形式,包括门(急)诊病历和住院病历。使用文字处理软件编辑、打印的病历文档不能称为电子病历。

电子病历书写是指医务人员使用电子病历系统,对通过问诊、查体、辅助检查、诊断、治疗、护理等医疗活动获得的有关资料进行归纳、分析、整理形成医疗活动记录的行为。

电子病历系统是指医疗机构内部支持电子病历信息的采集、存储、访问和在线帮助,并围绕提高医疗质量、保障医疗安全、提高医疗效率而提供信息处理和智能化服务功能的计算机信息系统。

二、电子病历的书写与存储

1. 医疗机构使用电子病历系统进行病历书写,应当遵循客观、真实、准确、及时、完整、规范的原则。

2. 医疗机构应当为患者电子病历赋予唯一患者身份标识,以确保患者基本信息及其医疗记录的真实性、一致性、连续性和完整性。

3. 电子病历系统应当对操作人员进行身份识别,保存历次操作印痕、标记操作时间和操作人员信息,并保证历次操作印痕、标记操作时间和操作人员信息可查询、可追溯。操作人员包括使用电子病历系统的医务人员,维护、管理电子病历信息系统的技术人员和实施电子病历质量监管的行政管理人员。

4. 医务人员采用身份标识登录电子病历系统完成书写、审阅、修改等操作并予以确认后,系统应当显示医务人员姓名及完成时间。

5. 电子病历系统应当设置医务人员书写、审阅、修改的权限和时限。实习医务人员、试用期医务人员记录的病历,应当由具有本医疗机构执业资格的上级医务人员审阅、修改并予确认。上级医务人员审阅、修改、确认电子病历内容时,电子病历系统应当进行身份识别、保存历次操作痕迹、标记准确的操作时间和操作人信息。

6. 电子病历应当设置归档状态,医疗机构应当按照病历管理相关规定,在患者门(急)诊就诊结束或出院后,适时将电子病历转为归档状态。电子病历归档后原则上不得修改,特殊情况下确需修改的,经医疗机构医务部门批准后进行修改并保留修改痕迹。

7. 医疗机构因存档等需要可以将电子病历打印后与非电子化的资料合并形成病案保存。具备条件的医疗机构可以对知情同意书、植入材料条形码等非电子化的资料进行数字化采集后纳入电子病历系统管理,原件另行妥善保存。

8. 门(急)诊电子病历由医疗机构保管的,保存时间自患者最后一次就诊之日起不少于 15 年;住院电子病历保存时间自患者最后一次出院之日起不少于 30 年。

三、电子病历的优势与不足

(一)电子病历的优势

1. 准确性、完整性高　电子病历不仅包括纸质病历的全部内容,还可以将所记录的 CT、MRI、核

Note:

医学等影像图片,以及心电图、脑电图等电生理检查图形,通过多媒体技术全面展现出来。通过各种身份标识和识别手段可确保资料的准确性。结合医疗知识库的应用,通过校验、告警、提示等手段,可以有效降低医疗差错。

2. **传送速度快**　为医护人员提供完整的、实时的、随时随地的患者信息访问。医护人员通过计算机网络可以远程存取患者的病历,在几分钟甚至几秒内就能把数据传往需要的地方。急诊时,电子病历中的资料可以及时被调取并显示在医护人员的面前,为救治患者赢得了宝贵时间。

3. **易存贮、存储容量大**　方便进行数据的保存和传输,对存储的环境和空间要求不高,占用空间小,保存容量大、时间长,管理方便。

4. **使用方便**　通过电子化的信息传输和共享,大大减少人工收集和录入数据的工作量,为医疗管理、科研、教学、公共卫生提供数据源,可以方便、迅速、准确地开展各种科学研究和统计分析工作,极大提高了工作效率。

5. **共享性好**　通过医疗信息共享,支持患者在医疗机构之间的连续医疗。

(二) 电子病历的不足

1. **需要计算机软硬件投资和人员培训**　电子病历的有效实施一般需要较完善的医院信息管理系统和相关的技术人员,软硬件的投入资金数目可观。此外,电子病历系统对医护人员也提出了更高的要求,需要熟练掌握计算机操作技能及病历系统操作规范。不仅如此,计算机一旦发生故障,将造成系统停顿,无法进行正常工作,因此,经常需要保存手工的原始记录。

2. **存在患者隐私泄露的安全隐患**　传统的门诊纸质病历一般由患者自己保管,别人较难获取其中的信息。即便是住院病历,由于是统一放置,有严格的复制与查阅制度,他人也较难获得。电子病历具有更大的可及性,网络发布和查询相对简单。一旦系统的权限设置或使用上存在缺陷或漏洞,患者的隐私将无法得到切实的保障。

3. **书写差错的可能性增加**　电子病历方便了医护人员进行复制和粘贴,减少了录入数据的工作量。但医护人员大量采取复制和粘贴,可能会导致病历中出现重大错误。

(朱大乔)

思　考　题

1. 护理病历书写的基本要求有哪些?

2. 对于入院护理病历或入院护理评估单(表),你有哪些想法? 有无进一步完善或改进的建议?

3. 与纸质病历相比,电子病历存在哪些优势与不足?

4. 请根据所提供的信息思考相关问题。

患者,男,85 岁,因"昏迷48 小时"入院,现住院第 2 天,仍处于昏迷状态。

问题:护士在书写护理记录时,应重点记录患者的哪些情况?

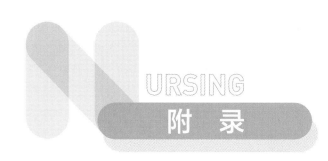

附录

附录 1　入院患者护理评估单

入院患者护理评估单

科别<u>心内科</u>　　　病区<u>1</u>　　　床号<u>1</u>　　　住院号<u>00001</u>

一 般 资 料

姓名:程×× 　　**性别:**男 　　　**年龄:**65 岁 　　**职业:**工人

婚姻:已婚 　　　**文化程度:**初中 　　**民族:**汉 　　　**籍贯:**上海

住址:××市××区××路××号 　　　**联系方式:**×××××××

联系人:钱×× 　　**与患者的关系:**妻子 　　**联系方式:**×××××××

入院日期:2021-02-03 　　　　　　　**入院方式:**扶行

病历记录日期:2021-02-03 　　　　　**病历申诉者:**患者本人

入院治疗诊断:冠心病、不稳定型心绞痛、高血压 3 级

主管医生:赵×× 　　　　　　　　　**责任护士:**李××

健 康 史

主诉:发作性胸痛、胸闷 4 年,加重 10 天。

现病史:患者于 4 年前行走时感胸骨后闷痛,无心悸、出汗,无放射痛,停止行走休息约 10 分钟后可自行缓解。曾在当地医院就诊,按"心脏病"治疗(具体不详)。后口服地奥心血康等药物 1 年余,无胸闷、胸痛发作。2 年前上述症状再发,稍微活动后即感胸闷、胸痛,夜间睡眠时亦有发作,需含服硝酸甘油,5 分钟后方可缓解。10 个月前曾于我科住院行 PTCA 及支架术治疗,胸闷、胸痛缓解。自半年前起上述症状再度复发,近 1 个月以来发作频繁,每日发作 5~6 次,白天稍微活动即可发作,夜间发作时需坐起,含服硝酸甘油后 10 余分钟可缓解,无呼吸困难,无双下肢水肿。2 天前来我院急诊就诊,给予静滴硝酸异山梨酯、低右旋糖酐、丹参,口服"恬尔心"90mg,1 次 /d、单硝酸异山梨酯(长效异乐定)80mg,1 次 /d、阿司匹林肠溶片 100mg,1 次 /d。今为进一步治疗,以"冠心病,不稳定型心绞痛"收入院。

日常生活状况

饮食与营养型态:平时 3 餐 /d,主食 1~2 两 / 餐。食欲较好,饮食清淡、规律,喜甜食,无特殊忌口,无咀嚼及吞咽困难。饮水约 2 000ml/d,以白开水为主。自患病以来,食欲减退,但体重无明显变化。

排泄型态:排尿 4~6 次 / 日间,0~1 次 / 夜间。粪便黄、软,1 次 /d。无腹泻、便秘及排便困难。

休息与睡眠型态:平时睡眠规律,每晚睡眠 5~7 小时,睡眠不深。近期夜间常因胸痛、胸闷惊醒,睡眠不佳。

日常活动和自理能力:平时日常活动完全自理,每日晨起及晚上入睡前散步约 30 分钟。发病时,需卧床休息,日常活动受限,需家人协助完成。入院 Barthel 指数(BI)总分 30 分。

个人嗜好:无烟酒、浓茶、咖啡及其他不良嗜好。

既往史

1980 年曾行"阑尾切除术"。高血压病史 20 余年,长期服用珍菊降压片等药物,血压控制不理想,波动在 135/90mmHg~185/140mmHg 之间。否认高血脂、糖尿病、传染病等病史,否认输血史及外伤史,否认药物及食物过敏史。

个人史

生于原籍,无疫区居住史及传染病接触史,预防接种史不详。已婚,育一子一女。

家族史

父母均有高血压,已过世,死因不详。妻子、子女均体健。有一个妹妹,血压正常。

心理 - 社会状况

自我概念:外表整洁,穿着得体。退休前担任厂里的技术骨干,与单位同事相处融洽,善于沟通,自信心强,忍耐性好,自认为处理工作和日常生活问题的能力较强。家庭和睦,子女孝顺,对家庭、工作较为满意。希望自己的病情有所好转,减轻家人的负担。

认知功能:无感知觉、记忆力、注意力及定向力障碍,语言流畅,思路清晰,判断正确,无沟通障碍。

情绪状态:表情自然,态度友好,情绪平稳。

应激水平与应对能力:自认为处世经验一般,大多数事情自己能处理,并与家人协商。患病以来,能积极配合医疗和护理,认为自己的疾病一定能好转。

对健康与疾病的认识:对心绞痛的认识不全面,不知道可采取何种措施减少或减轻心绞痛发作,对相关特殊检查一无所知。对高血压的危害认识不足,无法坚持自我监测血压,常有服药不依从的情况发生。但渴望健康,过正常而平静的生活。

精神信仰:无宗教信仰,不重名利。

社会组织关系:退休在家,原单位对自己较关心。

家庭关系:与妻子同住,女儿、儿子已成家立业。一家人感情深厚,关系融洽,常有往来。

家庭及个人经济情况:享受医疗劳保,子女已成家,孝顺双亲,无经济负担。

工作学习情况:工人,退休已多年。由于疾病关系,一直在家休息。

生活环境与生活方式:居住环境宽松,二室一厅。平时生活起居由妻子照顾,有晨练习惯,以看报纸、看电视作为日常消遣,生活较平静。

体 格 检 查

T 37℃,P 96 次 /min,R 20 次 /min,BP 150/90mmHg,身高 175cm,体重 77kg。

一般状态:发育正常,营养良好。神志清,半坐卧位,面色苍白,略显憔悴,查体合作。

皮肤黏膜:无黄染及发绀,皮肤弹性好,无皮疹及出血点,无水肿、溃疡,无蜘蛛痣。

浅表淋巴结:全身浅表淋巴结未触及。

头部:头颅大小、形态如常,头发花白,头顶毛发稀疏,头部无瘢痕及触痛。

眼:眼睑无水肿、下垂,结膜无苍白、充血、出血及滤泡,巩膜无黄染,角膜透明、无溃疡,双侧瞳孔等大等圆,直径约 3mm,对光反应灵敏,眼球无突出及下陷、活动自如,无眼球震颤。

耳:耳郭无畸形及牵拉痛,外耳道无异常分泌物,乳突无压痛,粗测听力正常。

鼻:无畸形,皮肤颜色如常,无鼻翼扇动,鼻腔通畅、无异常分泌物,鼻窦无压痛。

口腔:无异味,口唇无发绀,牙齿排列整齐,⌐6⌐缺齿及⌐7⌐义齿,牙龈无红肿、溢脓及出血,口腔黏膜无破溃、白斑及出血点,舌苔薄白,舌质红润,伸舌居中,扁桃体无肿大。

颈部:颈软,双侧对称,运动不受限,无颈静脉怒张,可见颈动脉搏动,甲状腺无肿大,气管居中。

胸廓:胸廓呈椭圆形、左右对称,未见胸壁静脉曲张,胸壁无压痛。

肺脏

视诊:腹式呼吸为主,节律规整、两侧对等。

触诊:两侧呼吸动度一致,两侧语音震颤基本一致、无明显增强或减弱,无胸膜摩擦感。

叩诊:呈清音,双侧肺下界一致,位于锁骨中线第 6 肋间、腋中线第 8 肋间和肩胛线第 10 肋间。

听诊:双肺呼吸音粗糙,未闻及干、湿啰音及胸膜摩擦音。

心脏

视诊:心前区无隆起,心尖搏动位于第 5 肋间左锁骨中线外 0.5cm,搏动范围直径约 2.0cm,心前区未见其他异常搏动。

触诊:心尖搏动位置同视诊,心前区未触及震颤及心包摩擦感。

叩诊:心界略向左扩大,如下表所示:

右 /cm	肋间	左 /cm
2.5	2	3.5
2.5	3	4.5
3.0	4	8.0
	5	9.5

注:左锁骨中线至前正中线之间距离为 9cm。

听诊:心率 96 次 /min,律齐,心音低钝,各瓣膜听诊区未闻及病理性杂音,无心包摩擦音。

周围血管:各浅表动脉(桡动脉、肱动脉、股动脉、足背动脉)搏动有力,双侧一致,节律规整。肝颈静脉回流征(−)。无周围血管征。

腹部

视诊:腹部对称、平坦,未见腹壁静脉曲张,未见胃肠型及蠕动波,右下腹麦氏点可见一长约 5cm 手术瘢痕。

触诊:腹软,无压痛及反跳痛,未触及肿物,肝、脾及胆囊均未触及,墨菲征(−)。

叩诊:鼓音,无移动性浊音,肝区无叩击痛,肾区无叩击痛。

听诊:肠鸣音 5 次 /min,未闻及振水音及血管杂音。

脊柱:呈正常生理弯曲,无脊柱侧弯,无压痛及叩击痛,活动不受限。

四肢:无畸形,双侧对称,无静脉曲张及水肿。关节无畸形、红肿、压痛,活动不受限。

肛门、直肠及外生殖器:未查。

神经系统:肌力 5 级,肌张力无增强或减弱,生理反射对称引出,未引出病理反射。巴宾斯基征(−),奥本海姆征(−),克尼格征(−),布鲁津斯基征(−)。

专科情况:中度胸痛(VAS 疼痛评分"6");日常生活能力受限,入院 Barthel 指数总分 30 分;跌倒 /坠床危险因素评估为高风险(Morse 评分 60 分);压力性损伤危险因素评分(Braden 评分)17 分;间断吸氧,氧浓度 2~4L/min;无导管和引流管。

辅 助 检 查

心电图检查(2021-02-03):V_1~V_6 的 ST 段下斜型压低 0.1~0.2mV。

血清心肌酶检查(2021-02-03)：正常。

初步护理诊断 / 问题

1. **急性疼痛**　与冠状动脉痉挛导致心肌暂时缺血、缺氧有关。
2. **潜在并发症：急性心肌梗死**。
3. **活动耐力下降**　与冠状动脉痉挛导致心肌暂时缺血、缺氧有关。
4. **知识缺乏：缺乏冠心病的防护知识**。
5. **健康自我管理无效**　与知识缺乏及健康管理信念不佳有关。

李××

附录 2　NANDA 护理诊断一览表(2021—2023)

NANDA 护理诊断一览表(2021—2023)

领域 1：健康促进 health promotion

娱乐活动减少	decreased diversional activity engagement
有健康素养改善的趋势	readiness for enhanced health literacy
久坐的生活方式	sedentary lifestyle
有逃脱的危险	risk for elopement attempt
老年综合征	frail elderly syndrome
有老年综合征的危险	risk for frail elderly syndrome
有体育锻炼增强的趋势	readiness for enhanced exercise engagement
社区保健缺乏	deficient community health
有风险的健康行为	risk-prone health behavior
健康维护行为无效	ineffective health maintenance behaviors
健康自我管理无效	ineffective health self-management
有健康自我管理改善的趋势	readiness for enhanced health self-management
家庭健康自我管理无效	ineffective family health self-management
家庭维护行为无效	ineffective home maintenance behaviors
有家庭维护行为无效的危险	risk for ineffective home maintenance behaviors
有家庭维护行为改善的趋势	readiness for enhanced home maintenance behaviors
防护无效	ineffective protection

领域 2：营养 nutrition

营养失调：低于机体需要量	imbalanced nutrition：less than body requirements
有营养改善的趋势	readiness for enhanced nutrition
母乳分泌不足	insufficient breast milk production
母乳喂养无效	ineffective breastfeeding
母乳喂养中断	interrupted breastfeeding
有母乳喂养改善的趋势	readiness for enhanced breastfeeding
青少年进食动力无效	ineffective adolescent eating dynamics
儿童进食动力无效	ineffective child eating dynamics
婴儿喂养动力无效	ineffective infant feeding dynamics
肥胖	obesity

超重	overweight
有超重的危险	risk for overweight
婴儿吮吸吞咽反应无效	ineffective infant suck-swallow response
吞咽障碍	impaired swallowing
有血糖不稳的危险	risk for unstable blood glucose level
新生儿高胆红素血症	neonatal hyperbilirubinemia
有新生儿高胆红素血症的危险	risk for neonatal hyperbilirubinemia
有肝功能受损的危险	risk for impaired liver function
有代谢综合征的危险	risk for metabolic syndrome
有电解质失衡的危险	risk for electrolyte imbalance
有体液失衡的危险	risk for imbalanced fluid volume
体液不足	deficient fluid volume
有体液不足的危险	risk for deficient fluid volume
体液过多	excess fluid volume

领域 3:排泄 / 交换 elimination and exchange

残疾相关尿失禁	disability-associated urinary incontinence
排尿障碍	impaired urinary elimination
混合性尿失禁	mixed urinary incontinence
压力性尿失禁	stress urinary incontinence
急迫性尿失禁	urge urinary incontinence
有急迫性尿失禁的危险	risk for urge urinary incontinence
尿潴留	urinary retention
有尿潴留的危险	risk for urinary retention
便秘	constipation
有便秘的危险	risk for constipation
感知性便秘	perceived constipation
慢性功能性便秘	chronic functional constipation
有慢性功能性便秘的危险	risk for chronic functional constipation
排便功能障碍	impaired bowel continence
腹泻	diarrhea
胃肠动力失调	dysfunctional gastrointestinal motility
有胃肠动力失调的危险	risk for dysfunctional gastrointestinal motility
气体交换受损	impaired gas exchange

领域 4:活动 / 休息 activity/rest

失眠	insomnia
睡眠剥夺	sleep deprivation
有睡眠改善的趋势	readiness for enhanced sleep
睡眠型态紊乱	disturbed sleep pattern
活动耐力下降	decreased activity tolerance
有活动耐力下降的危险	risk for decreased activity tolerance
有失用综合征的危险	risk for disuse syndrome
床上移动障碍	impaired bed mobility
躯体移动障碍	impaired physical mobility

轮椅移动障碍	impaired wheelchair mobility
坐位障碍	impaired sitting
站立障碍	impaired standing
转移能力受损	impaired transfer ability
步行障碍	impaired walking
能量场失衡	imbalanced energy field
疲乏	fatigue
漫游	wandering
低效性呼吸型态	ineffective breathing pattern
心输出量减少	decreased cardiac output
有心输出量减少的危险	risk for decreased cardiac output
有心血管功能受损的危险	risk for impaired cardiovascular function
淋巴水肿自我管理无效	ineffective lymphedema self-management
有淋巴水肿自我管理无效的危险	risk for ineffective lymphedema self-management
自主呼吸障碍	impaired spontaneous ventilation
有血压不稳的危险	risk for unstable blood pressure
有血栓形成的危险	risk for thrombosis
有心脏组织灌注不足的危险	risk for decreased cardiac tissue perfusion
有脑组织灌注无效的危险	risk for ineffective cerebral tissue perfusion
外周组织灌注无效	ineffective peripheral tissue perfusion
有外周组织灌注无效的危险	risk for ineffective peripheral tissue perfusion
呼吸机依赖	dysfunctional ventilatory weaning response
成人呼吸机依赖	dysfunctional adult ventilatory weaning response
沐浴自理缺陷	bathing self-care deficit
穿着自理缺陷	dressing self-care deficit
进食自理缺陷	feeding self-care deficit
如厕自理缺陷	toileting self-care deficit
有自理能力改善的趋势	readiness for enhanced self-care
自我忽视	self-neglect

领域 5:感知 / 认知 perception/cognition

单侧身体忽视	unilateral neglect
急性意识障碍	acute confusion
有急性意识障碍的危险	risk for acute confusion
慢性意识障碍	chronic confusion
情绪失控	labile emotional control
冲动控制无效	ineffective impulse control
知识缺乏	deficient knowledge
有知识增进的趋势	readiness for enhanced knowledge
记忆功能障碍	impaired memory
思维过程紊乱	disturbed thought process
有沟通增强的趋势	readiness for enhanced communication
言语沟通障碍	impaired verbal communication

领域 6:自我感知 self-perception

无望感	hopelessness
有信心增强的趋势	readiness for enhanced hope
有人格尊严受损的危险	risk for compromised human dignity
自我认同紊乱	disturbed personal identity
有自我认同紊乱的危险	risk for disturbed personal identity
有自我概念改善的趋势	readiness for enhanced self-concept
长期低自尊	chronic low self-esteem
有长期低自尊的危险	risk for chronic low self-esteem
情境性低自尊	situational low self-esteem
有情境性低自尊的危险	risk for situational low self-esteem
体像紊乱	disturbed body image

领域 7:角色关系 role relationship

养育障碍	impaired parenting
有养育障碍的危险	risk for impaired parenting
有养育增强的趋势	readiness for enhanced parenting
照顾者角色紧张	caregiver role strain
有照顾者角色紧张的危险	risk for caregiver role strain
有依附关系受损的危险	risk for impaired attachment
家庭身份认同紊乱综合征	disturbed family identity syndrome
有家庭身份认同紊乱综合征的危险	risk for disturbed family identity syndrome
家庭运作过程失调	dysfunctional family processes
家庭运作过程改变	interrupted family processes
有家庭运作过程改善的趋势	readiness for enhanced family processes
关系无效	ineffective relationship
有关系无效的危险	risk for ineffective relationship
有关系改善的趋势	readiness for enhanced relationship
父母角色冲突	parental role conflict
角色行为无效	ineffective role performance
社会交往障碍	impaired social interaction

领域 8:性 sexuality

性功能障碍	sexual dysfunction
性生活型态无效	ineffective sexuality pattern
生育进程无效	ineffective childbearing process
有生育进程无效的危险	risk for ineffective childbearing process
有生育进程改善的趋势	readiness for enhanced childbearing process
有孕母与胎儿受干扰的危险	risk for disturbed maternal-fetal dyad

领域 9:应对 / 压力耐受性 coping/stress tolerance

有复杂的移民调适危险	risk for complicated immigration transition
创伤后综合征	post-trauma syndrome
有创伤后综合征的危险	risk for post-trauma syndrome
强暴创伤综合征	rape-trauma syndrome
迁徙应激综合征	relocation stress syndrome

有迁移应激综合征的危险	risk for relocation stress syndrome
活动计划无效	ineffective activity planning
有活动计划无效的危险	risk for ineffective activity planning
焦虑	anxiety
防卫性应对	defensive coping
应对无效	ineffective coping
有应对改善的趋势	readiness for enhanced coping
社区应对无效	ineffective community coping
有社区应对改善的趋势	readiness for enhanced community coping
妥协性家庭应对	compromised family coping
无能性家庭应对	disabled family coping
有家庭应对改善的趋势	readiness for enhanced family coping
对死亡的焦虑	death anxiety
无效性否认	ineffective denial
恐惧	fear
适应不良性悲伤	maladaptive grieving
有适应不良性悲伤的危险	risk for maladaptive grieving
有悲伤加剧的趋势	readiness for enhanced grieving
情绪调控受损	impaired mood regulation
无能为力感	powerlessness
有无能为力感的危险	risk for powerlessness
有能力增强的趋势	readiness for enhanced power
心理弹性受损	impaired resilience
有心理弹性受损的危险	risk for impaired resilience
有心理弹性增强的趋势	readiness for enhanced resilience
持续性悲伤	chronic sorrow
压力负荷过重	stress overload
急性物质戒断综合征	acute substance withdrawal syndrome
有急性物质戒断综合征的危险	risk for acute substance withdrawal syndrome
自主反射失调	autonomic dysreflexia
有自主反射失调的危险	risk for autonomic dysreflexia
新生儿戒断综合征	neonatal abstinence syndrome
婴儿行为紊乱	disorganized infant behavior
有婴儿行为紊乱的危险	risk for disorganized infant behavior
有婴儿行为调节改善的趋势	readiness for enhanced organized infant behavior

领域 10：人生准则 life principles

有精神安适增进的趋势	readiness for enhanced spiritual well-being
有决策能力增强的趋势	readiness for enhanced decision-making
抉择冲突	decisional conflict
独立决策能力减弱	impaired emancipated decision-making
有独立决策能力减弱的危险	risk for impaired emancipated decision-making
有独立决策能力增强的趋势	readiness for enhanced emancipated decision-making
道德困扰	moral distress

宗教信仰减弱	impaired religiosity
有宗教信仰减弱的危险	risk for impaired religiosity
有宗教信仰增强的趋势	readiness for enhanced religiosity
精神困扰	spiritual distress
有精神困扰的危险	risk for spiritual distress

领域 11:安全 / 保护 safety/protection

有感染的危险	risk for infection
有术区感染的危险	risk for surgical site infection
清理呼吸道无效	ineffective airway clearance
有误吸的危险	risk for aspiration
有出血的危险	risk for bleeding
牙齿受损	impaired dentition
有干眼症的危险	risk for dry eye
干眼症自我管理无效	ineffective dry eye self-management
有口干的危险	risk for dry mouth
有成人跌倒的危险	risk for adult falls
有儿童跌倒的危险	risk for child falls
有受伤的危险	risk for injury
有角膜损伤的危险	risk for corneal injury
乳头乳晕复合伤	nipple-areolar complex injury
有乳头乳晕复合伤的危险	risk for nipple-areolar complex injury
有尿道损伤的危险	risk for urinary tract injury
有围手术期体位性损伤的危险	risk for perioperative positioning injury
有热损伤的危险	risk for thermal injury
口腔黏膜完整性受损	impaired oral mucous membrane integrity
有口腔黏膜完整性受损的危险	risk for impaired oral mucous membrane integrity
有周围神经血管功能障碍的危险	risk for peripheral neurovascular dysfunction
有躯体创伤的危险	risk for physical trauma
有血管创伤的危险	risk for vascular trauma
成人压力性损伤	adult pressure injury
有成人压力性损伤的危险	risk for adult pressure injury
儿童压力性损伤	child pressure injury
有儿童压力性损伤的危险	risk for child pressure injury
新生儿压力性损伤	neonatal pressure injury
有新生儿压力性损伤的危险	risk for neonatal pressure injury
有休克的危险	risk for shock
皮肤完整性受损	impaired skin integrity
有皮肤完整性受损的危险	risk for impaired skin integrity
有新生儿猝死的危险	risk for sudden infant death
有窒息的危险	risk for suffocation
术后康复迟缓	delayed surgical recovery
有术后康复迟缓的危险	risk for delayed surgical recovery
组织完整性受损	impaired tissue integrity

有组织完整性受损的危险	risk for impaired tissue integrity
有女性割礼的危险	risk for female genital mutilation
有对他人实施暴力的危险	risk for other-directed violence
有对自己实施暴力的危险	risk for self-directed violence
自残	self-mutilation
有自残的危险	risk for self-mutilation
有自杀的危险	risk for suicidal behavior
受污染	contamination
有受污染的危险	risk for contamination
有职业性损伤的危险	risk for occupational injury
有中毒的危险	risk for poisoning
有碘造影剂不良反应的危险	risk for adverse reaction to iodinated contrast media
有过敏反应的危险	risk for allergy reaction
有乳胶过敏反应的危险	risk for latex allergy reaction
体温过高	hyperthermia
体温过低	hypothermia
有体温过低的危险	risk for hypothermia
新生儿体温过低	neonatal hypothermia
有新生儿体温过低的危险	risk for neonatal hypothermia
有围手术期体温过低的危险	risk for perioperative hypothermia
体温失调	ineffective thermoregulation
有体温失调的危险	risk for ineffective thermoregulation

领域 12:舒适 comfort

舒适度减弱	impaired comfort
有舒适度增加的趋势	readiness for enhanced comfort
恶心	nausea
急性疼痛	acute pain
慢性疼痛	chronic pain
急性疼痛综合征	chronic pain syndrome
分娩痛	labor pain
有孤独的危险	risk for loneliness
社交孤立	social isolation

领域 13:生长 / 发展 growth/development

儿童发育迟缓	delayed child development
有儿童发育迟缓的危险	risk for delayed child development
新生儿运动发育迟缓	delayed infant motor development
有新生儿运动发育迟缓的危险	risk for delayed infant motor development

C

D

E

F

N

O

P

Q

T

W

［1］孙玉梅,张立力.健康评估［M］.4版.北京:人民卫生出版社,2017.

［2］万学红,卢雪峰.诊断学［M］.9版.北京:人民卫生出版社,2019.

［3］桂庆军.健康评估［M］.3版.北京:人民卫生出版社,2019.

［4］汪启荣,乔瑜.护理心理学［M］.北京:化学工业出版社,2018.

［5］陈新.黄宛.临床心电图学［M］.6版.北京:人民卫生出版社,2017.

［6］程月仙.心电图入门教程［M］.北京:北京大学医学出版社,2017.

［7］尚红,王毓三,申子瑜.全国临床检验操作规程［M］.4版.北京:人民卫生出版社,2015.

［8］(美)贝克(Beck,A),(美)埃默里(Emery,G.).焦虑症和恐惧症——一种认知的观点［M］.张旭东,王爱娟,译.重庆:重庆大学出版社,2015.

［9］(美)艾德蒙·伯恩(Edmund Bourne).焦虑症与恐惧症手册［M］.6版.邹枝玲,程黎,译.重庆:重庆大学出版社,2018.

［10］刘志芬,李忻蓉.抑郁障碍规范化诊疗及临床路径［M］.北京:科学出版社,2017.

［11］(美)迈尔斯(David G. Myers)著.社会心理学［M］.11版.侯玉波,乐国安,张智勇,译.北京:人民邮电出版社,2016.

［12］朱金富,林贤浩.医学心理学［M］.北京:中国医药科技出版社,2016.

［13］孔军辉.医学心理学［M］.2版.北京:人民卫生出版社,2016.

［14］Janet R. Weber.轻松健康评估护士手册［M］.8版.孙玉梅,主译.北京:人民卫生出版社,2016.

［15］朱新影,赵东强.2018年英国胃肠病学会《成人慢性腹泻的调查指南》解读［J］.中国全科医学,2021,24(7):780-783.

［16］黄建花,陈玉柱,佟菲,等.偏头痛持续状态的诊断及治疗策略进展［J］.中国疼痛医学杂志,2021,27(1):60-63.

［17］刘凯,赵嘉玮,张锐,等.偏头痛与卵圆孔未闭研究进展［J］.中国现代神经疾病杂志,2021,21(1):53-57.

［18］罗艳红,钟毅平.应激源对中学生抑郁情绪的影响:基本心理需求和负性信息注意的中介作用［J］.中国健康心理学杂志,2021,29(4):598-601.

［19］马小斯.抑郁症研究进展［J］.社会科学前沿,2020,9(2):140-146.

［20］北京医师协会呼吸内科专科医师分会咯血诊治专家共识编写组.咯血诊治专家共识［J］.中国呼吸与危重监护杂志,2020,19(1):1-11.

［21］赵秋耘.原发性头痛中医证型与焦虑抑郁情绪障碍及睡眠障碍的相关性分析［D］.天津中医药大学,2020.

［22］姚刚,曹河圻,朱元贵.中国头痛基础研究的现状与挑战［J］.中华神经医学杂志,2020(5):433-438.

［23］陈建敏,王志勇,吴顿,等.重复经颅磁刺激对卒中后中枢性疼痛患者感觉阈值疗效的研究［J］.中国康复医学杂志,2020,35(7):820-824.

［24］刘伟柱.前额叶皮层至杏仁核神经环路介导慢性应激导致的小鼠焦虑样行为［D］.南昌大学,2020.

［25］袁欣.常见原发性头痛慢性化的危险因素分析［D］.上海交通大学,2019.

［26］黄增容.常见原发性头痛与焦虑抑郁共病及诊疗现状的调查分析［D］.内蒙古医科大学,2019.

［27］崔荣荣.心理社会应激的运动干预机制:基于情绪与认知关系的研究证据［J］.中国运动医学杂志,2019,38 (6):531-538.

［28］林兰兰,刘剑雄.冠心病伴焦虑/抑郁状态诊疗进展［J］.心血管病学进展,2019,40(2):248-252.

［29］曾建国,周婵.CT肺动脉成像对不同类型急性肺栓塞患者胸部继发性改变的评估［J］.生物医学工程与临床,2019,23(4):456-460.

［30］林帅,林红,饶春梅,等.结构化电子病历中护理临床决策支持系统的设计与建设［J］.中国数字医学,2019, 14(12):13-16.

［31］张梦珂,黄娟,豆丽园.慢性病患者自我概念的研究进展［J］.中华护理教育,2019,16(2):75-79.

［32］彭彦琴,孙琼.精神信仰的心理功能及其作用机制［J］.苏州大学学报(教育科学版),2018,6(3):96-105.

［33］郑恢超,田跃,王李,等.对ASCRS2016版《便秘评估与管理临床实践指南》的理解与思考［J］.中国实用外科杂志,2018,38(8):898-901.

［34］中华医学会呼吸病学分会肺栓塞与肺血管病学组.肺血栓栓塞症诊治与预防指南［J］.中华医学杂志,2018,98(14):1060-1087.

［35］韦毅力.布卢姆认知目标分类学(修订版)视角下的历史教学目标研究［D］.华东师范大学,2018.

［36］鲁明,樊东升.前庭性偏头痛——从诊断到治疗［J］.中国疼痛医学杂志,2017,23(12):927-930.

［37］张立勇,陈恒林,崔永华,等.三叉颈核复合体的解剖学研究进展［J］.中华解剖与临床杂志,2017,22(5): 429-432.

［38］梅文华,刁君,常奕,等.结构化电子病历的应用［J］.中国数字医学,2016,11(3):22-25.

［39］JOHNSON R,RICHARD-EAGLIN A. Combining soap notes with guided reflection to address implicit bias in health care［J］.J Nurs Educ,2020,59(1):59.

［40］HERDMAN T H,KAMITSURU S,LOPES C T. Nursing Diagnoses:Definitions and Classification 2021-2023. 12th ed. New York:Thieme Medical Publishers Inc.,2021.

［41］KATAOKA N,SHIMA Y,NAKAJIMA K,et al. A central master driver of psychosocial stress responses in the rat ［J］.Science,2020,367(6482):1105-1112.

［42］CHAROENPOL F N,TONTISIRIN N,LEERAPAN B,et al. Pain experiences and intrapersonal change among patients with chronic non-cancer pain after using a pain diary:a mixed-methods study［J］.J Pain Res,2019,23 (12):477-487.

［43］POTTER R,PROBYN K,BERNSTEIN C,et al. Diagnostic and classification tools for chronic headache disorders: A systematic review［J］.Cephalalgia,2019,39(6):761-784.

［44］ORHAN C,LOOVEREN E V,CAGNIE B,et al. Are pain beliefs,cognitions,and behaviors influenced by race, ethnicity,and culture in patients with chronic musculoskeletal pain:A systematic review［J］.Pain Physician, 2018,21(6):541-558.

［45］COMPAS B E,JASER S S,BETTIS A H,et al. Coping,emotion regulation,and psychopathology in childhood and adolescence:A meta-analysis and narrative review.［J］.Psychol Bull,2017,143(9):939-991.